临床诊断与治疗方案系列

消化病临床诊断与治疗方案

主 编 陈旻湖

科学技术文献出版社
Scientific and Technical Documents Publishing House
北 京

(京)新登字 130 号

内 容 简 介

本书共 16 章,内容主要包括消化系统临床常见病的诊断要点及治疗方案,同时也简要介绍了各种消化内镜检查与治疗技术的适应证、禁忌证及基本操作方法,部分在消化系统疾病中应用的介入治疗,以及消化科常用的各种胃肠运动功能测定技术。本书的特点是实用性强,在介绍基本概念的同时,也注重新知识的引入,使本书在具有系统性和完整性的同时,又不失科学性和前瞻性。是一本具有相当水平的参考书,适合广大临床医生、进修医生及研究生使用。

科学技术文献出版社是国家科学技术部系统惟一一家中央级综合性科技出版机构,我们所有的努力都是为了使您增长知识和才干。

编委会

名誉主编 胡品津
主　　编 陈旻湖
副 主 编 曾志荣　崔　毅　刘思纯
编 委 会（按姓氏拼音排序）
　　　　　　陈旻湖　陈　洁　崔　毅　高　翔
　　　　　　胡品津　刘思纯　李初俊　李家平
　　　　　　林金坤　彭　穗　任　明　熊理守
　　　　　　王锦辉　杨建勇　杨　莉　曾志荣
　　　　　　张　敏　朱森林
秘　　书 陈洁

丛书编委会

总 主 编 王深明

丛书编委 （按姓氏笔划排序）

丁学强	万　勇	马华梅	王　玲	王深明
王治平	王海军	王子莲	文卫平	史剑波
冯崇锦	许多荣	许韩师	许扬滨	许　庚
刘思纯	关念红	庄思齐	何建桂	何裕隆
何定阳	杜志民	李　娟	李延兵	李晓曦
李佛保	肖海鹏	杨岫岩	杨军英	陈旻湖
陈凌武	陈　炜	余学清	张晋碚	张　希
汪　谦	吴钟凯	吴新建	巫国勇	罗绍凯
罗红鹤	周燕斌	周列民	胡品津	姚　斌
姜鸿彦	骆荣江	陶　军	郭禹标	徐艳文
梁柳琴	崔　毅	盛文利	盛璞义	黄锋先
黄正松	黄静文	谢灿茂	董吁钢	彭爱华
彭宝岗	曾　勉	曾志荣	曾进胜	程　钢
韩建德	蒋小云	廖威明	廖瑞端	蔡　坚
霍丽君	戴宇平			

丛书序

随着现代科学技术和医学科学的飞速发展,传统医学理论受到严峻挑战,新的医学理论层出不穷,人类对疾病的认识不断深化,加之医学模式的转变,新的医疗设备、材料和科学仪器不断涌现,导致许多疾病的诊断方法和治疗方案发生巨大变化。而如何正确诊断和治疗疾病是每个医生不可回避的、必须深思的问题。因此,亟待新的、系统的、权威的、有关不同疾病诊断和治疗方案的参考书出现。有鉴于此,王深明教授组织了以中山大学附属第一医院为核心的300多位临床医学专家共同编写了《临床诊断与治疗方案》系列丛书。我非常高兴地看到该丛书的出版,它将为提高我国医务工作者的临床诊治能力作出重要贡献。在该系列丛书出版之际,我谨表示热烈祝贺。

《临床诊断与治疗方案》系列丛书由各临床学科领域内的优秀学术骨干根据多年的临床实践经验体会,并参阅大量国内外文献和科研成果编写而成。它凝集了数百位来自临床一线的临床医学专家的智慧和辛勤劳动。纵览全书,该系列丛书共20分册,包括心内科疾病临床诊断与治疗方案、血液内科疾病临床诊断与治疗方案、呼吸内科疾病临床诊断与治疗方案、风湿及内分泌科疾病临床诊断与治疗方案、消化病临床诊断与治疗方案、神经内科疾病临床诊断与治疗方案、肾内科疾病临床诊断与治疗方案、精神科疾病临床诊断与治疗方案、普通外科疾病临床诊断与治疗方案、骨科疾病临床诊断与治疗方案、胸心血管外科疾病临床诊断与治疗方案、泌尿外科疾病临床诊断与治疗方案、神经外科疾病临床诊断与治疗方案、整形外科疾病临床诊断与治疗方案、皮肤科疾病临床诊断与治疗方案、妇产科疾病临床诊断与治疗方案、儿科疾病临床诊断与治疗方案、耳鼻喉科疾病临床诊断与治疗方案、口腔科疾病临床诊断与治疗方案和眼科疾病临床诊断与治疗方案，共 1000 多万字，涵盖了临床各主要学科，系统论述了各科疾病的概述、诊断和鉴别诊断、治疗方案、随访与预后等方面，尤其注重新进展、新方法的介绍。本系列丛书立足于临床，实用性很强，内容系统、新颖、重点突出，是一套全面而实用的临床参考书，对临床工作具有良好的指导意义。它的出版定会受到广大医务工作者的欢迎。

我欣然为此系列丛书作序，并热忱地将它推荐给广大临床医生、研究生和医学生，特别是年轻医生。

钟南山

丛书前言

当今,医学的发展日新月异,医学理论不断创新,新理论、新技术不断涌现。随着人们对疾病的认识不断深化,有些疾病的诊断和治疗规范也在不断改变中。为了适应现代医学的快速发展,我们编写《临床诊断与治疗方案》系列丛书。

《临床诊断与治疗方案》系列丛书的编写采取主编负责制,编者完稿后由分册主编组织相关专家集体讨论定稿,最后由总主编整理。本书的编者是以中山大学附属第一医院各学科的知名专家和业务骨干为核心,编者以各自的临床实践经验和体会为基础,并参阅大量国内外最新文献撰写而成。

本系列丛书共1000多万字,分为20分册,包括心内科疾病临床诊断与治疗方案、血液内科疾病临床诊断与治疗方案、呼吸内科疾病临床诊断与治疗方案、风湿及内分泌科疾病临床诊断与治疗方案、消化病临床诊断与治疗方案、神经内科疾病临床诊断与治疗方案、肾内科疾病临床诊断与治疗方案、精神科疾病临床诊断与治疗方案、普通外科疾病临床诊断与治疗方案、骨科疾病临床诊断与治疗方案、胸心血管外科疾病临床诊断与治疗方案、泌尿外科疾病临床诊断与治疗方案、神经外科疾病临床诊断与治疗方案、整形外科疾病临床诊断与治疗方案、皮肤科疾病临床诊断与治疗方案、妇产科疾病临床诊断与治疗方案、儿科疾病临床诊断与治疗方案、耳鼻喉科疾病临床诊断与治疗方案、口腔科疾病临床诊断与治疗方案和眼科疾病临床诊断与治疗方案。各分册对各专科疾病的概述、诊断步骤和对策、治疗对策、病程观察与处理、预后评价及出院后随访等方面作了系统的介绍,尤其对新理论和新技术做了较为全面的叙述。

本书具有实用、简明、内容详尽且新颖等特点,对临床各科疾病的诊断和治疗具有指导意义,适合我国各级临床医生尤其低年资医生、研究生、实习医生阅读参考,亦可作为医学院校教学参考用书。

本书编写过程中得到了中山大学、中山大学附属第一医院和科学技术文献出版社等各级领导的大力支持,我们一并表示衷心地感谢。

由于我们的水平有限及编写时间仓促,书中错误或不当之处在所难免,敬请广大读者批评和指正。

前 言

《消化病临床诊断与治疗方案》是中山大学附属第一医院编辑出版的"临床诊断与治疗方案"系列丛书之消化分册。全书共16章,内容主要包括消化系统临床常见病的诊断要点及治疗方案,同时也简要介绍了各种消化内镜检查与治疗技术的适应证、禁忌证及基本操作方法,部分在消化系统疾病中应用的介入治疗,以及消化科常用的各种胃肠运动功能测定技术。

本书第一章首先介绍消化系疾病常见症状与体征的鉴别诊断与处理原则。然后分章节介绍消化系统临床常见病,重点是临床诊断的要点及治疗方案。如有多种治疗方案可供选择,则分别介绍每种治疗方案的适应证及优缺点。由于我国经济的高速发展,近年来我国消化系疾病谱出现了一些新的变化,以往在西方发达国家多见而我国较少见的一些疾病如胃食管反流病、功能性胃肠病、炎症性肠病、非酒精性脂肪肝、大肠癌等有逐渐增加的趋势,因此在本书中我们加强了对这些疾病的介绍。消化内镜的问世为消化疾病的诊断和治疗带来了革命性的变化。消化内镜经过不断发展和改进,目前几乎可以到达消化系统各脏器,广泛应用于胃、肠、胆、胰疾病的诊断;而近20年来在消化内镜下进行治疗的"治疗内镜"技术蓬勃发展,令以往需要外科手术的多种消化系疾病可用创伤较少的内镜治疗所代替。由于消化内镜检查与治疗技术已成为消化系统疾病诊治必不可少的一部分,本书也介绍了各种消化内镜检查与治疗技术的适应证、禁忌证及基本操作方法。同样,由于现代介入医学的飞速发展,不少需要外科手术的消化系统疾病也可用创伤较少的介入治疗所代替,例如经颈静脉肝内门体分流术治疗门脉高压等,为了全面反映这种学科交叉为消化系统疾病治疗带来的进步,本书也介绍了部分在消化系统疾病中应用的介入治疗。在本书的最后一章介绍了消化科常用的各种胃肠运动功能测定技术,这些技术对胃食管反流病、功能性胃肠病等涉及消化道动力异常疾病的诊断具有重要价值。

  本书的特点是实用性强,重点介绍诊断与治疗方案。在诊治方案中应用循证医学的观点,尽量融入有证据的、国际公认的临床诊治指南及决策分析方面的内容。在介绍基本概念的同时,也注重新知识的引入,使本书在具有系统性和完整性的同时,又不失科学性和前瞻性。本书是一本具有相当水平的参考书,适合广大临床医生、进修医生及研究生使用。

  医学科学发展迅速,知识更新很快。我科各位同仁竭尽全力努力学习新知识并尽量反映于本书中,但由于水平有限,不当之处或错漏在所难免,望广大读者予以批评指正。

陈旻湖

目 录

1 ▶ 第1章 常见症状的临床诊断和治疗原则

1 ▶ 第一节 上消化道出血
4 ▶ 第二节 下消化道出血
6 ▶ 第三节 急性腹痛
10 ▶ 第四节 慢性腹痛
12 ▶ 第五节 急性腹泻
14 ▶ 第六节 慢性腹泻
16 ▶ 第七节 呕吐
18 ▶ 第八节 腹水
20 ▶ 第九节 黄疸

24 ▶ 第2章 食管疾病

24 ▶ 第一节 贲门失弛缓症
31 ▶ 第二节 胃食管反流病
39 ▶ 第三节 食管贲门黏膜撕裂综合征
44 ▶ 第四节 食管癌
53 ▶ 第五节 功能性食管疾病

60 ▶ 第3章 胃十二指肠疾病

60 ▶ 第一节 急性糜烂出血性胃炎
61 ▶ 第二节 慢性胃炎
66 ▶ 第三节 消化性溃疡
72 ▶ 第四节 卓-艾综合征

76	第五节	胃良性肿瘤
78	第六节	胃恶性肿瘤
83	第七节	十二指肠壅积症
85	第八节	功能性胃十二指肠疾病

94 ▶ 第4章　小肠结肠疾病

94	第一节	急性出血性坏死性肠炎
98	第二节	肠结核
103	第三节	嗜酸性胃肠炎
106	第四节	抗生素相关性肠炎
109	第五节	肠系膜静脉栓塞
111	第六节	吸收不良综合征
117	［附］	消化吸收不良实验室检查方法
119	第七节	原发性小肠肿瘤
125	第八节	克罗恩病
137	第九节	溃疡性结肠炎
145	第十节	大肠良性肿瘤
149	第十一节	大肠恶性肿瘤
155	第十二节	缺血性结肠炎
160	第十三节	功能性肠病
172	第十四节	功能性腹痛
175	第十五节	功能性肛门直肠病变

182 ▶ 第5章　肝脏疾病

182	第一节	肝硬化
206	第二节	原发性胆汁性肝硬化
220	第三节	自身免疫性肝炎
242	第四节	原发性肝癌
266	第五节	Budd-Chiari综合征
269	第六节	酒精性肝病
274	第七节	药物性肝病
279	第八节	脂肪肝

| 283 | 第九节 门脉高压症
| 286 | 第十节 肝性脑病
| 290 | 第十一节 肝肾综合征
| 298 | 第十二节 肝脓肿

307 第6章 胆道、胆囊疾病

| 307 | 第一节 胆石症
| 312 | 第二节 胆囊炎
| 319 | 第三节 急性梗阻性化脓性胆管炎
| 322 | 第四节 胆道蛔虫病
| 324 | 第五节 原发性硬化性胆管炎
| 336 | 第六节 胆囊及Oddi括约肌功能障碍

343 第7章 胰腺疾病

| 343 | 第一节 急性胰腺炎
| 354 | 第二节 慢性胰腺炎
| 359 | 第三节 胰腺癌
| 368 | 第四节 胰腺内分泌肿瘤

378 第8章 腹膜疾病

| 378 | 第一节 结核性腹膜炎
| 383 | 第二节 腹膜肿瘤

388 第9章 幽门螺杆菌感染的诊断与治疗

395 第10章 获得性免疫缺陷综合征的消化道表现

401 第11章 消化系统遗传性疾病

| 401 | 第一节 糖原贮积病
| 407 | 第二节 半乳糖血症
| 408 | 第三节 尿素循环障碍
| 410 | 第四节 遗传性高胆红素血症

- 417 ▶ 第五节　肝卟啉病
- 421 ▶ 第六节　原发性成年型低乳糖酶症
- 422 ▶ 第七节　麦胶过敏性肠病
- 425 ▶ 第八节　遗传性多发性肠息肉综合征
- 427 ▶ 第九节　囊性纤维化
- 429 ▶ 第十节　戈谢病
- 431 ▶ 第十一节　尼曼-匹克病

433 ▶ 第12章　消化内镜检查术

- 433 ▶ 第一节　胃镜
- 436 ▶ 第二节　结肠镜
- 438 ▶ 第三节　全小肠镜
- 439 ▶ 第四节　十二指肠镜
- 443 ▶ 第五节　超声内镜
- 450 ▶ 第六节　染色内镜
- 451 ▶ 第七节　放大内镜
- 452 ▶ 第八节　胶囊内镜

456 ▶ 第13章　治疗内镜在消化系疾病的临床应用

- 456 ▶ 第一节　内镜下黏膜下注射术
- 457 ▶ 第二节　内镜下金属止血夹应用术
- 458 ▶ 第三节　内镜下硬化治疗术
- 461 ▶ 第四节　内镜下栓塞治疗术
- 464 ▶ 第五节　内镜下套扎治疗术
- 466 ▶ 第六节　内镜下高频电切除术
- 469 ▶ 第七节　内镜下消化道黏膜切除术
- 470 ▶ 第八节　内镜下高频电凝固术
- 472 ▶ 第九节　内镜下氩等离子体凝固术
- 473 ▶ 第十节　内镜下微波凝固术
- 474 ▶ 第十一节　内镜下激光治疗术
- 475 ▶ 第十二节　内镜下气囊扩张术
- 477 ▶ 第十三节　内镜下硅胶探条扩张术

478	第十四节　内镜下食管内支架治疗
479	第十五节　经皮内镜下胃造瘘术、空肠造瘘术
483	第十六节　内镜下鼻胃管、鼻空肠管置管术
484	第十七节　内镜下乳头括约肌切开术
488	第十八节　内镜下胆总管取石术
490	第十九节　内镜下胆管结石碎石术
491	第二十节　内镜下鼻胆管引流术
493	第二十一节　内镜下胆管塑料支架引流术
495	第二十二节　内镜下胆管金属支架引流术

497　第14章　门脉高压症的介入治疗

497	第一节　经颈静脉肝内门体静脉分流术
502	第二节　经球囊闭塞法逆行性静脉栓塞术
504	第三节　经皮经肝食管胃底静脉曲张栓塞术
507	第四节　部分性脾栓塞术

511　第15章　全胃肠外营养在消化系统疾病的应用

515　第16章　胃肠运动功能检测方法

515	第一节　静态食管测压
520	[附一]　袖套导管静态食管测压
520	[附二]　食管继发蠕动诱发试验
521	[附三]　腾喜龙试验
521	[附四]　食管测压的临床应用及评价
524	第二节　动态食管测压
526	第三节　胃、十二指肠压力监测
530	第四节　肛门直肠测压
532	[附]　电子气压泵测压仪肛门直肠测压
533	第五节　食管、胃腔内pH动态监测
538	[附一]　食管酸灌注试验
539	[附二]　质子泵抑制剂治疗试验
540	第六节　24小时食管、胃内胆红素浓度监测

543 ▶ 第七节　多通道腔内阻抗技术
544 ▶ 第八节　胃电图
548 ▶ 第九节　B超胃排空检查
550 ▶ 第十节　口服不透X线标志物胃肠通过时间测定

554 ▶ **参考文献**

第1章 常见症状的临床诊断和治疗原则

第一节 上消化道出血

上消化道出血是指食管、胃、十二指肠以及胰腺、胆道的出血,为常见临床急症,以呕血、黑便为主要症状,常伴有血容量不足的临床表现。

【病因】

上消化道各种疾病和某些全身性疾病均可引起上消化道出血。临床上最常见的病因是消化性溃疡、食管胃底静脉曲张破裂、急性胃黏膜病变和胃癌。反流性食管炎、剧烈呕吐引起的贲门黏膜撕裂综合征也是常见病因。其他原因见表1-1。

表1-1 上消化道出血的常见病因

食管疾病	食管静脉曲张、食管贲门黏膜撕裂、食管糜烂、溃疡、食管癌
胃部疾病	胃溃疡、急性胃黏膜损害、胃底静脉曲张、门脉高压性胃黏膜变、胃癌、胃息肉、糜烂性胃炎
十二指肠疾病	溃疡、十二指肠炎、憩室
邻近器官疾病	胆道出血(胆石症、肝胆道肿瘤)、胰腺疾病(假性囊肿、胰腺癌等)、主动脉瘤破裂入上消化道
全身性疾病	血液病(白血病、血小板减少性紫癜等)、尿毒症、血管性疾病(遗传性出血性血管扩张等)

【诊断步骤】

1. 上消化道出血的确立　出血的直接证据：呕吐咖啡样物或鲜血、解柏油样黑便；血容量不足的临床表现：头晕、眼花、出冷汗、心悸气促昏厥等；实验室证据：呕吐物或粪便潜血强阳性，红细胞计数和血红蛋白浓度下降。

2. 出血严重程度的估计　粪便潜血阳性表示每日出血量超过 5 ml。当出血量每日超过 60 ml 时可表现为黑便。呕血则提示出血量大或出血速度快。若出血在 500 ml 以内，通常症状轻微或不出现症状；若出血超过 500 ml，则可出现血容量不足的表现，如头晕、心悸、出冷汗等。当短时间内出血量大于 1 000 ml，或达全身血量的 20% 时，可出现循环衰竭的表现，如四肢厥冷、少尿、晕厥、休克等。

3. 出血的病因诊断　病史、症状与体征可为病因诊断提供重要线索。出血后 24～48 小时内行紧急内镜检查对出血原因的诊断具有十分重要的意义。选择性肠系膜上动脉造影对明确出血部位也有帮助。

(1) 消化性溃疡　慢性、周期性、节律性、上腹痛史，出血前疼痛加剧，出血后减轻或缓解有助于消化性溃疡的诊断。

(2) 急性胃黏膜损害　出血前有服非甾体类抗炎药史，或患者处于严重创伤、感染性休克、心肌梗死、脑出血等应激状态。一般出血量大，多同时出现呕血与黑便。确诊需靠紧急内镜检查。

(3) 食管胃底静脉曲张破裂　多有慢性病毒性肝炎、血吸虫感染或长期酗酒史。体检时发现巩膜皮肤黄疸、肝掌、蜘蛛痣、脾肿大、腹水征阳性有助于肝硬化门脉高压的诊断。

(4) 胃癌　中老年患者，近期内出现上腹痛或原有上腹痛节律性改变，伴有胃纳降低、体重下降者，应注意胃癌的可能性。晚期患者可出现明显消瘦、上腹部包块、左锁骨上淋巴结肿大等体征。

(5) 其他　各种原因引起的剧烈呕吐，先呕出胃内容物，再呕出血液者，应注意食管贲门黏膜撕裂综合征（Mallory-Weiss 综合征）。其他病因可根据各自的临床特点进行鉴别诊断。

【治疗方案】

上消化道出血病情急、变化快，严重者危及生命，应采取积极措施进行抢救。抗休克、迅速补充血容量应放在一切医疗措施的首位。

1. 一般急救措施　患者应卧床休息，保持安静。严密监测出血情况与血压、脉搏、呼吸、尿量及神态变化，必要时行中心静脉压测定，对老年患者根据情况进行心电监护。一般出血量不大者不需禁食，可予流质饮食。频繁呕血或疑食管胃底静脉出血者则需禁食。必需时可留置鼻胃管监测出血情况。

2. 积极补充血容量　是治疗上消化道出血的最重要措施。可选用生理盐水、林格氏液、右旋糖酐或其他血浆代用品。出现下列情况应紧急输血：改变体位时出现晕厥或血压下降；血红蛋白浓度低于 70 g/L；收缩压低于 90 mmHg(12 kPa)。

3. 止血措施

(1) 抑制胃酸分泌，提高胃内 pH 值　研究表明，与其他部位的出血相比，胃肠道黏膜出血时间较长，失血量相对较多，出血停止后可能发生再出血，这与胃肠道黏膜血液供应丰富有关外，也与胃、十二指肠处于酸性环境而不利于凝血有关。基于上述理由，应用抑制胃酸分泌药物抑制胃酸分泌，提高胃内 pH 值，有利于止血与防止再出血。常用抑制胃酸分泌药物有质子泵抑制剂如奥美拉唑(omeprazole)每次 40 mg，每日 2 次静脉推注或滴注。国外有报道奥美拉唑首剂 80 mg 静脉注射，然后以每小时 8 mg 的速度静脉滴注，可以稳定提高胃内 pH 值，提高止血率，预防再出血。

(2) 生长抑素的应用　该类药可降低门静脉压力，用于治疗食管胃底静脉破裂出血，以及其他原因引起的严重上消化道出血。

(3) 三腔二囊管压迫止血　适用于明确是门脉高压食管胃底曲张静脉破裂而由暂时无条件行内镜治疗者。其止血效果确切，但应注意长时间压迫可引起食管、胃底黏膜糜烂，拔管后容易再出血。

(4) 内镜下止血　对于食管静脉曲张破裂出血者，可在内镜直视下注射硬化剂止血或行橡皮圈套扎术，对胃底静脉曲张破裂出血者，可行组织胶注射止血。对消化性溃疡出血者，则可行热凝固法止血（高频电灼、热探头凝固或微波直接止血）。也可在出血部位附近直接注射高渗盐水或 1/10 000 肾上腺素溶液，以达到止血的目的。

(5) 外科手术治疗指征　经积极内科治疗 24 小时后仍有活动性出血者；严重出血经内科积极治疗后仍不止血，血压难以维持正常，或血压虽已正常，但又再次大出血；既往曾有多次大出血，间隔时间较短后又再次出血者；合并幽门梗阻、穿孔或疑有癌变者。门脉高压引起的食管胃底静脉曲张破裂出血者，一般认为无黄疸、腹水，血清白蛋白浓度 30 g/L 以上，转氨酶正常或接近正常，经内科积极治疗无效者，可考虑手术治疗。

(陈旻湖)

第二节 下消化道出血

下消化道出血系指肛门、直肠、盲肠、回肠及空肠的出血。便血是下消化道出血的主要症状,其颜色随消化道出血的部位、出血量与血液在肠道停留的时间而有不同。出血部位愈低、出血量愈大,排出愈快,则粪便颜色愈鲜红。上消化道出血量大,有肠蠕动增快时,排出的粪便颜色可呈暗红色,而不呈柏油样。小肠出血时,如血液在肠内停滞过久,粪便的颜色可转变为黑色。高位结肠出血时,血常与粪便混杂;而乙状结肠和直肠出血时,常有鲜血附着于成形粪便的表面。

【病因】

引起下消化道出血的病因较多,少数经反复检查仍不能明确诊断。

(一)下消化道疾病

1. 肛门疾病　痔、肛裂、瘘管。
2. 结肠直肠疾病　感染性疾病(细菌性痢疾、阿米巴痢疾、肠结核)、炎症性肠病(溃疡性结肠炎、克罗恩病)、肿瘤(息肉、癌)、结肠憩室炎、缺血性结肠炎。
3. 小肠疾病　急性出血坏死性肠炎、肠结核、肠伤寒、克罗恩病、憩室炎、肠系膜血管栓塞和血栓形成、肠套叠、小肠肿瘤、小肠血管畸形。

(二)其他系统疾病

各种血液病(如各类紫癜、白血病、血友病)、急性传染病(流行性出血热、伤寒、副伤寒、钩端螺旋体病、重症病毒性肝炎)、维生素缺乏病(维生素 C 或维生素 K 缺乏病)、尿毒症、遗传性毛细血管扩张症等。

【诊断步骤】

须参考问诊、体格检查、实验室检查、特殊器械检查等资料。

(一)问诊

1. 发病年龄　儿童、少年便血以直肠、结肠息肉、过敏性紫癜、肠套叠、急性出血坏死性肠炎、Meckel 憩室为多见;中年以上患者应注意结、直肠癌,但年轻患者也不能忽视;老年人尚应注意缺血性结肠炎。
2. 便血量　少量便血常来自肛管、直肠、乙状结肠或降结肠疾病,少量鲜血在排便后滴下，与粪便不相混杂者多见于痔或肛裂，也见于直肠息肉或直肠癌；中等量便血多见于肠结核、结肠息肉病、溃疡性结肠炎、克罗恩病、急性出血坏死性肠炎；大量出血可见于缺血性结肠炎、憩室炎或溃疡、伤寒，以及来自上消化道的食管胃底静脉曲张破裂出血等。

3. 病史　遗传性毛细血管扩张症、血友病、黑色素斑-胃肠息肉病可有家族病史；急性传染病所致病史有相应的流行病学史。

4. 伴随症状　伴有发热者可见于急性传染病、肠结核、败血症、小肠淋巴瘤、急性出血坏死性肠炎、结肠癌等，可根据不同的热型加以鉴别。便血伴急性腹痛须注意急性胆道出血、急性出血坏死性肠炎、肠套叠、急性门静脉栓形成、缺血性结肠炎；儿童少年便血患者有类似消化性溃疡的节律性腹痛，而进食之后并不减轻，应考虑 Meckel 憩室溃疡的可能。

（二）体格检查

便血伴皮肤紫癜者见于血液病、急性传染病、败血症、过敏性紫癜等；伴皮肤、口腔黏膜色素沉着斑者须注意黑色素斑-胃肠息肉病。皮肤与黏膜有成簇的、细小的毛细血管，呈紫红色或鲜红色的点，多位于手背部，或伴出血现象，常提示便血由于遗传出血性毛细管扩张症。伴腹部包块者应考虑小肠恶性淋巴瘤、结肠癌、肠结核、肠套叠等。伴瘘管形成者常为克罗恩病。对下消化道出血患者应常规行直肠指检。

（三）实验室检查

1. 粪便常规镜检　可发现红细胞、白细胞、溶组织阿米巴滋养体、钩虫卵等。
2. 粪便致病菌培养　可发现痢疾杆菌、伤寒杆菌等致病菌。
3. 凝血机制检查　可发现由凝血机制障碍而引起的便血。

（四）器械检查

1. 结肠镜检查　可发现由直肠至回盲部、甚至回肠末端的病变，是诊断结肠出血最有价值的检查。

2. X 线钡餐全胃肠道透视或钡餐灌造影，有助于部分病变的诊断，但在明显活动性出血期间不宜进行。

3. 腹腔动脉造影或肠系膜上（下）动脉造影术，对经上述方法检查仍无法明确病变部位者可考虑行此检查。

4. 放射性同位素示踪扫描，也有助于出血灶的定位诊断。

近年用于临床的胶囊内镜及全小肠镜对原因不明的消化道出血，特别是小肠疾病所引起的出血具有重要的诊断价值，前者属无创检查，较易为患者所接受，后者可行黏膜活检,对病因诊断有帮助。有条件的单位在常规内镜检查未发现出血病灶时应尽早行胶囊内镜或全小肠镜检查,以明确出血病因,为治疗提供依据。

【治疗方案】

(一)病因治疗

尽快查清病因以便进行针对性治疗是治疗的要点。首先应肯定是否为需外科手术治疗的疾病,如肠套叠、肠血管病等。对慢性便血者应力求排除恶性肿瘤。单纯结直肠小腺瘤或息肉可在内镜下予以电灼或圈套摘除。

(二)对症治疗

1. 出血量大者应注意生命体征的监测。
2. 活动性出血者应以流质或半流质饮食为宜,必要时禁食。
3. 补充血容量、输血及止血药的使用参阅上消化道出血有关内容。

(陈旻湖)

第三节 急性腹痛

急性腹痛具有起病急、变化快的特点,内、外、妇、儿临床各科均可引起。

【病因】

引起急性腹痛的疾病分为腹腔内脏器病变与腹腔外(全身疾病)两大类。

1. 腹膜急性炎症　腹膜有炎症时,可引起相应部位的疼痛,具有以下特点:①疼痛定位明确,一般位于炎症所在部位;②疼痛呈持续性锐痛;③因体位改变、加压、咳嗽或喷嚏而加剧,患者被迫静卧;④局部压痛、反跳痛与肌紧张;⑤肠鸣音消失。

2. 腹腔内脏器急性炎症　如急性胃炎、急性胆囊炎、急性胰腺炎、急性肝炎等。

3. 空腔脏器梗阻或扩张　腹内空腔脏器阻塞引起的典型疼痛为阵发性或绞痛性。在病情加重时空腔脏器扩张也可引起持续性疼痛。

4. 脏器扭转或破裂　腹内有蒂器官(卵巢、胆、脾、妊娠子宫、肠系膜、大网膜等)扭转时,可引起剧烈的绞痛或持续性疼痛,有时并发休克。脏器急性破裂,如肝破裂、脾破裂、异位妊娠破裂等,疼痛急剧并呈持续性,常有内出血征象,严重时发生休克。

5. 腹腔血管阻塞　如肠系膜血管血栓形成或夹层动脉瘤和腹主动脉瘤将要破裂时。

6. 中毒与代谢障碍　中毒与代谢障碍所致的腹痛特点是腹痛剧烈而无明确定位,症状虽剧烈而腹部体征轻微,有原发病的临床表现与实验室证据。可引起急性腹痛的中毒及代谢障碍性疾病有铅中毒、血卟啉病、尿毒症与糖尿病酮症酸中毒等。

7. 变态反应性疾病　如过敏性紫癜、腹型风湿热等。

8. 胸腔疾病牵涉痛　胸腔疾病如下叶肺炎、肺梗死、急性心肌梗死与食管疾病均可引起腹部牵涉痛。症状可类似急腹症,但腹部一般无压痛。胸部体征、X线胸片与心电图的阳性结果有助明确诊断。

【诊断步骤】

结合问诊、体格检查、实验室与器械检查,必要时还须进行剖腹探查,方能明确诊断。

(一)问诊

重点注意如下几方面:

1. 起病诱因与既往史　急性胃肠炎、急性胰腺炎、消化性溃疡急性穿孔多因暴食而诱发。胆绞痛往往发作于高脂肪餐后。育龄妇女停经后的急性腹痛须注意异位妊娠破裂。既往有腹腔手术史或腹腔结核史者应注意急性机械性肠梗阻。患有高血压动脉硬化者应注意急性心肌梗死与夹层动脉瘤,以及肠血管栓塞。

2. 起病方式　突起疼痛者,常见于胆道蛔虫、胃穿孔及心肌梗死。其他如结石嵌顿、急性梗阻、肠血管栓塞、急性炎症等也呈急性起病,但疼痛开始较轻,在10余分钟到半小时内增剧到高峰,与前者略有不同。

3. 腹痛性质　小肠病变如炎症或梗阻和胆道蛔虫引起的急性腹痛多呈阵发性绞痛;而持续性剧痛伴阵发性加剧者,多为炎症伴有管道痉挛或结石嵌顿,如胰腺炎、胆结石、肾结石等;仅有持续性剧痛者,多为炎症而无管道痉挛,如腹膜炎、肝脓肿、内出血等。

4. 腹痛部位与疾病的关系　一般腹痛部位即为病变部位(表1-2),但也有不符合者:①痛在腹中线部,而病变在侧腹或胸腔(如阑尾炎的早期或心肌梗死等)。②痛在侧腹部,而病变在胸腔或脊柱(如肺炎、脊神经受压或炎症所致的刺激性疼痛)。

表 1-2　急性腹痛部位与疾病的关系

急性腹痛的部位	腹内病变	腹外病变
右上腹	肝:肝脓肿穿破、肝癌破裂、肝内海绵状血管瘤破裂 胆囊与胆管:胆道蛔虫病、急性胆囊炎与胆管炎、胆石绞痛、胆囊扭转、胆囊穿破、结肠肝曲:结肠癌梗阻	右膈胸膜炎、右肋间神经痛、急性心肌梗死、急性右心功能衰竭
上中腹及脐部	胃十二指肠:急性胃肠炎、胃黏膜脱垂症、胃十二指肠急性穿孔、胃癌急性穿孔、急性胃扩张、急性胃扭转	急性心肌梗死、急性心包炎、脊髓痨胃肠危象
左上腹	脾:脾梗死、脾破裂、急性脾扭转、结肠脾曲:结肠癌梗阻	左膈胸膜炎、左肋间神经痛
腰腹部	肾:肾结石、肾梗死、急性肾盂肾炎、肾破裂 输尿管:输尿管结石绞痛	
右下腹	阑尾:急性阑尾炎 回肠:急性局限性肠炎、回肠远端憩室炎、右侧嵌顿性腹股沟疝或股疝 卵巢、输卵管:右侧卵巢囊肿扭转、右侧卵巢破裂、右侧输卵管炎	
下腹部	急性盆腔炎、异位妊娠破裂、妊娠子宫扭转、痛经	
左下腹	结肠:急性乙状结肠憩室炎、左侧嵌顿性腹股沟疝或股疝 卵巢输卵管:左侧卵巢囊肿扭转、左侧卵巢囊肿破裂、左侧输卵管炎	
弥漫性或部位不定	腹膜:急性原发性或继发性腹膜炎 肠:急性肠穿孔、急性机械性肠梗阻、缺血性结肠炎 大网膜:大网膜扭转	慢性铅中毒、急性铊中毒、尿毒症、急性血卟啉病、糖尿病酮症酸中毒、低血糖状态、原发性高脂血症、腹型过敏性紫癜、腹型风湿热、结缔组织疾病、低钙血症、低钠血症、腹型癫痫、神经官能性腹痛

5. 腹痛与其他症状的关系　①发热与腹痛:发热在先,腹痛在后者,多为不需手术的内科疾病所致。反之,先腹痛后发热,多属需手术的外科疾病。②腹泻与腹痛:腹泻伴腹痛者,须注意急性胃肠炎、细菌性食物中毒、急性出血坏死性肠炎等。③腹痛与血尿:多见于泌尿系统疾病。④腹痛伴呕吐:急性腹痛伴呕吐、腹胀、肛门停止排气排便,应注意肠梗阻。

6. 急性腹痛的放射痛　急性胰腺炎的疼痛可向左腰背部放射,胆囊炎、胆石症的疼痛可向右肩背部放射,输尿管结石绞痛常向会阴部或大腿内侧放射。

(二)体格检查

有所侧重而又系统的体格检查有助于急性腹痛的病因诊断。特别注意患者腹痛时的体位,有否黄疸、发热,心肺有否阳性体征。腹部检查是重点,注意腹式呼吸是否存在、有无胃肠型或蠕动波。腹部压痛、肌紧张与反跳痛是腹膜炎的指征。腹部压痛最明显处往往是病变所在,如麦氏点压痛往往提示急性阑尾炎,墨菲征阳性提示胆囊疾患。叩诊发现肝浊音界缩小或消失,是急性胃肠穿孔或高度肠胀气的指征。腹移动性浊音阳性则提示腹腔内积液或积血。听诊发现肠鸣音亢进、气过水声、金属音,是肠梗阻的表现;若肠鸣音明显减弱或消失,则提示肠麻痹。对疑有腹腔内出血者,应及早行腹腔穿刺予以确诊。

(三)辅助检查

血、尿常规及淀粉酶、血生化、X线胸腹部透视或摄片、心电图检查是病因未明的急生腹痛患者的必检项目,可以筛选大部分的腹痛常见病因。根据具体病情再选择其他检查,如B超、CT等。

【治疗原则】

准确、全面询问病史与体格检查,抓住主要矛盾,进行诊断与治疗。特别注意以下几点:对伴有休克等危重征象者,应先进行抗休克等抢救措施,而不要忙于作有关检查;对有腹腔内出血、肠梗阻或腹膜刺激征等征象者,应紧急处理,并请外科医生进行诊治;先考虑常见病,后考虑少见病。诊断未明确前,特别是未排除外科急腹症时,禁用吗啡、哌替啶等麻醉药;部分患者早期症状、体征不典型,应严密观察,及时做有关检查,以求尽早明确诊断。

(陈旻湖)

第四节 慢性腹痛

慢性腹痛是指起病缓慢、病程长、或急性起病后时发时愈的腹痛。

【病因】

引起慢性腹痛的原因很多,可为单一因素,也可为多种因素共同参与:①腹腔慢性炎症:如结核性腹膜炎、慢性胰腺炎、慢性盆腔炎等;②化学性刺激:如消化性溃疡;③腹腔或脏器包膜的牵张:各种原因引起的肝肿大、手术后或炎症后遗的腹膜粘连;④脏器慢性扭转或梗阻:如慢性胃扭转、肠粘连引起的腹痛;⑤中毒与代谢障碍:铅中毒、血卟啉病、尿毒症;⑥肿瘤压迫或浸润;⑦神经精神因素:功能性消化不良、肠易激综合征、胆道运动功能障碍等。

慢性腹痛的部位大多和罹患器官的部位相一致,而中毒与代谢障碍,以及神经精神因素引起的慢性腹痛则部位不固定或范围较广泛。表1-3列出慢性腹痛的常见原发病与疼痛最常出现的部位。

表1-3 慢性腹痛常见病与部位

1. 慢性右上腹痛	3. 慢性左上腹痛
(1)肝脏疾病	(1)胰腺疾病
慢性病毒性肝炎	(2)脾曲部结肠癌
原发性肝癌	(3)脾曲综合征
慢性肝脓肿	4. 慢性左、右腰腹痛
(2)慢性胆道疾病	(1)肾下垂与游动肾
慢性胆囊炎、胆石症	(2)慢性肾盂肾炎与泌尿道结石
胆囊息肉	5. 慢性右下腹痛
胆囊癌	(1)慢性阑尾炎
胆囊运动功能障碍	(2)肠结核
(3)肝曲部结肠癌	(3)克罗恩病
(4)肝曲综合征	(4)盲肠癌
2. 慢性中上腹部痛	(5)慢性右侧附件炎
(1)食管疾病	6. 慢性下腹痛

续表

食管裂孔疝	(1)慢性膀胱炎
食管炎、食管溃疡、食管贲门痉挛	(2)慢性前列腺炎、精囊炎
(2)胃、十二指肠疾病	(3)慢性盆腔炎
消化性溃疡	7. 慢性左下腹痛
慢性胃炎	(1)慢性细菌性痢疾
胃癌	(2)溃疡性结肠炎
胃黏膜脱垂症	(3)直肠、乙状结肠癌
胃下垂	(4)结肠易激综合征
功能性消化不良	(5)慢性右侧附件炎
十二指肠憩室炎	8. 慢性广泛性与不定位性腹痛
十二指肠炎	(1)结核性腹膜炎
十二指肠壅积症	(2)腹膜间皮瘤
原发性十二指肠癌	(3)腹型恶性淋巴瘤
(3)胰腺疾病	(4)肠粘连
慢性胰腺炎	(5)肠寄生虫病
胰腺癌	(6)血卟啉病
(4)小肠憩室炎	(7)腹型癫痫
(5)原发性小肠肿瘤	(8)风湿性疾病
(6)肠系膜淋巴结核	(9)神经官能性腹痛

【诊断步骤】

需结合病史、体格检查、实验室及器械检查资料,作出正确诊断。

1. 过去史　急性胰腺炎、急性胆囊炎、腹部手术等病史,对提供慢性腹痛的病因诊断有帮助。

2. 腹痛的部位　腹痛的部位与相应部位的器官往往有关系(表1-3)。

3. 腹痛的性质　饥饿或夜间出现的上腹部烧灼样痛是十二指肠溃疡的特征性症状;结肠、直肠疾病常为阵发性痉挛性腹痛,排便后疼痛常可缓解。

4. 腹痛与体位的关系　胃黏膜脱垂症患者左侧卧位可使疼痛减轻或缓解,而右侧卧位则可使疼痛加剧;在胃下垂、肾下垂与游动肾患者,站立过久及运动后疼痛出现或加剧,在前倾坐位或俯卧位时出现。良性十二指肠梗阻餐后仰卧位可使上腹痛加重,而俯卧位时缓解。

5. 腹痛与其他症状的关系

(1)慢性腹痛伴发热　提示有炎症、脓肿或肿瘤的可能性。

(2)慢性腹痛伴呕吐　慢性上腹部疼痛伴呕吐宿食应注意幽门梗阻(溃疡病或胃癌引起);若呕吐物含胆汁成分,则应注意各种原因引起的十二指肠壅积症。

(3)慢性腹痛伴腹泻　多见于肠道慢性炎症,也可见于肿瘤、肠易激综合征或慢性肝脏或胰腺疾病。若伴腹泻血便,应注意慢性细菌性痢疾、溃疡性结肠炎、克罗恩病,特别注意排除结肠癌。

(4)慢性腹痛伴有包块　可见于腹腔内肿瘤、炎症性包块、慢性脏器扭转。若左下腹包块表面光滑、时有时消,应注意痉挛性结肠或粪块。

根据患者的具体情况,选择恰当的实验室与器械检查,进行全面分析,一般可作出正确的诊断。对经过各项检查仍未发现器质性病变而做出功能性腹痛(如肠易激综合征、功能性消化不良等)的患者,仍应定期追踪复查,以免遗漏器质性疾病的诊断。

【治疗方案】

针对病因进行治疗及对症治疗。

(陈旻湖)

第五节　急性腹泻

急性腹泻的临床表现是排便次数增多,粪质稀薄,病程在两个月之内。

【病因】

最常见病因是肠道感染与细菌性食物中毒。

1. 食物中毒　细菌性食物中毒如沙门氏菌、金黄色葡萄球菌、嗜盐菌、变形杆菌、致病性大肠杆菌、肉毒杆菌毒素中毒等。非细菌性食物中毒如毒蕈、河豚鱼等。

2. 急性肠道感染　如病毒性肠炎、急性细菌性痢疾、霍乱、副霍乱、急性阿米巴痢疾等。

3. 肠变态反应性病　如进食鱼、虾、乳类、菠萝等致敏原。

4. 药物和化学毒物 如硫酸镁、新斯的明、利血平等药物,以及有机磷中毒等。

5. 饮食不当 如进食过多生冷或油腻食物。

【诊断步骤】

(一)病史询问

注意以下几点:

1. 共同进餐者同时发病应考虑食物中毒,包括细菌性、化学毒物或其他食物中毒。

2. 以发热起病的腹泻,应注意急性全身性感染。

3. 大手术后,特别是接受长期广谱抗生素治疗的患者,突然发生腹泻,须考虑抗生素相关性肠炎(难辨梭状杆菌引起)。

4. 长期接受广谱抗生素、肾上腺皮质激素或抗癌药物治疗的衰弱患者出现腹泻,尚应注意白色念珠菌性肠炎。

(二)大便性状及有关检查

细菌性食物中毒的粪便常呈糊样或水样,红、白细胞少或无。急性腹泻伴里急后重、大便量少,伴黏液脓血,镜检见较多红、白细胞,提示急性细菌性痢疾,志贺菌培养可呈阳性。急性腹泻量大伴泔水样便而腹痛不明显者,见于霍乱与副霍乱。腹泻腥臭血样便,伴有剧烈腹痛,应注意急性坏死性肠炎。

大便常规检查与培养,对急性腹泻的病因诊断有重要帮助。常规镜检可发现红、白细胞,致病性肠道原虫与寄生虫卵。致病菌培养可对肠道感染作出病原诊断,且可根据药敏试验指导临床合理用药,但应注意在抗生素使用前送检。

【治疗方案】

1. 病因治疗。

2. 必要时补充液体与电解质,尤其注意补钾。

3. 对症处理 地芬诺酯(diphenoxylate,止泻宁)2.5~5 mg,每日 2~4 次。氯苯哌酰胺(loperamide,易蒙停)首次口服 4 mg,以后每腹泻一次再服 2 mg,至腹泻停止或用量达 16 mg/d。对中毒症状明显或感染性腹泻者慎用,以免加重中毒症状。

(陈旻湖)

第六节　慢性腹泻

慢性腹泻指病程在两个月以上的腹泻或间歇期在 2～4 周内的复发性腹泻。

【病因】

1. 肠道感染性疾病　慢性阿米巴痢疾；慢性细菌性痢疾；慢性血吸虫病；肠结核；其他寄生虫病：梨形鞭毛虫、肠道滴虫、钩虫、姜片虫和鞭虫感染；肠道真菌病：肠道念珠菌病、胃肠型毛霉菌病。

2. 肿瘤　大肠癌；结肠腺瘤（息肉）；小肠淋巴瘤；胃肠道激素细胞瘤：胃泌素瘤、癌、胰性霍乱综合征。

3. 小肠吸收不良　①原发性小肠吸收不良(吸收不良综合征)；②继发性小肠吸收不良：如慢性胰腺疾病引起的胰酶缺乏、胆汁排出受阻和结合胆盐不足、小肠内细菌过度生长等引起的消化不良；小肠切除过多、近段小肠-结肠吻合术或瘘道等引起的小肠吸收面积减少；α-重链病、系统性硬化症和 Whipple 病等小肠浸润性疾病。

4. 非感染性炎症　炎症性肠病：溃疡性结肠炎和克罗恩病；放射性肠炎；缺血性结肠炎；憩室炎；尿毒症性肠炎。

5. 功能性腹泻　肠易激综合征、甲状腺功能亢进、肾上腺皮质功能减退等。

6. 药源性腹泻　各种泻药；抗生素如林可霉素、氯林可霉素、新霉素等；降压药如利血平、胍乙啶等。

【诊断步骤】

(一)病史询问

1. 起病与病程　炎症性肠病、肠结核、肠易激综合征多见于青壮年，大肠癌多见于中老年男性患者，而乳糖酶缺乏的腹泻则多从儿童期开始。变态反应性腹泻常因服用某些异种蛋白质而诱发。起病急、伴有发热、腹泻次数频繁者多考虑肠道感染性疾病。炎症性肠病、肠易激综合征、吸收不良综合征等引起的腹泻病程长而症状反复。大肠癌则病情进行性恶化。

2. 排便情况与粪便外观　小肠病变的腹泻量较多、血便较少见，腹痛往往位于脐周,伴肠鸣音亢进。直肠和乙状结肠的病变每次排便量少,常混有黏液或脓血,伴有里急后重感,腹痛多位于左下腹。肠易激综合征的腹泻多于清晨起床后和早餐后发生,进食生冷食物可诱发,粪便含有黏液,但无脓血,常腹泻与便秘交替。

3. 伴随症状　慢性腹泻伴发热时,要考虑溃疡性结肠炎、克罗恩病、肠结核、淋巴瘤、肠道阿米巴病。显著消瘦和营养不良要考虑引起吸收不良的各种疾病。而较短时间内出现的腹泻伴进行性贫血、消瘦则应注意肠道肿瘤。溃疡性结肠炎、克罗恩病等除腹泻等肠道症状外尚可有关节痛、虹膜睫状体炎等肠外表现。肠易激综合征则常伴有头昏、失眠、健忘等自主神经功能紊乱症状。

(二) 体格检查

全面、仔细的全身与腹部检查有时可为诊断提供重要线索。腹块常提示肿瘤或炎性病变,恶性肿瘤的腹块常较硬,而克罗恩病或腹腔结核的肿块则常有较明显压痛。对慢性腹泻患者,尚应常规进行直肠指检,以免遗漏直肠癌的诊断。

(三) 辅助检查与器械检查

1. 粪便检查　反复多次的粪便常规检查可发现红细胞、白细胞、原虫、寄生虫卵、脂肪滴、未消化食物。隐血试验可检查不显性出血。致病菌培养可发现致病微生物,有时需进行厌氧菌或真菌培养,以发现厌氧菌或真菌等引起的腹泻。

2. 小肠吸收功能试验

(1) 粪脂测定　粪涂片用苏丹染色在镜下观察脂肪滴,粪脂含量在15%以上者多为阳性。其他粪脂测定的方法尚有脂肪平衡试验、^{131}碘-甘油三酯和^{131}碘-油酸吸收试验等。

(2) D-木糖吸收试验　反映小肠的吸收功能。阳性者提示空肠疾病或小肠细菌过度生长引起的吸收不良。

(3) 维生素 B_{12} 吸收试验　反映回肠功能的检查方法,在回肠吸收功能不良或切除过多,肠内细菌过度生长,以及恶性贫血时,维生素 B_{12} 吸收试验异常。

(4) 胰功能试验　常用的方法有胰功肽试验,检查胰腺外分泌功能低下引起的腹泻。

(5) 呼气试验　①^{14}C-甘氨酸-呼气试验:在回肠功能不良或切除过多或肠内细菌过多时,肺呼出的$^{14}CO_2$明显增多;②氢呼气试验:对诊断乳糖或其他双糖吸收不良、小肠内细菌过度生长、或小肠传递过速有价值。

3. 影像学检查

(1) 内镜检查　结肠镜可送达回肠末端,对直肠至回肠末端的器质性病变可作观察并做活检。胶囊内镜及全小肠镜对小肠疾病的诊断有重要价值,前者属无创检查，较易为患者所接受，后者可行黏膜活检做组织学检查或电镜检查，对弥漫性小肠黏膜病变，如热带性口炎性腹泻、乳糜泻、Whipple病、弥漫性小肠淋巴瘤等有诊断价值。有条件的单位可根据具体情况进行相应检查。

(2)X线检查　X线钡灌肠对不宜行结肠镜检查或结肠镜检查不能送达回盲部者尤为重要，可显示结肠的病变。逆行胰胆管造影(ERCP)可对胆道和胰腺疾病有诊断价值。若疑有腹腔实质器官肿瘤，可行CT扫描或磁共振成像检查。

【治疗方案】

1. 病因治疗。

2. 对由于胰酶缺乏而导致消化吸收不良的慢性腹泻者，可使用胰酶制剂如得每通，每次1～2粒，每日3次，餐中服用。

3. 止泻药的应用　鞣酸蛋白每次1～2 g，每日3次；次碳酸铋每次0.3～0.9 g，每日3次；腹泻明显者可试用地芬诺酯或氯苯哌酰胺（用法见急性腹泻节）。

(陈旻湖)

第七节　呕　吐

呕吐是胃内容物反流入食管，经口吐出的一种反射动作。引起呕吐的原因很多，频繁而剧烈的呕吐可引起脱水、电解质紊乱、酸碱平衡失调、营养障碍，甚至出现食管贲门黏膜撕裂综合征(Mallory-Weiss综合征)。

【病因】

(一)反射性呕吐

由消化道及其他器官病变引起。以呕吐为主要症状者多见于上消化道病变。

1. 消化道病变　贲门失弛缓症、反流性食管炎、急、慢性胃炎、消化性溃疡、胃肿瘤、各种原因引起的幽门梗阻、十二指肠壅积症、急性胃肠炎等。此类病变多与进食有关，胃与十二指肠炎症性及痉挛性病变者常于食后不久即呕吐；幽门或幽门以下的梗阻性病变则常于食后数小时才呕吐大量隔宿发酵食物，若呕吐物内不含胆汁，则梗阻部位可能在幽门，若含有胆汁，则梗阻部位在幽门以下。低位肠梗阻者呕吐物常有粪臭味。毕氏Ⅱ式胃空肠吻合术后出现周期性呕吐胆汁,应考虑输出袢综合征的可能。腹部其他器官的急性炎症(如急性胆囊炎、急性胰腺炎等)均可引起呕吐。

2. 其他脏器病变引起的反射性呕吐　各种原因引起的急性腹痛(如肾绞痛、急性腹膜炎、急性盆腔炎)等均可引起呕吐;急性心肌梗死、充血性心力衰竭、急、慢性肝炎等疾病也可引起呕吐,但均伴有其他相应症状。

(二)中枢性呕吐

1. 中枢神经系统疾病　任何中枢神经系统病变引起颅内压升高均可出现呕吐,患者多伴有明显头痛,呕吐呈喷射状,与进食无关。脑血管病变、中枢神经感染、偏头痛、脑肿瘤、脑积水、脑外伤等均可引起呕吐。结核性脑膜炎及脑肿瘤可以呕吐为首发症状而其他症状不明显,应予以注意。

2. 药物毒性作用　吗啡、阿朴吗啡、洋地黄、雌激素、吐根碱,各种抗癌药物等均可兴奋化学感受器触发带,引起呕吐。

3. 代谢障碍、体内毒素的刺激、放射性损害、低钠血症、尿毒症、糖尿病酮症酸中毒、甲状腺危象、甲状旁腺危象、肾上腺危象、妊娠呕吐、败血症、放射性照射治疗等均可引起呕吐。

(三)前庭功能障碍性呕吐

化脓性中耳炎引起的迷路炎、梅尼埃病、乘坐飞机、汽车或火车、轮船等引起的晕动病,均可引起前庭功能障碍而引起呕吐。

(四)神经官能性呕吐

多见于女性及神经不稳定的人。其特点是呕吐发作和精神刺激有关,嗅到不愉快的气味、听到不悦噪音或见厌恶的食物则可出现呕吐。呕吐可于食后立即发生,呕吐全不费力,每口吐出量不多,吐毕又可进食,虽长期反复发作而对营养状态影响不大。

【诊断步骤】

详细询问呕吐有无恶心的先兆,和食物、药物、精神等的关系,有无酗酒史,既往发作史等。呕吐时间和进食时间的关系。呕吐物的质和量。腹部疾病或腹部手术史,颅脑外伤及疾病史,以及高血压、心脏病、肾脏病、糖尿病与内分泌疾病史。生育期妇女要注意月经史。

体格检查应注意腹部压痛与反跳痛、胃肠蠕动波与肠型、腹块、肠鸣音、振水音等。必要时行神经系统、前庭神经功能与眼科检查。

根据具体情况行有关的实验室与器械检查,如血生化、尿糖、尿酮体、脑脊液常规检查,有指征时行X线腹部透视或平片、胃肠钡餐检查、胃肠内镜检查、超声、CT等检查。

【治疗方案】

1. 针对病因进行治疗。

2. 对症治疗　甲氧氯普胺(metoclopramide,灭吐灵)10 mg 肌注,或 10 mg 口服,每日3次。多潘立酮(domperidone)每次10 mg,每日3次口服。对放射治疗或化疗引起的呕吐,可用格拉司琼、雷莫司琼、托烷司琼等止吐。

(陈旻湖)

第八节　腹　水

积聚于腹腔内的游离液体称为腹水。腹水达 500 ml 时可用叩诊法证实,少量腹水可用超声检查确定。腹腔穿刺液的检查可把腹水的性质区分为漏出液、渗出液。其外观可分为浆液性、脓性、血性、乳糜性等。

【病因】

产生腹水的原因可分为全身性因素与局部因素。

1. 全身性因素　①低蛋白血症:血浆白蛋白低于 25 g/L 时则可产生腹水;②水钠潴留:常见于心、肾功能不全,肝硬化伴继发性醛固酮增多症等;③内分泌异常:如肝硬化时抗利尿激素与醛固酮的灭活功能减低,致引起钠水潴留。

2. 局部因素　①门脉高压症:是肝硬化腹水形成的一个重要原因;②肝静脉或下腔静脉阻塞:如肝静脉血栓形成、下腔静脉受肿瘤压迫;③肝淋巴漏出增加:多参与肝硬化、重症肝炎的腹水形成;④腹膜炎症:如结核性腹膜炎、系统性红斑狼疮等引起的腹水;⑤腹膜肿瘤或腹腔内脏器肿瘤:各种腹腔内脏器肿瘤或转移瘤累及腹膜、腹膜间皮瘤等,此类腹水多为血性渗出液;⑥胸导管或乳糜池阻塞:腹水为乳糜,病因多为丝虫病,其次为肿瘤和结核。

引起腹水的原因见表 1-4。

表 1-4　腹水的原因

漏出性	门脉高压症:肝硬化、门静脉血栓形成、肝内浸润性变(癌、淋巴瘤); 低蛋白血症:肾病综合征、蛋白丢失性胃肠病、重度营养不良; 体循环静脉瘀血:右心功能不全、缩窄性心包炎等; 肝静脉或下腔静脉阻塞:Budd-Chiari 综合征;下腔静脉阻塞综合征;Meigs 综合征
渗出性	腹膜炎　结核性、化脓性、红斑狼疮性、嗜酸粒细胞性、急性胰腺炎性、恶性肿瘤、腹膜转移癌、腹膜间皮瘤、恶性淋巴瘤等

【诊断步骤】

综合病史、体格检查及实验室检查诊断腹水的病因。一般来讲,肝硬化腹水、结核性腹膜炎与癌性腹水占腹水病因的 95% 左右。临床上可先根据腹水的性质(漏出性、渗出性),再结合其他临床表现与辅助检查,做出病因诊断。渗出液呈 Rivalta 反应阳性,比重 >1.018,蛋白定量 >25 g/L,白细胞数 $>500\times10^6$/L。而漏出液则 Rivalta 反应阴性、比重 <1.018、蛋白定量 <25 g/L,白细胞数 $<300\times10^6$/L。

1. **肝硬化**　有病毒性肝炎、血吸虫病或长期酗酒史,体检发现黄疸、蜘蛛痣、肝掌、脾肿大,实验室检查有肝功能异常者支持肝硬化的诊断。当出现发热、腹痛、腹水增加迅速、肝功能损害加重时应注意有无合并原发性腹膜炎。此时腹水检查可介于漏出液与渗水液之间,但分叶核白细胞比例升高,细菌培养可阳性。

2. **结核性腹膜炎**　青壮年多见,但不应忽略老年人。患者多有发热、盗汗、消瘦等结核中毒症状,腹部有压痛及柔韧感。腹水量少至中等,为渗出性,呈黄色,偶为血性,白细胞计数超过 500×10^6/L,以淋巴细胞或单核细胞为主。腹水浓缩直接涂片找抗酸杆菌阳性率不高,培养或肠鼠接种可提高阳性率,但耗时久,临床价值不大。腹腔镜及腹膜活检有确诊价值。对高度怀疑本病而确诊有困难者,可行试验性抗结核治疗,有效者支持结核性腹膜炎的诊断。

3. **恶性肿瘤腹水**　如肝癌、胃癌、肠癌、胰腺癌、卵巢癌、子宫癌、恶性淋巴瘤及腹膜间皮瘤等。腹水多为渗出性,常为血性,白细胞以淋巴或单核细胞为主。腹水离心后部分患者可找到癌细胞。有研究认为腹水中乳酸脱氢酶(LDH)活性较血清 LDH 活性高,腹水 LDH/血清 LDH 大于 1 有助于癌性腹水的诊断。利用 X 线、内镜、超声、CT 扫描等手段寻找原发病灶,可提高病因的确诊率。

4. **其他**　如腹水伴有心悸、气短、颈静脉怒张、肝颈征阳性等症状体征应注意缩窄性心包炎的可能；腹水伴肝肿大、压痛、肝功能损害（也可正常）应注意肝静脉阻塞；腹水伴双下肢浮肿及静脉曲张、下腹壁静脉血流方向自下而上，应注意下腔静脉阻塞，下腔静脉造影可显示阻塞部位。年青女性出现少量渗出性腹水伴有发热、皮疹等系统损害，应注意系统性红斑狼疮。腹水伴血嗜酸粒细胞明显升高，同时腹水中也见大量嗜酸性粒细胞，应注意嗜酸粒细胞性腹膜炎。

【治疗】

明确病因、治疗原发病最为关键。在诊断未明确前，如腹水为漏出液，可先用利尿剂。一般不主张腹腔放液，除非大量腹水有明显压迫症状，患者不能忍受或影响心肺功能。每次放液不宜超过 2 000～3 000 ml。

（陈旻湖）

第九节 黄 疸

黄疸是指皮肤、巩膜与黏膜因胆红素沉着而引起的黄染。正常血清总胆红素浓度为 1.7～17.1 μmol/L，其中直接胆红素低于 3.7 μmol/L。当总胆红素浓度超过 34 μmol/L 时，临床上即可出现黄疸。如血清胆红素浓度超过正常范围而肉眼看不见黄疸时，称为隐性黄疸。

在黄疸的诊断中，首先应与假性黄疸鉴别。当摄入过量的胡萝卜素（如胡萝卜、柑橘、木瓜、南瓜等）或肝脏有病变致使胡萝卜素转化为维生素 A 的过程发生障碍，使血中胡萝卜素增高和皮肤发黄，或服用大剂量阿的平也可使皮肤发黄，但均无血清胆红素浓度的增高，可与真性黄疸鉴别。

【病因分类】

可分为溶血性黄疸、肝细胞性黄疸、胆汁淤积性黄疸和先天性黄疸，以前三者多见。

【诊断步骤】

（一）溶血性黄疸、肝细胞性黄疸与胆汁淤积性黄疸的鉴别分清黄疸的基本类型是黄疸鉴别的首要步骤。三者在实验室检查的鉴别参见表 1-5。

表 1-5　溶血性、肝细胞性与胆汁淤积性黄疸在实验室检查鉴别

	溶血性黄疸	肝细胞性黄疸	胆汁淤积性黄疸
非结合胆红素	明显增加	中度增加	轻或中度增加
结合胆红素	轻度增加	中度增加	明显增加
结合胆红素/总胆红素	<20%	>35%	>60%
尿胆红素	— —	++	+++
尿胆原	明显增加	增加	减少或消失
转氨酶活性	轻度增加	明显增加	增加
血碱性磷酸酶	正常	增加	明显增加
血总胆固醇	正常	正常或减少	明显增加

(二) 溶血性黄疸的病因与特点

1. 病因　凡能引起红细胞大量破坏而产生溶血现象的疾病,都能发生溶血性黄疸：①先天性溶血性贫血,如遗传性球形红细胞增多症、血红蛋白病等；②后天性获得性溶血性贫血,如自身免疫性贫血、异型输血后溶血、新生儿溶血症、遗传性葡萄糖-6-磷酸脱氢酶缺乏、恶性疟疾、药物及蛇毒引起的溶血等。

2. 溶血性黄疸的特征　可出现寒战、发热、腰痛部疼痛等急性溶血性的临床表现；①黄疸一般为轻度,呈柠檬色；②皮肤无瘙痒；③血清总胆红素升高,一般不超过 85 μmol/L,以间接胆红素为主,尿中尿胆原增加,尿胆红素阴性；④有不同程度的贫血表现,周围血网织红细胞增多,骨髓检查可见红细胞系统增生活跃,血清铁及尿内含铁血黄素增加。

3. 溶血性黄疸的病因鉴别诊断　主要依赖血液学检查,如在遗传性球形红细胞增多症,有红细胞脆性增加；地中海贫血时则红细胞脆性减低,血红蛋白电泳出现异常；抗人球蛋白试验(Coombs 试验)在自体免疫性溶血性贫血及新生儿溶血性贫血时呈阳性反应。

(三) 肝细胞性黄疸的病因与特点

1. 病因　各种原因引起的肝细胞破坏,均可因肝细胞摄取、结合和排泄胆红素能力障碍,血中非结合胆红素与结合胆红素浓度升高而发生黄疸。常见病因有急性和慢性病毒性肝炎、肝硬化、肝癌；急性传染病如钩端螺旋体病、伤寒；败血症；

化学药品和药物中毒,如乙醇、异烟肼、利福平、6-巯基嘌呤等。

2. 肝细胞性黄疸的特点　①皮肤和黏膜呈浅黄至深金黄色;②血中结合胆红素与非结合胆红素均升高;③尿中胆红素阳性,尿胆原尿中排出量也可增多;④血清转氨酶明显增高;患者的消化道症状明显,如恶心、呕吐、胃纳下降、厌油腻、乏力等,严重者伴有出血倾向。

3. 肝细胞性黄疸的病因鉴别诊断

(1)病史　损害肝功能药物的使用史、长期烈性酒酗酒史、病毒性肝炎史或与现症患者的密切接触史有助于提示病因。

(2)病原学检查　如各型肝炎病毒标记物检测,黄疸型传染性单核细胞增多症的嗜异性凝集反应,钩端螺旋体病的血清凝集溶解试验与补体结合试验均有助于病原学检查。

(3)器械检查　B超检查、CT扫描、磁共振成像等检查有助于肝内占位性病变的诊断;内镜或X线吞钡检查如发现食管或胃底静脉曲张,有助于诊断肝硬化。

(四)胆汁淤积性黄疸的病因和特点

1. 病因　可分为肝外阻塞、肝内阻塞和肝内胆汁淤积性黄疸三种。

(1)肝外阻塞性胆汁淤积　引起胆总管内阻塞的有胆石症、胆道蛔虫、胆管壁炎症、癌肿浸润、手术后胆管狭窄等;胆管外阻塞的有壶腹周围癌、胰头癌、肝癌、肝门或胆总管周围淋巴结因癌肿转移性肿大而压迫胆管。

(2)肝内阻塞性胆汁淤积　包括肝内泥沙样结石、华支睾吸虫病、硬化性胆管炎、原发性肝癌侵犯肝内胆管或形成癌栓等。

(3)肝内胆汁淤积　如病毒性肝炎、药物性肝损害(如氯丙嗪、甲基睾丸素和口服避孕药等所致)、妊娠期特发性黄疸和原发性胆汁性肝硬化等。

2. 胆汁淤积性黄疸的特点　①皮肤呈黯黄、黄绿或绿褐色,多有瘙痒;②血清胆红素增高,以结合胆红素增高为主;③尿胆红素阳性,尿胆原减少或缺如;④血清胆固醇、碱性磷酸酶、γ-谷氨酰转肽酶升高。

3. 胆汁淤积性黄疸的病因鉴别诊断

(1)病史　反复的胆绞痛史、疼痛发作时伴寒战、发热、黄疸提示胆道结石合并感染;无痛性进行性黄疸,伴纳差、消瘦提示胰头癌的可能;应用氯丙嗪、甲基睾丸酮、避孕药后出现的淤积性黄疸应注意药物性肝损害;发生于中年妇女的长期持续性黄疸、伴有瘙痒及免疫系统功能紊乱者提示原发性胆汁淤积性肝硬化。

(2)实验室检查　粪或十二指肠引流液发现华支睾吸虫卵提示华支睾吸虫感染;血甲胎蛋白浓度升高提示原发性肝细胞肝癌;血IgM增高、线粒体抗体阳性提示原发性胆汁淤积性肝硬化。

(3)器械检查

1)超声波检查　对肝外胆管阻塞引起的黄疸与肝内胆汁淤积的鉴别有帮助，前者可见胆总管和肝内胆管扩张，而且对肝外胆管阻塞的病变部位与性质也有诊断价值。

2)X线检查　胃肠钡餐、十二指肠低张造影对胰头癌有诊断价值，可见十二指肠肠曲增宽或十二指肠降部充盈缺损。逆行胰胆管造影(ERCP)能诊断阻塞部位，对胆道结石胰腺癌等有诊断价值。经皮肝穿刺胆管造影(PTC)能清楚显示肝内、外整个胆道系统，可区分肝外胆管阻塞与肝内胆汁淤积性黄疸。CT能显示肝脏、胆管与胰腺等脏器的图像，对肝胆和胰腺疾病引起黄疸的鉴别有重要价值。

(五)先天性非溶血性黄疸

指肝细胞对胆红素的摄取、结合及排泄有先天性缺陷所致的黄疸。临床上较少见，可发生于出生至成年期，以青年多见。

1. Gilbert综合征　多发生于青年男性，系由于肝细胞对胆红素的摄取障碍或肝细胞内葡萄糖醛酸转移酶的活力降低所致。其特点是：血中非结合胆红素增高；慢性间歇性轻度黄疸，可有家族史，全身情况好；肝功能试验正常，胆囊显影良好；肝活组织检查无异常。

2. Dubin-Johnson综合征　由于肝细胞对结合胆红素的排泄障碍所致。其特点是：多发生于青少年，可有家族史；血中以结合胆红素增高为主；口服胆囊造影不显影；腹腔镜检查肝脏外观呈绿色，肝活组织检查可见肝细胞内有特异的棕褐色颗粒，有确诊价值。

3. Rotor综合征　系由于肝细胞摄取游离胆红素和排泄结合胆红素先天性缺陷所致。其特点是：血中结合胆红素增高；胆囊显影良好，少数不显影；肝组织无异常色素，小叶结构基本正常。

4. Crigler-Najjar综合征　病因是肝组织缺乏葡萄糖醛酸转移酶，不能形成结合胆红素。血中非结合胆红素大量增加，常引起新生儿核黄疸，预后很差，较少生存至成年。

【治疗】

病因治疗。

(陈旻湖)

第2章 食管疾病

第一节 贲门失弛缓症

贲门失弛缓症又称贲门痉挛、食管蠕动停止或巨食管症,系一种原因不明的食管运动功能障碍性疾病,其主要特征为食管下括约肌(lower esophageal sphincter,LES)高压、食管缺乏蠕动和对吞咽动作的松弛反应障碍,可能与食管贲门部肌肉神经丛病变引起神经肌肉功能失调有关。临床表现为咽下困难、食物反流以及下段胸骨后不适或疼痛,可伴有体重减轻等表现。本病首先于1674年由Thomas Willis报道,1822年由Mikulicz定名为贲门痉挛,1915年由Asthur Hurst命名为贲门失弛缓症。本病为一种少见病,国外报道其发生率为每10万人中仅约0.5~1人,占食管疾病的2‰~20‰,可发生于任何年龄,但最常见于20~40岁,儿童很少发病。男女发病率相似,约为1∶1.15,较多见于欧洲和北美。

【病因和发病机制】

贲门失弛缓症的病因还不十分清楚,可能与遗传、自身免疫、感染或(和)环境因素有关。可能的因素包括:

1. 神经毒性病毒感染 如带状疱疹病毒、麻疹病毒。Robertson等用补体结合试验检测58例患者血清,14例中发现水痘-带状疱疹病毒而对照组均未发现,并用原位聚合酶链反应(PCR)检测9例贲门失弛缓症患者的标本,3例标本中水痘-疱疹病毒阳性,因此有理由相信病毒可能是其病因。

2. 遗传因素 由于本病可发生于婴幼儿、少年儿童、兄弟姊妹、父母与子女之间,并且可与家族性自主神经功能异常、家族性糖皮质激素不足、Rozycki综合征、淀粉样变性、遗传性小脑共济失调、下颌面骨发育不全等遗传性疾病共存,本病可能为常染色体隐性遗传。

3. **免疫因素** 由于 HLA 基因复合体的特异等位基因与某些自身免疫性疾病形成以及基因遗传性疾病有关,又有人提出免疫-基因机制。Tottrup 等检测了 9 例原发性贲门失弛缓症的下段食管标本,发现平滑肌细胞间质存在嗜酸性细胞阳离子蛋白,它是由嗜酸细胞脱颗粒产生的一种毒性蛋白,而正常对照组则未发现。嗜酸性细胞阳离子蛋白具有高细胞毒性和神经毒性,因此他们认为贲门部位的肌间神经细胞的丧失是嗜酸性细胞阳离子蛋白毒性作用所致。

4. **环境因素** 本病也存在地域差异,Sonnenberg 等学者发现在美国南部是高发区,而北美五大湖周围的大部分地区以及靠近太平洋地区贲门失弛缓症的患发病率较低,且无种族和性别差异。环境是贲门失弛缓症的诱因还是存在某种直接致病因素,还需进一步研究。

贲门失弛缓症的发病机制有神经源性、肌源性和先天性学说。先天性学说认为本病是由常染色体隐性遗传,但至今未发现引起本病的缺陷或突变基因。肌源性学说认为贲门失弛缓症 LES 压力升高是由 LES 本身病变引起。目前人们广泛接受的是神经源性学说。神经源性学说认为贲门失弛缓症不是 LES 本身的病变,而是支配 LES 的肌间神经丛中松弛 LES 的神经减少或缺乏引起。

【诊断步骤】

(一)病史采集要点

1. **咽下困难** 无痛性咽下困难是本病最常见最早出现的症状,占 80%～95% 以上。起病多较缓慢,但亦可较急,初起可轻微,仅在餐后有饱胀感觉而已。咽下困难多呈间歇性发作,常因情绪波动、发怒、忧虑、惊吓或进食过冷和辛辣等刺激性食物而诱发。病初时,有时无咽下困难症状,时轻时重,后期则转为持续性。少数患者咽下液体较固体食物更困难,有人以此征象与其他食管器质性狭窄所产生的咽下困难相鉴别。但大多数患者咽下固体比液体更困难,或咽下固体和液体食物同样困难。

2. **疼痛** 约占 40%～90%,性质不一,可为闷痛、灼痛、针刺痛、割痛或锥痛。疼痛部位多在胸骨后及中上腹;也可在胸背部、右侧胸部、右胸骨缘以及左季肋部。疼痛发作有时酷似心绞痛,甚至舌下含硝酸甘油片后可获缓解。疼痛发生可能是由于食管平滑肌强烈收缩,或食物滞留引起食管炎所致。随着咽下困难的逐渐加剧,梗阻以上食管的进一步扩张,疼痛反可逐渐减轻。

3. 食物反流　发生率可达90%，随着咽下困难的加重，食管的进一步扩张，相当量的内容物可潴留在食管内至数小时或数日之久，而在体位改变时反流出来。从食管反流出来的内容物因未进入胃腔，故无胃内呕吐物的特点，但可混有大量黏液和唾液。在并发食管炎、食管溃疡时，反流物可含有血液。

4. 体重减轻　体重减轻与咽下困难影响食物的摄取有关。对于咽下困难，患者虽多采取择食、慢食、进食时或食后多喝汤水将食物冲下，或食后伸直胸背部用力深呼吸或摒气等方法以协助咽下动作，使食物进入胃部，保证营养摄入。病程长久者可有体重减轻，营养不良和维生素缺乏等表现，但呈恶病质者罕见。

5. 出血和贫血　患者常可有贫血，偶有由食管炎所致的出血。

6. 其他症状　由于食管下端括约肌张力的增高，患者很少发生呃逆，乃为本病的重要特征。在后期病例，极度扩张的食管可压迫胸腔内器官而产生干咳、气急、紫绀和声音嘶哑等。

7. 并发症

(1)吸入性呼吸道感染　食管反流物被吸入气道时可引起支气管和肺部感染，尤其在熟睡时更易发生。约1/3患者可出现夜间阵发性呛咳或反复呼吸道感染。

(2)食管本身的并发症　本病可继发食管炎、食管黏膜糜烂、溃疡和出血、憩室、食管-气管瘘、自发性食管破裂和食管癌等。本病食管癌的并发率为0.3%～20%。综合1908—1975年间文献报告的5235例食管贲门失弛缓症，并发食管癌者173例，平均发生率为3.3%，显著高于一般人群，应予重视。

(二)体格检查

一般无特殊。长期吞咽困难致进食量少，可引起消瘦、贫血或营养不良。

(三)辅助检查

1. 食管X线吞钡检查　食管X线钡餐检查见钡剂滞留在贲门部，食管下段呈边缘光滑的鸟嘴状狭窄，钡剂成细流缓慢地进入胃内。中下段食管腔扩大，程度严重者食管腔高度增粗，延长迂曲呈"S"形，状如乙状结肠。食管壁正常蠕动减弱或消失，有时出现无规则的微弱收缩。可与瘢痕狭窄和食管癌相区别。

2. 食管测压　食管动力学检查有助于明确诊断。食管测压示食管下端高压区的压力常为正常人的2倍以上，吞咽时下段食管和括约肌压力不下降。中上段食管腔压力亦高于正常，吞咽时不显现正常的食管蠕动波，皮下注射氯化乙酰甲胆碱5～10 mg，有的病例食管收缩增强，中上段食管腔压力显著升高，并可引起胸骨后剧烈疼痛。

3. 内镜检查　示食管贲门处有一狭窄环，食管腔扩大，内有食物潴留，黏膜水肿。食管下端由于持续痉挛而管腔狭小,但黏膜完整,无瘢痕组织或肿瘤。

【诊断对策】

(一)诊断要点

本病的诊断主要依靠上述临床症状和食管 X 线吞钡检查。食管 X 线吞钡检查可见食管与胃交界处呈鸟嘴状征象,上方食管明显扩张。内镜检查可见食管扩张,但无梗阻性病变;食管测压显示蠕动停止。

(二)鉴别诊断要点

临床上贲门失弛缓症注意与以下疾病鉴别:

1. 食管癌　患者年龄多在 40 岁以上,内镜检查常可直接观察到食管肿物或溃疡,病理组织学检查可明确诊断。

2. 食管瘢痕狭窄　一般由腐蚀性或反流性食管炎所致,也可因长期流置胃管、食管损伤或食管胃手术引起。内镜检查可明确诊断。

(三)临床亚型

根据食管 X 线吞钡检查征象,贲门失弛缓症可分为三型:

1. 轻型　食管轻度扩张及少许食物潴留;胃泡存在;

2. 中型　食管普遍扩张,有明显食物残渣存留,立位有液平面,胃泡消失;

3. 重型　食管的扩张屈曲、增宽,延长及呈 S 形。

【治疗对策】

(一)治疗原则

目前本病尚无根治方法,治疗目的是使食管蠕动恢复,降低 LES 压力及缓解症状。治疗方法主要有药物治疗、扩张治疗、外科手术治疗及内镜下注射疗法等。

(二)治疗计划

1. 一般治疗　少食多餐,以质软及热量丰富的食物为宜,避免进食过快及过冷、过热或刺激性食物。对精神紧张者可予以心理治疗,必要时可应用镇静剂。食管极度扩张者应每晚睡前行食管插管引流灌洗,并及时纠正水电解质和酸碱平衡紊乱。

2. 药物治疗　目前用于贲门失弛缓症治疗的药物有硝酸酯类、钙通道阻滞剂、抗碱能药物及肾上腺素能激动剂等。能使 LES 松弛,降低 LES 压力,从而达到改善症状,缓解病情的作用。其中以硝苯地平的治疗效果最好。

(1)硝酸酯类　硝酸甘油 $0.3 \sim 0.6$ mg 舌下含服,可使症状缓解,但维持时间甚短,仅6分钟左右。硝酸异山梨醇酯为长效制剂,常用剂量为5~10 mg,餐前舌下含服,每日3~4次,可使LES压力下降约66%,持续约90分钟,可缓解患者咽下困难等症状,长期服用19个月可获得满意效果。不良反应主要为头痛,如改为口服,可减轻不良反应。

(2)钙通道阻滞剂 此类药物可阻滞消化道平滑肌细胞的钙离子内流,从而使食管平滑肌松弛,降低LES压力。硝苯地平为治疗本病较好的药物,10~20 mg舌下含服,每日3~4次,用药后可使LES压力下降50%~70%,患者临床症状明显改善。不良反应主要为低血压、头痛。硫氮䓬酮效果稍差,每次60~90 mg,口服,每日4次。

(3)其他 β-肾上腺素能激动剂卡布特罗 4 mg 口服,每日3~4次,可使LES压力下降50%~60%。口服抗胆碱能药物阿托品 0.6 mg,每天3次,可使部分患者症状改善。

3. 扩张治疗 扩张治疗是通过强行扩张失去弛缓功能的LES,使其部分肌纤维断裂,降低LES压力。改善食管排空,缓解咽下困难等症状。最早使用的是水银探条扩张器,其效果仅能暂时缓解吞咽困难症状,后采用水囊、气囊扩张器进行扩张,约80%患者于扩张1~2次后,吞咽困难症状消失,并维持较长时间。目前临床上广泛采用的是非膨胀性的聚乙烯囊扩张器,气囊的近侧和远侧有不透X线的标记,以便在X线下判断其位置。操作方法如下:

(1)术前准备 术前3天检查心功能,并行食管吞钡了解贲门狭窄程度;扩张前给予流质饮食24小时,然后禁食、禁饮12小时。并向患者交待注意事项及可能出现的问题,以便取得患者的配合;术前15~30分钟肌注少量镇静剂如地西泮 5~10 mg 及 0.5 mg 阿托品以减少消化液分泌和防止食管痉挛,并给予1%利多卡因作咽部麻醉。为确保食管完全排空,常需插入大口径胃管吸尽食管内残留物,最大限度减少误吸的危险性。

(2)方法和步骤 患者取左侧卧位,常规上消化道内镜检查后通过活检孔插入导丝,沿导丝将涂有润滑油的球囊送入。在X线透视下或内镜直视下确定球囊正好位于LES处,并固定于这一位置。然后逐渐向球囊充气加压,直至球囊的贲门压迹逐渐缩小以至消失。保持该压力30~60秒,时隔2分钟左右后再扩张,共2~3次。退出球囊,插入内镜观察扩张处出血情况,吞服水溶性造影剂作X线检查以排除食管穿孔。

(3)注意事项 ①术后禁食、禁饮24小时,并给予抑酸剂等;②防治并发症,扩张治疗的并发症有食管穿孔、出血和胸痛等。多数患者扩张后可有少量出血或轻度胸痛,应密切观察,一般无需特殊处理。如有持续胸痛,应警惕穿孔的可能,立即进行胸部X线摄片和口服泛影葡胺造影剂检查,一旦证实穿孔,应及时治疗,包括禁食、输液,给予抗生素及手术修补等。对出血者可采取内镜下止血等措施。

4. 肌切开术　肌切开术是将LES处的环行肌纵向切开,而黏膜保持完整,以达到降低LES压力的目的。1913年Heller首先报道了一种经腹进行的食管远端前侧和后侧的肌切开术,即Heller肌切开术。1923年Zaaijer将Heller术改良为单侧食管前壁肌层切开术,至今为国内外医师广泛采用。但该术式有两种主要并发症,即病情复发和胃食管反流,对此不少专家进行了术式改进,包括经胸腔的手术路径和采取抗反流措施。近十余年来,随着腹腔镜技术的广泛应用,经腹腔镜Heller肌切开术治疗的病例逐年增多,具有取代经腹和经胸手术方式的趋势,而且经胸腔镜Heller肌切开术治疗贲门失弛缓症的技术也已逐渐在临床开展。

5. 肉毒杆菌毒素内镜下注射治疗　肉毒杆菌毒素(BT)是由厌氧杆菌——肉毒杆菌代谢产生的一种蛋白质,能阻断神经肌肉接头处突触前乙酰胆碱的释放而使肌肉松弛。可用于治疗骨骼肌痉挛性疾病,如眼睑痉挛等。肉毒杆菌毒素根据其血清学上的差异分为七型,各型作用略有不同,目前只有A型应用于临床。肉毒杆菌毒素除了能阻断骨骼肌神经肌肉信号传递外,还能抑制平滑肌的活动,对抗食管壁因抑制性神经元受损而引起的胆碱能神经过度兴奋所致的平滑肌收缩,从而降低LES压力,缓解症状。在大多数情况下,肉毒杆菌毒素的治疗效果持续时间有限,这一点在动物及人体实验中得到证实。因此,为了维持较长时间的治疗效果,常需反复多次注射。操作方法是,先给予患者安定镇静,常规上消化道内镜检查,以食管胃黏膜移行处典型的齿状线结构作为判断LES标志,将LES分成4或5个象限。用一个5 mm的硬化剂注射针分别注入1 ml(20 U/ml)或2 ml(10 U/ml)肉毒杆菌毒素注射液,总计80～100 U。此外,最好应用超声内镜指导的BT注射治疗。在超声内镜下,LES在食管远端清楚地呈现一增厚的低回声区(约厚4 mm),这样操作者能够准确地将BT注射入LES内。

(三) 治疗方案的选择

1. 药物治疗　虽然药物治疗能使多数贲门失弛缓症患者LES压力不同程度降低,临床症状获得缓解,但其疗效维持时间有限,部分患者初期治疗有效,随着病情进展而效果差,长期用药给患者带来一些不便以及药物的不良反应等诸因素限制了其在临床的广泛应用。因此药物治疗不是该病的最佳选择和主要措施之一,它主要适用于轻、中度贲门失弛缓症以及不宜或拒绝接受扩张术或肌切开术的患者,亦可用于扩张术或肌切开术前的准备阶段。

2. 内镜下肉毒杆菌毒素注射治疗　肉毒杆菌毒素疗法作为一种较新型的治疗手段,其近期(3～6个月)有效率与气囊扩张术相似,但其较长期治疗效果则显示后者明显优于前者。此外,为了维持较长时间的症状缓解,需反复多次注射。这样造成总的治疗费用明显高于气囊扩张术。因此,从疗效-费用方面来看,该疗法也不是贲门失弛缓症患者的最佳选择。目前一般认为,肉毒杆菌毒素疗法主要适用于年龄大于50～55岁的老年患者、合并其他疾病对手术或气囊扩张不能很好耐受的患者、手术或多次气囊扩张疗效差以及气囊扩张导致食管穿孔的患者。

3. 扩张治疗与肌切开术　气囊扩张术简便易行,创伤小,不良反应小,治疗费用较低,疗效肯定,如无邻近主动脉瘤、膈上憩室、既往有食管穿孔史等禁忌证,几乎适合所有患者。因此对多数患者而言,气囊扩张术仍应列为首选。相对于气囊扩张,肌切开术操作较复杂,手术创伤较大,治疗费用较高。对于多次气囊扩张或肉毒杆菌毒素注射治疗无效者,伴有巨大膨出性食管憩室或食管裂孔疝、食管下段屈曲扩张疗法易引起穿孔、出血等并发症者,儿童或精神病患者不能合作,难以接受气囊扩张术以及食管癌不能排除者可采取手术治疗。

【病程观察及处理】

(一)病情观察要点

1. 治疗后主要观察吞咽困难等症状有无好转,患者一般情况如营养状况是否有所好转。

2. 可行食管X线吞钡检查观察食管狭窄程度是否改善。

(二)疗效判断

1. 治愈　症状缓解,恢复正常饮食。X线检查食管扩张消失,LES开放恢复正常;

2. 好转　症状减轻;

3. 未愈　症状无改善或加重。

【预后评估】

本病一般预后好,但病程长,病情反复,患者的生活质量明显受影响。初期采用内镜下扩张器或气囊扩张,约80%的患者可获满意效果,扩张可反复进行多次。本症患者如能坚持药物治疗,一般来说,能获得长期缓解症状,延长扩张期间但要坚持每次餐前用药。少数患者,尤其是年轻伴有LES压力明显增高的情况下,扩张治疗疗效可能不满意,应选择外科手术治疗。

(熊理守)

第二节 胃食管反流病

胃食管反流病(gastroesophageal reflux disease,GERD)是指胃内容物反流入食管引起不适症状和(或)并发症的一种疾病,主要包括糜烂性食管炎(erosive esophagitis,EE)、非糜烂性反流病(non-erosive reflux disease,NERD)及Barrett食管(Barrett esophagus,BE)。近年来,GERD的患病率有明显上升的趋势,这可能是由于饮食的变化、社会老龄化及不良的生活方式等导致GERD的发病率逐渐上升,也可能是与人们对GERD认识的不断加深有关。由于采用的诊断标准不同,不同国家和地区报道的患病率亦有较大差异。美国的一个调查研究发现,社区人群中约20%的人至少每周出现1次和约40%的人至少每月出现1次GERD的相关症状。我们采用中国GERD研究协作组改良的中文版反流性疾病问卷在广东省社区人群中调查发现,社区人群中GERD的患病率为2.3%,而每周至少有一次烧心及/或反酸症状者占6.2%。

【病因和发病机制】

GERD是由多种因素所致的上消化道动力障碍性疾病,其发生机制主要是食管抗反流防御机制减弱和反流物对食管黏膜的攻击作用增强。其中前者包括食管下括约肌(lower esophageal sphincter,LES)压力改变、食管酸廓清功能障碍和食管黏膜抗反流屏障功能障碍。而短暂性食管下括约肌松弛(transit lower esophageal sphincter relaxation,TLESR)是大多数GERD患者的主要发病机制。

1. 食管抗反流屏障 食管抗反流屏障是指在食管和胃连接处一个复杂的解剖区域,包括LES、膈肌脚、膈食管韧带、食管与胃底间的锐角(His角)等,上述各部分的结构和功能上的缺陷均可造成胃食管反流,其中最主要的是LES的功能状态。各种因素致LES压力降低而引起胃食管反流,而TLESR是引起胃食管反流的主要原因。食管裂孔疝可加重反流并降低食管对酸的清除,可导致GERD。

2. 食管酸清除 正常情况下,食管内容物通过重力作用,一部分排入胃内,大部分通过食管体部的自发和继发性蠕动将食管内容物排入胃内,此即容量清除,是食管廓清的主要方式。吞咽动作诱发自发性蠕动,反流物反流入食管引起食管扩张并刺激食管引起继发性蠕动,容量清除减少了食管内酸性物质的容量,剩余的酸由咽下的唾液中和。

3. 食管黏膜防御功能　食管黏膜组织抵抗力包括:食管腺分泌的含有碳酸氢盐的黏液可稀释并中和酸性反流物;食管复层鳞状上皮层相对较厚,有紧密连接和富含脂质的间隙,能防止 H^+ 的反弥散,并阻挡腔内有毒物质弥散到细胞和细胞间隙;间质液中的碳酸氢盐能中和弥散入的 H^+;丰富的血液供应可提供必需的营养和氧气,还能维持组织的酸碱平衡。其中任一因素的削弱都可导致防御能力的低下。

4. 胃排空延迟　胃食管反流在餐后发生较多,其反流频率与胃内容物的含量、成分及胃排空情况有关。胃排空延迟者可促进胃食管反流。

【诊断步骤】

(一)病史采集要点

与反流相关的症状称反流症状群,典型和常见的症状是烧心和反流,其他少见或不典型的相关症状包括以下一种或多种:上腹痛、胸痛、嗳气、腹胀、上腹不适、咽部异物感、吞咽痛、吞咽困难等,还有食管外症状如咳嗽、喉炎、哮喘等。

1. 烧心和反流　是 GERD 最常见症状。烧心是指胸骨后烧灼感,常由胸骨下段向上伸延。常在餐后 1 小时出现,卧位、弯腰或腹压增高时可加重。反流是指胃内容物向咽部或口腔方向流动的感觉。本病反流物多呈酸性,此时称为反酸。

反流相关的症状对患者生活质量产生明显负面影响时就称为不适的症状。反流症状如果没有对患者生活质量产生负面影响,就不作为 GERD 的诊断依据。在临床实践中,是否为不适的症状应由患者自己来决定。

2. 吞咽困难和吞咽痛　部分患者有吞咽困难,可能是由于食管痉挛或功能紊乱,症状呈间歇性,进食固体或液体食物均可发生。少部分患者吞咽困难是由食管狭窄引起,此时吞咽困难可呈持续性进行性加重。有严重食管炎或并发食管溃疡时,可伴有吞咽疼痛。

3. 胸骨后痛　疼痛发生在胸骨后或剑突下。严重时可为剧烈刺痛,可放射到后背、胸部、肩部、颈部、耳后,此时酷似心绞痛。多数患者由烧心症状发展而来,但亦有部分患者可不伴有 GERD 的胃灼热和反酸的典型症状,给诊断带来困难。

4. 咽喉部症状　与 GERD 相关的咽喉部症状主要有间歇性声音嘶哑、持久咽痛、咽喉部异物感,及吞咽困难等咽喉部、声带等处炎症的表现。

5. 呼吸道症状　近年对 GERD 与某些呼吸道症状和病变的关系作了大量的观察研究,长期咳嗽、哮喘、反复发生的肺炎、肺纤维化,以及婴幼儿窒息被认为可能与 GERD 有关。甚至相当一部分 GERD 患者有呼吸道症状而并无食管症状。GERD 引起的支气管痉挛可能是哮喘、夜间咳嗽的重要致病因素之一,而这种痉挛可能系吸入反流物所致。不过也有人认为,哮喘患者之胸腔-腹腔压力梯度增大,或胃排空延迟易于胃食管反流,且长期使用的药物对 LES 张力有负性作用,易有 GERD 发生。长期咳嗽系由胃酸刺激远端食管-气管支气管反射所致。而反复发生的肺炎则多由吸入反流物或其中的细菌所致。

6. 并发症　①上消化道出血　因食管黏膜炎症、糜烂及溃疡所致,可有呕血和(或)黑粪;②食管狭窄　EE 反复发作使纤维组织增生,最终导致瘢痕狭窄,是严重食管炎表现。

(二)体格检查要点

一般无特殊,可有上腹部轻压痛。若并发呼吸道症状,则可有相应呼吸道体征。

(三)辅助检查

1. 内镜检查　内镜检查是诊断 EE 的金标准,并能判断 EE 的严重程度和有无并发症。结合活检可与其他原因引起的食管炎和其他食管病变(如食管癌等)作鉴别。对于拟诊患者一般先行内镜检查,特别是症状频、程度重,伴有报警征象或有肿瘤家族史,或患者很期望内镜检查时。内镜下 EE 的分级标准很多,包括 Savary-Miller 分级法和洛杉矶标准等。目前应用较为广泛的是 1994 年第 10 届世界胃肠病大会制订的洛杉矶标准:Ⅰ级为黏膜有破损,但直径<5 mm;Ⅱ级为破损直径≥5 mm,但病灶间无融合;Ⅲ级为破损病灶间相互融合,但不超过食管周径的 3/4;Ⅳ级为破损灶融合且超过食管周径的 3/4。

内镜结合病理组织学检查是诊断 BE 的重要方法。BE 在内镜下的典型表现是胃食管交界处的近端出现橘红色柱状上皮,即鳞、柱状上皮交界处与胃食管结合处分离。内镜检查对于 NERD 只是一个排除性的检查。

2. 24 小时食管 pH 监测　应用便携式 pH 记录仪在生理状态下对患者进行 24 小时食管 pH 连续监测,可提供食管是否存在过度酸反流的客观证据,目前已被公认为诊断 GERD 的重要诊断方法。24 小时食管 pH 监测能详细显示酸反流、昼夜酸反流规律、反流模式、酸反流和症状的关系及对治疗的反应,使治疗个体化。在 EE 患者中其阳性率>80%。24 小时食管 pH 监测的意义在于证实反流的存在与否,以及治疗失败时检测抑酸是否充分。

近年来,无线食管 pH 胶囊(即 Bravo 胶囊,经胃镜将 pH 监测胶囊夹在食管黏膜上,应用无线接受装置储存监测结果)的应用使食管 pH 监测更为方便,易于接受,且可行食管多部位(远端、近端及下咽部等)及更长时间(48~72 小时)监测,在接近生理状态下进行检查,有可能在一定程度上提高酸反流检测的敏感性。其与腔内阻抗技术联合应用对明确在 PPI 治疗中效果不佳的 GERD 是否存在非酸反流有一定帮助。

3. 24 小时食管胆汁测定　部分 GERD 患者有非酸性反流物质因素的参与,特别是与胆汁反流相关。可通过检测胆红素来反映胆汁反流存在与否和其程度。但多数十二指肠内容物的反流与胃内容物的反流同时存在,并在抑酸后症状有所缓解,因此胆汁反流的检测存在一定的局限性。

4. 食管吞钡 X 线检查　传统的食管钡餐检查将胃食管影像学和动力结合起来,显示有无黏膜病变、狭窄及食管裂孔疝等,并显示有无钡剂的胃食管反流,因而对诊断有互补作用,但灵敏度较低。

5. 食管测压　通过食管测压,可以了解食管的蠕动功能、食管下括约肌的静息压和 TLESR 的发生频率,帮助了解食管胃连接部的屏障功能、食管体部清除功能以及上食管括约肌的屏障功能,但不能直接反映反流。在 GERD 患者的诊断中,除帮助食管 pH 电极定位,术前评估食管功能和预测手术外,也能预测对抗反流治疗的疗效和是否需要长期维持治疗。因而,食管测压能帮助评估食管功能,尤其是治疗困难的患者。

6. 质子泵抑制剂(proton pump inhibitor,PPI)诊断性治疗　PPI 试验已经证实是行之有效的方法。建议用足量的 PPI,一日 2 次,疗程 1~2 周。如服药后症状明显改善,则支持为与酸相关的 GERD;如服药后症状改善不明显,可能有酸以外的因素或不支持诊断。本试验的优点是方便、可行、无创、灵敏度高,缺点是特异性较低。有一项荟萃分析显示,以内镜诊断或 24 小时食管 pH 监测作为"金标准",PPI 治疗试验的敏感性和特异性分别为 71% 和 41%,提示 PPI 治疗试验虽然具有临床使用价值,但也不能作为精确诊断 GERD 的试验。与其他检查和诊断试验相比,PPI 治疗试验应当是目前临床对 NERD 最为实用的诊断方法,但对于存在病理性酸反流的 NERD,其诊断的特异性和敏感性也只有 60%~80% 左右;而对于无病理性酸反流的 NERD,其对 PPI 的反应就更差些。

【诊断对策】

1. 诊断要点　临床上如患者有：①典型的烧心和反流症状，而无幽门梗阻或消化道梗阻证据；或②有食管外症状，又有反流症状，可考虑是反流相关或可能相关的食管外症状，例如反流相关的咳嗽、反流相关的哮喘；如内镜检查发现有食管黏膜损伤（包括糜烂及溃疡等）并能排除其他原因引起的食管病变，EE 诊断可成立。

对于 NERD，在临床上若患者以烧心症状为主诉时，且能排除可能引起烧心症状的其他疾病，内镜检查未见食管黏膜病变，即可做出 NERD 的初步诊断。如 PPI 试验有效，则基本上可明确诊断。对于 PPI 治疗无效的病例，可做 24 小时食管 pH 和/或胆汁监测。

2. 鉴别诊断　GERD 应与其他病因的食管炎、消化性溃疡、各种原因的消化不良、胆道疾病以及其他食管动力疾病等相鉴别。若患者以胸痛为主时，应与心源性及非心源性胸痛的各种病因进行鉴别，如怀疑心绞痛，应作心电图和运动试验，在除外心源性胸痛后，再行有关食管源性胸痛的检查。对有吞咽困难者，应与食管癌和食管贲门失弛缓症相鉴别。对有吞咽疼痛且内镜显示有食管炎者，应与感染性食管炎（如真菌性食管炎）、药物性食管炎等鉴别。

【临床亚型】

GERD 可分为下面三种类型：NERD、EE 和 BE，也可称 GERD 相关疾病。

1. NERD　是指存在反流相关的不适症状，但内镜下未见 Barrett 食管及食管黏膜破损。有些患者烧心症状的产生与酸反流无关，即 24 小时食管 pH 监测显示生理范围内的酸反流，且症状指数阴性，属于功能性烧心。

关于 NERD 和功能性烧心的鉴别，最近的罗马Ⅲ标准则结合 24 小时食管 pH 监测和 PPI 治疗试验，将 NERD 和功能性烧心鉴别开来，对于只有烧心症状，而 24 小时食管 pH 监测阴性且症状指数阴性，并对 PPI 治疗无反应者，则归为功能性烧心。具体见图 2-1。

结合 24 小时食管 pH 监测和 PPI 治疗试验，对存在烧心但内镜检查无食管炎表现的患者的进一步分型情况。功能性烧心是指没有发现支持 NERD 的依据。然而区分每一步的准确界限还没有明确。

2. EE　是指内镜下可见食管远段黏膜破损。1994 年洛杉矶会议提出明确的分级标准，根据内镜下食管病变的严重程度分为 A～D 级。

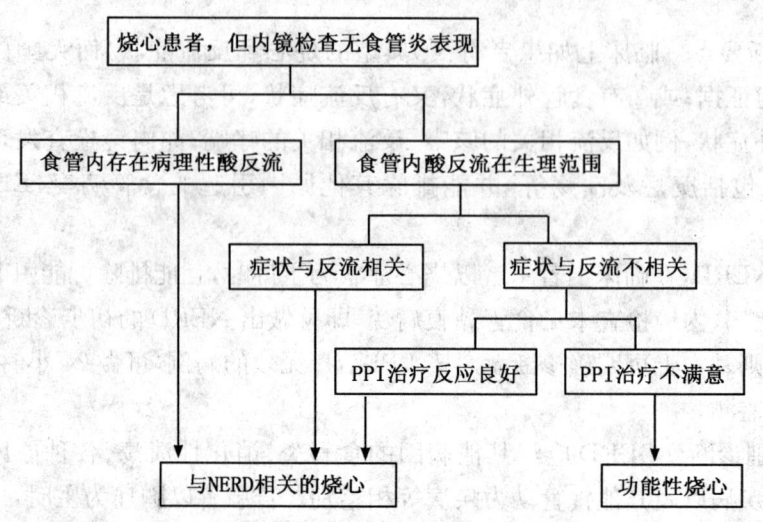

图 2-1　NERD 和功能性烧心的鉴别

3. BE　是指食管远段的鳞状上皮被柱状上皮取代。

在 GERD 的三种疾病形式中，NERD 最常见。EE 可以合并食管狭窄、溃疡和消化道出血。BE 有可能发展为食管腺癌。

【治疗对策】

（一）治疗目标

GERD 治疗目标是：治愈食管炎、缓解症状、维持缓解、提高生活质量、预防并发症。

（二）治疗计划

1. 一般治疗　为了减少卧位及夜间反流可将床头端抬高 15～20 cm，以患者感觉舒适为度。餐后易致反流，每餐不宜过饱，睡前也不宜进食，白天进餐后亦不宜立即卧床。注意减少一切引起腹压增高的因素，如肥胖、便秘、紧束腰带等。应避免进食使 LES 压降低的食物，如高脂肪、巧克力、咖啡、浓茶等。应戒烟及禁酒。避免应用降低 LES 压的药物及影响胃排空延迟的药物。如一些老年患者因 LES 功能减退易出现胃食管反流，如同时合并有心血管疾患而服用硝酸甘油制剂或钙通道阻滞剂可加重反流症状，应适当避免。一些支气管哮喘患者如合并胃食管反流可加重或诱发哮喘症状,尽量避免应用茶碱及β受体激动剂,并加用抗反流药物治疗。

2. 药物治疗

(1)抑制胃酸分泌是目前治疗 GERD 的基本方法。抑制胃酸的药物包括 H_2 受体拮抗剂(H_2 receptor antagonists,H_2RA)和 PPI 等。

①初始治疗　H_2RA 如西咪替丁、雷尼替丁、法莫替丁和尼扎替丁等。在 70 年代中期,开始使用 H_2RA 治疗 GERD 患者。然而,与其对十二指肠溃疡病治疗的成功率相比,对 GERD 治疗的疗效低于人们的期望值。临床试验提示,H_2RA 缓解轻至中度 GERD 症状的疗效优于安慰剂,疗效为 60%~70%。但 4~6 周后大部分患者出现药物抵抗,长期疗效不佳。因此,H_2RA 仅适用于轻至中度 GERD 的初始治疗和症状短期缓解。

PPI 治疗 GERD 的疗效已在世界各国得到认可。EE 患者中短期使用 PPI 的临床试验表明,PPI 治愈 EE 及完全缓解烧心症状的速度比 H_2RA 更快。标准剂量的 PPI 在治疗 EE 方面疗效基本相同。PPI 对于 H_2RA 抵抗的 EE 患者同样有效。

PPI 治疗 EE 的内镜下愈合疗效 4 周、8 周分别为 80%左右和 90%左右。基于 PPI 在疗效和症状缓解速度上的优势,治疗 EE 应当首选标准剂量的 PPI。部分患者症状控制不满意时可加大剂量。多项临床试验已证实,PPI 对缓解 NERD 患者烧心症状的疗效低于 EE 患者,但 PPI 在改善症状方面的疗效优于 H_2RA 及促动力药。对于 NERD 患者,应用 PPI 治疗的时限尚未明确,但已有的研究资料显示应当大于 4 周。

②维持治疗　由于 GERD 是一种慢性疾病,从控制症状、预防并发症的角度来说,GERD 需要维持治疗。以 PPI 标准剂量维持治疗,半年后随访 80%以上患者仍可维持正常。按需治疗是间歇治疗的一种,即由患者自主掌握,只在症状出现时用药,持续使用至症状缓解。

(2)促胃肠动力药　这类药物的作用是增加 LES 压力、改善食管蠕动功能、促进胃排空,从而达到减少胃内容物食管反流及减少其在食管的暴露时间。

(3)抗酸药　仅用于症状轻、间歇发作的患者作为临时缓解症状用。

3. 内镜治疗　目前内镜治疗方法主要有三种:

(1)在 LES 区域进行射频技术。

(2)内镜下缝合技术。

(3)LES 区域注射技术。

伴有异型增生和黏膜内癌的 BE 患者,超声内镜检查可排除淋巴结转移。目前常采用的内镜治疗方法有氩等离子凝固术、高频电治疗、激光治疗、射频消融、光动力治疗、内镜下黏膜切除术和冷冻消融等。

4. 外科抗反流手术　抗反流手术是指不同术式的胃底折叠术,目的是阻止胃内容物反流入食管。抗反流手术指征为:①内科抗酸治疗有效,但患者不能忍受长期服药;②经扩张治疗后仍反复发作的食管狭窄,特别是年轻人;③证实由反流引起的严重呼吸道疾病。除第 3 项为绝对指征外,近年由于 PPI 的使用,其余均已成为相对指征。外科手术又可分为开腹胃底折叠术与腹腔镜下胃底折叠术,可根据医生的熟练程度选择手术方法。

成功的抗反流手术可明显降低食管炎复发的机会。抗反流手术在缓解症状及愈合食管炎方面与药物治疗疗效相当。但手术并发症和死亡率与外科医生的经验及技术水平密切相关。

(三)治疗方案的选择

GERD 的药物治疗方法有两种,递增疗法与递减疗法。递增疗法是指对轻、中度患者先用 H_2RA 或促胃动力药治疗,如疗效欠佳可两者联用或使用质子泵抑制剂,每种药物先从常规剂量再逐渐增加剂量,直到达到满意疗效。递减疗法指从治疗开始即用足量的质子泵抑制剂控制症状,然后再根据具体情况逐渐减量或改用 H_2RA 或促胃动力药,直到以最小剂量的药物达到满意控制症状的目的。目前较多学者推崇递减疗法,其主要理由是可以尽快控制患者的症状,提高生存质量,增加患者治疗的依从性,且递减疗法也有较好的效价比。

GERD 具有慢性复发倾向,停药后年复发率高。为减少症状复发、防止食管炎反复复发引起的并发症,有必要考虑给予维持治疗,停药后很快复发而症状持续者,往往需要长程维持治疗,有食管炎并发症如食管溃疡、食管狭窄、BE 者,则需要长程维持治疗。H_2RA、PPI 均可用于维持治疗,其中以 PPI 效果最好。维持治疗的剂量因个别患者而异,以调整至患者无症状之最低剂量为最适剂量。对于 NERD 患者的维持治疗方法尚有不同意见,有主张可采用间歇疗法,即出现症状时给予一个疗程的药物治疗,症状控制后即停药,不用维持治疗。也有主张采用按需疗法,即患者根据症状情况自行短程服药,以达到控制症状为目的。

若患者需长期服用抑酸药物,由于费用比较昂贵,且不方便,若医院条件允许,可考虑内镜治疗。内镜抗反流治疗及手术治疗在 NERD 患者中的治疗经验不多。

【病程观察及处理】

(一)病情观察要点

1. 对于大部分 GERD 患者,其治疗后主要是观察烧心、反酸等反流症状的改善情况(包括频率和程度)。

2. 对于 EE,则有必要在治疗 4~8 周后复查内镜。

3. 药物治疗效果不佳、内镜治疗及手术治疗后,视情况进行 24 小时食管 pH 监测评估。

(二)疗效判断及处理

1. 疗效判断 疗效判断主要是观察反流症状的改善情况和生活质量是否提高;有条件者可通过 24 小时食管 pH 监测评价酸反流的情况;对于 EE,复查内镜可直接观察食管黏膜的愈合情况。

2. 处理 若 PPI 治疗后,患者症状改善,则可以维持治疗一段时间;若治疗效果欠佳,可考虑 PPI 加倍使用;若治疗无效,则须重新评估并寻找原因,包括可能合并存在的精神心理因素。

【预后评估】

大部分 NERD 虽然其症状易反复发作,但多呈良性过程,至于是否向 EE 和 BE 转变,仍然存在争议。EE 在经过一定疗程处理后,大部分在 2 个月左右治愈,但少数须长时间的维持治疗。BE 和食管腺癌的发生有密切的关系,是食管下段腺癌唯一公认的癌前病变是 BE,其发展到食管腺癌的年发病率为 0.5%~1.0%。

(熊理守 陈旻湖)

第三节 食管贲门黏膜撕裂综合征

食管贲门黏膜撕裂综合征,由 Mallory 和 Weiss 于 1929 年首先报道,又称为 Mallory-Weiss 综合征,是指剧烈呕吐和腹内压骤然升高等因素(如剧烈咳嗽、举重、用力排便等)所导致的食管下段和胃贲门部黏膜纵向撕裂出血。出血可轻微,但若撕裂累及小动脉则引起严重出血。1956 年 Hardy 首先应用内镜做出诊断。

该病是上消化道出血的重要病因之一,约占上消化道出血的3‰~15%,男性多于女性,发病高峰多在30~50岁。

【病因和发病机制】

食管贲门黏膜撕裂症发病的最根本原因是腹内压力或胃内压力的骤然升高,在呕吐时,胃内压力急剧升高,可达120~160 mmHg,甚至高达200 mmHg,而胸内食管内压一般仅有50 mmHg,这种骤然升高的压力差极易使食管黏膜撕裂,食管黏膜下层与胃贲门部有丰富的血管丛。其撕裂的血管多为黏膜下横行动脉,容易造成大出血。胃内压力升高的主要原因为呕吐和剧烈干呕。60%以上的患者发病前有大量饮酒及暴食史,其他病因如妊娠呕吐、食管炎、急性胃肠炎、消化性溃疡、急性胆囊炎、急性胰腺炎、尿毒症、糖尿病酮症、放置胃管、内镜检查等。凡能引起胃内压力增高的任何情况均可发生食管贲门黏膜撕裂,如剧烈咳嗽、举重、用力排便、酗酒、分娩、胸外按摩、癫痫发作、哮喘持续状态、食管裂孔疝、麻醉期间的严重呃逆等,其中尤以食管裂孔疝常诱发撕裂,并同时影响撕裂的部位。安静时有食管裂孔疝的患者,撕裂多位于胃的贲门部;而不伴有食管裂孔疝者,撕裂多位于食管的远端。由于呕吐而产生的一过性裂孔疝,撕裂多骑跨于食管和胃交界处。

【诊断步骤】

(一)病史采集要点

典型表现为先有干呕或剧烈呕吐,随后出现呕血或黑便,大多数患者表现为无痛性出血。出血量与黏膜撕裂范围、程度和位置有关,严重者可引起休克和死亡,但多数患者出血量较少。有的甚至仅有黑便或呕吐物带有血丝。有一组报道,经胃镜诊断食管贲门黏膜撕裂综合征21例,除1例顽固性呃逆外,20例均有呕吐,其中9例因过量饮酒后呕吐胃内容物后呕血;3例急性胃肠炎致呕吐;2例幽门梗阻而呕吐;2例因催吐洗胃后呕血;1例系蛛网膜下腔出血出现喷射状呕吐引起呕血;另3例呕吐原因不明。仅1例呕血后感胸骨后隐痛。呕血量100~2 000 ml,其中2例出现失血性休克。

(二)体格检查要点

轻者多无明显的体征。出血量大者可出现贫血、循环障碍甚至休克等。

(三)辅助检查

1. 胃镜检查 是诊断该病的最有效手段,应列为首选检查方法。胃镜应在出血24小时内或在出血即时进行。胃镜下可见食管与胃交界处或食管远端、贲门黏膜的纵行撕裂,撕裂多为单发,少数为多发,裂伤一般长3～20 mm,宽2～3 mm。

2. X线气钡双重造影　可见不规则充盈缺损,有时钡剂位于溃疡龛影内,有时可看到出血灶附近的钡剂位于溃疡龛影内,有时可看到出血灶附近的钡剂充盈缺损区。

3. 选择性腹腔动脉造影　可检出速度为每分钟0.5 ml的出血,可见造影剂自食管和胃的交界处溢出,沿食管上或下流动,可显示食管黏膜的轮廓,适用于钡餐、内镜检查阴性的患者。

【诊断对策】

(一)诊断要点

诊断依据有:①有导致腹内压增高的诱因和明显病史;②出现频繁呕吐,继之呕血的临床表现;③X线气钡双重造影、选择性腹腔动脉造影和内镜检查有确诊价值。

(二)鉴别诊断要点

本病需与自发性食管破裂、消化性溃疡、糜烂性出血性胃炎、食管胃底静脉曲张破裂等引起的上消化道出血相鉴别。

1. 自发性食管破裂　多发生在暴饮、暴食及其他原因所致剧烈呕吐后,常有液气胸的发生,吞咽、饮水、进食后胸痛加剧。

2. 消化性溃疡　有慢性、节律性、周期性中上腹部疼痛;可有反酸、嗳气、恶心、呕吐及其他消化不良的症状,胃镜检查可明确诊断。

3. 糜烂性出血性胃炎　一般为少量、间歇性出血,可自止,也可大出血引起呕血和(或)黑粪;确诊有赖于胃镜,但宜在出血后24～48小时内进行。

4. 食管胃底静脉曲张破裂　病情急、出血量大,常有肝炎或肝硬化等病史,肝功能化验异常,胃镜可明确诊断。

(三)临床亚型

胃镜下可将食管贲门黏膜撕裂综合征的裂伤出血分为五类:

1. 活动性动脉性喷血;

2. 活动性血管渗血;

3. 可见血管显露;

4. 裂伤处黏附有新鲜血痂;

5. 单纯性裂伤。

【治疗对策】

（一）治疗原则

治疗包括镇静止吐、减少或避免腹压增加、补充血容量、药物止血和介入治疗等保守疗法，无效时应手术结扎出血血管、缝合撕裂黏膜。

（二）治疗计划

1. 一般治疗　出血时给予禁食，出血停止后 24 小时可以进食流质。必要时可以放置胃管抽出胃内容物，避免饱餐的胃加剧撕裂。

(1) 积极补充血容量　保证充足的静脉通道，必要时输血，需保持红细胞压积在 30% 以上，血红蛋白浓度在 70 g/L 以上。但应避免输血及输液量过多引起急性肺水肿或再出血。

(2) 药物止血　只有当胃内 pH>6.0 以上时，才能有效的形成血小板聚集及血液凝固。所以须快速提升胃内 pH。通常静脉给予制酸剂、H_2 受体阻制剂（如西咪替丁、法莫替丁等）或质子泵抑制剂（如奥美拉唑等）抑制胃酸分泌，目前临床上多采用后者。

(3) 止呕　可肌肉注射甲氧氯普胺，必要时静脉推注中枢止呕药。

2. 内镜治疗　随着内镜技术的发展，治疗内镜技术在消化道出血紧急止血中起着非常重要的作用，对出血量大、活动性出血或内镜发现有近期出血的患者都应进行内镜止血治疗。

(1) 注射止血术　其机制是通过向撕裂边缘或出血点注射药物，以压迫、收缩血管或通过局部凝血作用达到止血目的。注射止血术操作简便，疗效确切，费用低廉。但要注意并发症的发生，如食管穿孔、食管狭窄、贲门狭窄、高血压、心律失常等，故不宜反复注射，应严格控制注射药物的浓度，同时应注意监测血压、心率等。

(2) 金属钛夹止血术　该方法是近年来国内外广泛开展的一种有效的内镜止血术。其基本方法是在内镜直视下，利用金属止血夹，直接将出血血管或撕裂的黏膜夹持住，起到机械压迫止血及缝合作用，能达到立即止血及预防再出血的目的。主要适用于有活动性及再出血迹象的撕裂患者。该方法止血率高，安全，操作简便，组织损伤小，并发症少，仅个别报道有穿孔发生。钛夹通常在 1~3 周自行脱落，随粪便排出体外。

(3) 微波止血术　微波治疗可使组织中的极性离子在瞬间发生局部高速振荡，从而产生高温，使蛋白凝固，达到止血的目的。该方法操作简便，疗效确切，不影响撕裂黏膜愈合。但由于食管没有浆膜层，撕裂的部位较薄，不宜反复操作，以防透壁性损伤和穿孔。

（4）其他　电凝止血术利用高频电流通过人体产生热效应，使组织凝固，从而止血。方法与微波止血术相似。电凝止血术疗效可达80%~90%，其并发症主要有穿孔和出血。其他还有热探头止血术、激光光凝治疗等，其基本原理均为使局部产生高温，达到组织凝固止血目的。

3. 动脉栓塞治疗　对于经保守治疗和内镜治疗失败的患者，可考虑行动脉栓塞治疗，食管贲门部主要由胃左动脉供血，可栓塞胃左动脉或其食管支。该方法止血迅速可靠，但需要有经验的介入医师进行操作。

4. 手术治疗　对于经保守治疗或内镜治疗失败的患者。应行紧急手术治疗，结扎出血的血管。

（三）治疗方案的选择

对有活动性出血或胃镜发现有近期出血血痂的患者建议采用胃镜治疗。撕裂较表浅且有活动性出血者，选择局部注射止血术、微波和电凝治疗；活动性动脉出血或有血管显露者，选择金属夹止血。胃镜治疗安全、简单、组织损伤小，但不宜反复进行，同时应控制药物浓度和剂量。

【病情观察及处理】

（一）病情观察要点

1. 卧床休息，严密监测生命体征及每小时尿量，保持呼吸道通畅，避免呕吐时引起窒息。

2. 定期复查血常规，必要时监测中心静脉压，尤其是老年患者。

3. 注射止血术后要注意并发症的发生，如食管穿孔、食管狭窄、贲门狭窄、高血压、心律失常等，故不宜反复注射，应严格控制注射药物的浓度，同时应注意监测血压、心率等。

4. 复查大便常规及隐血试验。

5. 必要时可复查内镜。

（二）疗效判断及处理

1. 疗效判断（可参考上消化道出血的判断方法）　血红蛋白、红细胞计数及红细胞压积测定上述指标可以用于失血程度的估计，但由于这些指标在急性失血后并不能立即反映出来，故不能以此作为早期判断出血量的依据。此外，上述指标亦受出血前有无贫血、脱水和缺氧等因素的影响。因此，动态地观察血红蛋白、红细胞计数及红细胞压积等的变化则更有意义。

2. 处理 对于常规处理后仍有出血或再次出血的患者可采用胃镜治疗。对保守治疗和胃镜治疗失败的患者可考虑动脉栓塞或手术治疗。

【预后评估】

大多数患者经积极补液、禁食、制酸、保护黏膜及止血等治疗后，出血大多可自行停止，撕裂处大多数在1周内愈合。

（熊理守）

第四节 食管癌

食管癌是发生在食管上皮组织的恶性肿瘤，是常见的消化道肿瘤之一，占所有恶性肿瘤的2%，全世界每年约有30万人死于食管癌。中国是世界上食管癌的高发国家，男性为31.66/10万人口，女性为15.93/10万人口，发病年龄多在40岁以上，但近年来40岁以下发病者有增长趋势。在我国男性食管癌已位于肿瘤死亡率的第二位，仅次于胃癌；女性食管癌则位于肿瘤死亡的第三位，仅次于胃癌和宫颈癌。食管癌是严重威胁我国人民健康和生命的恶性肿瘤之一。食管癌在各地的发病率差异较大，有独特的地理分布，高发区异常集中。全世界最高与最低地区发病率相差达100多倍，这些地区食管癌年平均死亡率超过100/10万人口，食管癌死亡人数占居民总死亡人数的12%～20%。根据河南、河北、山西、四川、广东及安徽等省476个市、县的食管癌死亡回顾调查，可以看出，食管癌的地理分布有一定的规律性，即每省都有一个食管癌死亡率明显高于周围地区的"高发中心"。这个中心在华北三省主要集中在太行山南段三省交界地带；在川西北主要集中在盐亭、阆中及南部三县交界地带；在安徽则以枞阳、桐城、庐江为高发中心。这种地理上分布的规律性可能与上述地区偏干旱、自然植被少、土地和饮水偏碱性、土壤中阳离子较少以及缺乏蔬菜水果。食管癌最常发生在三个生理狭窄部位，尤以中段为多见。

【病因和发病机制】

食管癌的确切病因尚未完全阐明，国内外大量的研究认为可能与生活习惯、地理自然环境、遗传等多种因素协同作用有关。

1. 亚硝胺类化合物和真菌毒素　亚硝胺是公认的化学致癌物,现已知有近30种亚硝胺能诱发动物肿瘤。国内也已成功地应用甲苄亚硝胺、肌胺酸乙酯亚硝胺、亚硝胺和二乙基亚胡胺等诱发大鼠的食管癌。我国调查发现,在高发区的粮食和饮水中,硝酸盐、亚硝酸盐和二级胺含量显著增高,且和食管癌、食管上皮重度增生的患病率呈正相关,这些物质在胃内易合成致癌物质亚硝胺。各种霉变食物也能产生致癌物质。镰刀菌、白地霉菌、黄曲霉菌和黑曲霉菌等真菌不但能还原硝酸盐为亚硝酸盐,并能增加二级胺的含量,促进亚硝胺的合成。霉菌与亚硝胺协同致癌。

2. 微量元素　食管癌高发区水土中的钼、硒、锌、镁、钴、铜、锰等微量元素含量偏低,可能与食管癌的发病病因有关。

3. 营养　高发区贫瘠,缺乏动物蛋白质、脂肪、新鲜蔬菜、水果,缺乏维生素A、维生素B、维生素C、维生素E、核黄素、烟酸。营养不良与食管癌的发生有关。但大多营养不良的高发地区,食管癌并不高发,故这不可能是一个主导因素。

4. 遗传易感性　食管癌的发病常表现家庭性聚集现象。在我国山西、山东、河南等省的调查发现,有阳性家族史者约占1/4~1/2。在高发区内有阳性家族史的比例高,其中父系最高,母系次之,旁系最低。

5. 癌前病变　食管慢性炎症、贲门失弛缓症、缺铁性吞咽困难综合征、食管瘢痕狭窄、食管白斑、食管憩室、食管裂孔疝等疾病食管癌的发病率较高,可能与食管黏膜慢性炎症、溃疡,或长期受慢性刺激,进而食管上皮增生,最后导致癌变。Barrett食管是食管腺癌的癌前病变。

6. 不良嗜好及饮食习惯　饮烈酒、浓茶、吸烟,食物粗糙、质硬,进食辣椒、蒜、醋等刺激性食物,进食过热、过快等不良习惯与食管癌的发病有关。

【诊断步骤】

(一)病史采集要点

1. 早期食管癌　绝大部分无任何症状,少数仅有轻微症状,症状多为非特异性,且时隐时现,以至多数患者未引起重视,延误诊断、治疗。比较有特征性的早期症状包括:①吞咽时胸骨后出现烧灼感,或针刺样轻微疼痛。尤于进粗糙过热或刺激性食物时为显著。这种疼痛经药物治疗可暂时缓解,不久又发生;②食物通过缓慢或有滞留感,或有异物贴附在食管壁上的感觉;③轻度梗噎感,此种症状时轻时重,直至演变为持续性;④少见的还有胸骨后闷胀、咽部干燥等。

2. 中晚期食管癌

(1) 进行性吞咽困难　吞咽困难是本病的典型症状,在采集病史时要仔细追问。起初仅在进食粗糙食物或大口吞咽时感到咽下不畅,呈间歇性,随着病情的进展,间隔时间日渐缩短,程度日趋加重。此后出现进行性吞咽困难,先对固体食物而后发展至对半流质、流质饮食也有困难,常在感染、劳累、饮食不调时加重,禁食、抗炎、补液治疗后症状可好转,过程一般在半年左右。多数患者可以明确指出吞咽困难在胸骨后的部位,往往和梗阻部位一致,对判断食管癌的解剖定位有一定帮助。

(2) 咽下疼痛　在咽下困难的同时,进食可引起胸骨后疼痛,表现为灼痛、钝痛,疼痛可放散至胸骨上凹、肩胛、颈、背等处,特别在摄入过热或酸性食物后更明显,疼痛可自行缓解。

(3) 食管反流　因食管梗阻,食管近端扩张与潴留,出现食管反流,反流液含黏液,常常表现为吐大量沫状液,沫状液溢入呼吸道时可引起呛咳、肺炎。反流液有时呈血性,混杂隔餐或隔日食物,有宿食馊味,甚至可见脱落的坏死肿瘤组织块。

(4) 胸背痛　晚期患者因肿瘤外侵导致穿孔、纵隔炎,可引起持续性胸背部剧痛、发热等。

(5) 颈部和(或)锁骨上肿物　食管癌可经淋巴管转移至颈部、锁骨上区而出现颈部、锁骨上肿物。

(6) 长期摄食不足导致营养不良、慢性脱水、消瘦、恶液质。

(7) 肿瘤压迫、扩散转移引起的症状　喉返神经麻痹引起声嘶;气管、支气管阻塞引起呼吸困难;若压迫颈交感神经,可产生 Horner 综合征;食管气管或支气管瘘引起纵隔炎、脓肿、肺炎、肺脓肿;侵犯心包引起心包炎、心包积液;转移至胸膜出现胸腔积液;肿瘤侵犯大血管引起大出血。

(二) 体格检查要点

早期常无阳性发现,中晚期有消瘦、贫血、脱水、衰竭,重点是检查颈部、双锁骨上淋巴结有无肿块,另应注意肝脏有无肿块和有无腹水、胸水等远处转移征象。

(三) 辅助检查

1. 一般实验室检查　可有贫血、血浆白蛋白降低,严重者可出现水电解质平衡紊乱。

2. 食管 X 线钡餐检查　食管 X 线钡餐检查简便、实用、经济,患者易于接受。吞钡后行食管 X 线气钡双重对比造影检查,有利于观察食管黏膜的形态,明确病变的位置、长度、外侵情况,为手术或放射治疗方案的制定提供重要依据。食管 X 线钡餐检查可显示钡剂在癌肿处停滞,病变段钡流细窄;食管壁僵硬,蠕动减弱,黏膜纹理变粗而紊乱,边缘毛糙;食管腔狭窄而不规则,梗阻上段轻度扩张,并可有溃疡壁龛及充盈缺损等改变。常规 X 线钡餐检查不易发现浅表和小癌肿,应用气钡双重对比造影,可更清楚地显示食管黏膜,提高食管癌的发现率。

3. 食管 CT 检查 CT 检查可显示食管壁厚度,明确癌肿外侵范围,有无纵隔淋巴结转移及肿瘤与邻近纵隔器官的关系,为放射治疗的定位、照射野的设计或手术方案的制定提供重要依据。正常食管与邻近器官分界清楚,食管壁厚度不超过 5 mm,如食管壁厚度增加,与周围器官分界模糊,则表示食管病变存在。CT 检查还可测量食管癌的长度,对食管癌的分期较为准确。

4. 食管脱落细胞学检查 常用的方法有气囊线网法、胶囊海绵球法、细胞擦法,是食管癌高发区进行普查的主要手段。诊断阳性率可达 90%～95%。在严重心衰、极度体弱、肝硬化、严重肺气肿、上消化道出血者不宜进行此检查。

5. 内镜检查与活组织检查 内镜检查可以直接观察到癌肿,并取活组织进行病理检查,从而获得病理学诊断,是食管癌诊断的重要手段,特别是诊断早期食管癌的可靠方法。内镜检查的适应证有:①早期患者无症状或症状轻微,X 线无肯定发现而脱落细胞学阳性时;②X 线所见与良性病变不易鉴别,如管壁对称、光滑的狭窄类似良性瘢痕性狭窄或像平滑肌瘤的黏膜下病变;③已确诊的食管良性病变如憩室或贲门失弛症,症状有明显加重时;④已接受各种治疗的患者的随访,观察疗效。

6. 食管腔内超声内镜检查 超声内镜具有内镜和超声的双重功能,是诊断食管癌的一种新方法,其最大的优点是能直接显示肿瘤的部位、浸润范围和深度、肿瘤与周围组织结构的关系、周围淋巴结转移情况,更加准确地判断食管癌的临床分期和 TNM 分期,为评估肿瘤的可切除性。术中可能采用的术式或放射治疗照射野的设计提供重要的依据。

【诊断对策】

(一)诊断要点

凡年龄在 50 岁以上(高发区在 40 岁以上),出现吞咽食物哽咽感、滞留感或胸骨后不适者,应及时作吞钡 X 线检查及食管镜检查以明确诊断。对食管贲门失弛缓症、慢性食管炎、食管良性狭窄等患者应作定期检查,及时发现早期癌变。

(二)鉴别诊断

本病应与下列疾病鉴别:

1. 食管贲门失弛缓症　患者多见于年轻女性,病程长,症状时轻时重,表现为间歇咽下困难、食物反流和下端胸骨后不适或疼痛。食管钡餐检查可见食管下端呈光滑的漏斗型狭窄,应用解痉剂时可使之扩张。

2. 食管良性狭窄　可由误吞腐蚀剂、食管灼伤、异物损伤、慢性溃疡等引起的瘢痕所致。病程较长,咽下困难发展至一定程度即不再加重。经详细询问病史和X线钡餐检查可以鉴别。X线可见食管狭窄、黏膜褶皱消失、管壁僵硬,狭窄与正常食管段逐渐过渡。临床上要警惕在长期炎症基础上发生癌变的可能。

3. 食管良性肿瘤　主要为少见的平滑肌瘤,病程较长,咽下困难多为间歇性。X线钡餐检查可显示食管有圆形、卵圆形或分叶状的充盈缺损,边缘整齐,周围黏膜纹正常。

4. 癔球症　多见于青年女性,时有咽部球样异物感,进食时消失,常由精神因素诱发。本病实际上并无器质性食管病变,亦不难与食管癌鉴别。

5. 缺铁性假膜性食管炎　多为女性,除咽下困难外,尚可有小细胞低色素性贫血、舌炎、胃酸缺乏和反甲等表现。

6. 食管外压改变　某些疾病如肺癌纵隔淋巴结转移、纵隔肿瘤、纵隔淋巴结炎症等可压迫食管造成部分或严重狭窄,产生严重吞咽困难,有时误诊为食管癌。除纵隔肿瘤侵入食管外,X线钡餐检查可显示食管有光滑的压迹,黏膜纹理正常。

7. 食管结核　食管结核比较少见,临床表现多有进食梗噎史。平均发病年龄小于食管癌患者。X线所见病变部位稍窄、发僵、有较大溃疡,周围的充盈缺损及黏膜破坏等不如癌那样明显。

8. 食管裂孔疝并发反流性食管炎　有长期吞咽疼痛、反酸、烧心等症状,然后由于炎症反复,局部发生瘢痕狭窄而出现吞咽困难。X线可见下段食管管腔轻度狭窄,呈对称性,边缘较光滑,有一定扩张度,粗乱胃黏膜经裂孔延入胸内。

9. 食管静脉曲张　患者吞咽困难轻,X线可见食管下段黏膜褶皱增粗、纡曲或呈串珠状充盈缺损、管壁柔软,管腔扩张度不受限,食管镜下可见典型的黏膜下纡曲血管。

(三)临床分型

1. 内镜下分型

(1)早期食管癌的内镜表现及分型　早期食管癌的内镜表现主要为黏膜局限性充血、浅表糜烂、粗糙不平等,根据内镜下所见的不同,早期食管癌可分为四型:①充血型:黏膜局灶性充血,边界模糊不清,触之易出血。充血型是早期食管癌最早的病理阶段,绝大部分病理检查结果为原位癌;②糜烂型:黏膜局灶性糜烂,大小不一,边界不规则,典型者癌变区呈地图样,表面附有白苔,触之易出血;③斑块型:黏膜表面粗糙不平,呈颗粒状或散在小斑块;④乳头型:黏膜表面呈乳头样或息肉样隆起,基底宽,表面可有糜烂、出血。

(2)中晚期食管癌的内镜表现及分型　根据内镜下所见的情况,中晚期食管癌可分为三型:①肿块型:最常见,占中晚期食管癌的70%。内镜下见肿瘤呈菜花状、结节状或息肉样肿块,肿块突入食管腔引起不同程度的狭窄,肿块上下缘呈坡状隆起,表面见深浅不一的溃疡,底覆污苔,肿块质硬、脆,接触易出血。②溃疡型:内镜下所见为大小不等,外形各异的深凿溃疡,底部凹凸不平,常覆有污秽苔,溃疡边缘形成"堤围"状隆起,肿瘤组织接触易出血。③狭窄型:由于肿瘤广泛浸润食管壁形成明显的环形狭窄,狭窄严重者内镜不能通过,部分充气后可见狭窄口周围黏膜粗糙不平、糜烂或小结节状隆起,质脆、接触易出血。

2. 国际 TNM 分期(表 2-1)

表 2-1　食管癌的临床分期标准

国际 TNM 分期	分期标准		
0 期	T_{is}	N_0	M_0
Ⅰ期	T_1	N_0	M_0
Ⅱ$_a$期	$T_{2\sim3}$	N_0	M_0
Ⅱ$_b$期	$T_{1\sim2}$	N_1	M_0
Ⅲ期	T_3	N_1	M_0
	T_4	任何 N	M_0
Ⅳ期	任何 T	任何 N	M_1
Ⅳ$_a$期	任何 T	任何 N	M_{1a}
Ⅳ$_b$期	任何 T	任何 N	M_{1b}

T——原发肿瘤分级标准

T_X　原发肿瘤不能测定;T_0　无原发肿瘤证据;T_{is}　原位癌;T_1　肿瘤只侵及黏膜固有层或黏膜下层;T_2　肿瘤侵及肌层;T_3　肿瘤侵及食管纤维膜;T_4　肿瘤侵及邻近器官。

N——区域淋巴结分级标准

N_X　区域淋巴结不能测定;N_0　无区域淋巴结转移;N_1　区域淋巴结转移。

M——远处转移分级标准

M_x 远处转移不能测定；M_0 无远处转移；M_1 有,远处转移。
胸上段食管癌：M_{1a} 颈淋巴结转移；M_{1b} 其他的远处转移。
胸中段食管癌：M_{1a} 不应用；M_{1b} 非区域性淋巴结或其他的淋巴结。
胸下段食管癌：M_{1a} 腹主动脉旁的淋巴结；M_{1b} 其他的远处转移。

3. 组织学分型

(1)鳞状细胞癌 最多见。

(2)腺癌 较少见,又可分为单纯腺癌、腺鳞癌、黏液表皮样癌和腺样囊性癌。

(3)未分化癌 较少见,但恶性程度高。

食管上、中段癌肿绝大多数为鳞状细胞癌,食管下段癌肿则多为腺癌。

【治疗对策】

(一)治疗原则

食管癌根治的关键在于早期发现与早期诊断,比较肯定有效的治疗方法有手术和放疗两种,另外还有化疗和经内镜下治疗。一般对较早期病变宜采用手术治疗；对较晚期病变,且位于食管中、上段而年轻较高或有手术禁忌证者,则以放射治疗为佳。有时还采取手术与放疗、化疗相结合的综合治疗方法。

(二)治疗计划

1. 手术治疗 手术治疗是治疗食管癌最有效的方法,常为本病的首选治疗。由于手术方法的改进,食管癌的手术切除率已达 84.5%～90.1%,食管癌手术死亡率已降至 5% 以下,术后 5 年存活率已达 30% 以上。影响食管癌切除率的因素有：肿瘤部位,肿瘤长度,病理分期,病变类型,术前放疗及患者年龄。

手术适应证为：①早期食管癌(TNM 0 期和 Ⅰ 期),全身情况良好,重要器官功能正常,应积极手术治疗；②Ⅱ期病变,中上段食管癌,病变长度<5 cm,上段病变长度<3 cm,宜手术治疗；③Ⅲ期病变,中上段食管癌病变长度>5 cm,下段食管癌病变长度达 6～7 cm,无远处转移者,可考虑直接手术,或通过术前放疗或化疗后再手术；④放疗后复发,病变范围不大,无远处转移,一般情况良好,应争取手术治疗；⑤食管高度梗阻,但无远处转移者应积极手术治疗。

手术禁忌证包括：①影像学和纤维支气管镜检查证实有气管-支气管轴、胸主动脉广泛受累或腹腔动脉干区广泛淋巴结转移者；②有远处转移者；③有严重心肺功能不全,不能耐受手术者；④一般情况差,呈高度恶液质者。

2. 食管癌的内镜治疗

(1)内镜下食管黏膜切除术 病变不超过 3 cm 的黏膜癌、上皮内癌可考虑行内镜下食管黏膜切除术,但术后应作多个组织学检查,如发现有黏膜下浸润则应作淋巴结清扫的食管切除术。

(2)纵隔镜及显微外科食管切除术　用于胸段食管癌行姑息性摘除术,其优点是手术时间短,安全度大。

(3)内镜下食管支架置入术　中晚期食管癌患者,由于肿瘤生长、浸润导致食管管腔的狭窄、阻塞,患者常出现程度不同的吞咽困难,严重者滴水不进,如果不能很快解决进食,病情很快就会进入恶液质状态。现代内镜技术的发展,可以通过内镜下置入食管支架,保持食管的通畅,恢复患者的进食,提高患者的生活质量和存活时间,部分病例由于营养的改善,一般情况好转,为放疗或化疗创造了条件。适应证:①影像学检查发现有气管-支气管受累或食管-气管瘘存在,不宜手术者;②有严重的吞咽困难,且一般情况差,不能耐受手术者;③已有远处转移,吞咽困难明显者。

(4)食管癌的内镜激光治疗　食管癌的内镜激光治疗多利用 Nd-YAG 激光,其治疗肿瘤的机制与激光产生的高温效应有关,使用的工作电流通常为 80～100 mA,每次 1～3 s,当温度达 60 ℃时主要为凝固效应,当温度到达 100 ℃时可产生气化和切割作用。内镜激光治疗也有用血卟啉-激光光敏疗法(简称光动力学治疗)。其主要原理是肿瘤组织较正常组织摄取较多的血卟啉,通过激光的照射激发肿瘤组织产生单态氧而破坏肿瘤组织达到治疗的目的。内镜激光治疗主要用于不宜手术的早期食管癌,对中晚期食管癌,通过激光治疗可明显缓解吞咽困难症状。

(5)食管癌的内镜微波治疗　内镜下微波治疗食管癌,主要是利用微波的热效应,促使局部肿瘤病变组织变性、凝固、坏死或气化达到治疗的目的。内镜下微波治疗对不宜手术的早期食管癌效果好。对中晚期食管癌效果较差。

3. 食管癌的放射治疗　食管癌多为中等分化的鳞状细胞癌,对射线有一定的敏感性,是治疗食管癌的常用方法。70%～80%食管癌确诊时已存在肿瘤明显外侵,或已有明显淋巴结转移,甚至远处转移,部分患者由于高龄、严重的心肺疾病而不宜手术。能行根治性手术患者仅占全部食管癌患者的 1/4,根治术后 40% 会出现局部复发。放射治疗具有安全、效果好、耐受性好、并发症少、适应证广的优点,目前已成为食管癌的主要治疗手段,其地位仅次于手术,80% 的食管癌患者需要进行放射治疗。放射治疗常常与手术、化疗组成综合治疗,其疗效远优于单一治疗,目前已在临床广泛推广应用。

(1)根治性放射治疗　①适应证:一般情况中等,病变比较短,无显著的胸背痛,无显著的食管狭窄,无远处转移,无严重的并发症。②禁忌证:一般情况差,恶液质,食管穿孔,严重的胸背痛或伴有发热、血象明显升高,有远处转移。

(2) 姑息性放射治疗　①目的:减轻痛苦,延长生命,提高生活质量,少数病例对放疗效果显著,可考虑改为根治性放射治疗。②禁忌证:恶液质,食管穿孔。

(3) 外照射与腔内放疗的联合治疗　食管癌放射治疗失败的主要原因仍然是局部病变未控制、复发。近距离治疗剂量的特点是放射源的表面剂量高,随肿瘤深度增加,剂量迅速下降。因此,有学者尝试通过利用近距离治疗的优点,以提高肿瘤局部剂量,降低局部复发率。临床研究表明肿瘤浸润>2 cm 时,近距离治疗剂量达不到理想的剂量分布,近距离治疗仅作为食管癌的辅助治疗手段。

(4) 放射治疗的并发症　包括有:①放射性皮炎;②放射性食管炎;③食管穿孔;④放射性肺炎;⑤放射性脊髓炎等。

4. 食管癌的化疗　食管癌确诊时大多数已侵至浆膜外或有淋巴结转移,手术率仅为20%～30%,对于大部分不能手术的晚期患者,必须采用化疗与放疗结合的综合治疗。食管癌早期即有淋巴结转移(20%～30%),单用手术或放疗局部治疗难以提高5年生存率,为了提高食管癌的局部控制率,减少远处转移的机会,化疗常常辅助手术或放疗组成综合治疗。由上可见,化疗在食管癌治疗中占有重要的地位。

(1) 化疗的适应证　包括:①经病理或细胞学确诊的食管癌;②能进食半流以上饮食,Karnofsky评分70分以上,心、肺、肝、肾及骨髓功能基本正常;③不宜手术或放疗的各期患者;④手术前、放疗前需要化疗的患者;⑤辅助手术、放疗以增强其疗效;⑥手术后或放疗后复发、转移的患者。

(2) 化疗的禁忌证　包括:①Karnofsky评分<60分,年老体弱或恶液质患者;②心、肺、肝、肾功能严重不全者;③骨髓功能低下,白细胞低于3×10^9/L。血小板低于50×10^9/L,有严重贫血或出血倾向者;④食管出血或穿孔者;⑤有感染发热及其他并发症者。

5. 综合治疗　食管癌的综合治疗主要有4种形式,术前或术后放疗;化疗后手术;化疗加放疗后再手术;放疗加化疗。有资料表明,术前加化疗和放疗的疗效显著,其手术的切除率达49%～91%,5年生存率可达34%。化疗可以加强放疗的作用,但严重不良反应率较高。

【病情观察要点】

1. 患者手术后应定期行食管X线钡餐检查或内镜检查。

2. 化疗或放疗期间应定期检查外周血象。

3. 化疗期间应密切注意肾、骨髓、心脏和胃肠道等器官的功能变化。

4. 放疗期间应注意有无放射性食管炎、气管炎、食管穿孔、食管-气管瘘和出血。

【预后评估】

早期食管癌及时根治预后良好,手术切除 5 年生存率＞90%。症状出现后未经治疗的患者一般在一年内死亡。食管癌位于上段、病变长度超过 5 cm、已侵犯食管肌层、癌细胞分化差且有转移者,预后不良。

(熊理守)

第五节 功能性食管疾病

功能性食管疾病是指以食管疾病症状为特征,但又无可识别的原因导致该症状的结构和代谢异常的一组疾病。它包括功能性烧心、食管源性功能性胸痛、功能性吞咽困难及癔球症。国外报道,社区人群中约 20%～40%的人诉有烧心症状,但在应用内镜检查和食管 pH 值监测客观地排除胃食管反流病(gastroesophageal reflux disease,GERD)后,功能性烧心占因烧心而求助于消化科医生的患者数的比例不到 10%。食管源性功能性胸痛是一种常见疾病,一项社区调查显示 15～34 岁的不明胸痛患者,比 45 岁以上患者高出一倍,而且没有性别差异。有关功能性吞咽困难的流行病学资料很少,是这些功能性食管疾病中流行率最低者。吞咽困难与反流事件无关联,但如果两者间有联系,按 Rome 标准则将其归因于 GERD 而不是功能性疾病,即使没有其他诊断 GERD 的客观指标。癔球症常呈发作性,不伴有疼痛并常在进食时得到缓解,与吞咽困难、吞咽疼痛无关。癔球症用食管结构性病变、GERD 或其他组织病理学证实的食管动力异常疾病均不能解释。癔球症是常见症状,据报道在健康人群中的患病率是 46%,且在中年发病率最高,20 岁以下此病比较少见。该病无性别差异,但女性患者更倾向于因该症状求医。正如其他功能性食管疾病一样,若该症状和酸反流事件直接相关,则倾向于诊断 GERD,尽管没有其他 GERD 的客观证据。

【病因和发病机制】

有关功能性食管疾病的病因和发病机制,目前并不太了解,但生理因素和心理因素可能在其症状发生、发展中起到重要的作用。

1. 内脏感觉异常　像其他功能性胃肠病的发病因素一样,内脏感觉异常在功能性食管疾病发病中的作用是被较为认可的,尤其在功能性烧心患者中。内脏感觉异常包括外周感受器感觉、传导异常和中枢感受器处理异常。电刺激、脑诱发电位和心率变异测定研究提示食管的局部刺激伴有胸痛患者的中枢感受器处理异常,但有关中枢感受器处理异常的直接证据很少报道。

2. 食管敏感性增加　食管内 pH 值的轻微变化可能引起不少患者食管的敏感性增加。酸反流和自发的吞气、嗳气引起的食管扩张可能与胸痛有一定的关系。吞咽过急和频繁吞咽可能使空气滞留在食管近端而导致癔球症症状发作。

3. 食管动力异常　在食管源性功能性胸痛患者中,常可观察到食管动力异常尤其是痉挛性运动功能障碍,但其真正作用并不清楚。食管腔内超声也观察到纵形肌的持久收缩,并与胸痛存在一定的关联性。食管蠕动功能失调在功能性吞咽困难患者起一定作用,不成功的或低幅度收缩顺序影响食管排空功能可致吞咽困难。

4. 精神心理因素　对于食管内酸反流在正常范围和存在异常酸反流的烧心患者,其精神心理因素并无差异;但在 pH 监测时显示烧心与酸反流完全无关的患者,确实存在明显的焦虑和躯体化症状。慢性胸痛患者存在较为明显的心理障碍性疾病,包括焦虑、抑郁和躯体化症状。96% 的癔球症患者诉在精神紧张时症状加重。

【诊断】

(一)病史采集要点

1. 烧心　是指胸骨后烧灼感,并对患者生活质量产生明显负面影响时就称为不适的症状。在临床实践中,要注意询问烧心症状的频率和程度,是否为不适症状应由患者自己来决定。

2. 胸痛　具有内脏痛的特点,疼痛部位和性质与心绞痛不同。

3. 吞咽困难　其特点是咽下的食物不能顺利通过食管。

4. 咽喉部异物感　癔球症患者常有某种说不清楚的东西或团块,在咽底部环状软骨水平处引起胀满、受压或阻塞等不适感。

5. 上述症状常常出现时间较长,可间歇或反复出现。

6. 可能伴有其他功能性胃肠病的症状,如腹痛、腹胀、腹泻及便秘等。

7. 无报警症状,如吞咽痛、声音嘶哑、便血、消瘦等。

8. 需注意患者的心理状态,有无焦虑、抑郁症状,必要时借助精神心理量表衡量或请心理专科医生协助诊断。

(二)体格检查

一般无特殊。

(三)辅助检查

排除性检查,主要是用来排除 GERD 或其他器质性病变。

1. 内镜检查 常规行内镜检查可以排除大部分相关疾病,尤其是对存在报警症状者。对于烧心患者,行内镜检查的目的是排除有无反流性食管炎的存在;对于吞咽困难者,则主要是排除有无食管癌等器质性病变,必要辅以活检排除嗜酸性食管炎等。对于癔球症患者,咽喉镜检查可以排除咽喉部器质性病变。

2. 24 小时食管 pH 监测 对于内镜检查阴性的烧心患者,食管 pH 监测有助于将功能性烧心和非糜烂性反流病鉴别开来。功能性烧心患者 24 小时食管 pH 监测阴性且症状指数阴性,即烧心症状与酸反流无关。食管 pH 监测也有助于将食管源性功能性胸痛、功能性吞咽困难与 GERD 相关的胸痛、吞咽困难等症状区分开,从而排除存在 GERD 的可能。

3. 食管测压 可以了解食管的蠕动功能、食管下括约肌的静息压和短暂性松弛的发生频率。如果内镜等无法明确诊断则建议采用食管测压,食管测压主要用于判断是否有贲门失弛缓症等食管动力性疾病。

4. 质子泵抑制剂诊断性治疗(PPI 试验) 根据罗马Ⅲ标准,对于 24 小时食管 pH 监测阴性且症状指数阴性的烧心患者,若对 PPI 治疗无反应者,则考虑为功能性烧心。PPI 试验也有助于区分功能性吞咽困难与 GERD 相关的吞咽困难。而对尚未接受检查的表现有癔球症的患者可以采用试验性 PPI 治疗,特别对于那些同时伴有典型反流症状的患者。

5. 精神心理量表 虽然有关功能性胃肠疾病的罗马标准并未包括精神心理因素的评估,但对于存在明显焦虑、抑郁症状的患者,必要时可辅以 SAS、SDS 及 SCL-90 等精神心理量表进行评估,判断患者的心理状态,有利于针对性治疗。

【诊断对策】

(一)诊断要点

临床上，若患者以烧心、胸痛、吞咽困难等为主诉，内镜检查阴性，且无心脏病史，24小时食管 pH 监测和 PPI 试验排除了 GERD 等，则诊断可以成立。当确立功能性食管疾病的诊断后，需询问有无其他胃肠症状如腹痛、腹胀等，注意有无症状重叠的问题。功能性食管疾病的诊断标准主要有罗马Ⅲ标准，罗马Ⅲ标准中功能性食管疾病共分四种，分别是功能性烧心、食管源性功能性胸痛、功能性吞咽困难及癔球症。症状更多的是与胃十二指肠功能紊乱相关。删去了罗马Ⅱ标准中非特异性食管功能障碍。

功能性食管疾病的罗马Ⅲ诊断标准及分类如下：

1. 功能性烧心　必须包括以下所有条件：①胸骨后烧灼样不适或疼痛；②无胃食管酸反流导致该症状的证据；③没有以组织病理学为基础的食管运动障碍。诊断前症状出现至少6个月，近3个月满足以上标准。

2. 食管源性功能性胸痛　必须包括以下所有条件：①胸骨后非烧灼样疼痛或不适；②无胃食管酸反流导致该症状的证据；③没有以组织病理学为基础的食管运动障碍。诊断前症状出现至少6个月，近3个月满足以上标准。

3. 功能性吞咽困难　必须包括以下所有条件：①固体和（或）液体食物通过食管有黏附、存留或通过异常的感觉；②无胃食管酸反流导致该症状的证据；③没有以组织病理学为基础的食管运动障碍。诊断前症状出现至少6个月，近3个月满足以上标准。

4. 癔球症　必须包括以下所有条件：①喉部持续或间断的无痛性团块或异物感；②感觉出现在两餐之间；③没有吞咽困难或吞咽痛；④没有胃食管酸反流导致该症状的证据；⑤没有以组织病理学为基础的食管运动障碍。诊断前症状出现至少6个月，近3个月满足以上标准。

（二）鉴别诊断

1. GERD　常有烧心、胸痛等症状，但内镜检查可发现食管炎，或24小时食管 pH 监测提示存在病理性酸反流或症状与酸反流相关。

2. 食管癌　有吞咽困难等症状，但常有消瘦、出血等报警症状，内镜检查结合组织病理学检查可明确诊断。

3. 心绞痛　其胸痛特点是常与进食无关，心电图、平板试验等有助于明确诊断。

4. 贲门失弛缓症　常出现吞咽困难等症状，食管 X 线吞钡检查可见食管与胃交界处呈鸟嘴状征象，上方食管明显扩张。内镜检查可见食管扩张，但无梗阻性病变；食管测压显示蠕动停止。

(三)临床亚型

按罗马Ⅲ标准,将功能性食管疾病分为四大类:

1. 功能性烧心 是指患者有胸骨后烧灼感,但应该除外 GERD 并满足其他诊断功能性食管疾病的先决条件。

2. 食管源性的功能性胸痛 表现为反复发作的无法解释的胸痛,疼痛常位于中间且具有内脏痛的特点。

3. 功能性吞咽困难 特征是有异物通过食管体部的感觉。

4. 癔球症 是指咽喉部有食团残留的感觉或紧缩感。

【治疗对策】

(一)治疗原则

尽管功能性食管疾病的患病率很高,但始终未得到很好的研究,尚未摸索出十分有效的治疗策略。由于功能性食管疾病的病因尚未完全阐明,也难用单一的发病机制来解释其症状的产生,所以目前对功能性食管疾病的处理只能是对症处理,并且遵循综合治疗和个体治疗相结合的原则。

(二)治疗计划

1. 一般治疗 仔细询问病史,寻找促进症状发生的可能因素,并尽可能地避免。在排除 GERD 及其他器质性疾病后,治疗的其中一个重要步骤是建立良好的医患关系,向患者尽量解释疾病的本质及其症状产生的可能原因,让患者消除疑虑、确立信心。改变生活方式可能有一定的帮助,如每餐不宜过饱,睡前也不宜进食,白天进餐后亦不宜立即卧床。

2. 药物治疗

(1)质子泵抑制剂(PPI) 使用 PPI 的目的是排除由胃食管酸反流或食管酸敏感引起的不适症状。使用剂量往往比较大,如奥美拉唑(40 mg bid)、雷贝拉唑(20 mg bid)及埃索美拉唑(40 mg bid)等。若试用 1～2 周后,效果不佳则予以停用。

(2)平滑肌松弛剂 已证明对食管源性的功能性胸痛无效,但可试用于功能性吞咽困难的患者。

(3)肉毒杆菌毒素 在食管下括约肌处和食管体部注入肉毒杆菌毒素,对一些食管痉挛的功能性胸痛和功能性吞咽困难患者可能有效。

3. 心理干预治疗

(1)一般处理 消化内科医生应具备一定的精神心理医学知识,能够识别焦虑、抑郁等常见精神症状，努力寻找其产生的根源，并注意区分这种精神症状是身心反应还是心身反应。身心反应是指患躯体疾病后出现的一系列心理变化，心身反应是指与心理因素密切相关的躯体疾病。注意有无不良生活事件的刺激。可进行心理量表的评估，必要时借助于会诊联络精神医生的帮助。

(2) 三环类抗抑郁药　已有一些安慰剂对照的临床试验证实，三环类抗抑郁药是治疗功能性食管疾病比较有前景的药物，而且其作用并不依赖于患者的精神心理特征。常用的有丙咪嗪、阿米替林、多虑平及氯丙咪嗪等。

(3) 心理和行为疗法　包括催眠术、生物反馈等治疗方法，均有一定帮助。

4. 手术治疗　抗反流手术治疗功能性烧心的效果虽然没有系统地评估，但应该不如GERD那么理想，原则上不主张手术。

(三) 治疗方案的选择

1. 经过仔细临床评估及相应检查，排除器质性疾病引起的相应症状。通过耐心的解释，使患者理解疾病性质，寻找并避免可能的诱因，建立战胜疾病的信心。

2. 若患者以烧心、胸痛、吞咽困难等为主诉时，可首先使用PPI治疗，但功能性食管疾病常常对PPI反应较差。

3. 无论哪种功能性食管疾病，心理干预治疗是比较有前途的，但须注意与精神心理专科医生保持沟通。

【病程观察及处理】

(一) 病情观察要点

1. 功能性食管疾病无须反复进行内镜等检查，当患者出现报警症状时，则须重新进行系统评估。

2. 由于功能性食管疾病患者并无客观诊断指标，治疗过程中可使用症状评分，对症状出现的频率和程度进行等级评分。进行相关科研时，可采用日记卡的形式。

3. 功能性食管疾病的危害主要是对患者的生活质量造成负面影响，所以治疗前后可采用SF-36等量表进行生活质量的评估。若治疗有效，患者生活质量会有所提高。

4. 对于患者合并存在的精神心理因素，也可进行评估。

(二) 疗效判断及处理

1. 疗效判断　功能性食管疾病的疗效主要根据患者的自我感觉，包括主要症状的改善和生活质量的提高。

2. 处理　若使用 PPI 等治疗后有效,则常规治疗 2 个月左右;若效果不佳,则须进行心理干预治疗,必要时重新评估患者病情。

【预后评估】

功能性食管疾病的症状容易反复,但一般呈良性经过。有研究表明,除了对患者生活质量有影响及增加误工、误学次数的可能,一般对患者的寿命并无影响。

(熊理守　陈旻湖)

第3章 胃十二指肠疾病

第一节 急性糜烂出血性胃炎

指由各种病因引起的,以胃黏膜糜烂、出血为特征的急性胃黏膜病变,临床较多见,近年来多称为急性胃黏膜病变。

【病因和发病机制】

1. 药物与酒精　常见的有非甾体类抗炎药如阿司匹林、吲哚美辛、保泰松等,肾上腺皮质激素、某些抗生素、一些抗肿瘤化疗药物和酒精等。上述因素直接损伤胃黏膜,破坏胃黏膜屏障,导致胃黏膜通透性增加,氢离子反渗入胃黏膜,导致胃黏膜糜烂、出血。肾上腺皮质激素可促进胃酸和胃蛋白酶的分泌,而胃黏液的分泌减少,也导致本病的发生。近年来的研究发现非甾体类抗炎药可抑制环氧合酶-1(COX-1)。COX-1是胃黏膜生理性前列腺素合成的重要限速酶,而前列腺素在维持胃黏膜血流和黏膜屏障完整方面有重要作用。

2. 应激　包括严重的感染、严重创伤、大手术、大面积烧伤、休克、颅内病变和过度紧张等。严重的应激可使胃黏膜血管发生痉挛收缩,进而胃黏膜缺血缺氧,这是发生胃黏膜糜烂、出血的重要环节。由烧伤所引起的急性糜烂出血性胃炎称Curling溃疡,中枢神经系统病变引起者称Cushing溃疡。

【病理】

最典型的表现是广泛的糜烂、浅表溃疡和出血,可累及全胃或部分胃黏膜,最常见于胃底。显微镜下可见胃黏膜上皮细胞失去正常形态,黏膜层出血伴急性炎症细胞浸润。

【临床表现】

急性糜烂出血性胃炎是上消化道出血的常见病因之一，据统计约占10%～25%。呕血和黑便是本病的主要表现，大量出血可引起循环衰竭，出现休克。出血后24～48小时内的急诊胃镜可见弥漫性的胃黏膜糜烂、浅溃疡和出血灶，应激所致病变多位于胃体和胃底，而非甾体类抗炎药或酒精所致的损害则以胃窦为主。

【诊断】

近期服药史（非甾体类抗炎药、抗癌药、激素等）、严重疾病、大量饮酒史是诊断本病的重要线索，确诊有赖急诊胃镜。必须指出的是急诊胃镜检查必须在24～48小时内进行，超过48小时，病变将有可能消失，无法明确出血原因。

【治疗】

1. 一般治疗 注意休息，如无明显呕血或排血便可进流质饮食，症状严重者需禁食。
2. 祛除病因，积极治疗原发病。
3. 出血的治疗（见第二章第一节）。

（曾志荣）

第二节 慢性胃炎

慢性胃炎是指由各种病因引起的胃黏膜慢性炎症，临床非常常见，在接受胃镜检查的患者中绝大多数有慢性胃炎改变，其发病随年龄而增加，男性多于女性。慢性胃炎分类方法甚多，以新悉尼系统为基础，我国于2006年在上海举行了全国第二届慢性胃炎共识会议，这次会议提出了新的诊断标准。

在组织学诊断方面，慢性胃炎有5种组织学变化。即幽门螺杆菌（*Helicobacter pylori*，Hp）感染、慢性炎症、活动性、萎缩和肠化，分成无、轻度、中度和重度四级。诊断标准采用我国慢性胃炎的病理诊断标准（见后）和直观模拟评分法（visual analogue scale)。

在内镜诊断方面,内镜下将慢性胃炎分为非萎缩性(浅表性)胃炎和萎缩性胃炎两大基本类型。同时存在平坦糜烂、隆起糜烂、出血、粗大皱襞或胆汁反流等征象,则诊断为非萎缩性胃炎或萎缩性胃炎伴糜烂、胆汁反流等。特殊类型胃炎的内镜诊断必须结合病因和病理,可分为化学性、放射性、淋巴细胞性、肉芽肿性、嗜酸细胞性等类型。根据病变分布,内镜下慢性胃炎可分为胃窦炎、胃体炎、全胃炎胃窦为主或全胃炎胃体为主。

【病因和发病机制】

慢性胃炎病因尚未完全阐明,近年认为与 Hp 的长期感染、环境及饮食因素和易感体质等因素有关。

1. Hp 感染　目前已确认 Hp 是慢性浅表性胃炎的主要病因。这一结论是居于以下资料:

(1)临床上绝大多数慢性胃炎患者的胃黏膜可检出 Hp。

(2)健康志愿者的研究发现服 Hp 菌液后不仅出现上腹不适,而且也观察到胃黏膜急性炎症过程,这点在动物实验中观察最为详尽,用 Hp 灌喂小鼠,观察到由急性炎症到慢性活动性炎症的动态变化。

(3)Hp 在胃内的定植与胃内炎症分布是一致的。

(4)根除 Hp 胃黏膜炎症消退。

2. 饮食和环境因素　长期的不良饮食习惯,如饮浓茶、烈性酒、辛辣咸食物和过冷、过热食物,长期作用可致胃黏膜损害。环境因素在慢性胃炎的发病也有重要作用。

3. 药物　长期服用非甾体类消炎药,如阿司匹林、吲哚美辛等可损害胃黏膜屏障,导致胃黏膜糜烂和炎症。

4. 免疫因素　在自身免疫性胃炎患者的血清中常可检测到壁细胞抗体和内因子抗体。壁细胞抗体是自身抗体,其对应的抗原位于壁细胞的分泌小管上,具有特异性,两者结合使壁细胞总数减少,进而导致胃酸分泌下降;内因子抗体也是自身抗体,可阻止内因子与维生素 B_{12} 结合,内因子抗体特异性高,仅见于胃萎缩伴恶性贫血者。

5. 其他　年龄和慢性胃炎发病有关,其发病率随年龄增加而增加。十二指肠液的反流,吸烟,胃黏膜营养因子的缺乏。另外其他系统的疾病,如心力衰竭、门脉高压症和糖尿病等也与慢性胃炎发病有关。

【病理】

慢性胃炎的主要组织病理学特征是炎症、萎缩和肠化生,病变主要局限于黏膜层。慢性浅表性胃炎的基本病变是上皮细胞的变性,小凹上皮的增生和固有膜内炎症细胞的浸润,炎症细胞主要是淋巴细胞和浆细胞。我国的慢性胃炎组织学诊断标准为:①Hp 感染,观察胃黏膜黏液层、表面上皮、小凹上皮和腺管上皮表面是否存在 Hp,若未见 Hp 则无 Hp 感染,偶见或小于标本全长 1/3 有少数 Hp 则为轻度,Hp 分布超过标本全长 1/3 而未达 2/3 为中度,Hp 成堆存在为重度。②活动性,有中性粒细胞浸润;轻度:黏膜固有层有少数中性粒细胞浸润;中度:中性粒细胞较多存在于黏膜层,可见于表面上皮细胞、小凹上皮细胞或腺管上皮内;重度:中性粒细胞较密集,除中度所见外还可见小凹脓肿。③慢性炎症,根据黏膜层慢性炎症细胞的密集程度和浸润深度分级。正常:单个核细胞每高倍视野不超过 5 个;轻度:慢性炎性细胞较少并局限于黏膜浅层,不超过黏膜层的 1/3;中度:慢性炎性细胞较密集,不超过黏膜层的 2/3;重度:慢性炎性细胞密集。④萎缩:萎缩指胃固有腺减少,分为两种类型:①化生性萎缩:胃固有腺被肠化或被假幽门化生腺体替代;②非化生性萎缩:胃固有腺被纤维或纤维肌性组织替代,或炎性细胞浸润引起固有腺数量减少。萎缩程度以胃固有腺减少各 1/3 来计算。轻度:固有腺体数减少不超过原有腺体的 1/3;中度:固有腺体数减少介于原有腺体的 1/3~2/3;重度:固有腺体数减少超过 2/3,仅残留少数腺体,甚至完全消失。⑤肠化,轻度:肠化区占腺体和表面上皮总面积 1/3 以下;中度:肠化区占腺体和表面上皮总面积的 1/3~2/3;重度:肠化区占腺体和表面上皮总面积的 2/3 以上;有异型增生(上皮内瘤变)时要注明,分轻度和重度(或低级别和高级别)两级。

上述诊断标准与直观模拟评分法(图 3-1)并用对慢性胃炎作出病理学诊断。

慢性胃炎的病理诊断分为非萎缩性胃炎和萎缩性胃炎两类,按照病变部位分为胃窦胃炎、胃体胃炎和全胃炎。有少部分是特殊类型胃炎,如化学性胃炎、淋巴细胞性胃炎、肉芽肿性胃炎、嗜酸细胞性胃炎、胶原性胃炎、放射性胃炎、感染性(细菌、病毒、霉菌和寄生虫)

【临床表现】

慢性胃炎常无特异性症状,而且症状的严重程度与胃黏膜病理组织学改变无平衡关系。大多数患者无症状,部分患者表现为上腹隐痛或不适、餐后饱胀、反酸、嗳气、恶心等消化不良症状。自身免疫性萎缩性胃炎患者可有贫血、消瘦、舌炎等表现。

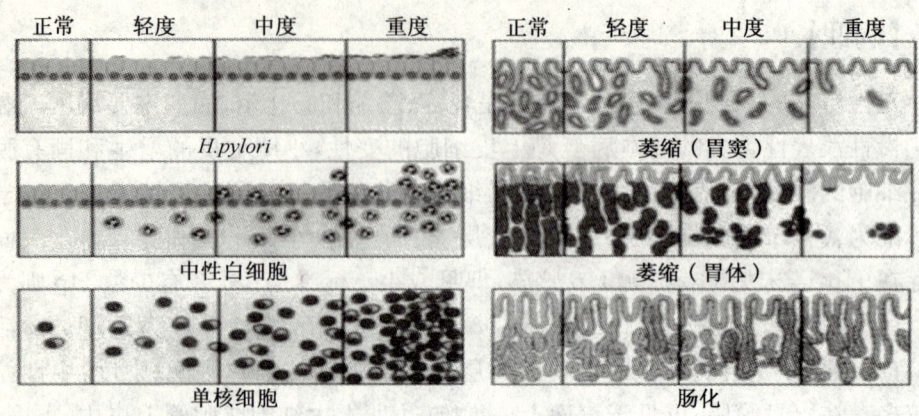

图 3-1 慢性胃炎病理特点

【胃镜和实验室检查】

（一）胃镜检查

胃镜检查和活组织病理学检查是慢性胃炎最可靠的诊断方法。慢性浅表性胃炎的内镜表现为黏膜的充血、水肿，呈麻疹样改变，局部可见糜烂和出血点；而黏膜皱襞变平、变细，黏膜色泽灰黯、血管显露，则系萎缩性胃炎的表现。由于内镜下所见与活组织病理学检查结果不尽一致，因此强调两者结合，以病理学为标准。

（二）实验室检查

1. Hp 检测　可取 1 块胃黏膜组织进行快速尿素酶实验，有关 Hp 各项检查的敏感性、特异性详见第十章。

2. 自身抗体的检测　对疑为自身免疫性胃炎者可检测血清壁细胞抗体和内因子抗体，血清维生素 B_{12} 浓度明显下降提示内因子减少。

3. 胃液分析和血清胃泌素测定　浅表性胃炎胃酸分泌正常或轻度减少，萎缩性胃炎则明显减少。

【诊断】

慢性胃炎的诊断依据于胃镜检查及胃黏膜活组织病理学检查，确诊靠病理组织学，要注意的是由于病变分布的局灶性，因此要多处取材。在取材上一般由内镜医师根据需要决定，一般为 2～5 块。如取 5 块，则胃窦 2 块取自距幽门 2～3 cm 处的大弯和小弯，胃体 2 块取自距贲门 8 cm 处的大弯（约胃体大弯中部）和距胃角近侧 4 cm 处的小弯，胃角 1 块。标本要足够大，达到黏膜肌层，不同部位的标本须分开装瓶，并向病理科提供取材部位、内镜所见和病史。

【治疗】

目前慢性胃炎无特殊治疗，临床治疗的对象主要是有症状者，对于无症状人群常无须治疗。

(一)消除或削弱攻击因子

1. 根除 Hp　指征及方案见第十章，就慢性胃炎而言，指胃黏膜明显糜烂、病理上见中-重度萎缩或中-重度肠化或不典型增生者需根除 Hp。

2. 抑酸或抗酸治疗　适用于胃黏膜糜烂或以烧心、反酸、上腹饥饿痛等症状为主者。可根据病情或症状的严重程度，选用抗酸剂、H_2 受体阻断剂或质子泵抑制剂。

(二)增强胃黏膜防御能力

对于胃黏膜糜烂、出血或症状明显者，可使用兼有杀菌作用的胶体铋和兼有抗酸和胆盐吸附作用的铝碳酸制剂，也可使用具黏膜保护作用的硫糖铝等。

(三)动力促进剂

适用于以上腹饱胀、早饱等症状为主者。常用的促动力药有多潘立酮、西沙必利等。

(四)萎缩性胃炎的治疗

对症治疗为主。一般认为萎缩性胃炎每年的癌变率约为 0.5%～1%。为了减少胃癌的发生，同时又方便患者，对不伴有肠化和异型增生的萎缩性胃炎患者可每 1～2 年行内镜和病理随访一次；对中至重度萎缩或伴有肠化的萎缩性胃炎患者每 1 年左右随访一次，伴有轻度异型增生，可缩短至每 6 个月左右随访一次；对重度异型增生患者需立即复查胃镜和病理，必要时行手术治疗或内镜下局部治疗。

(曾志荣)

第三节 消化性溃疡

消化性溃疡(peptic ulcer,PU)主要指发生在胃和十二指肠的慢性溃疡,这种溃疡的形成与胃酸和胃蛋白酶等的自身消化有关,亦可发生于食管下段、胃肠吻合口等部位,一般临床上指的消化性溃疡常特指胃溃疡(gastric ulcer,GU)和十二指肠溃疡(duodenal ulcer,DU)。

PU发病率高,但近几十年来其发病率和住院率均有下降的趋势。PU可见于各年龄段,DU多见于青壮年人,GU多见于中老年人,两者发病年龄相差约10岁左右。男性患病多于女性。国内资料提示,在胃癌高发区GU发病高于DU,而在胃癌低发的南方地区则相反。近年来,PU的流行病学有两个显著特征:①基于对PU与幽门螺杆菌(*Helicobacter pylori*,Hp)关系的认识导致了观念上的改变,PU被考虑作为一种感染性疾病;②基于对非甾体类抗炎药(non-steroidal anti-inflammatory drug,NSAIDs)损害胃肠黏膜的认识,人们认识到对于有NSAIDs服用者应当采取适当的预防措施。

【病因及发病机制】

(一)胃酸

1910年Schwartz提出的"无酸,无溃疡"是PU发病及治疗的理论之一。胃酸和胃蛋白酶对胃肠黏膜的自身消化是PU发生的根本原因,胃酸(盐酸)是由壁细胞分泌,胃蛋白酶原由主细胞分泌,胃蛋白酶活性呈pH依赖性,在pH>4时便失去活性。胃蛋白酶不仅可分解食物蛋白质,而且可分解胃黏液的糖蛋白、黏膜的组织蛋白,因而具有破坏性。胃酸和胃蛋白酶升高可引起PU,抑制胃酸分泌可促进溃疡的愈合充分说明了胃酸在PU的形成中的重要性。然而正常生理情况下,胃十二指肠黏膜具有健全的防御-修复机制,能有效的抵御胃酸和胃蛋白酶的侵蚀。因此,只有当某些因素损害了这些机制PU才可能发生。

引起胃酸分泌增加的常见原因有:①壁细胞增多,研究发现DU患者胃黏膜壁细胞总数明显高于正常人群(19亿比10亿),壁细胞的增多可能与遗传、胃泌素的刺激等有关;②壁细胞对食物和胃泌素刺激的敏感性增加;③迷走神经张力增加,乙酰胆碱释放增多,乙酰胆碱对壁细胞和胃泌素细胞有刺激作用。胃十二指肠黏膜防御-修复机制主要包括：①黏液的防御作用，黏膜表面的黏液层可阻止胃蛋白酶弥散，其中的碳酸氢盐具有缓冲胃液与黏膜间的高 pH 梯度；②黏膜的作用，黏膜上皮细胞再生速度快，可及时更新受损的细胞，修复受损黏膜，黏膜的结构完整对酸反弥散起屏障作用；③黏膜血流的作用，黏膜有丰富的毛细血管网，保证了上皮细胞更新及分泌的能量供给，并带走反弥散进入黏膜的 H^+；④前列腺素，前列腺素 E 具有细胞保护、促进黏膜血流、增加黏液和 HCO_3^- 分泌等作用。

(二) 幽门螺杆菌(Hp)

1983 年澳大利亚 Marshall 和 Warren 成功从胃黏膜活检标本中培养、分离、鉴定 Hp，大量的研究已证实 Hp 与 PU 发病有关，在此基础上提出了"无幽门螺杆菌，无溃疡"的学说，这一学说得到广泛认同。

Hp 感染是 DU 的主要病因，有以下事实：①大多数 DU 患者都存在 Hp 感染，早期的研究提示在 DU 患者中 Hp 感染率高，约为 90%～100%；②Hp 感染是 DU 发病的危险因子，在 Hawaiian 5 000 多人中进行的回顾性调查提示，经过 20 余年有 65 人发生 DU，其 Hp 感染率为 92%，而对照组人群为 78%，Hp 感染明显增加 DU 的发病危险性(约 4 倍)；在另一项大样本的内镜研究也发现，与 Hp 阴性人群相比，Hp 感染也增加 DU 的发病(OR=5.0)；③根除 Hp 降低 DU 的复发率，成功根除 Hp 可显著降低 DU 的复发率，一项文献荟萃分析发现根除 Hp 后 DU 复发率低于 10%，而未根除者年复发率达 50% 以上。

有关 Hp 感染导致 DU 的确切机制尚未阐明，可能与下面几个方面有关：①Hp 感染增加胃酸分泌，急性 Hp 感染产生短期的低胃酸分泌状态，相反，慢性感染则增加基础及 5-肽胃泌素刺激后胃酸分泌，根除 Hp 后 1 个月基础及 5-肽胃泌素刺激后胃酸分泌下降 50%，至 1 年后胃酸分泌恢复正常。Hp 感染影响胃酸分泌可能与"高胃泌素血症"有关，Hp 感染可增加基础和刺激后的血清胃泌素浓度，而血清生长抑素浓度降低，生长抑素浓度下降是"高胃泌素血症"的重要原因。有研究支持上述假说，研究发现根除 Hp 后，胃窦 D 细胞数明显增加，生长抑素 mRNA/rRNA 比例也增加，而 G 细胞数量和胃泌素 mRNA 无明显变化。然"高胃泌素血症"并不能完全解释 Hp 感染后的高胃酸分泌，人们观察到血清胃泌素在根除 Hp 后 1 个月即恢复正常，而基础(BAO)和高峰胃酸分泌(PAO)增加却持续相当长一段时间。②胃化生，指的是在十二指肠球部出现胃黏膜上皮，这种现象仅见于球腔 pH<2.5 时，可能是黏膜对过度酸暴露的一种反应。化生的黏膜适宜 Hp 定植，继而引起十二指肠球炎，削弱黏膜屏障，促使溃疡形成。有资料显示，与无胃化生者相比，有胃化生者发生十二指肠溃疡的危险性增加 5 倍，而同时伴 Hp 感染

时,危险性显著增加至50倍。③免疫反应,尽管Hp是非侵袭性细菌,但其刺激机体产生的免疫反应在DU的发病中也有一定作用,感染Hp后黏膜的细胞因子分泌增加,包括IL-1、IL-6、IL-8和TNF-β等,其中IL-8具有很强的致炎作用。根除Hp后黏膜的TNF-β mRNA和IL-8 mRNA的表达下降,黏膜的炎症也好转,两者呈平行关系。④黏膜的防御因子,Hp感染可下调几种重要黏膜防御因子的表达,上皮生长因子(EGF)和转移生长因子(TGF-β)具有抑制胃酸分泌作用和保护黏膜作用,在Hp感染时两者表达均下降。DU患者十二指肠黏膜的重碳酸盐分泌减少,是否与Hp感染有关仍不明确。Hp释放的某些蛋白酶对黏膜表面的糖蛋白有裂解作用,将损害黏膜屏障。⑤其他因素,虽然DU患者Hp感染率高,然而就人群而言仅有10%～15%的Hp感染者发生溃疡,这就提示可能还有其他因素影响Hp感染的后果。菌株是其中之一,流行病学调查发现约85%～100%DU患者感染的是cagA$^+$菌株,而其他非溃疡患者仅为30%～60%,由cagA基因编码的蛋白cagA具有致炎作用,vacA基因编码的蛋白vacA对胃黏膜上皮细胞有损害作用。吸烟和NSAID的使用也增加Hp感染者发生溃疡的危险性。

GU患者Hp感染率较DU稍低,约为80%～90%,GU与Hp感染关系的证据类似于DU,GU患者Hp感染率高,据研究70%的GU的发病与Hp有关,其余与服用NSAID有关,根除Hp后GU不仅可愈合,而且复发率甚低。Hp引起GU的发病机制一般认为是Hp感染引起的胃黏膜炎症削弱了胃黏膜的屏障功能,胃溃疡好发于非泌酸区与泌酸区交界处,这也反映了胃酸对屏障受损的胃黏膜的侵蚀作用。

(三) NSAIDs的作用

有许多药物对黏膜有损害作用,如抗生素、肿瘤化疗药、镇痛药,但最明显的是NSAIDs(如阿司匹林、消炎痛等),已确认NSAIDs是独立的致溃疡因素。

大量临床流行病学资料表明,NSAIDs服用者发生PU及其并发症的危险性显著高于普通人群。本院对因风湿病接受NSAIDs治疗的患者进行内镜检查,结果发现57%的患者有胃黏膜糜烂和(或)出血,13%的患者有胃或十二指肠溃疡。NSAIDs所致的溃疡以GU多见。发生溃疡的危险性不仅与NSAID种类、剂量、疗程有关,而且与患者年龄、性别、同时服用抗凝药物、肾上腺糖皮质激素、Hp感染、吸烟、饮酒和系统性疾病有关。

NSAID导致溃疡形成主要涉及以下两方面原因:①NSAID的局部作用,NSAID是弱酸脂溶性药物,在酸性环境下呈非离子状态,可透过细胞膜弥散入黏膜上皮细胞内,损害胃黏膜屏障,导致H$^+$反弥散增加;②NSAID的系统作用,

NSAID可抑制环氧合酶-1(COX-1)的活性,导致内源性前列腺素减少,继而削弱胃黏膜屏障。

PU的发生是多因素作用的结果,尽管机制尚未完全阐明,但胃酸和胃蛋白酶是关键,Hp感染和NSAID是主要的病因。

【诊断步骤】

(一)病史采集要点

1. 起病情况　PU病史常漫长,反复发作,注意发作的相关因素,如饮食、季节、情绪、劳累等的关系;注意询问饮食情况、体重变化和大便的颜色等,以资了解是否存在并发症。

2. 主要临床表现　PU的临床表现轻重不一,少数患者无症状,而以并发症如出血、穿孔等作为首发症状,尤其老年人多见,但绝大多数患者主要表现为中上腹的疼痛。

GU疼痛多位于中上腹偏左处,DU多位于中上腹偏右处或脐上方,后壁溃疡疼痛常放射致背部。疼痛常表现为隐痛、刺痛、饥饿样痛和烧灼样痛等,一般疼痛程度不重可耐受。具有以下几个特点:①慢性,PU的疼痛呈慢性过程,短的数月,长者数十年;②周期性发作,尤其DU多见,疼痛可持续数天,继而较长时间的缓解,整个病程以疼痛-缓解交替,疼痛发作多见于秋末和初春,夏季发作较少;③节律性疼痛,PU疼痛与饮食具有明显的相关性,DU多于饥饿时出现,进食或服用制酸药后缓解,部分患者表现为夜间疼痛;GU多于餐后1小时内出现,持续1~2小时后缓解,进食后再次出现。

3. 次要临床表现　常见的反酸、嗳气、恶心、呕吐、烧心等症状,但这些症状缺乏特异性,常见于其他胃肠疾病。

4. 既往病史　注意了解既往检查结果,用药情况,有无根除Hp及其使用的方案和疗程,有无呕血或黑便史,有无心脏病史,有无NSAID使用。

(二)胃镜检查及胃黏膜活检

是确诊消化性溃疡的首选检查方法,对胃溃疡应常规取黏膜进行病理组织学检查以排除胃癌。

(三)X线钡餐检查

适合于胃镜检查有禁忌或不愿接受胃镜检查的患者。

(四)Hp检测

为PU常规检查项目,检测方法包括侵入性和非侵入性两大类。侵入性方法需进行内镜检查取得胃黏膜,主要包括快速尿素酶试验、组织学和 Hp 培养;非侵入性方法主要有 ^{13}C 或 ^{14}C-尿素呼气试验、Hp 粪便抗原检测和血清学检查。临床上快速尿素酶试验是侵入性检查的首选方法,对于接受了根除治疗溃疡又复发者可进行 ^{13}C 或 ^{14}C-尿素呼气试验。

【诊断对策】

病史对于 PU 的诊断十分重要,根据本病的典型临床特点:慢性过程、周期性发作和节律性疼痛可以作出初步诊断,但确诊有赖于内镜和上消化道钡餐检查。内镜检查可以明确溃疡部位、大小、活动性和溃疡性质;上消化道钡餐检查发现的龛影是诊断依据,对溃疡的性质有时难以做出判断。因而,内镜检查对 PU 的诊断具有十分重要的意义。

【鉴别诊断要点】

1. 胃癌　PU 有时与恶性溃疡难以鉴别,应从病史、临床经过、内镜下的特点及 X 线钡餐特点等来综合分析。对于怀疑恶性溃疡者,应进行内镜下多处活检,阴性者短期内再次进行内镜下活检,或超声内镜等检查。对于多次内镜活检阴性临床又不能排除胃癌者应长期随访。临床上,对于胃溃疡患者积极内科治疗 1~2 个月后应复查内镜,了解溃疡愈合情况,并再次活检排除胃癌。

2. 功能性消化不良　功能性消化不良常表现为上腹痛、反酸、嗳气、恶心、呕吐、烧心等症状,部分患者表现与 PU 相似,内镜检查可以鉴别。

3. 慢性胆囊炎和胆石症　典型的慢性胆囊炎和胆石症不难与 PU 鉴别,对于不典型者可进行腹部 B 超检查和 MRCP 或 ERCP 检查。

4. 胃泌素瘤　临床上胃泌素瘤所致溃疡的特点是多发、溃疡部位不典型,常伴有腹泻和消瘦,胃液和胃酸明显增多,血清胃泌素水平明显升高。

【治疗方案】

(一) 治疗原则

本病治疗原则是抑酸治疗和根除 Hp 治疗,治疗目的是缓解症状、促进溃疡愈合、防止并发症和减少溃疡复发。

(二) 治疗计划

1. 一般治疗

(1)尽早明确诊断,进行必要的宣教,告诉患者相关知识,配合治疗。

(2) 生活上注意有规律饮食,避免刺激性饮食如咖啡、浓茶,戒烟、戒酒。注意劳逸结合,避免精神紧张和劳累。

(3) 注意合并药物的使用,慎用 NSAID 类药物。

2. 药物治疗

(1) 抑酸药　目前临床广泛使用的抑酸药主要分为两大类,一类是 H_2-受体拮抗剂,一类是质子泵抑制剂。

①H_2-受体拮抗剂　通过选择性竞争结合壁细胞上的 H_2-受体,使胃酸分泌减少。常用的药物有西咪替丁、雷尼替丁和法莫替丁等。西咪替丁治疗 PU 的剂量为 400 mg bid,雷尼替丁为 150 mg bid,法莫替丁为 20 mg bid,疗程为 DU 4~6 周,GU 为 6~8 周。

②质子泵抑制剂　质子泵抑制剂(PPI)通过抑制胃酸分泌的最后一个环节壁细胞膜内质子泵(H^+-K^+-ATP 酶)而降低胃酸分泌,因而作用强大,在常规剂量下可抑制 90% 以上的胃酸分泌(24 小时),可快速改善症状,治愈溃疡。现临床上有多种 PPI 如奥镁拉唑、雷贝拉唑、唉索美拉唑等可供选择,使用最广泛的为奥镁拉唑,其治疗 PU 的常规剂量为 20 mg qd,DU 疗程 2 周,GU 4 周;雷贝拉唑、唉索美拉唑治疗溃疡的剂量分别为 10 mg、20 mg,疗程同上。PPI 治疗的溃疡愈合率≥90%。长期使用 PPI 其安全性值得关注,但目前近 20 年使用的经验未见严重不良反应。

(2) 胃黏膜保护药

①硫糖铝　是氢氧化铝与硫酸化二糖的化合物,可附着于黏膜表面阻止胃酸和胃蛋白酶的侵袭。常用液体制剂,于餐前 1 小时口服,疗程 4~6 周,副作用较轻,常见的有便秘、口干等。

②胶体铋　对胃黏膜有保护作用,同时有杀 Hp 作用,治疗剂量为 120 mg qid 或 240 mg bid,疗程 4 周,PU 的愈合率约为 70%~90%。

③前列腺素衍生物　如米索前列醇具有抑制胃酸分泌、促进黏液分泌和增加黏膜的血流量的作用,但因其常引起腹泻,临床少用于治疗 PU。

3. Hp 根除治疗　对于 Hp 相关性 PU,无论溃疡是活动期还是静止期,都应当根除 Hp,Hp 根除方案见第十章。在选择根除方案时要注意本地区抗生素的耐药情况,选择敏感有效抗生素对提高根除率有重要作用。

4. NSAID 相关性溃疡的治疗及预防　原则是如能停用 NSAID 则及时停用,需继续使用者则宜选择副作用低的 NSAID,降低剂量和疗程;如需长期使用,则宜选择特异性 COX-2 抑制剂,如 Celecoxib(塞来昔布)、Rofecoxib(罗非昔布)等。前已述，Hp 是重要的 PU 病因，与 NSAID 一样是独立的致溃疡因素，因此，如 NSAID 相关性溃疡伴 Hp 感染则必须根除 Hp。NSAID 相关性溃疡的治疗临床多使用 PPI，剂量 20～40 mg/d，2～4 周。

NSAID 相关性溃疡的预防甚为重要，导致 NSAID 相关性溃疡的主要高危因素有年龄（＞65 岁）、严重的系统性疾病、合用抗凝药、阿司匹林与 NSAID 同时使用、Hp 感染和溃疡病史。对于要接受 NSAID 治疗的患者首先应当评估风险，然后再选择合适的 NSAID，高危人群使用非 COX-2 抑制剂时应当预防用药，最有效的药物是 PPI，其次是米索前列醇。

5. 并发症的处理

（1）大量出血　治疗见第二章第一节。

（2）急性穿孔　后果严重，除引起化学性腹膜炎，常继发细菌感染，应急诊手术；对于慢性穿透也应采取手术治疗。

（3）幽门梗阻　禁食，放置胃管进行引流，同时注意静脉补充水、电解质和营养，静脉给予 PPI，积极观察、治疗一周。如梗阻仍未解除，则提示梗阻多系器质性，需考虑外科治疗。

【病程观察与处理】

在病程过程中出现：①大出血，积极内科治疗无效仍出血；②急性穿孔或慢性穿透；③器质性幽门梗阻；④病理活检提示溃疡癌变等均需外科手术处理。

【预后】

随着 Hp 根除的开展及大量有效药物的临床运用，PU 预后显著改善，不仅复发率大为下降，而且并发症的发生率亦显著下降，PU 成为可治愈的疾病。

（曾志荣）

第四节　卓-艾综合征

1955 年由 Zollinger 和 Ellison 首先描述本病，故命名为卓-艾（Zollinger-Ellison）综合征。卓-艾综合征即为胃泌素瘤，是一种常发生于胰腺和十二指肠分泌胃泌素的肿瘤,肿瘤也可发生于胃、脾门、肠系膜等处,但绝大多数发生于"胃泌素瘤三角区",即上方为胆囊管和胆总管,下方为十二指肠的第二、三部,中间为胰腺的颈体部。胃泌素瘤确切的发病率不清楚,据美国资料估计,发患者数约占消化性溃疡患者的 0.1‰~1‰。60%以上胃泌素瘤系恶性肿瘤,约 20%~25%的胃泌素瘤可表现为多发性内分泌肿瘤Ⅰ型(MEN-1)。

【病因及发病机制】

生理情况下胃泌素系由胃窦部的胃泌素细胞(gastrin,G 细胞)分泌,食物刺激 G 细胞分泌胃泌素,而胃泌素刺激壁细胞分泌胃酸,参与食物的消化。当胰腺或其他部位发生胃泌素瘤时,肿瘤大量释放胃泌素,出现高胃泌素血症和高胃酸分泌,继而出现临床所见的多发性、不典型部位、难治性消化性溃疡和腹泻。

【诊断步骤】

(一)病史采集要点

1. 胃泌素瘤虽多为恶性,但肿瘤体积小,发展慢,肿瘤本身甚少有症状,晚期可能有肿瘤转移的表现。

2. 主要临床表现　主要为胃酸分泌增多的表现。最常见的表现为腹痛,常由消化性溃疡引起。与典型的消化性溃疡相比,本病的溃疡症状较重,持续时间长,对常规抗溃疡治疗效果差;内镜下常见不典型部位的溃疡如食管下段、球后溃疡、空肠溃疡等;溃疡并发症发生率高。腹泻是另一重要表现,表现为水样泻或脂肪泻,甚至出现水、电解质失衡。腹泻与大量胃酸刺激小肠蠕动、胃酸致脂肪酶失活和小肠绒毛损伤有关。原发病早期无明显体征,晚期可见转移灶的一些体征。

(二)实验室检查

对于可疑的患者可进行以下检查:

1. 胃液分析　有参考价值。计算基础胃酸分泌(BAO)、最大胃酸分泌(MAO),BAO 常>15 mmol/L,BAO/MAO>60%;夜间 12 小时胃液>1 000 ml(正常人群<100 ml/12 小时)。

2. 血清胃泌素测定　几乎所有患者血清胃泌素明显升高,当空腹血清胃泌素>1 000 pg/ml,同时有相应的临床表现和胃酸分泌增加,可以作出诊断。

3. 激发试验,对于临床可疑、血清胃泌素轻度升高的患者可进行促胰泌素刺激试验、钙输注试验和标准试餐试验来明确。各种疾病的鉴别见表 3-1。

表 3-1　激发试验（血清胃泌素浓度）

疾病	钙输注试验	促胰泌素刺激试验	标准试餐试验
胃泌素瘤	>400 pg/ml	>200 pg/ml	升高，<50%
胃窦 G 细胞高功能	可能>400 pg/ml	轻度升高或无变化	升高，>200%
十二指肠溃疡	极少升高	升高，但<200 pg/ml	轻度升高

4. 肿瘤定位检查　对于临床诊断胃泌素瘤的患者需明确部位，可进行腹部 B 超、CT 或 MRI 等无创检查，仍不能确诊则可进行超声内镜、血管造影或外科手术。各种影像学诊断胃泌素瘤的敏感性见表 3-2。

表 3-2　影像学诊断胃泌素瘤的敏感性

检查	敏感性(%)	
	原发胃泌素瘤	转移胃泌素瘤
腹部 B 超	21~28	14
CT	35~59	35~72
选择性血管造影	35~68	33~86
MRI	30~60	71
超声内镜	80~100	N/A

【诊断方案】

(一)诊断要点

对于内镜下见多发、不典型部位的溃疡如食管下段、球后溃疡、空肠溃疡等，常规抗溃疡治疗效果差；多次发生出血、穿孔、梗阻等并发症；同时伴有不明原因腹泻的患者，临床上应高度考虑胃泌素瘤，进行血清胃泌素测定等上述有关检查(表 3-3)。

表 3-3　出现以下情况应进行血清胃泌素测定

多发性溃疡

不典型部位溃疡

溃疡并严重食管炎

常规治疗无效的溃疡且复发

续表

等待手术治疗的溃疡患者
有明显消化性溃疡家族史的患者
术后溃疡复发的患者
基础胃酸分泌高的患者
不可解释的腹泻或脂肪泻的患者
高钙血症患者
有胰岛、垂体、副甲状腺肿瘤家族史者
胃、十二指肠黏膜皱襞肥厚者

（二）鉴别诊断要点

需与胃泌素瘤鉴别的主要是高胃泌素血症，引起高胃泌素血症的常见原因见表3-4。

表3-4 高胃泌素血症的鉴别诊断

胃酸分泌减少或胃酸缺乏伴或不伴恶性贫血
G细胞增生
肾功能不全
小肠大部分切除
胃输出襻梗阻
其他（如类风湿关节炎、糖尿病等）

【治疗方案】

对本病的治疗包括高胃酸状态和肿瘤本身的治疗。

1. 抑酸药物的治疗　随着PPI的使用，以前全胃切除来减少胃酸的方法已废弃，但PPI剂量要大，明显高于典型消化性溃疡治疗的剂量，目前推荐开始使用奥美拉唑的剂量为60 mg/d（表3-5），一般患者BAO控制在10 mmol/L。生长抑素也有效，然而长期使用可能引起胆石症。

表 3-5　抑酸药使用的平均剂量

药物	平均剂量 g/d(范围)
H_2-受体拮抗剂	
西咪替丁	3.6(1.2～12.6)
雷尼替丁	1.2(0.45～6)
法莫替丁	0.25(0.05～0.8)
PPI	
奥镁拉唑	60 mg/d
兰索拉唑	60～90 mg/d

2. 肿瘤治疗　外科手术切除肿瘤是治疗本病最好的方法,不能切除者可进行药物化疗。

【预后】

胃泌素瘤生长缓慢,患者可存活多年,切除肿瘤可治愈,死亡的原因多为肿瘤转移和严重的水电解质紊乱和消化性溃疡的有关并发症。

（曾志荣）

第五节　胃良性肿瘤

胃良性肿瘤的发病率约占胃肿瘤的3%～5%,从来源上可分为两大类,一类是上皮性肿瘤,如腺瘤、乳头状瘤;一类是非上皮性肿瘤(间质性肿瘤),如平滑肌瘤、脂肪瘤、神经源性肿瘤、纤维瘤等。

【胃肠道间质瘤】

胃肠道间质瘤(gastrointestinal stromal tumors,GISTs)以前被认为是平滑肌瘤和平滑肌肉瘤,关于它们的组织起源、诊断标准、预后和命名都存在争议。

GISTs通常由梭形细胞组成,起初被认为是平滑肌起源,但是进一步检测显示平滑肌或神经分化的证据很少。惟一一致的免疫组化标记是弹性蛋白，一种原始细胞丝状蛋白，它不在消化道成熟平滑肌细胞中出现，而在内皮细胞和成纤维细胞中出现。一些病理学家基于肿瘤细胞的形态学把GISTs分成四类：①向平滑肌细胞分化的肿瘤；②向神经细胞分化的肿瘤；③介于平滑肌细胞和神经细胞的肿瘤；④未向平滑肌和神经细胞方向分化的肿瘤。

超过2/3 GISTs发生于胃。Yamada等在286例手术后胃标本中发现胃肠道间质瘤发生率为16%，大多数的直径小于5 mm，并且多局限于胃的上半部。

组织学上，间质瘤表现为梭形细胞瘤或上皮细胞样瘤。根据这些肿瘤细胞的分化趋势，可将间质瘤分为三类：良性、低度恶性和高度恶性。判断间质瘤恶性趋势的高危险因素有肿瘤直径大于5 cm、每50个高倍镜下见超过5个有丝分裂、肿瘤坏死、核多型性、细胞质密集、肿瘤侵犯黏膜固有层或血管、上皮细胞中存在泡状结构等。存在两个高危因素提示高度恶性间质瘤，仅有一个明确的高危险因素提示低度恶性间质瘤，良性间质瘤没有高危险因素。值得注意的是有研究显示，良性的间质细胞瘤手术切除后数年也出现了病变的转移。恶性间质瘤可以转移到肝脏、腹膜和肺。

内镜下，胃肠道间质瘤常常表现为中央凹陷或溃疡，部分呈哑铃状。内镜下组织活检通常为正常黏膜组织；超声内镜(EUS)多显示肿瘤起源于固有肌层，同时可了解肿瘤的大小、边缘是否规则、病灶的回声及液化等，但EUS不能准确预测肿瘤系恶性抑或良性。深组织活检和细针抽吸组织对诊断间质瘤的良恶性的价值有限。

当胃肠道间质瘤患者出现了症状，肿瘤直径超过3 cm，有可疑的EUS征象，或者在连续EUS检查中肿瘤逐渐增大，常推荐外科手术切除病灶。对于EUS显示肿瘤直径小于3 cm、黏膜下病变且无临床症状的患者，目前尚无理想的治疗方案，因为这些小病变可能从来不会出现明显的临床症状，有人认为对这部分患者进行EUS随访可能更合适。

【脂肪瘤】

胃脂肪瘤约占胃肠道脂肪瘤的5%，是成熟脂肪细胞良性生长，没有任何不典型细胞，且通常局限在黏膜下层。临床上在内镜检查时偶然发现，绝大多数在胃窦。少数患者有症状，表现为上腹疼痛、出血或梗阻。内镜下特征性的表现是"垫子征象"，所谓"垫子征象"是因为活检钳下的病变感觉就像个枕头，活检钳可以很容易的分离脂肪瘤上面的黏膜组织。传统活检取材对病变的价值有限。EUS对诊断有价值,典型的表现是局限于黏膜下层的高回声团块影。有症状的患者或肿瘤明显增大者可行手术治疗。

【胃息肉】

增生性息肉多见,占胃息肉的74%~79%。增生性息肉由增生的表面上皮成分组成,没有细胞异型性的证据。这些病变通常体积小(<15 mm),甚少引起症状,癌变罕见。

腺瘤性息肉相对较少见,占胃息肉的10%~20%,但病理学重要。腺瘤性息肉0.5~5 cm。约10%腺瘤可以发展成为腺癌,这与肿瘤的大小有关,2 cm以下的腺瘤较少发展为腺癌。尽管如此,鉴于腺瘤性息肉癌变的危险性,多行内镜下切除,对未切除的患者需要定期内镜检查。

胃底腺息肉最常见于胃底,息肉小(<10 mm),数量多(10~100个),由扩张和扭曲的胃底腺组成。部分患者有上腹部不适,总体上胃底腺息肉的临床意义不大。

(曾志荣)

第六节　胃恶性肿瘤

一、胃癌

胃癌是世界上的第二常见肿瘤,患病率仅次于肺癌。胃癌的发病率存在着明显的地区差异。日本、智利等地区为胃癌的高发区,澳大利亚、新西兰等地区为低发区。我国西北地区,如青海、甘肃、宁夏等地区为高发地区,中南和西南如广东、广西等地区为低发区。近几十年来,发达国家(如美国)胃癌的发病率明显下降,但近端胃癌的发病有所增加,我国胃癌发病也呈逐年下降的趋势。这种现象不能用简单的原因解释,提示可能与胃癌发生有关的某些环境因素发生变化导致了这一现象,进一步研究这一现象对控制其他器官肿瘤的发生有着深远的意义。

【病因和发病机制】

胃癌的发生是一个多因素共同作用的结果。众多的流行病研究提示下面一些因素是胃癌的病因。

1. 饮食因素　胃癌的发生呈现明显地域性,对高发区和低发区的饮食差别进行了广泛研究,结果发现,进食碳水化合物含量丰富食物的人群胃癌发生的危险性增加,这些食物有蚕豆、马铃薯和发酵煎饼,高碳水化合物饮食经常伴高盐、霉菌污染的谷物摄入增加,而新鲜水果和蔬菜摄入减少。在日本,咸鱼、酱油和酸菜与胃癌发生相关,咸鱼和酸菜的摄入伴有高盐饮食,新鲜蔬菜、水果的摄入量减少。因此,有关饮食与胃癌的研究甚为复杂,没有任何一个饮食因素能解释胃癌发病的所有差异。一些食物可以产生抗肿瘤的效应,如食用洋葱、大蒜和韭菜可以对人体产生保护作用。饮用硝酸盐浓度较高的井水人群萎缩性胃炎和肠化生发病率较高,硝酸盐也能通过肉、鱼和蔬菜进入食物,硝酸盐是一个重要的胃癌危险饮食因素。

2. 香烟、酒精　香烟和酒精的使用增加胃癌的风险性,但美国20世纪吸烟人群显著增加,胃癌的发病率却显著下降。近年认为吸烟与食管和胃贲门癌增加有关。

3. Hp感染　Hp感染是慢性胃炎最重要的原因,已有多项前瞻性流行病学研究证实Hp感染增加胃癌发病的危险性。一项国际多中心研究(11个欧洲国家、美国和日本)发现,Hp阳性者的胃癌发生危险性是Hp阴性人群的6倍,多项病例对照研究也得到相似的结果。但同时也发现,在一些Hp高感染地区,胃癌发病率相当低。

4. 胃癌的基因机制　癌来自于积累的基因突变,这些基因调控着正常细胞的增生和其他的细胞活动。因此,在这个层面讲,所有的癌都是基因疾病。胃癌与染色体畸变和其他基因缺失相关,ras原癌基因的突变在胃癌中出现相当频繁,ERBB2蛋白在胃癌表达增加,P53蛋白在胃癌也有高表达。

【诊断步骤】

(一)病史采集要点

1. 起病情况　大多数早期胃癌无症状,病变发展到一定阶段后才有一些上腹不适、反酸、嗳气等症状,这些症状无特异性,易被忽视。对于40岁以后出现上述症状者,应详细询问病史,以确定是否需进行相关检查。

2. 主要临床表现　随着疾病发展到进展期胃癌,可表现为厌食、上腹部疼痛、早饱、腹胀、餐后不适、吞咽困难、出血和体重下降。

3. 既往病史　了解以往的胃病史,如萎缩性胃炎、胃溃疡、胃息肉等病史。

(二)体格检查

早期胃癌无任何体征,进展期胃癌可有上腹压痛,约 1/3 患者上腹可扪及实性包块,如触及肿大的质坚的肝脏、黄疸、腹水、左锁骨上淋巴结、左腋窝淋巴结都提示肿瘤转移。

(三)检查项目

1. 内镜检查　是诊断胃癌最重要的方法。按照日本上消化道内镜分类法,早期胃癌的内镜表现有三种形式:Ⅰ型是隆起型,Ⅱ型是平坦型,Ⅲ型是凹陷型。基于病变隆起或凹陷的程度,Ⅱ型病变可以再被细分。日本的资料提示内镜对早期胃癌诊断的准确性可达到 90%,如果重复活检则可以增加到 96%。尽管如此,早期诊断胃癌对内镜医生是一个挑战,因为早期胃癌在视觉上是一个微小的病灶,对于小于 5 mm 的病变诊断困难,对平坦病变尤其困难。日本研究者使用染色技术(刚果亚甲红蓝)一定程度上提高了内镜诊断的准确性,胃酸分泌的区域染为蓝色或黑色,肠化的区域为蓝色,肿瘤的地方 2~5 分钟后褪色。使用这种技术,对病变的识别有了很显著的改善,进而可以直接对其进行活检。

内镜对进展期胃癌诊断准确性高。大体形态目前仍采用 Borrmann 提出的分类方法。Ⅰ型(息肉型):肿瘤呈结节状,向胃腔内生长,肿瘤边界清楚;Ⅱ型(溃疡型):溃疡边缘隆起,形成堤状,边界较清楚;Ⅲ型(溃疡浸润型):肿瘤向周围浸润,与正常胃黏膜无清晰的界线;Ⅳ型(弥漫浸润型):肿瘤组织发生于黏膜下,向胃壁内浸润扩散,伴纤维组织增生,使胃壁增厚、变硬,也称为"皮革胃"。

2. 超声内镜　对于通过胃镜下组织活检仍难于诊断,可进行超声内镜检查,同时超声内镜对肿瘤转移、肿瘤的分期有帮助。

3. X 线钡剂检查　早期胃癌的 X 线诊断非常困难,对鉴别良、恶性病灶存在争议。进展期胃癌 X 线表现包括黏膜充盈缺损、息肉样团块等,以内镜作为诊断标准,79% 的进展期胃癌能被放射学正确地诊断。

【诊断方案】

1. 诊断要点　关键在于早发现、早检查、早诊断,临床上对中年(40 岁)以上初次出现消化不良表现的患者,或出现报警症状,如食欲下降、消瘦、贫血、黑便者需及时进行内镜等检查。

2. 鉴别诊断要点　主要是上腹(胃)包块的鉴别,需鉴别的疾病包括间质细胞瘤、淋巴瘤、类癌、腺瘤性息肉、增生性息肉、肥厚性胃炎和转移癌。最常见转移到胃的肿瘤有肺癌、乳腺癌和黑色素瘤。超声内镜对鉴别胃包块来源及性质有帮助。

【治疗方案】

（一）外科治疗

外科手术是胃癌惟一根治方法。但是，大多临床诊断的胃癌为不可治愈的进展期胃癌，手术后存活期超过 5 年的仅有 5%～15%，存活时间与胃癌诊断时的分期密切相关。因此，早诊断、早治疗最重要。

（二）内科治疗

1. 胃癌的内镜治疗　内镜治疗适合于早期胃癌和进展期胃癌姑息治疗的患者。内镜激光治疗对进展期、不可切除病变的出血和梗阻症状治疗有效。早期胃癌可行内镜下黏膜切除术（EMR），EMR 可以完全清除病变，一般直径小于 2 cm 的黏膜肿瘤可以进行内镜下的切除。

2. 化学疗法　转移性胃癌患者可进行姑息性化疗。目前最有代表性的药物有 5-氟尿嘧啶（5-FU），丝裂霉素 C 和阿霉素，在 II 期试验中有 25%～30% 的应答率；顺铂和三嗪苯酸胺有 14%～22% 的应答率。5-FU、丝裂霉素 C 和阿霉素（FAM）的联合是最常用的方案。另一种方案为 5-FU、阿霉素和顺铂的组合，II 期试验显示有高达 50% 的完全应答。

手术后辅助化疗对提高生存率有一定帮助，有研究用 5-FU 加司莫司汀进行了术后辅助化疗，结果提高 2 年生存率。

二、胃淋巴瘤

原发性胃淋巴瘤约占胃恶性肿瘤的 5%，仅次于胃腺癌。胃肠道是淋巴瘤最常发生的结外器官，大多数发生在胃和小肠。

胃淋巴瘤最常见的两种类型为弥漫性大 B 细胞淋巴瘤和低分化的 B 细胞黏膜相关淋巴样组织淋巴瘤，原发性胃霍奇金淋巴瘤罕见。

胃淋巴瘤的临床症状包括腹部不适、恶心、呕吐、厌食、体重减轻和上消化道出血。内镜或钡餐检查对胃淋巴瘤与胃腺癌鉴别有时较困难。

手术是胃淋巴瘤重要的治疗手段，可减少肿瘤负荷和化疗过程中胃出血或穿孔等并发症的发生，多主张全胃切除。然而手术切除不能防止胃淋巴瘤远处复发，因此术后应辅予放疗、化疗以提高存活率。

胃淋巴瘤预后差，5 年生存率相当低。

三、黏膜相关淋巴样组织淋巴瘤

黏膜相关淋巴样组织淋巴瘤(mucosa-associated lymphoid tissue lymphoma,MALT)是结外最常见的一型低度恶性淋巴瘤,占非霍奇金淋巴瘤(NHL)的7%~8%,好发于60岁以上老年人,男女比例为1∶1.06,主要发生在胃肠道,其他具有黏膜组织或腺上皮的部位如肺、甲状腺、眼眶、皮肤、乳房等部位也可发生,其中胃MALT淋巴瘤约占2/3。

许多流行病学证据提示Hp感染和MALT淋巴瘤密切相关。90%胃MALT淋巴瘤患者检出Hp感染,远远高于普通人群Hp的感染率;此外,在Hp感染高流行区,胃MALT淋巴瘤发生率亦明显增高;根除Hp后可使部分胃MALT淋巴瘤完全消退。虽然MALT淋巴瘤与Hp感染有关,但是由于大多数Hp相关性胃炎并没有发生淋巴瘤,而有些病例始终未发现Hp感染,因此特殊的环境因素和微生物因素如HCV、HIV感染,以及宿主的遗传基因等也在MALT淋巴瘤的发生、发展中起重要的作用。

MALT淋巴瘤病理特点可归纳为:局限化、惰性生长和"归巢"等。组织学特点表现为:瘤细胞类似淋巴滤泡中心细胞,称为中心细胞样淋巴细胞(CCL),呈B细胞性质,主要分布于黏膜层,在淋巴滤泡的边缘区弥漫增殖。免疫表型为肿瘤细胞表达B细胞相关抗原CD19、CD20、CD79a阳性,CD5、CD10阴性,sIgM阳性,sIgD阴性,有轻度的轻链限制性重排。约20%~30%的MALT淋巴瘤患者常见t(11;18)(q21;q21)染色体畸变,3%~10%可检测到t(1;14)(p22;q32)。

临床症状常表现为上腹部不适、上腹痛、腹胀、食欲减退、体重下降和上消化道出血等症状,这些临床表现类似于胃癌。MALT淋巴瘤属低侵袭性,病情发展缓慢,长期局限而不扩散者约占60%~70%,也可同时或先后累及多个黏膜相关部位,但很少侵犯骨髓,淋巴结转移发生率约30%。胃镜下见MALT淋巴瘤大多位于胃窦或胃体,其次为胃底,可见单个或多个浅表性溃疡,部分呈息肉状、结节状改变。多灶性、多形性及弥漫性病变是其特征,与胃癌、巨大肥厚性胃炎、增生性胃炎以及良性溃疡难以鉴别。为早期诊断、早期治疗和预防病变进一步发展,反复的内镜检查和活检甚为重要。

治疗上以根除Hp治疗为首选方案,从临床经过来看,MALT淋巴瘤短时间迅速发展的可能性较小,淋巴结转移发生率低,肿瘤仅限于黏膜或黏膜下层而无淋巴结转移,因此,根除Hp治疗是可行的。根除治疗后淋巴瘤消退程度和Hp细菌量有一定关系,完全消退的一般细菌量多,对治疗无反应的病例胃黏膜常无细菌或细菌量少。根除后再感染 Hp,可引起 MALT 淋巴瘤再发,因此,定期随访、重复内镜检查及活检是必要的。

对 Hp 根除治疗后病变没有消退的病例,目前尚无统一的治疗方案,可选择手术、化疗、放疗等方法治疗。手术治疗的优点是治愈率高,术后明确病理和病期诊断,有助于指导术后治疗。Ⅱ1 期以下的患者,即病变局限于胃的淋巴瘤或只有胃内局部转移者,以手术治疗为主,5 年生存率超过 80%,预后相对比胃癌好。MALT 淋巴瘤对化疗敏感,对于不能手术切除的Ⅱ2 期以上的患者,化疗为首选方案。对于术后诊断有淋巴结转移或有其他器官浸润者可采取放疗或化疗。

尽管不同疗法的存活率有所不同,但 MALT 淋巴瘤的总体存活率都非常高。MALT 淋巴瘤 5 年存活率大约为 90%,而胃弥漫大 B 型淋巴瘤为 65%,不管有无合并 MALT 淋巴瘤,弥漫大 B 型淋巴瘤预后比单纯 MALT 淋巴瘤差。

(曾志荣)

第七节 十二指肠壅积症

十二指肠壅积症(duodenal stasis)是一种临床综合征,指的是各种原因引起的十二指肠阻塞,导致阻塞部位近端十二指肠扩张、食糜壅积。

【病因及发病机制】

本病原因甚多,各种原因导致十二指肠排空不畅都可导致食糜壅积,临床上以肠系膜上动脉压迫十二指肠多见(>50%),称为肠系膜上动脉综合征。其他原因见表 3-6。十二指肠横段位于腹膜后,其位置介于腹主动脉与肠系膜根部血管神经束之间,两者之间的角度太小即可使十二指肠受压。

表 3-6 其他常见原因

分类	疾病
先天性	十二指肠发育不良
	十二指肠变异
	十二指肠先天性狭窄

续表

分类	疾病
	十二指肠倒位
	先天性腹膜束带压迫
	环状胰腺
	肝胰壶腹位置异常
炎症性	十二指肠远端或空肠克罗恩病
	十二指肠远端或空肠憩室炎
手术后	胆囊和胃手术后粘连牵拉
	胃空肠吻合术后粘连
肿瘤性	十二指肠良、恶性肿瘤
	十二指肠转移癌
	腹膜后肿瘤(肾癌、胰腺癌等)的压迫

【临床表现】

按病程十二指肠壅积症可分急性和慢性十二指肠梗阻,急性梗阻常与牵引等有关,表现为急性胃扩张。慢性梗阻临床多见,表现为餐后上腹胀痛,俯卧位或膝胸位可减轻,伴恶心、呕吐,呕吐物中含胆汁;长期反复发作可致营养不良、体重下降。

【诊断与鉴别诊断】

本病诊断依赖于典型的临床表现结合 X 线钡餐的典型表现可以作出诊断,X 线钡餐的典型表现有刀切征(钡剂于十二指肠水平部突然中断)、钟摆征(十二指肠阻塞肠段的近段的顺向蠕动与逆向蠕动),钡剂于俯卧位顺利通过,逆向蠕动消失。然导致上述现象的潜在疾病必须进一步明确,可行选择性肠系膜上动脉造影、腹部 B 超、CT 等检查。需与本病鉴别的疾病有功能性消化不良、肠道蛔虫症(蛔虫成团阻塞)。

【治疗方案】

在改善症状的同时,积极治疗原发病。对于急性阻塞者,治疗急性胃扩张,采取禁食、胃肠减压和营养支持治疗;对于慢性患者,无明显症状无须干预,有症状者多采取内科保守治疗,给予少食多餐,餐后膝胸位半小时,同时锻炼腹肌。内科治疗无效者可考虑外科手术(如十二指肠空肠吻合术等)。

(曾志荣)

第八节 功能性胃十二指肠疾病

罗马Ⅲ功能性胃肠病共识意见把功能性胃十二指肠疾病分为功能性消化不良、嗳气症、功能性恶心和呕吐和反刍综合征。功能性消化不良(functional dyspepsia,FD)指患者存在来源于胃十二指肠区域的慢性症状,且排除可以解释这种症状的器质性、全身性和代谢性疾病。临床上分为餐后不适综合征和上腹痛综合征两种。嗳气症包括吞气症和非特异性多发嗳气。功能性恶心与呕吐包括特发性恶心、功能性呕吐和周期性呕吐。反刍综合征是指反复将刚进入胃的食物反入口腔中,并再次咀嚼吞咽或吐出。目前的分类仍有待进一步的研究和完善,但其对临床实践、流行病学、病理生理学的研究以及临床治疗、药物研发具有一定的价值。

一、功能性消化不良

消化不良(dyspepsia)是指一组表现为上腹部疼痛或烧灼感、餐后饱胀感和早饱感的症候群,可伴食欲不振、嗳气、恶心或呕吐等。功能性消化不良(functional dyspepsia,FD)患者血生化学及内镜等检查无异常发现,其临床表现难以用器质性疾病解释。我国广东城镇居民的问卷调查显示消化不良的患病率为18.9%,美国社区居民的患病率为25%,女性患病率高于男性,患病率随年龄增长而升高。

【病因及发病机制】

FD的发病机制尚未完全阐明,可能与下列因素有关。

1. 胃十二指肠运动功能障碍　FD患者近端胃适应性舒张功能受损,顺应性下降,致使餐后胃内食物分布异常,引起餐后饱胀、早饱等。FD患者还存在移行性复合运动(MMC)Ⅲ期出现次数减少、Ⅱ期动力减弱及胃十二指肠反流等。研究表明,运动功能障碍是FD的主要发病基础,约有40%的FD患者存在胃排空延缓,可能与胃电节律紊乱有关。

2. 内脏高敏感性　FD 患者对胃扩张刺激产生不适感的严重程度明显高于健康对照者,表明 FD 患者存在内脏高敏感。内脏高敏感可解释患者餐后出现的上腹饱胀或疼痛、早饱、体重下降等消化不良症状。

3. 胃酸分泌　虽然 FD 患者基础胃酸分泌在正常范围,但刺激引起的酸分泌增加,临床上患者的酸相关症状如空腹时上腹部不适或疼痛、进食后减轻,以及抑酸治疗有效均提示其症状与胃酸的关系。

4. 幽门螺杆菌感染　对幽门螺杆菌感染是否为 FD 的发病因素尚存在争议,国内学者的共识意见为 Hp 感染是慢性活动性胃炎的主要病因,有消化不良症状的 Hp 感染者可归属 FD 的范畴。

5. 精神心理因素　约半数以上 FD 患者存在精神心理障碍,FD 症状的严重程度与抑郁、焦虑及恐惧等有关,因此,精神心理社会因素是 FD 发病的重要因素之一。

【诊断步骤】

(一)对消化不良及相关症状的评估

对消化不良症状的评估可为是否进行相关检查及选择治疗方案提供重要的线索。罗马Ⅲ对消化不良的主要症状给予的定义如下:①餐后饱胀:食物长时间存留于胃内引起的不适感;②早饱感:指进食少许食物即感胃部饱满,不能继续进餐;③上腹痛:位于胸骨剑突下与脐水平以上、两侧锁骨中线之间区域的疼痛;④上腹烧灼感:局部的灼热感,与烧心不同。烧心是指胸骨后的烧灼样疼痛或不适,是胃食管反流病的特征性症状。

询问病史时需了解:①消化不良症状及其程度和频度;②症状的发生与进餐的关系,有无夜间出现症状,以及症状与体位、排便的关系;③进食量有无改变,有无体重下降及营养状况;④患者的进食行为、心理状态以及是否影响生活质量;⑤有无重叠症状,如烧心、反酸、腹泻或便秘等;⑥引起消化不良的可能病因,注意有无警报征象。

消化不良的警报征象包括消瘦、贫血、上腹包块、频繁呕吐、呕血或黑便、初发症状在 40 岁以上者、有肿瘤家族史等。对有报警征象者建议及时行相关检查。对有精神心理障碍者,也建议及时进行检查,明确排除器质性疾病对解释病情更为有利。

(二)相关检查

对初诊的消化不良患者应在详细采集病史和进行体格检查的基础上,有针对性地选择辅助检查。胃镜检查在我国已很普遍,建议将胃镜检查作为消化不良诊断的主要手段。其他辅助检查包括肝、肾功能及血糖等生化检查、腹部超声及消化系统肿瘤标志物,必要时行腹部 CT 扫描。对经验性治疗无效的 FD 患者可进行幽门螺杆菌检查。对怀疑胃肠外疾病引起的消化不良患者,还要选择相应的检查帮助病因诊断。

(三)胃功能检查

对症状严重或对常规治疗效果不明显的 FD 患者,可进行胃电图、胃排空试验、胃容纳功能及感知功能检查,对其动力与感知功能进行评估,指导调整治疗方案。上述检查也可用于对其他动力相关疾病所致的消化不良的评估,如糖尿病性消化不良。

(四)FD 的诊断标准

2006 年颁布的罗马Ⅲ功能性胃肠病诊断标准对 FD 的诊断标准进行了修订,尽管该标准在临床实践的实用性有待进一步验证,但我国学者普遍认可该诊断标准。

功能性消化不良诊断标准必须包括,诊断前症状出现至少 6 个月,近 3 个月符合以下诊断标准:

1. 以下 1 项或多项　①餐后饱胀;②早饱感;③上腹痛;④上腹烧灼感。
2. 无可以解释上述症状的器质性疾病的证据(包括胃镜检查)

餐后不适综合征的诊断标准必须包括以下 1 项或 2 项:

1. 发生在进食平常餐量后的餐后饱胀,每周发作数次。
2. 早饱感使其不能完成平常餐量的进食,每周发作数次。

支持诊断的条件有:

1. 上腹胀或餐后恶心或过度嗳气。
2. 可同时存在上腹痛综合征。

上腹痛综合征的诊断标准必须包括以下所有条件:

1. 至少中等程度的上腹部疼痛或烧灼感,每周至少 1 次。
2. 疼痛为间断性。
3. 不放散或不在腹部其他区域/胸部出现。
4. 排便或排气后不缓解。
5. 不符合胆囊或 Oddi 括约肌功能障碍的诊断标准。

支持诊断的条件有:

1. 疼痛可为烧灼样,但不向胸骨后传导。

2. 疼痛常因进餐诱发或缓解,但也可发生在空腹状态。

3. 可同时存在餐后不适综合征。

FD罗马Ⅲ分型:FD患者临床表现个体差异性大,根据FD患者的主要症状特点及其与症状相关的病理生理学机制以及症状的模式将FD分为2个亚型:餐后不适综合征(postprandual distress syndrome,PDS)和上腹痛综合征(epigastric pain syndrome,EPS)。临床上2个亚型常有重叠,有时可能难以区分;但通过分型对不同亚型的病理生理机制的理解对选择治疗将有一定帮助。在以研究为目的时应进行较严格的亚型分类(表3-7)。在FD的诊断中,还需注意其与胃食管反流病和肠易激综合征等其他功能性胃肠病的症状重叠。

【治疗方案】

治疗目的在于缓解症状,提高患者生活质量,去除诱因,恢复正常生理功能,预防复发。FD的治疗策略应是依据其可能存在的病理生理学异常进行整体调节,选择个体化的治疗方案。

(一)一般处理

帮助患者认识、理解病情,指导其改善生活方式、调整饮食结构和习惯、去除与症状相关的因素。在适当检查排除器质性疾病的基础上帮助患者认识FD是功能性疾病,消除患者的恐惧心理。同时使患者认识到FD症状可能会长期存在或反复出现,治疗的目的是减轻症状而不是彻底消除症状,提高患者应对症状的能力。适当的体育运动,对缓解患者的紧张情绪、提高睡眠质量有帮助。

(二)药物治疗

适用于40岁以下、无报警征象、无明显精神心理障碍的患者。与餐后不适综合征(PDS)可首选促动力剂或合用抑酸剂;与进餐非相关的消化不良/酸相关性消化不良(上腹痛综合征EPS)者可选用抑酸剂或合用促动力剂。经验治疗时间一般为2~4周。无效者,应行进一步检查,明确诊断后有针对性进行治疗。

1. 抗酸剂 抗酸剂如氢氧化铝、铝碳酸镁等可减轻症状,但疗效不及抑酸剂。铝碳酸镁除抗酸以外,还能吸附胆汁,对伴有胆汁反流患者可选用。

2. 抑酸剂 目前广泛应用于FD的治疗,适用于非进餐相关消化不良中以上腹痛、烧灼感为主要症状者。常用抑酸剂包括为H_2受体拮抗剂(H_2RA)和质子泵抑制剂(PPI)二大类。H_2RA可有效治疗FD,常用药物有西咪替丁、雷尼替丁及法莫替丁等。小剂量PPI能有效治疗FD,常用PPI制剂有奥美拉唑、兰索拉唑、潘托拉唑、雷贝拉唑和埃索美拉唑等。

3. 促动力剂 促动力剂可明显改善与进餐相关的上腹部症状,如上腹饱胀、早饱等。

(1)多巴胺受体拮抗剂 甲氧氯普胺具有较强的中枢镇吐作用,增强胃动力,因可导致锥体外系反应不宜长期、大剂量使用。多潘立酮为选择性外周多巴胺 D_2 受体拮抗剂,不透过血脑屏障,因此无锥体外系副作用。该药能增加胃窦和十二指肠动力,促进胃排空,明显改善消化不良患者上腹不适、早饱、腹胀等症状。长期服用个别患者可出现乳房胀痛或溢乳现象。多潘立酮用法为 10 mg,每日 3 次,餐前 30 分钟服用。

依托必利通过拮抗多巴胺 D_2 受体和抑制乙酰胆碱酯酶活性起作用,增强并协调胃肠运动,改善患者的临床症状。用法为 50 mg,每日 3 次,餐前 30 分钟服用。

(2)5-HT_4 受体激动剂 莫沙必利在我国和亚洲的使用资料表明其可显著改善 FD 患者早饱、腹胀、嗳气等症状。目前未见心脏严重不良反应的报道,但对 5-HT_4 受体激动剂的心血管副作用仍应引起重视。用法为 5 mg,每日 3 次。

(3)红霉素 具有胃动素样作用,静脉给药可促进胃排空,主要用于胃轻瘫的治疗,不推荐作为治疗 FD 的首选药物。

4. 助消化药 消化酶和微生态制剂可作为治疗消化不良的辅助用药。复方消化酶、益生菌制剂可改善与进餐相关的腹胀、食欲不振等症状。

5. 根除幽门螺杆菌治疗 根除幽门螺杆菌可使部分 FD 患者的症状得到长期改善,对合并幽门螺杆菌感染的 FD 患者,如应用抑酸、促动力剂治疗无效,建议向患者充分解释根除治疗的利弊、征得患者同意后给予根除幽门螺杆菌治疗。根除方案详见有关章节。

6. 精神心理治疗 荟萃分析表明抗焦虑、抑郁药对 FD 有一定疗效,对抑酸和促动力治疗无效、且伴有明显精神心理障碍的患者,可选择三环类抗抑郁药或 5-HT_4 再摄取抑制剂(SSRI)。

(三)其他治疗

包括认知疗法、行为治疗、催眠疗法等。据国外报道对症状顽固的功能性胃肠病疗效好,我国开展的医疗单位不多,有待进一步研究。

【注意事项】

由于引起消化不良症状的原因很多,包括恶性肿瘤等器质性疾病。因此临床拟诊 FD 后,应注意随访,观察临床疗效及患者症状转归。对症状顽固、治疗效果不佳、随访过程出现报警症状者,应及时做相应检查,以免延误对器质性疾病的诊断。

二、嗳气症

正常人在进食和饮水时会吞入一定量的气体,并于食管下括约肌松弛时从口中排出气体,因此嗳气是一种正常的生理现象,只有在嗳气量过多、影响生活质量、患者受到困扰时才称为疾病。罗马Ⅲ功能性胃肠病诊断标准将嗳气症分为吞气症和非特异性过度嗳气。

【诊断步骤和鉴别诊断】

罗马Ⅲ有关嗳气症的诊断标准是:症状出现至少6个月,近3个月满足以下标准:①每周至少发生数次反复嗳气;②可以客观地观察或检测到吞咽空气。

非特异性过度嗳气的诊断条件是:症状出现至少6个月,近3个月满足以下标准:①每周至少发生数次反复嗳气;②没有过度吞咽空气的证据。

罗马Ⅲ中的吞气症包括了"胃以上的嗳气"和"胃的嗳气"。有研究通过多通道腔内电阻抗监测气体在食管内的运动模式指出,嗳气只是一个症状,可由多种不同的机制引起,且嗳气是不自觉的动作,其动力模式与胃食管反流相似。

吞气症的诊断主要依靠完整的病史采集和对患者吞咽气体的观察。典型病例无需作进一步的检查。过度嗳气可以合并胃食管反流病,因此对诊断困难的患者可考虑行pH监测和经验性抑酸治疗。该病应与功能性消化不良中的嗳气相鉴别,功能性消化不良的嗳气与胃扩张的敏感性增加有关,患者试图通过嗳气来缓解上腹不适。消化不良通常合并嗳气,但对抑酸治疗无反应。尽管目前尚无吞气症和伴有嗳气的消化不良患者存在心理异常的心理学证据,治疗前筛选精神因素还是很必要的。通过病史和症状观察可鉴别嗳气与反刍。

【治疗方案】

目前尚无针对吞气症的药物。对患者症状做详细的解释可以消除患者对症状的担忧,减轻其思想负担。可建议患者改变饮食习惯,如避免进食甜食和嚼口香糖、缓慢进食、小口吞咽、避免饮用碳酸饮料等。尝试嗳气时做扩胸动作,有时嗳气可以停止。

三、恶心和呕吐症

恶心是一种主观症状,定义为在上腹部或咽喉部位体验到迫切想要呕吐的不快感。呕吐定义为有力的从口中排出胃或肠内容物,伴腹部和胸壁肌肉收缩。可以分为慢性特发性恶心、功能性呕吐和周期性呕吐综合征三种亚型。

【诊断步骤和鉴别诊断】

慢性特发性恶心的诊断必需包括以下所有条件:诊断前症状出现至少 6 个月,近 3 个月满足以下标准:①每周至少发生数次恶心;②不经常伴有呕吐;③胃镜检查无异常或不存在可以解释恶心的代谢性疾病。

功能性呕吐的诊断必须包括以下所有条件:诊断前症状出现至少 6 个月,近 3 个月满足以下标准:①呕吐平均每周发生 1 次或 1 次以上;②不存在进食障碍、反刍或主要精神疾病(依据 DSM-IV);③不存在自行诱导或长期应用大麻素,且不存在可以解释反复呕吐的中枢神经系统疾病或代谢性疾病。

周期性呕吐综合征的诊断必须包括以下所有条件:诊断前症状出现至少 6 个月,近 3 个月满足以下标准:①同样的呕吐症状反复急性发作,每次发作持续不超过 1 周;②在前 1 年有 3 次或多次间断发作;③在发作间期无恶心和呕吐。有偏头痛病史或家族史支持周期性呕吐综合征的诊断。

需与恶心和呕吐鉴别的疾病有很多。许多药物均可引起恶心和呕吐。有呕吐病史者需接受仔细临床评估以排除反刍和进食障碍。通常还需要排除肠梗阻、胃轻瘫和代谢性中枢性疾病(如脑干受损)引起的反复、无法解释的恶心和呕吐。上消化道内镜检查以及小肠 X 线和 CT 检查有助于排除胃、十二指肠和小肠的器质性病变,生化检查可排除电解质紊乱、高钙血症、甲状腺功能低下和 Addison 病。若上述检查均无异常发现,可行胃排空试验和胃肠测压。有研究显示有些不明原因的恶心和呕吐患者胃排空正常,胃电图可记录到异常波形,但胃电图临床上并不常用。

【治疗方案】

对于恶心和呕吐症,目前仍无确切有效的治疗手段。

1. **慢性特发性恶心的治疗** 目前尚无规范治疗方法,经验性抗恶心药物作用有限。常用的抗恶心药物,如氯丙嗪、二苯氢化物、异丙嗪等的疗效均未经系统研究,且副作用较大。5-羟色胺 3 受体拮抗剂昂丹司琼和阿洛司琼对功能性消化不良的疗效优于安慰剂,但尚未有在恶心患者中的研究。有报道指出小剂量的三环类抗抑郁药可能有效。

2. **功能性呕吐** 营养和精神支持治疗很重要。临床上常使用饮食和药物治疗,但两者的疗效尚未经研究证实。非随机对照研究提示三环类抗抑郁药可能有效,但仍需进一步研究。止吐药临床疗效有限。行为和心理治疗的疗效值得进一步研究。

3. 周期性呕吐综合征　周期性呕吐综合征患者在严重发作期间可能需要住院和监护。一些无对照研究显示经验性抗偏头痛治疗可能有效,尤其是对有偏头痛家族史者。还有一些无对照报道提示β受体阻滞剂、三环类抗抑郁药、赛庚定、酮咯酸氨丁三醇等药物也有效。

四、反刍综合征

反刍综合征是反复将刚进食的食物反入口腔中并再次咀嚼吞咽或吐出。这一症状是在婴儿很常见,但目前普遍认为所有年龄段和所有具有认知水平的不论男性或女性的成人均可罹患此症。但女性发病率高于男性。

【诊断步骤和鉴别诊断】

罗马Ⅲ有关反刍综合征诊断必须包括以下所有条件:诊断前症状出现至少6个月,近3个月满足以下标准:①持续或反复地将刚进食的食物反入口中,随后吐出或再咀嚼并吞咽;②反刍前无干呕。支持反刍综合征诊断的条件有:①反刍前一般无恶心;②反刍物只限于胃内容物;③反流物是可以辨认的食物,并且无难闻的气味。

目前对成人反刍综合征认识较少,常被误认为继发于胃轻瘫、胃食管反流病以及厌食症或神经性贪食症的呕吐。临床经验提示许多反刍综合征患者常伴有其他症状,如恶心、烧心、腹部不适、腹泻和(或)便秘。体重减轻可能是反刍综合征的典型特征之一,尤其是在青少年患者中。反刍综合征典型的临床特征包括以下几点:①开始进食数分钟内即出现胃内容物反流,这一点可与胃轻瘫患者餐后较后期的呕吐相鉴别;②发作常持续1～2小时;③反出物含部分可辨认的食物,患者常自觉气味愉悦;④反食过程不费力或反食前即刻有嗳气的感觉,或感觉有食物到达咽部;⑤反食可于腹直肌强烈自主收缩后出现;⑥反食前常无干呕或恶心;⑦反食物进入口咽部时,患者会根据当时的社会环境决定对其作何种处理。

反刍综合征需与胃食管反流病鉴别。反刍综合征的患者在行24小时pH监测时可以出现病理性酸反流,但是对其进一步分析发现,其反流多发生于餐后第一个小时内,当餐后反流反复出现时,由于食物对胃酸的中和作用,pH<4的时间百分比通常很低。

反刍综合征还需与神经性贪食症鉴别。神经性贪食症患者常呕出食物,但并不将食物吞下,同时其常是自行诱导呕吐。

【治疗方案】

对智力正常的成人和青少年反刍综合征患者,最主要的治疗是症状解释和开导,并进行行为治疗。治疗时常以质子泵抑制剂(PPI)缓解烧心症状,保护食管黏膜。常用的行为治疗为教育患者有反刍冲动时做腹式呼吸,从而改变反刍习惯。

（杨　莉　陈旻湖）

第4章 小肠结肠疾病

第一节 急性出血性坏死性肠炎

急性出血性坏死性肠炎是与 C 型产气荚膜芽胞杆菌感染有关的一种急性肠炎,病变主要在小肠,以肠壁出血坏死为特征。本病是临床上较常见的急性暴发性疾病,其主要临床表现为腹痛、便血、发热、呕吐和腹胀。严重者可有休克、肠麻痹等中毒症状和肠穿孔等并发症。

【病因和发病机制】

本病的病因尚未完全阐明。现认为本病的发病与感染产生 β 毒素的 C 型产气荚膜杆菌(Welchia 杆菌)有关,β 毒素可致肠道组织坏死,产生坏疽性肠炎。

C 型梭状芽胞杆菌在繁殖期可产生 β 毒素,是一种蛋白质外毒素,它能干扰肠黏膜表面绒毛的正常功能,使病原体得以黏附而致病。长期营养不良机体抵抗力下降或主食中缺乏蛋白质,当进食被 C 型梭状芽胞杆菌污染或已经变质的食物时,由于胰液和蛋白水解酶减少,不能分解破坏 β 毒素,而使细菌得以定植而致病。

另外,有研究表明,本病可能还与饮食习惯突然改变、蛔虫及其毒素所致的变态反应有关。

【诊断步骤】

(一)病史采集要点

1. 起病情况 起病急,发病前多有摄入变质肉类等不洁饮食史。受冷、劳累、肠道蛔虫感染及营养不良为诱发因素。

2. 主要临床表现

(1)腹痛　起病急骤,突然出现腹痛,也是首发症状。病初常表现为逐渐加剧的脐周或中上腹阵发性绞痛,其后逐渐转为全腹持续性疼痛并有阵发性加剧。

(2)腹泻便血　腹痛发生后即可有腹泻。粪便初为糊状而带粪质,其后渐为黄水样,继之即呈白水状或呈赤豆汤和果酱样,甚至可呈鲜血状或暗红色血块,粪便少而且恶臭。无里急后重。便血是本病特征之一,约80%的患者有便血。出血量多少不定,轻者可仅有腹泻,或仅为粪便隐血阳性而无便血;严重者一天出血量可达数百毫升。腹泻和便血时间短者仅1~2天,长者可达1月余,且可呈间歇发作,或反复多次发作。腹泻严重者可出现脱水和代谢性酸中毒等。

(3)恶心呕吐　常与腹痛、腹泻同时发生。呕吐物可为黄水样、咖啡样或血水样,亦可呕吐胆汁。

(4)全身症状　起病后即可出现全身不适、软弱和发热等全身症状。发热一般在38~39℃,少数可达41~42℃,但发热多于4~7天后渐退,而持续2周以上者少见。休克患者体温可下降或正常。重症病例起病后1~2天腹痛、呕吐加剧,大量血便,高热抽搐,部分病例出现休克;或表现为明显腹胀,产生麻痹性肠梗阻。大量肠毒素吸收入血可致循环衰竭。血压下降又可加重肠段缺血、缺氧,微循环障碍,肠组织进一步坏死,毒素产生增加形成恶性循环。

3. 既往病史　可无特殊,也可以有体弱、营养不良、抵抗力下降。

4. 体格检查要点　腹部体征相对较少。有时可有腹部饱胀、见到肠型。脐周和上腹部可有明显压痛。早期肠鸣音可亢进,而后可减弱或消失。

(二)辅助检查

1. 血象　周围血白细胞增多,甚至高达 $50 \times 10^9/L$ 以上,以中性粒细胞增多为主,常有核左移。红细胞及血红蛋白常降低。

2. 粪便检查　外观呈暗红或鲜红色,或隐血试验强阳性,镜下见大量红细胞,偶见脱落的肠黏膜。可有少量或中等量脓细胞。

3. 尿常规　可有蛋白尿、红细胞、白细胞及管型。

4. X线检查　腹部平片可显示肠麻痹或轻、中度肠扩张。钡剂灌肠检查可见肠壁增厚,显著水肿,结肠袋消失。在部分病例尚可见到肠壁间有气体,此征象为部分肠壁坏死,结肠细菌侵入产气所引起;或可见到溃疡或息肉样病变和僵直。部分病例尚可出现肠痉挛、狭窄和肠壁囊样积气。

5. 其他检查　轻型病例腹腔镜检查可见肠管充血、水肿、出血、肠壁粗糙及粘连等。尿液淀粉酶升高。腹腔穿刺液淀粉酶值可大于5 000 U/L。

【诊断对策】

(一)诊断

诊断主要根据临床表现。突发腹痛,腹泻、便血及呕吐,伴有中等度发热,或突然腹痛后出现休克症状,应考虑本病可能。腹部X平片对诊断有一定意义。

(二)鉴别诊断

1. 急性Crohn病　无明显季节性,腹痛及压痛多在右下腹,X线表现病变在回肠及回肠末端,常呈节段性分布。便血少见,即使有便血,一般也较轻,休克亦少见。由于病变侵犯肠壁淋巴组织,因此易形成肉芽肿造成瘢痕狭窄、瘘管和右下腹包块。

2. 急性中毒性痢疾　腹痛常位于左下腹,有里急后重感,粪中脓多于血,粪细菌培养有痢疾杆菌生长。

3. 溃疡性结肠炎　疾病发展较慢,少有急性起病者。病变多在直肠、乙状结肠、降结肠,也可波及全结肠。腹部X线可有腊肠样特征,结肠镜见病变处肠黏膜弥漫性充血、糜烂、溃疡形成。

4. 绞窄性肠梗阻　先有腹痛,而后出现肠型、发热、肠鸣音亢进,有气过水声。

(三)临床类型

1. 胃肠炎型　见于疾病的早期,有腹痛、水样便、低热,可伴恶心呕吐。

2. 中毒性休克　出现高热、寒战、神志淡漠、嗜睡、谵语、休克等表现,常在发病1~5天内发生。

3. 腹膜炎型　有明显腹痛、恶心呕吐、腹胀及急性腹膜炎征象,受累肠壁坏死或穿孔,腹腔内有血性渗出液。

4. 肠梗阻型　有腹胀、腹痛、呕吐频繁,排便排气停止,肠鸣音消失,出现鼓肠。

5. 肠出血型　以血水样或暗红色血便为主,量可多达1~2 L,明显贫血和脱水。

【治疗对策】

(一)治疗原则

本病治疗以非手术疗法为主,加强全身支持疗法、纠正水电解质失常、解除中毒症状、积极防治中毒性休克和其他并发症。必要时才予手术治疗。

(二)治疗计划

1. 非手术治疗

(1) 一般治疗　休息、禁食，腹痛、便血和发热期应完全卧床休息和绝对禁食。直至呕吐停止，便血减少，腹痛减轻时方可进流质饮食，以后逐渐加量。禁食期间应静脉输入高营养液，如10%葡萄糖、复方氨基酸和白蛋白等。过早摄食可能导致疾病复发，但过迟恢复进食又可能影响营养状况，延迟康复。腹胀和呕吐严重者可作胃肠减压。

(2) 纠正水电解质紊乱　本病失水、失钠和失钾者较多见。可根据病情酌定输液总量和成分。儿童每日补液量约80～100 ml/kg，成人2 000～3 500 ml/d，其中5%～10%葡萄糖液约占2/3～3/4，生理盐水约占1/3～1/4，并加适量氯化钾。

(3) 抗生素　控制肠道内感染可减轻临床症状，多联合应用。常用的抗生素有：氨苄青霉素4～8 g/d、头孢他啶4 g/d或多粘菌素等，一般选二种联合应用。

(4) 抗休克　迅速补充有效循环血容量。除补充晶体溶液外，应适当输血浆、新鲜全血或人体血清白蛋白等胶体液。血压不升者可配合血管活性药物治疗，如α-受体阻滞剂、β-受体兴奋剂或山莨菪碱等均可酌情选用。

(5) 肾上腺皮质激素　总原则为短期、大量、静脉给药。可减轻中毒症状，抑制过敏反应，对纠正休克也有帮助，但有加重肠出血和促发肠穿孔之危险。一般应用不超过3～5天；儿童用氢化可的松每天4～8 mg/kg或地塞米松1～2.5 mg/d；成人用氢化可的松200～300 mg/d或地塞米松5～20 mg/d，均由静脉滴入。

(6) 对症疗法　腹痛可给予解痉剂，严重腹痛者可予哌替啶；高热、烦躁者可给予吸氧、解热药、镇静药或予物理降温。

(7) 抗毒血清　采用Welchia杆菌抗毒血清42 000～85 000 U静脉滴注，有较好疗效。

(8) 驱虫治疗　疑为或诊断为肠蛔虫感染者在出血停止、全身情况改善后应施以驱虫治疗，可用左旋咪唑150 mg口服，2次/日，连用2天，也可用其他咪唑类驱虫药。

2. 外科手术治疗　下列情况可考虑手术治疗：①肠穿孔；②严重肠坏死，腹腔内有脓性或血性渗液；③反复大量肠出血，并发出血性休克，内科治疗无效；④肠梗阻、肠麻痹；⑤不能排除其他急需手术治疗的急腹症。手术方法：①肠管内无坏死或穿孔者，可予普鲁卡因肠系膜封闭，以改善病变段的血循环；②病变严重而局限者可作肠段切除并吻合；③肠坏死或肠穿孔者，可作肠段切除、穿孔修补或肠外置术。

【预后评估】

本病死亡率为20%～40%，与死亡率有关的危险因素包括败血病、弥漫性血管内凝血、腹水、极低体重儿。

（朱森林）

第二节　肠结核

结核分枝杆菌感染肠道引起的慢性特异性炎症，称为肠结核（intestinal tuberculosis）。肠结核在我国仍属较常见的疾病。西方发达国家本病原已较少见，但由于移民及艾滋病患病率增加等原因，本病近年也有增多的趋势。肠结核与克罗恩病临床表现及内镜下表现十分相似，有时鉴别非常困难，但两者治疗方法却相去甚远，值得重视。

【病因及发病机制】

结核分枝杆菌感染是本病的病因。结核菌通过以下途径引起肠结核：①肺结核患者吞下含结核菌的痰液；②饮用未经消毒的被污染牛奶；③活动性肺结核的血行播散；④邻近结核感染器官的蔓延，例如盆腔结核直接蔓延至肠道。

肠结核可累及整个肠道，最常见累及的部位是回盲部，可能与该部位淋巴组织较丰富而肠内容物通过相对缓慢有关。结核菌穿过肠黏膜进入黏膜下淋巴组织，引起淋巴结炎、闭塞性动脉内膜炎、肉芽肿形成、干酪样坏死、黏膜溃疡及瘢痕形成等病理改变。肠结核可分为下列三种病理类型：①溃疡型，约占全部病例的60%，黏膜表面可见多型溃疡。此型肠结核肠道症状及结核中毒症状临床表现较为突出。②增殖型，约占10%，以结核性肉芽肿、纤维组织增生及瘢痕形成为特征，此型肠结核以肠道狭窄及腹部肿块为主要表现。③混合型，约占30%，此型在回盲部最常见，黏膜表面可见溃疡形成，肠壁增厚、结核性肉芽肿及瘢痕组织形成，以在回盲瓣附近形成炎性包块为特征。

【临床表现】

肠结核起病多较缓慢,症状变异较大,无特异性,易被延误诊断。

腹痛是最常见的症状,见于80%~90%的患者,常位于右下腹,也可位于脐周。一般为隐痛,无特殊性。若因肠腔狭窄所致不完全性肠梗阻所致,则腹痛在餐后加剧,呕吐或禁食后可减轻。

其他症状包括腹泻或便秘、便血、发热、盗汗、食欲下降、疲乏、体重减轻等。

约25%~50%患者右下腹可扪及包块。包块往往较固定,有压痛。少数患者有腹水,呈渗出液性质。出现腹水是肠结核与克罗恩病的重要鉴别依据,因为克罗恩病极少合并有腹水。

肠结核最常见的并发症是肠梗阻,多为慢性不完全性肠梗阻。其余并发症有肠穿孔、瘘管形成及出血,发生率均不高。

【实验室检查】

血常规检查可呈轻度贫血,周围血白细胞数通常在正常范围,多数患者红细胞沉降率增快。多数患者皮肤结核菌素试验呈阳性反应,除非强阳性对提示诊断有帮助。一般阳性反应不能反映患者是否处于活动期肠结核,因为以前接种过疫苗或接触过结核菌也可呈阳性反应。免疫状态低下的患者可呈阴性反应,因此皮试阴性不能排除肠结核。

【影像学检查】

(一)X线检查

X线钡餐或钡剂灌肠造影(图4-1)可显示受累肠段黏膜溃疡、狭窄、变形。病变肠段有激惹现象,钡剂排空很快,充盈不良,而两端的肠腔则充盈良好,称为Stierlin征。

CT检查(图4-2)可发现病变部位肠腔内及肠腔外的病变,对诊断有很大帮助。常见的发现是回盲部肠黏膜向心性增厚,肠腔狭窄,近端肠段可有或无扩张。病变附近肠系膜淋巴结肿大伴由于干酪样坏死引起的中央低密度影,是肠结核的特征性改变。

腹部平片若发现腹腔淋巴结钙化或胸片发现有肺结核病变,对肠结核的诊断有参考价值。

(二)结肠镜检查

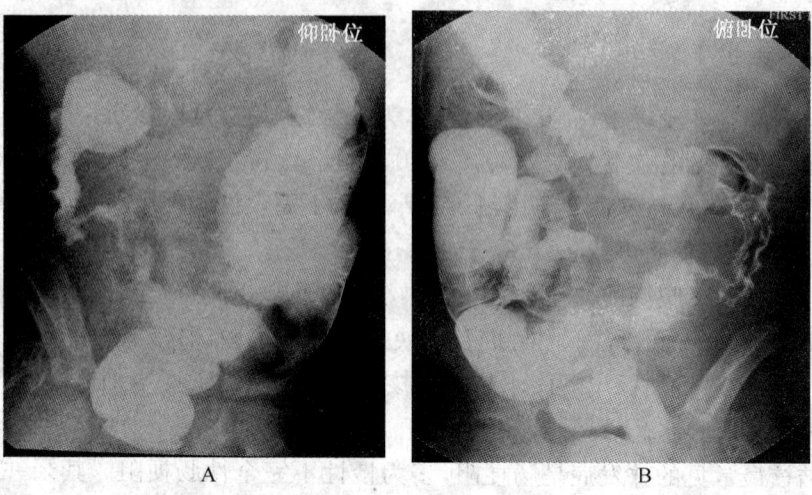

图4-1 肠结核钡剂灌肠图像
回肠末段、盲肠和升结肠管腔狭窄、肠袋消失和缩短,肠壁欠光整,可见小结节状充盈缺损

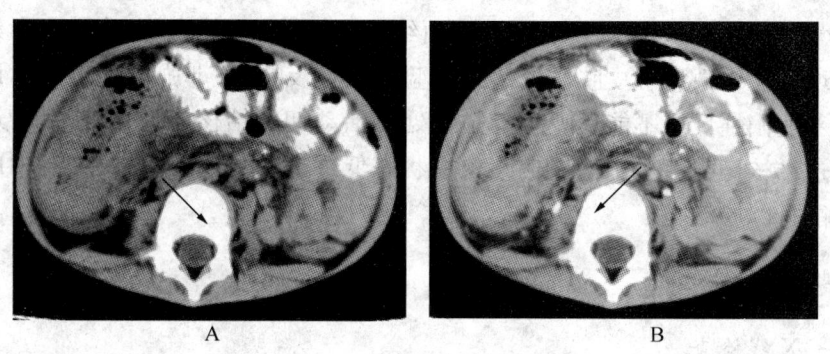

图4-2 肠结核CT检查
与图4-1为同一病例。A. CT平扫:盲肠和升结肠管壁增厚,肠周围脂肪密度增高,
边缘模糊,腹膜后见肿大淋巴结(箭头所示);B. CT增强扫描:增厚肠壁强化,
腹膜后肿大淋巴结呈环形强化(箭头所示)

结肠镜可以观察全大肠及回肠末段(图4-3)。常见的镜下表现包括黏膜溃疡、结节样不平、假息肉形成、肠腔狭窄、瘘管、回盲瓣变形。肠结核的镜下表现与克罗恩病难以区别。有认为如溃疡呈环形、周围黏膜有充血水肿等炎性改变、回盲瓣破坏、变形,呈鱼嘴样开放状态,多见于肠结核。而黏膜阿弗它溃疡且周边黏膜正常、纵行溃疡或黏膜呈铺路石样改变则多见于克罗恩病。在病变部位取活检若显微镜下见到干酪样坏死性肉芽肿有利于肠结核的诊断,找到结核菌则可以诊断。

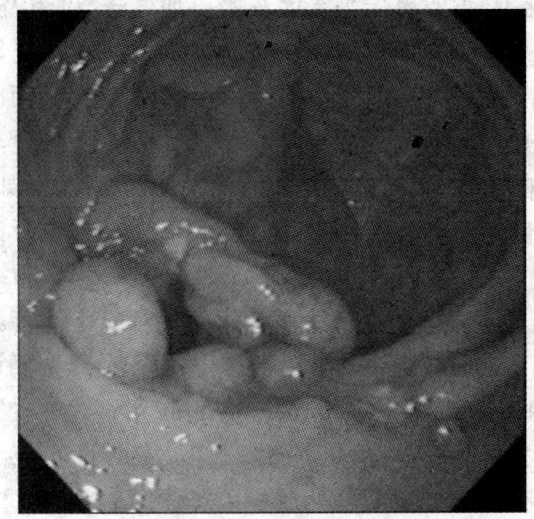

图 4-3　肠结核内镜下图像
回盲瓣及周围黏膜充血、水肿、溃疡、结节增生、回盲瓣变形

【诊断】

若有肠结核的临床表现、X 线胸片有活动性肺结核的证据,临床可拟诊。然而临床上有活动性肺结核证据的患者不足 50%。

符合下列条件中的任何一条,可以诊断为肠结核:①肠壁或肠系膜淋巴结取材组织学见到干酪样坏死性肉芽肿;②病灶的组织切片找到结核杆菌;③从病灶取材培养结核菌阳性。由于结核菌培养耗时过长,通常需 4~6 周才有结果,很少用于临床诊断。病理组织学切片找到干酪样坏死性肉芽肿是诊断肠结核的重要依据。特殊染色找到抗酸杆菌的几率也不高。理论上利用 PCR 技术可以在 48 小时内检测是否有结核杆菌的感染,但 PCR 技术在肠结核诊断的敏感性与特异性的临床数据很少,且 PCR 技术存在一定的假阳性。因此通过内镜检查确诊肠结核,特别是与克罗恩病的鉴别往往有相当的难度。如果临床症状、体征及影像学发现高度怀疑肠结核,可行抗结核试验性治疗 2~3 个月,然后再行肠镜检查。如果临床症状好转,内镜下病变明显好转或愈合,支持肠结核的诊断。

【鉴别诊断】

1. 克罗恩病(Crohn's disease)　临床症状与结肠镜下表现与肠结核相似,有时难以鉴别。一般来讲,克罗恩病受累的肠段更加广泛,可累及空肠,病灶之间的肠黏膜可正常,溃疡多呈纵行。更多合并肠瘘、脓肿、肛周病变,病变切除后复发。组织学特点为非干酪性肉芽肿、裂隙状溃疡、淋巴细胞聚集。而肠结核病灶多在回肠末段及回盲部,病灶之间的肠黏膜多有充血水肿等炎症表现,溃疡多呈环形,组织学特点为干酪样坏死。患者可有其他器官活动性结核病灶,如肺结核,血中腺苷酸脱氨酶(ADA)活性升高。若鉴别有困难时,临床上通常先行试验性抗结核治疗2~3个月,然后评估患者的临床症状及结肠镜下表现,若为肠结核通常临床症状有明显好转,结肠镜下肠黏膜糜烂及溃疡等病变也有显著改善。有手术适应证者可行手术探查,取病变肠段及肠系膜淋巴结作病理检查,以明确诊断。

2. 肠恶性淋巴瘤(intestinal malignant lymphoma) 可侵犯消化道的任何部位,临床症状多种多样,可表现为发热、腹痛、腹泻、体重下降,易与肠结核混淆。由于黏膜与黏膜肌层有淋巴瘤组织浸润,肠镜下黏膜皱襞消失,变平坦,瘤组织增长突出于黏膜面,形成粗糙不平的结节或息肉样病变,也可溃破形成溃疡。多处或反复取活检可获得组织学证据而诊断。

3. 结肠癌(colon cancer) 可有腹痛、黏液血便、贫血、体重下降等表现。但病变较局限。结肠镜检查及取活检通常可明确诊断。

4. 耶尔森菌肠炎(yersinia enterocolitis) 由耶尔森菌感染引起。感染途径多为肉类食物污染,易感人群为5岁以下儿童,北欧等寒冷国家较常见。耶尔森菌肠炎的最常见部位是回肠末段,黏膜呈炎症改变,溃疡形成,肠壁增厚。临床表现为腹泻、血便、右下腹痛、发热等。粪便培养阳性可确诊。病程过程1~3周,可自愈,抗生素治疗有效。

【治疗】

1. 抗结核治疗 一旦确诊,应立即开始抗结核治疗。治疗原则、药物选择、疗程与肺结核相似,可参阅相应章节。曾有认为肠结核的疗程应适当延长,但缺乏循证医学依据,应根据患者的具体情况决定。

2. 营养支持治疗 加强营养支持治疗,增强患者体质,对提高疗效有很大帮助,尤其是对营养不良或免疫力低下的患者尤为重要。

3. 外科治疗 出现严重并发症,如完全性肠梗阻、急性大出血内科治疗无效、急性肠穿孔、慢性肠穿孔肠瘘或脓肿形成经内科治疗无效者,应行外科手术治疗。

(陈旻湖)

第三节 嗜酸性胃肠炎

嗜酸性胃肠炎亦称嗜酸细胞性胃肠炎,是一种少见病,以胃肠道的某些部位有弥散性或局限性嗜酸性粒细胞浸润为特征,常同时伴有周围血嗜酸粒细胞增多。本病原因不明,可能与过敏反应、免疫功能障碍有关。临床表现有上腹部痉挛性疼痛,可伴恶心、呕吐、发热或特殊食物过敏史。糖皮质激素治疗有效。青壮年好发,男女发病基本相同,儿童少见。

【病因和发病机制】

病因迄今未明,一般认为是对外源性或内源性过敏原的变态反应所致。近半数患者个人或家族有哮喘、过敏性鼻炎、湿疹或荨麻疹病史;部分患者的症状可由某些食物如牛奶、蛋类、羊肉、海虾或某些药物诸如磺胺、呋喃唑酮和吲哚美辛等诱发;某些患者摄食某些特异性食物后,血中 IgE 水平增高,并伴有相应的症状,因而认为本病与特殊食物过敏有关。

本病的发病机制尚不清楚,一般认为,某种特殊过敏原与胃肠敏感组织接触后,在胃肠壁内发生抗原、抗体反应,释放出组织胺类血管活性物质,引起胃肠黏膜充血、水肿、嗜酸粒细胞浸润以及胃肠平滑肌痉挛和黏液分泌增加从而引起一系列胃肠症状。

【诊断步骤】

(一)病史采集要点

1. 起病情况　本病缺乏特异的临床表现,起病可急可慢,病程可长可短,症状与病变的部位和浸润程度有关,一般均有上腹部痉挛性疼痛,伴恶心、呕吐。

2. 主要临床表现　以黏膜和黏膜下层病变为主时,典型症状为脐周腹痛或肠痉挛、餐后恶心呕吐、腹泻和体重减轻。病变广泛时可出现小肠吸收不良、蛋白丢失性肠病、失血和贫血等全身表现。青少年期发病可导致生长发育迟缓,并可有闭经。以肌层受累为主的典型临床表现为肠梗阻或幽门梗阻,出现相应的表现。偶尔嗜酸性粒细胞浸润食管肌层,引起贲门失弛缓症。以浆膜层受累为主最少见,典型表现为腹水,腹水中可见大量嗜酸性粒细胞。

3. 既往病史　约50％患者有食物过敏史或过敏性疾病家族史，如哮喘、鼻息肉等。

(二) 体格检查要点

根据病变部位的不同，可有腹部压痛，以脐周压痛常见，可表现为肠梗阻或幽门梗阻，也可出现腹水征。

(三) 辅助检查

1. 血液检查　外周血嗜酸粒细胞增多。另外常可有缺铁性贫血、血浆白蛋白降低、血中IgE增高，血沉增快。

2. 粪便检查　主要意义在于除外肠道寄生虫感染。还可见到夏科-雷登结晶、大便隐血阳性，部分患者有轻到中度脂肪泻。

3. 腹水检查　呈渗出性腹水，白细胞数升高，嗜酸粒细胞比例明显升高。

4. X线检查　本病X线表现缺乏特异性。约40％患者的X线完全正常。胃肠X线钡餐可见黏膜水肿、皱襞增宽，呈结节样充盈缺损，胃肠壁增厚，腔狭窄及梗阻征象。类似的表现也可见于Whipple病、淀粉样变性、蓝氏贾第鞭毛虫病、异型球蛋白血症、小肠淋巴管扩张。

5. CT检查　能发现胃肠壁增厚、肠系膜淋巴结肿大或腹水。

6. 内镜及活检　适用于黏膜和黏膜下层病变为主的嗜酸性胃肠炎。可选用胃镜、双气囊小肠镜或结肠镜。镜下可见黏膜皱襞粗大、充血、水肿、溃疡或结节；活检可从病理上证实有大量嗜酸粒细胞浸润，对确诊有很大价值。

为提高本病诊断准确性，活检组织至少6块以上，必要时反复内镜下活检。多数患者因此明确诊断。

内镜下活检对以肌层和浆膜层受累为主的患者价值不大，此类患者有时经手术病理证实。但对本病要掌握手术适应证，怀疑嗜酸性胃肠炎一般不行剖腹探查术来证实，只有为解除肠梗阻或幽门梗阻，或怀疑肿瘤存在时才进行手术。

7. 腹腔穿刺和腹腔镜　腹水患者必须行诊断性腹腔穿刺，腹水为渗出性，内含大量嗜酸性粒细胞。临床怀疑本病时必须做腹水涂片染色，以区别嗜酸性粒细胞和中性粒细胞。腹水中嗜酸性粒细胞增多也可见于血管炎、包虫囊破裂、淋巴瘤以及长期腹膜透析的患者，应注意鉴别。

本病在腹腔镜下缺乏特异性表现，轻者仅有腹膜充血，重者可类似于腹膜转移癌。行腹腔镜的意义在于可进行腹膜活组织检查，以期得到病理诊断。

【诊断对策】

(一)诊断

嗜酸性胃肠炎主要根据临床表现、血象、放射学和内镜加活检病理检查的结果确诊。常用的有两种诊断标准:

1. Talley 标准

(1)有胃肠道症状;

(2)组织病理学显示胃肠道有一个以上部位的嗜酸性粒细胞浸润,或有放射学结肠异常伴周围嗜酸性粒细胞增多;

(3)除外寄生虫感染和胃肠道外以嗜酸性粒细胞增多的疾病,如结缔组织病、嗜酸性粒细胞增多症、淋巴瘤、克罗恩病、原发性淀粉样变性、Ménétrier 病等。

2. Leinbach 标准

(1)进食特殊食物后出现胃肠道症状和体征;

(2)外周血嗜酸性粒细胞增多;

(3)组织学证明胃肠道有嗜酸性粒细胞增多或浸润。

(二)鉴别诊断

1. 寄生虫感染　周围血嗜酸性粒细胞增多,可见于钩虫、血吸虫、绦虫、囊类圆线虫所致的寄生虫病,各有其临床表现。

2. 胃肠道癌肿与恶性淋巴瘤　也可有周围血嗜酸性粒细胞增高,但属继发性,应有癌肿与淋巴瘤的其他表现。

3. 嗜酸性肉芽肿　主要发生于胃和大肠、小肠呈局限性肿块,病理组织检查为嗜酸性肉芽肿混于结缔组织基质中。过敏史少见,周围血中白细胞数及嗜酸性粒细胞常不增加。

4. 嗜酸粒细胞增多症　是病因未明的全身性疾病,除周围血嗜酸性粒细胞增高外,病变不仅累及肠道,还广泛累及其他实质器官,如脑、心、肺、肾等,其病程短、预后差,常在短期内死亡。

另外,还须与炎症性肠病、乳糜泻等鉴别。

【治疗对策】

(一)治疗原则

去除过敏原,抑制变态反应和稳定肥大细胞,达到缓解症状,清除病变的目的。

(二)治疗计划

1. 内科治疗

(1)饮食的控制　对于确定的或可疑的过敏食物或药物应立即停止使用。没有食物和药物过敏史者,可采取序贯法逐个排除可能引起致敏的食物,诸如牛奶、蛋类、肉类、海虾、麦胶制品以及敏感的药物。许多患者在从饮食中排除有关致病食物或药物后,腹部疼痛和腹泻迅速改善,特别是以黏膜病变为主的患者,效果更明显。

(2)糖皮质激素　对本病有良好疗效,多数病例在用药后1～2周内症状即改善,表现为腹部痉挛性疼痛迅速消除,腹泻减轻和消失,外周血嗜酸性粒细胞降至正常水平。以腹水为主要表现的浆膜型患者在激素应用后7～10天腹水完全消失。远期疗效也甚好。个别病例激素治疗不能完全消除症状,加用硫唑嘌呤常有良好疗效(每日50～100 mg)。一般应用泼尼松20～40 mg/d,口服,连用7～14天作为1疗程。也可应用相当剂量的地塞米松。

(3)色甘酸二钠　系肥大细胞稳定剂,可稳定肥大细胞膜,抑制其脱颗粒反应,防止组织胺、慢反应物质和缓激肽等介质的释放而发挥其抗过敏作用。色甘酸二钠的用法为每次40～60 mg,每日3次。也有用至800～1 200 mg/d。疗程从6周至5个月不等。对糖皮质激素治疗无效或产生了较为严重的副反应者可改用色甘酸二钠治疗,作为前者的替代药物。

2. 手术治疗　一般不行手术治疗。有幽门梗阻或小肠梗阻经内科治疗无效时,可考虑行胃次全切除或肠段切除或胃肠吻合术。术后如仍有症状或嗜酸性粒细胞升高者,尚可应用小剂量泼尼松,5 mg或2.5 mg/d 口服,维持治疗一段时间。

【预后评估】

本病是一种自限性疾病,虽可反复发作,但长期随访未见恶变,多数预后良好。

(朱森林)

第四节　抗生素相关性肠炎

抗生素相关性肠炎是一种应用抗生素治疗后主要发生于结肠,亦可累及小肠的急性黏膜坏死、纤维素渗出性炎症。因黏膜表面常形成黄白或黄绿色伪膜,故以往常称为"伪膜性肠炎"。业已明确,抗生素相关性肠炎是由难辨梭状芽胞杆菌毒素所致。

【病因和发病机制】

难辨梭状芽胞杆菌毒素是抗生素相关性肠炎的主要原因。研究发现,难辨梭状芽胞杆菌可产生两种毒素:A毒素(肠毒素,分子量为308 000)、B毒素(细胞毒素,分子量为269 000)以及蠕动改变因子和不稳定因子。A毒素能引起动物回、结肠黏膜炎症细胞浸润、出血及绒毛损害,使肠壁通透性增加,导致结肠的水、钠、氯等离子分泌增加。在结肠和回肠细胞膜上已证实有A毒素特异性糖蛋白受体,动物实验证明大剂量毒素可导致小肠和结肠黏膜产生坏死性炎和出血性肠炎。最近研究表明,B毒素也能损伤肠上皮,增加黏膜的通透性,刺激细胞因子的合成。导致抗生素相关性肠炎最常见的药物是林可霉素、克林霉素、四环素,其次是头孢菌素、红霉素、氨苄西林、阿莫西林、克拉霉素、柳氮磺胺吡啶、复方磺胺甲噁唑、利福平等。还有报道抗真菌药伊曲康唑也可导致抗生素相关性肠炎。

【诊断步骤】

(一)病史采集要点

1. 起病情况　抗生素相关性肠炎大多数发生在应用抗生素治疗后5~10天,个别在停药后5~6周之后。

2. 主要临床表现　有腹泻,常为水样便,次数不定,有时见膜样物漂浮于粪水中,痉挛性腹痛,发热,可伴恶心、呕吐、食欲不振,重者可休克。

3. 既往病史　患者有大量或者长期使用抗生素史,或者正在应用抗生素。特别是重病、年老体弱、手术后、恶性肿瘤等患者应用广谱抗生素后出现上述表现。

4. 体格检查要点　腹部可有不同程度的压痛、反跳痛。部分患者伴有腹水时可移动性浊音阳性等。当发生暴发性中毒性巨结肠、肠梗阻、肠穿孔等严重并发症时,出现相应体征。

5. 辅助检查　血常规示白细胞数升高;血生化检查可出现低钾、低钠、低氯,严重时可出现酸中毒。粪便或者小肠内容物细菌涂片出现明显菌群失调,或者培养出大量真菌、难辨梭状芽胞杆菌(毒素鉴定为致病菌)等。内镜检查发现黏膜水肿、充血。白色斑点状假膜或者许多斑块状、地图状假膜,呈黄色、黄褐色或黄绿色。组织活检可见肠黏膜炎症细胞浸润、出血和上皮细胞坏死、假膜形成等。影像检查腹部平片可见小肠扩张、积气,但无液平,肠轮廓亦不规则;有时可见广泛而显著的指印征,有时仅局限于一节段。气钡灌肠双重造影显示肠黏膜紊乱,边缘呈毛刷状,黏膜表面可见许多圆形或不规则结节状阴影。CT扫描可见肠壁增厚,皱襞增粗。

【诊断对策】

(一)诊断

应用广谱抗生素,特别是用药超过1周者,尤其是老人和危重患者,发生腹泻时应考虑本病,确诊需结合实验室检查结果及内镜和影像学结果。

(二)鉴别诊断

1. 急性胃肠炎和痢疾　无抗生素使用史,可有里急后重。大便镜检可见红细胞。粪便培养可获得病原学依据。

2. 急性出血坏死性小肠炎　本病是以小肠广泛出血及坏死为特征的急性炎症。无抗生素使用史,以腹痛、发热、腹泻、便血及中毒为主要症状,病因未明,可能与感染产生B毒素的Welchia杆菌(C型产气荚膜杆菌)有关。

3. 食物中毒　无抗生素使用史,有不洁饮食史,常群体发生。临床中毒症状明显,常可培养出带毒素肠杆菌。

4. 另外尚要注意与艾滋病结肠炎,炎症性肠病等鉴别。

【治疗对策】

(一)治疗原则

及早停用相关抗生素,加强支持治疗,调整肠道微生态和抗难辨梭状芽胞杆菌治疗。极少病例因肠梗阻或穿孔需手术。

(二)治疗计划

1. 立即停用有关抗生素,避免应用抑制肠蠕动的药物,如盐酸洛哌丁胺(易蒙停)、阿托品、山莨菪碱等,以免加重毒素的吸收。

2. 加强支持、对症治疗　重症患者给予静脉补液,纠正水、电解质紊乱及酸碱失衡,酌情补充血浆白蛋白等。有低血压休克者,可在补充血容量的基础上应用血管活性药物。

3. 抗难辨梭状芽胞杆菌治疗。①首选甲硝唑,口服 0.2～0.4 g/次,4次/天,疗程7～10天。②万古霉素,口服 1.0～2.0 g/天,分4次,疗程7～10天,不宜静脉给药。③杆菌肽,口服 25 000 U/次,4次/天,疗程7～10天。

4. 应用肠道微生态制剂,恢复肠道正常菌群。

5.抗毒素和抑制毒素吸收治疗　抗难辨梭状芽胞杆菌抗毒素可中和难辨梭状芽胞杆菌毒素,国外已用于临床。阳离子交换树脂能结合难辨梭状芽胞杆菌毒素,减轻症状,可选用消胆胺,后者不宜与万古霉素合用,以免降低万古霉素在肠道中的浓度。

6.注意随访,对治疗失败或临床复发者,可调整肠道微生态,再予抗难辨梭状芽胞杆菌抗毒素治疗2周。

7.对于暴发型病例,内科治疗无效,或并发肠梗阻、中毒性巨结肠、肠穿孔时,应考虑手术治疗。

【预后评估】

轻症病例停用抗生素后可自愈,重症病例经及时诊治,预后良好。发生暴发性中毒性巨结肠、肠梗阻、肠穿孔等严重并发症时,病死率可达16%～22%。

(朱森林)

第五节　肠系膜静脉栓塞

肠系膜静脉栓塞系血栓堵塞肠系膜静脉管腔,引起相应肠段水肿,肠黏膜出血、坏死。临床上常表现为急性腹痛,可伴恶心呕吐、低热、肠梗阻、休克等表现。本病较少见。发病年龄不一,男女发病率相同。

【病因和发病机制】

本病分原发性和继发性两种,以继发性为多见。近半数有周围静脉血栓性炎症史,故本病可能是血栓性静脉炎的一种特殊类型(内脏型)。继发性原因有:

1.感染　腹部与盆腔化脓性疾患,如阑尾炎、盆腔脓肿、憩室炎等。

2.局部淤血或充血　如肝硬化门静脉高压症,或门静脉被肿瘤压迫,造成淤血状态。

3.血液呈高凝状态　如真性红细胞增多症、癌症、长期服用避孕药等。

4.肠系膜上静脉损伤　外伤、手术、放疗、门-腔静脉分流术后或其他原因造成门静脉血栓形成。

【诊断步骤】

(一)病史采集要点

1. 起病情况　起病或急或慢,可有数天至数周的腹部不适、厌食、大便习惯改变等症状。可迅速恶化。

2. 主要临床表现　急性腹痛或持续数天至数周的间歇性腹痛,可伴恶心呕吐、低热、血容量不足等表现,但除非出现肠梗死一般不出现休克。可有腹胀及全腹压痛,肠鸣音正常或减弱。晚期可有腹膜炎的表现,并出现腹水。80%~100%的患者粪便带血或隐血阳性。

根据病因是否明确,临床上可分为两个类型:

(1)继发性肠系膜血栓形成　如肝硬化及血液高凝状态,此种血栓多影响到广泛的小肠血液循环,发病比较突然,病情迅速恶化。其症状为腹部剧痛、呕吐、进行性循环衰竭,肠鸣音减弱或消失。腹部出现腹肌紧张,全腹压痛及反跳痛,是小肠坏死与穿孔的征象。

(2)原发性静脉血栓　指原因不明的静脉血栓,多有前驱症状,如腹部不适、食欲不振,可以由数日到数周左右。排便正常或有稀便。腹痛逐渐加重,继而发生腹胀与呕吐,呕吐量常很多。一旦血栓发展,病变范围广,肠管发生坏死,则患者进入循环衰竭状态。

(二)辅助检查

1. 实验室检查　有血液浓缩、周围血白细胞增多、核左移以及体液中白细胞增高等非特异性表现。

2. X线检查　腹部平片示小肠扩张伴有液面,肠壁水肿增厚和黏膜不规则,肠袢之间分离提示系膜水肿。

3. CT检查　可显示血栓、腹水、静脉侧支循环以及不正常的肠段。

4. 血管造影　可发现肠系膜静脉内血栓,肠系膜动脉弓的排流不畅或停止。

5. 腹腔穿刺　如抽到血性腹水,提示肠管已有坏死。

【诊断】

腹痛剧烈,伴恶心呕吐及血容量不足等表现,同时伴有白细胞显著增高和少量血性腹水,应考虑到肠系膜静脉栓塞之可能。根据临床表现,一般可做出诊断。困难病例可作腹腔穿刺,穿刺液为血性伴白细胞增多。

【治疗】

1. 早期手术,切除坏死小肠　术前诊断有时较为困难,可剖腹探查。一旦确诊,应尽早进行手术治疗,切除坏死肠管及其系膜。术后随访,必需时需再次剖腹探查。

2. 抗凝治疗　由于该病复发率高,在严密的监视下常规给予抗凝治疗,如肝素或链激酶等,时间在术后 12～24 小时开始肝素静脉滴注抗凝治疗,而后改为口服抗凝剂,持续 3～6 个月,抗凝治疗期间要定期监测凝血酶原时间。

3. 静脉使用高效的广谱抗生素。

【预后评估】

肠系膜静脉梗死预后差,但较动脉栓塞为好。未做手术或不能手术者死亡率达 100%,即使手术切除受累肠管和有血栓的肠系膜静脉,患者存活率 25%～75%。

(朱森林)

第六节　吸收不良综合征

食物摄入体内后营养物质的正常吸收需要三个步骤:消化道腔内消化、肠黏膜上皮细胞吸收、转运至淋巴及循环系统。营养物质被摄入体内后,经过消化道的机械碾磨、消化酶降解,到达消化降解的终末部位小肠黏膜上皮细胞刷状缘的过程称为消化。营养物质在肠腔内和小肠黏膜上皮细胞刷状缘的消化过程受影响,则为消化不良(maldigestion)。吸收不良(malabsorption)则指营养物质的吸收过程受损。小肠上皮细胞膜转运系统的先天性缺陷及黏膜上皮吸收面积的获得性缺陷均可导致吸收不良,前者称为原发性吸收不良(primary malabsorption),后者称为继发性吸收不良(secondary malabsorption)。

从病理生理的角度看,消化不良和吸收不良是两个不同的过程,但由于消化和吸收相互依赖,密不可分,消化不良也可以干扰营养物质的吸收。因此在临床实践中,吸收不良通常泛指消化和吸收障碍(表 4-1)。

表 4-1 消化吸收不良的发生部位及机制

发生部位及吸收缺陷的特点	疾病举例
肠腔内阶段	
A. 食物水解障碍	
1. 消化酶缺乏	慢性胰腺炎
2. 消化酶激活障碍	卓-艾综合征
3. 消化酶释放及混合不协调	毕Ⅱ式术后
B. 脂肪乳化及溶解障碍	
1. 胆盐合成不足	肝硬化
2. 胆汁分泌障碍	慢性胆汁淤积
3. 胆盐解离增多	细菌负荷过大/生长过快
4. 胆盐丢失增多	回肠疾病或回肠切除
C. 特定腔内物质减少	
1. 胃酸缺乏	萎缩性胃炎-$VitB_{12}$
2. 内因子缺乏	恶性贫血-$Vit\ B_{12}$
3. 细菌消耗	细菌过度生长-$Vit\ B_{12}$
黏膜阶段	
A. 刷状缘水解作用障碍	
1. 先天性双糖酶缺乏	蔗糖酶-异麦芽糖酶缺乏
2. 获得性双糖酶缺乏	乳糖酶缺乏
B. 上皮转运	
1. 特异营养素转运障碍	哈特纳普氏病(Hartnup's disease)
2. 全营养素转运障碍	乳糜泻(Celiac sprue)
吸收后处理及运输阶段	
A. 肠细胞内处理	β载脂蛋白缺乏症
B. 淋巴运输	肠淋巴管扩张

吸收不良分为全营养素及部分或单一营养素吸收不良。全营养素吸收不良指所有种类的营养物质消化吸收均受损,由广泛肠黏膜病变或吸收面积减少所引起,如乳糜泻(Celiac sprue,又称麦胶性肠病)。部分或单一营养素吸收不良指几种或

一种营养物质消化吸收障碍,由影响特定几种或一种营养物质吸收的疾病所引起,如各种原因导致维生素 B_{12} 吸收障碍而引起的恶性贫血。

【临床表现】

消化吸收不良的临床表现多样,取决于引起消化吸收不良的基础疾病及其严重程度。如由于严重吸收面积减少或黏膜弥漫性病变引起,可导致几乎所有的营养素吸收障碍。典型的临床表现是腹泻及营养不良。具体表现为大便量多,色灰,多油,有恶臭味。由于营养物质吸收减少,虽然患者进食量正常但仍有体重下降。然而在临床实践中并不是每个小肠黏膜弥漫性病变患者都有典型的临床表现,大多数患者的胃肠道症状相对较轻,更多时候表现为类似肠易激综合征的症状,如排便后可缓解的腹痛或腹部不适、腹泻等。或表现为食欲下降,腹胀,肠鸣,有的患者甚至没有临床症状。局限型吸收不良可表现为以某种营养素缺乏所引起的症状,如回肠末段病变(如克罗恩病)或切除后引起维生素 B_{12} 吸收障碍,表现为巨幼红细胞性贫血(表 4-2)。

表 4-2 营养素消化吸收不良与临床表现的关系

症状与体征	实验室检查	吸收障碍的营养素
腹泻	粪便量↑血清钾↓	水,电解质
脂肪泻	大便脂肪↑血胆固醇↓	脂肪、胆酸
体重下降	大便脂肪↑糜蛋白酶或弹性蛋白酶↓木糖吸收试验↓	脂肪,碳水化合物,蛋白质
贫血	血清铁↓小细胞低色素性贫血	铁
恶性贫血	巨幼细胞性贫血,维生素 B_{12} 吸收试验异常	维生素 B_{12},叶酸
骨痛 病理性骨折	钙↓,碱性磷酸酶↓	钾、镁、钙、维生素 D、蛋白质、
Chvostek 征阳性	X 线呈骨质疏松	氨基酸
出血倾向,皮肤淤斑	凝血酶原时间延长	维生素 K,维生素 C
水肿 (肠道蛋白丢失)	总蛋白↓,血清白蛋白↓ 粪 α_1-抗胰蛋白酶清除↑	蛋白质
腹胀	腹部平片、葡萄糖氢呼气试验	碳水化合物

续表

症状与体征	实验室检查	吸收障碍的营养素
乳糖不耐受	乳糖氢呼气试验 肠黏膜乳糖酶↓	乳糖
外周神经病变	神经功能受损	维生素 B_1,维生素 B_6,维生素 B_{12}
表皮角化症 角化不全 肢皮炎	维生素 A 醇↓ 血清锌浓度↓	维生素 A,锌
夜盲症		维生素 A

【诊断思路】

现代观点认为,对消化吸收不良的诊断如仅着眼于证实患者是否存在消化吸收不良的临床意义不大,而是应通过病史、临床表现及相关检查找出导致消化吸收不良的基础疾病,这样才能针对病因进行治疗。根据不同的临床表现可以提示引起消化吸收不良相应的部位及病理生理机制,再通过有关实验室及影像学检查诊断相应的基础疾病。

(一)病史及体征

详细的病史对吸收不良的诊断非常重要。应注意询问以下内容:

1. 饮食与临床症状的关系　如饮用牛奶或进食奶制品可引起腹泻提示乳糖不耐受症,进食含麦麸的食品腹泻提示乳糜泻的可能。

2. 外科手术史　有无胃、小肠或胰腺切除术史。如有,应仔细了解切除的部位、范围,是全部切除还是部分切除。

3. 慢性胰腺炎病史　慢性胰腺炎是引起胰腺外分泌功能不全的主要原因。

4. 慢性胆汁淤积(黄疸)的病史　慢性胆汁淤积可引起胆汁酸不足,胆汁酸不足可引起脂肪吸收不良,导致脂肪泻。

5. 放射治疗史　腹部放射治疗可引起放射性肠炎,影响肠道的吸收功能。

6. 家族史　有些吸收不良患者有家族聚集倾向,如乳糜泻、克罗恩病、胰纤维囊肿病(mucoviscidosis)、囊性纤维化、双糖酶缺乏症(如乳糖酶缺乏)。

(二)实验室及影像学检查

常规实验室检查可为吸收不良的病因诊断提供线索。如血常规可以提示贫血的类型,是小细胞低色素贫血还是巨幼红细胞性贫血。大便常规检查有无红白细胞、脂肪滴、寄生虫或虫卵存在,是否有隐性出血。腹泻患者应行大便致病菌培养。血清总蛋白、白蛋白、胆固醇、铁及铁蛋白、钙、镁浓度、凝血酶原时间等检查均可提供是否有某些营养物质的缺乏的证据。

如果上述筛查有异常发现,可进一步作如下检查:

1. 氢呼气试验(乳果糖、果糖) 对诊断双糖酶缺乏症患者有帮助。怀疑乳糜泻患者应行 IgA 肌内膜抗体(endomysial antibodies,EMA)、抗麦胶蛋白抗体(anti-gliadin antibodies,AGA)和组织转谷氨酰胺酶抗体(tissue transglutaminase,TTG)检测。

2. 腹部超声波 可探查肝脏、胆囊、胰腺、肠壁、腹腔内淋巴结情况。

3. 胃镜检查 根据情况在胃、十二指肠降段取黏膜活检,对慢性萎缩性胃体胃炎、乳糜泻及克罗恩病的诊断有帮助。

4. 大肠镜检查 应检查至回肠末段并取活检,对回肠末段病变所致的胆盐吸收障碍及维生素 B_{12} 吸收障碍的诊断有帮助。

(三)通过以上检查,如怀疑以下情况,可进一步做相关的检查

1. 怀疑消化吸收不良由胰腺外分泌功能不足引起 目前较常用于衡量胰腺外分泌功能的检验方法是大便弹力蛋白酶及糜蛋白酶定量测定。虽然诊断胰腺外分泌功能的金标准仍是分泌素-促胰泌素试验,但本方法操作繁琐,临床已少使用。大便脂肪定量也已很少用于临床衡量胰腺外分泌功能。CT、磁共振或 ERCP 检查有无慢性胰腺炎或胰腺有占位性病变。如果临床怀疑消化吸收不良由胰腺外分泌功能不全所引起,也可考虑胰腺外分泌功能替代实验性治疗,即补充胰酶制剂,如病情有好转,可间接说明胰腺外分泌功能不足。

2. 怀疑消化吸收不良由小肠疾病所引起,可根据具体情况考虑以下措施 右旋木糖吸收试验以检查近段小肠的吸收功能;维生素 B_{12} 吸收试验检查末段回肠的吸收功能;葡萄糖氢呼气试验检查有无小肠细菌过度生长;α_1 抗胰蛋白酶清除试验检测有无肠蛋白丢失;小肠 X 线钡餐检查有无瘘管、憩室、盲襻、短肠综合征等情况;CT 小肠成像可以观察小肠肠壁增厚、肠腔狭窄或扩张等病变,正逐渐成为小肠病变的重要检查手段;腹腔动脉造影或肠系膜动脉造影有无检测肠缺血性疾病。

近年来用于临床的胶囊内镜与双气囊全小肠镜检查为小肠疾病的诊断提供了十分有用的手段。上述两种方法均可检查全部小肠,对小肠黏膜的各种疾病均可直观观察。胶囊内镜具有操作方便、患者无痛苦而易接受、并发症少等优点,可用于小肠疾病的筛查,但不能取活检是其缺点。双气囊全小肠镜可清楚观察小肠黏

膜表面绒毛有无缺失，黏膜有无糜烂、溃疡及新生物等情况，对可疑部位可取活检，极大提高了小肠疾病的诊断率。

【治疗】

包括原发疾病的治疗、对症治疗和营养支持治疗。原发病的治疗是根本的治疗方法，只有引起消化吸收不良的原发病得以控制或去除，才能从根本上纠正消化吸收不良。这里只讨论对症与营养支持治疗。

1. 对症治疗　多数情况下消化吸收不良伴有腹泻。对于引起消化吸收不良的病因一时难以纠正而又伴有腹泻的患者来说，止泻是十分重要的治疗措施。常用的止泻药有洛哌丁胺和复方地芬诺酯(含地芬诺酯和阿托品)。首选洛哌丁胺，因为该药主要由肝脏首过代谢清除，不易透过血脑屏障，中枢神经系统副作用少。

2. 饮食调节　如果消化吸收不良是由某特定食物成分引起的，限制该食物成分的摄入可以使症状缓解，消化道黏膜功能恢复正常，营养不良状况得以纠正。例如乳糜泻患者的食谱应去除含麦胶的食物，原发性乳糖不耐受症的患者不应饮用牛奶或进食奶制品食物。如乳糖不耐受是由于广泛的小肠病变(如克罗恩病)所引起，造成乳糖吸收不良的原因是肠道细菌负荷量过大，小肠转运时间短等因素，而非肠黏膜乳糖酶活性低，通过基础疾病的治疗，病情好转后乳糖吸收不良的状况可以得以改善，因此只需要在疾病活动期限制乳糖摄入。

3. 胰腺外分泌功能不全的治疗　低脂膳食和补充胰酶是胰腺外分泌功能不全所致消化吸收不良的主要治疗手段。采用微胶囊技术制造的胰酶可延缓胰酶的释放，避免胰酶在胃内被胃酸提前激活。每餐口服30 000国际单位的胰脂肪酶，可以减少脂肪泻和防止体重下降。如疗效欠佳，可试合用H_2受体阻滞剂或质子泵抑制剂以增加胰酶效果。

4. 营养支持治疗　一般认为在疾病状态下当体重下降超过10%，出现营养不良时死亡率升高。积极的营养支持治疗对提高基础疾病的治愈率与降低死亡率十分重要。如果消化吸收不良患者体重下降不明显，营养不良状况不严重，且引起消化吸收不良的基础疾病可以在短期内得到控制，此类患者只需维持正常饮食或通过胃肠道补充即可。同时应注意补充维生素、矿物质及微量元素。病史长、病情复杂的病例常存在多种营养物质缺乏与失衡，需要临床医生与营养师共同制定治疗方案。制定营养支持方案应考虑到营养物质的生理需要量、营养素缺乏的程度、预计的疗程、可利用的胃肠道功能以及蛋白和热量的理想供给途径。必要时可行部分或全静脉内营养支持治疗。

严重脂肪泻的患者常存在脂溶性维生素缺乏,应注意补充脂溶性维生素,如维生素 D 及维生素 A 的补充。短肠综合征及其他各种存在严重脂肪吸收不良的患者肠腔内的脂肪酸与游离钙和镁结合,导致钙镁吸收障碍,维生素 D 缺乏进一步加重钙的缺乏,应注意补充钙和镁。值得注意的是,血镁浓度正常并不代表细胞内镁正常,这种类型的镁缺乏很可能是顽固性低钾血症及难以解释的低钙血症的原因。当出现难以解释的低钾血症和低钙血症时,应注意镁的补充。乳糜泻患者通常需补充铁和叶酸。

(陈旻湖)

[附] 消化吸收不良实验室检查方法

(一)脂肪吸收不良试验

1. 粪脂肪定性测定　粪便苏丹Ⅲ染色为临床上最常用的脂肪吸收不良定性试验,可用于脂肪泻的初步筛选。苏丹Ⅲ加 95% 酒精可将粪便中的脂肪染成显微镜下可见的桔红色小圆球,可检出高达 90% 以上具有临床意义的脂肪泻。

2. 粪脂含量测定　是诊断脂肪泻的金标准。健康成人每日粪脂排泄量不超过 6 g。受试者连续 5 日摄入含 80～100 g 脂肪的食物,收集患者粪便 3 天,测定并计算平均每天粪便的脂肪排泄量,若粪脂排量超过 6 g/d 即为异常,脂肪泻患者通常超过 20 g/d。脂肪吸收率(脂肪摄入量减去粪脂量再除以脂肪摄入量)可以更准确反应脂肪的吸收情况,正常人的脂肪吸收率大于 90%。值得注意的是腹泻患者即使不存在脂肪吸收不良粪脂排泄量也可增加,因此腹泻患者粪脂排泄量轻度增加并不提示患者就存在脂肪吸收不良,应注意引起腹泻的其他病因。虽然 72 小时粪脂定量测定是诊断脂肪泻的金标准,但由于标本收集及检验操作麻烦,临床实用性并不高。

3. ^{13}C 或 ^{14}C-甘油三油酸酯呼气实验　正常时甘油三油酸酯在小肠被胰脂酶水解,吸收后进一步代谢释出 CO_2,从肺呼出。受试者服用核素标记的甘油三油酸酯后测定呼气中标记的 CO_2 含量,可以反应肠道脂肪消化吸收情况。由于该试验正常值受年龄影响,其他疾病如胃排空障碍、肝病、慢性肺病、肥胖、腹水对结果的影响也较大,故临床上没有广泛使用。

(二)碳水化合物吸收不良试验

1. D-右旋木糖试验　D-右旋木糖是一种五碳单糖,该试验主要衡量小肠近段的吸收功能。禁食后次晨口服25克D-右旋木糖,然后收集5小时尿液,测定尿中D-右旋木糖含量。正常值为(6.0±1.5)g。尿排泄量下降提示小肠吸收障碍,反映小肠黏膜病变。胰腺分泌不足时D-右旋木糖试验结果仍可正常,因为右旋木糖在小肠内吸收不需要胰酶。下列几种情况可出现假阳性:尿标本量过少、肾功能不全、年龄大于65岁肾小球滤过率下降、尿潴留、胃排空障碍、腹水及肠道细菌过度生长发酵木糖。药物如两性霉素B、阿司匹林、消炎痛、格列吡嗪等可降低木糖在尿中的排泄,也可造成假阳性。

2. 乳糖耐受试验　用于诊断乳糖不耐受。正常人乳糖摄入后被小肠黏膜刷状缘的乳糖酶水解为葡萄糖和半乳糖而吸收。先天性或各种肠道疾病引起的后天获得性乳糖酶缺乏使牛奶中的乳糖不能在小肠充分水解和吸收。口服50g乳糖,分别于0、60、120分钟测定血糖水平。血糖水平上升小于1.1 mmol/L(20 mg/dl),再结合临床表现即可诊断。糖尿病及肠道细菌过度生长可出现假阴性。胃排空过快或迟缓都会影响血糖水平。另一方法检查方法是氢呼气试验,口服乳糖后呼气中氢气浓度增加20ppm以上有诊断意义。

3. 氢呼气试验　正常人摄入的碳水化合物在到达结肠前可被小肠完全吸收。若小肠对碳水化合物吸收不良,未被吸收的碳水化合物到达结肠后被细菌分解,释放出氢气,氢气弥散入血循环被肺呼出。测定呼气中氢气的含量,可间接反映小肠对碳水化合物的吸收情况。正常人小肠几乎可以完全吸收碳水化合物,因此呼气中氢气含量极低。若给受试者口服一定量的双糖(乳糖或蔗糖)或单糖(葡萄糖)后呼出的气体氢气含量增多,说明小肠有双糖或单糖吸收不良。氢呼气试验也用于测定小肠细菌过度生长和胃肠道通过时间。本方法的优点是简便,缺点是受胃肠道手术、肺功能不全、抗生素使用等各种因素的影响较大。

(三)蛋白质吸收不良试验(氮平衡试验)

临床上通常不作为常规试验。蛋白质吸收不良试验不仅技术上有难度,而且蛋白质丢失主要见于胰蛋白酶分泌障碍、细菌过度生长或蛋白丢失性肠病。α_1抗胰蛋白酶清除率测定可用于测定有无肠道蛋白丢失。α_1抗胰蛋白酶是肝脏合成的一种糖蛋白,具有抗胰蛋白水解酶活性,不被蛋白酶分解,以原形从粪便中排出,分别测定血及粪便中α_1抗胰蛋白酶含量并计算α_1抗胰蛋白酶,可以反映血浆蛋白是否从消化道丢失。^{99m}Tc-白蛋白灌注核素扫描可用于肠道大量丢失蛋白时定位蛋白漏出部位。

(四)其他试验

1. Schilling 试验 即维生素 B_{12} 吸收试验,有助于维生素 B_{12} 缺乏的病因诊断。口服一定量 ^{57}钴或 ^{58}钴标记的维生素 B_{12} 后收集 24 小时尿测定尿中放射性维生素 B_{12} 的含量,正常人 24 小时尿中放射性维生素 B_{12} 量为摄入量的 8% 以上,吸收不良者排出量小于 8%。慢性萎缩性胃体炎、小肠细菌过度生长、胰腺外分泌不足、回肠疾病等可引起维生素 B_{12} 吸收减少。在使用抗生素排除小肠细菌过度生长、补充内因子排除内因子缺乏的可能性后,维生素 B_{12} 吸收不良提示回肠末段病变。若给予抗生素治疗后维生素 B_{12} 吸收恢复正常则提示小肠细菌过度生长。补充内因子后维生素 B_{12} 吸收恢复正常则提示内因子缺乏。胰腺外分泌不足和乳糜泻时 Schilling 试验结果也会异常。使用胰酶制剂或无麦麸蛋白膳食有助于鉴别诊断。Schilling 试验还可用于判断回肠克罗恩病治疗后小肠黏膜功能的恢复情况。

2. 硒同型牛黄胆酸试验 ^{75}硒同型牛黄胆酸是放射性 ^{75}硒标记的牛黄胆酸类似物,经过与牛黄胆酸相似的肠肝循环,但不受肠内细菌分解,用于检测肠道疾病引起的胆酸丢失。口服一定剂量的 ^{75}硒牛黄胆酸,第 7 天行 γ 照相机扫描探测体内胆酸的存留量,小于 5% 为异常。可见于回肠末段切除 100 cm 以上、回肠末段病变(如克罗恩病)、原发性胆盐吸收异常患者。本试验临床应用不普遍,有报道其诊断肠道胆盐丢失的敏感性为 90%,特异性可达 100%。

3. 胰腺(分泌)功能不全检查 可分为直接刺激和间接刺激。直接刺激法是给予受试者静脉注射胰泌素后插双腔管至胃及十二指肠,收集十二指肠液,测定分泌总量、淀粉酶和碳酸氢盐浓度。间接法包括 Lundh 试验,用标准餐代替外源性胰泌素,生理性地刺激胰腺分泌,然后收集十二指肠液,然后测定胰蛋白酶活性。通常在胰酶分泌下降达 90% 以上才会出现阳性结果,故对早期胰腺分泌不足不敏感,加上试剂昂贵、操作麻烦等原因,目前开展上述两种检查方法的医院很少。其他间接试验如尿或血 BT-PABA(苯甲酰-酪氨酰-对氨基苯甲酸,N-benzoyl-tyrosyl-para-aminobenzoic acid,BT-PABA)试验由于敏感性不高及试剂等原因,目前国内已少用于临床。

第七节 原发性小肠肿瘤

小肠肿瘤是指从十二指肠起到到回盲瓣止的小肠肠管所发生的肿瘤。小肠占胃肠道全长的 75%,其黏膜表面积约占胃肠道表面积的 90% 以上,但是小肠肿瘤的发生率却较低,恶性肿瘤也较少见。随着胶囊内镜和双气囊小肠镜的问世,目前认为小肠恶性肿瘤约占胃肠道恶性肿瘤的6%～9%。小肠肿瘤可发生在任何年龄。但是多发病于50～60岁,男性稍多于女性。

小肠肿瘤病之所以较少,可能与下列因素有关:

1. 小肠腔内的内容物呈流体状态,小肠的蠕动频繁并且排空快,当粪水进入结肠后,粪便内所含的致癌物质亦随之更加浓缩,使结肠特别是左半结肠所受到致癌物质的危害(无论在接触的时间和浓度上)均远较小肠为大。另外,小肠内的细菌亦较大肠内少,而且,粪便内的某些物质如胆盐需经细菌作用后才能转化为致癌物质,因此,小肠内致癌物质相对较少。

2. 小肠液呈碱性,浆膜细胞含有一组微粒体酶系统,能减弱或去除外源性致癌物质的作用。

3. 小肠与脾脏相似,有抗癌能力,是特殊的免疫系统,免疫球蛋白IgG在小肠内含量较高。

小肠肿瘤可来源于上皮或间叶组织,有30多种类型(表4-3)

表4-3 原发性小肠肿瘤的分类及其组织来源

组织来源	良性	恶性
上皮组织		
腺上皮	腺瘤	腺癌
Brunner腺	Brunner腺瘤;黏液囊肿	
非上皮组织		
平滑肌	平滑肌瘤	平滑肌肉瘤
脂肪	脂肪瘤	脂肪肉瘤
血管	血管瘤(毛细血管瘤、海绵状血管瘤、混合性毛细血管瘤);肠血管瘤病;遗传性出血性毛细血管扩张症	血管肉瘤
神经	神经纤维瘤;神经鞘瘤;节细胞神经瘤	神经纤维肉瘤;恶性神经鞘瘤
淋巴	淋巴组织结节性增生;淋巴管瘤;炎性假瘤	霍奇金淋巴瘤;非霍奇金淋巴瘤;Kaposi肉瘤

续表

组织来源	良性	恶性
内分泌	良性胃泌素瘤（胃十二指肠）	恶性胃泌素瘤（胃十二指肠）；类癌与类癌综合征
Cajal 间质细胞	小肠间质瘤	小肠间质瘤
其他组织	Peutz-Jeghers 综合征	

【病因和发病机制】

小肠肿瘤的确切病因目前尚不清楚。有些学者认为小肠肿瘤与上面提及的某些致癌物质的影响以及机体免疫功能的减退有关；还认为与遗传因素及某些后天性疾患有一定关系。如消化器官的癌，由遗传而发生的癌与非遗传的相比，常常在多脏器内发生；小肠恶性肿瘤常常有第二个原发病灶发生。这说明部分小肠恶性肿瘤的多发病灶或同时伴有胃肠道其他恶性肿瘤与多基因可能有关。还有学者认为小肠癌的发病因素是，某些胆酸如脱氧胆酸、原胆酸等及其在细菌作用下的一些降解产物有致癌作用，故在十二指肠慢性炎症的基础上，经过胆汁中某些致癌物质的作用，可导致癌的发生。克罗恩病时小肠腺癌发生率增加，且常发生在活动性炎症病变区，提示慢性炎症刺激对小肠的致癌作用。

有人提出，小肠与大肠一样，存在腺瘤/癌的演变顺序。主要依据有：①约 1/3 小肠腺瘤可找到癌变，而许多小肠腺癌内可残留腺瘤组织；②腺瘤患者的平均年龄低于腺癌患者的平均年龄；③腺瘤与腺癌在小肠的分布部位一致；④较大腺瘤具有较高恶变潜能。艾滋病与 Kaposi 肉瘤和淋巴瘤的关系、免疫增生性小肠病与小肠恶性淋巴瘤的关系，都表明小肠肿瘤存在由良性病变发展到恶性病变的过程。

【诊断步骤】

(一)病史采集要点

1. 起病情况　无论良性还是恶性，早期常常没有典型的临床表现，甚至无临床症状。可能有不典型腹部隐痛等。

2. 主要临床表现　小肠肿瘤的临床表现很不典型，一般与肿瘤的类型、部位、大小、性质及是否有梗阻、出血和转移有关。常表现为以下一种或几种症状：

(1)腹痛　是常见的症状。部分原因是由于肠梗阻所引起的，另外，肿瘤的牵拉及其引起的肠管蠕动失调、瘤体中心坏死所引起的炎性反应、溃疡、穿孔等，都可以引起腹痛。

（2）肠道出血和贫血　出血一般是肿瘤在发生溃疡或表面糜烂后出现的症状。约1/3的小肠良性肿瘤有出血，其中以平滑肌肉瘤和血管瘤比较多见，而来自腺瘤者较少。出血可致贫血。小肠癌和恶性淋巴瘤患者常有贫血。

（3）腹块　部分患者腹部可触及肿块，以向肠腔外生长的肿瘤为多见。肿块的硬度可以从柔软到坚硬不等。

（4）肠梗阻　是小肠肿瘤较常见的并发症。多因肿瘤所引起的肠套叠、肠管挛缩、狭窄或扭转等所致。

（5）穿孔　在小肠良、恶性肿瘤中均可能发生，但在恶性肿瘤更多见。常发生于溃疡型和平滑肌肉瘤。肠穿孔可以是急性的，引起弥漫性腹膜炎，也可以是慢性的，形成局限性脓肿和肠瘘。

（6）消化道症状　有时小肠肿瘤引起类似溃疡病的上腹部不适和疼痛，同时伴有恶心、腹胀和消化不良等现象；有恶心及呕吐者约占半数，而便秘者亦属常见。此外，不少患者可有腹泻，以恶性淋巴瘤者为多见。

（7）发热　可以是小肠恶性淋巴瘤的第一个症状，以平滑肌肉瘤较多见，而癌症较少见。热型不规则。发热的原因部分是由于肿瘤中心坏死、溃破感染、或穿孔后引起腹膜炎或脓肿所致。

（8）消瘦和体重减轻　多见于恶性肿瘤患者。常与食欲减退、消化不良、腹泻、肠梗阻、慢性失血及发热等有关。晚期肿瘤患者可出现恶病质。

（9）其他　有时因肿瘤累及肠系膜根部淋巴结，可压迫静脉而发生下肢浮肿；也可因腹膜的累及和营养障碍而有腹水症状；肿瘤大出血时可致休克；肿瘤位于十二指肠壶腹部周围时，可出现阻塞性黄疸或胆道感染等现象。

3. 既往病史　可因不同病因而存在不同既往病史，如发热、腹痛、消化道出血等，Kaposi肉瘤患者可有艾滋病史或使用过免疫抑制剂。

（二）体格检查要点

一般无阳性体征发现，也可有贫血、腹部包块、肠梗阻等体征。

（三）辅助检查

1. 实验室检查　有慢性出血者可出现红细胞及血红蛋白降低，大便隐血试验阳性。肿瘤标志物如癌胚抗原、甲胎蛋白在小肠肿瘤患者中均无增高。十二指肠癌中的乳头周围癌堵塞Vater壶腹引起梗阻性黄疸时，血中胆红素及碱性磷酸酶增高。尿中胆红素增高，尿胆原阴性。小肠类癌患者发生类癌综合征时，可使24小时尿中5-羟吲哚乙酸含量升高。

2. 影像学检查

(1) X线检查

1) 腹部平片　小肠肿瘤致肠梗阻者,腹部平片可见肠内气液面。此时不宜作钡餐检查,以免发生并发症。

2) 小肠钡剂造影　病变在空肠者较易查出,越向远侧由于肠袢纡回重叠,有些肿瘤不易发现而被遗漏。

3) 胃肠钡餐双重对比造影　本法对十二指肠癌诊断的准确率达 $42\%\sim75\%$,X线的主要征象有持久的十二指肠黏膜皱襞变形、破坏或消失,肠壁僵硬、充盈缺损、龛影或狭窄。

4) 十二指肠低张气钡造影　在整个检查过程中,肠壁松弛,黏膜舒展,在铺有薄层钡剂的黏膜与空气的对比下,便于发现十二指肠黏膜的早期病变。

3. CT检查　不易发现小肠肿瘤,特别是微小肿瘤。有时显示小肠壁增厚、肠腔内肿物、肠壁内肿物。对向肠腔外生长的肿物或以腹部肿块为主要表现的患者,CT有助于鉴别肿物的性质,可发现肝内转移瘤及腹腔淋巴结转移。

4. B超检查　能发现肝内转移瘤及腹腔淋巴结转移。必要时可以在B超引导下进行肿物的针吸活检。

5. 内镜检查　胶囊内镜可完成全小肠摄影,受检患者无痛苦,但不能取活检,不用于可疑肠梗阻的患者;双气囊小肠镜理论上可直接观察全小肠病灶的大小、部位,并进而取活检以获病理确诊。两者的问世提高了小肠肿瘤的早期检出率。对梗阻性黄疸的患者可通过逆行胰胆管造影明确梗阻部位,以鉴别乳头周围癌、胆管下段癌抑或胰头癌。

6. 选择性肠系膜上动脉造影　可显示出血性肿瘤的出血部位并根据血管损害的情况区分肿瘤的性质,尤其是对血管丰富的平滑肌瘤、血管瘤尤为适用,是术前有价值的诊断方法。选择性腹腔动脉造影对小肠肿瘤亦有较高的诊断价值。

7. 腹腔镜检查　对小肠肿瘤,特别是小肠转移瘤、小肠系膜肿瘤和淋巴结转移以及病变活检具有重要意义。还可以同时进行治疗。

8. 剖腹探查与术中内镜　临床表现有疑诊者,不能明确诊断时,应及时开腹探查。手术探查时需慎防遗漏较小的肿瘤或血管瘤,视诊及扪诊有时不易发现,可用强光透照检查,必要时需切开小肠做术中内镜,直接检查肠粘膜表面情况,并需注意小肠肿瘤有多发的可能性。

【诊断对策】

(一)诊断

1. 诊断线索 对不明原因腹痛或肠梗阻、不明原因消化道出血患者应注意小肠肿瘤可能,及时进行相关检查。

2. 小肠钡剂造影可用于肿瘤筛查,但有一定的漏诊率。对无肠梗阻征象者可行胶囊内镜检查。全小肠镜加病理活检可对小肠肿瘤的部位、大小、性质作出明确诊断。B超及CT可明确有无腹腔或肝脏等器官的转移。

(二)鉴别诊断

小肠增殖性结核常可扪及腹块,且常伴有乏力、食欲减退、恶心、呕吐、发热、贫血等,临床症状酷似小肠恶性肿瘤。手术探查时常见多处小肠襻粘着肿块之上,常伴有少量腹水,而且腹膜腔内有弥漫性粟粒样播散。临床上很难与小肠晚期癌相鉴别,直至腹膜结节活检病理切片观察后才能明确诊断。

多发性小肠恶性淋巴瘤常在数个病灶之间隔以正常肠段,因此手术时易被误诊为克罗恩病。

小肠良性肿瘤与恶性肿瘤之间的鉴别更加困难,特别对瘤体较大的交界性病变,如小肠间质瘤、平滑肌瘤与绒毛状腺瘤是否已恶变,临床上无法作出判断,有时甚至需要经过反复详细的病理检查后才能鉴别。

【治疗对策】

(一)治疗原则

1. 良性小肠肿瘤可作部分病变肠段及周围组织部份切除;多发者可分段切除吻合术。

2. 恶性肿瘤者局限宜根治性切除术。

3. 晚期肿瘤并梗阻、出血等可作短路吻合术以解除梗阻或缓解症状。

4. 必要时可选化疗或放疗作术后或姑息性治疗。

(二)治疗计划

1. 手术治疗 手术切除是目前小肠肿瘤的主要治疗方法。小肠良性肿瘤一般手术切除或者内镜下治疗效果良好。小肠恶性肿瘤一经确诊,应立即争取根治性手术切除或姑息性手术切除。当剖腹探查时如发现肿瘤比较局限,应争取将病变肠管连同肠系膜区域淋巴结一并切除。对十二指肠的恶性肿瘤,直径小于 1 cm 者,可以连同一部分肠壁作局部切除;较大的肿瘤则需要考虑作部分胰十二指肠切除术。对回肠末端恶性肿瘤应作右半结肠切除术。如发现已有远处转移,或浆膜面有散在种植,或肿瘤局部已广泛浸润与邻近组织粘连固定,也应尽可能将肿瘤作姑息性切除或作梗阻近端与远端肠管吻合以缓解梗阻,使局部症状保持在最低程度。例如已有肝转移的病例,若原发肿瘤可以切除而转移瘤又为孤立的结节,且患者全身情况较好,可以将原发肿瘤作根治性切除,同期或分期作肝叶切除或肝部分切除术。如转移瘤不能切除,也应争取将原发肿瘤切除以减轻患者的症状。

2. 放射治疗 小肠癌对放射治疗敏感度虽然比较低,但是如果手术后残留癌组织范围比较局限,也可以作放射治疗,一般总量在 40 Gy。淋巴瘤对放射治疗较敏感。

3. 化疗 小肠腺癌对化疗药物不甚敏感,不能切除的小肠癌患者应用化疗后,个别患者可呈现肿瘤缩小、症状改善。常用药物有氟尿嘧啶、丝裂霉素、顺铂、洛莫司汀等。联合化疗的优于单剂化疗。小肠肉瘤对化疗药物有一定的敏感性,特别是阿霉素对各类转移灶的有效率超过 65%。对巨大小肠平滑肌肉瘤,术前应用阿霉素、顺铂、环磷酰胺、更生霉素、长春新碱等药物的联合化疗,可使瘤体缩小,提高切除率。对于不能切除的小肠恶性淋巴瘤,应用 COPP 方案或 MOPP 方案,可以使瘤体明显缩小,以达到改善症状、延长生命的目的。小肠间质瘤术后可用酪氨酸激酶抑制剂甲磺酸伊马替尼(格列卫)辅助治疗以预防复发。

【预后评估】

小肠良性肿瘤一般手术切除或者内镜下治疗预后良好。个别病例可能引起严重并发症,如十二指肠壶腹部的腺瘤或者平滑肌瘤可能引起胆管、胰管堵塞,导致胰腺炎等;少数腺瘤和平滑肌瘤由于没有及时诊断和治疗可能引起癌变。

(朱森林)

第八节 克罗恩病

克罗恩病(Crohn's disease,CD)是一种贯穿肠壁各层的慢性增殖性、炎症性疾病,可累及从口腔至肛门的各段消化道,呈节段性或跳跃式分布,但好发于末端回肠、结肠及肛周。临床以腹痛、腹泻、腹块、瘘管形成和肠梗阻为主要特征,常伴有发热、营养障碍以及关节、皮肤、眼、口腔黏膜、肝脏等的肠外表现。本病病程迁延，有终身复发倾向，不易治愈。任何年龄均可发病，20~30岁和60~70岁是2个高峰发病年龄段。无性别差异。本病在欧美国家多见。近10多年来，日本、韩国、南美发现本病发病率在逐渐升高。我国虽无以人群为基础的流行病学资料，但病例报道却在不断增加。

【病因及发病机制】

病因尚未明了，发病机制亦不甚清楚，推测是由肠道细菌和环境因素作用于遗传易感人群，导致肠黏膜免疫反应过高。

(一) 遗传因素

传统流行病学研究显示：①不同种族CD的发病率有很大的差异；②CD有家族聚集现象，但不符合简单的孟德尔遗传方式；③单卵双生子中CD的同患率高于双卵双生子；④CD患者亲属的发病率高于普通人群，而患者配偶的发病率几乎为零；⑤CD与特纳综合征、海-普二氏综合征以及糖原贮积病Ib型等罕见的遗传综合征有密切的联系。上述资料提示该病的发生可能与遗传因素有关。进一步的全基因组扫描结果显示易感区域分布在第1、3、4、5、6、7、10、12、14、16、19及X号染色体上，其中16、12、6、14、5、19及1号染色体被分别命名为IBD1-7，候选基因包括CARD15、DLG5、SLC22A4和SLC22A5、IL-23R等。目前，多数学者认为CD符合多基因病遗传规律，是许多对等位基因共同作用的结果。具有遗传易感性的个体在一定环境因素作用下发病。

(二) 环境因素

在过去的半个世纪里，CD在世界范围内迅速增长，不仅发病率和流行情况发生了变化，患患者群也逐渐呈现低龄化趋势，提示环境因素对CD易患性的影响越来越大。研究显示众多的环境因素与CD密切相关，有的是诱发因素，有的则起保护作用，如吸烟、药物、饮食、地理和社会状况、应激、微生物、肠道通透性和阑尾切除术。目前只有吸烟被肯定与CD病情的加重和复发有关。

(三) 微生物因素

肠道菌群是生命所必需，大量微生物和局部免疫系统间的平衡导致黏膜中存在大量的炎症细胞，形成"生理性炎症"现象，有助于机体免受到达肠腔的有害因素的损伤。这种免疫平衡有赖于生命早期免疫耐受的建立，遗传易感性等因素可致黏膜中树突状细胞、Toll样受体(TLRs)、T效应细胞等的改变而参与疾病的发生与发展。小肠腺隐窝潘氏细胞和其分泌产物(主要为防御素)对维持肠道的内环境的稳定起着重要作用,有研究指出 CD 是一种防御素缺乏综合征。多项临床研究亦支持肠道菌群在 CD 的发病机制中的关键环节,如一项研究显示小肠病变的 CD 患者切除病变肠段后行近端粪便转流可预防复发,而将肠腔内容物再次灌入远端肠腔可诱发炎症。

(四)免疫因素

肠道免疫系统是 CD 发病机制中的效应因素,介导对病原微生物反应的形式和结果。CD 患者的黏膜 T 细胞对肠道来源和非肠道来源的细菌抗原的反应增强,前炎症细胞因子和趋化因子的产生增多,如 IFN-γ、IL-12、IL-18 等,而最重要的是免疫调节性细胞因子的变化。CD 是典型的 Th1 反应,黏膜 T 细胞的增殖和扩张程度远超过溃疡性结肠炎,而且对凋亡的抵抗力更强。最近有证据表明 CD 不仅与上述继发免疫反应有关,也可能有天然免疫的严重缺陷。如携带 NOD2 变异的 CD 患者,其单核细胞对 MDP 和 TNF-α 的刺激所产生的 IL-1β 和 IL-8 显著减少。这些新发现表明 CD 患者由于系统性的缺陷导致了天然免疫反应的减弱,提示他们可能同时存在天然免疫和继发性免疫缺陷,但两者是否相互影响或如何影响仍不清楚。

【诊断步骤】

(一)病史采集要点

1. 起病情况　大多数病例起病隐袭,在疾病早期症状多为不典型的消化道症状或发热、体重下降等全身症状,从发病至确诊往往需数月至数年的时间。少数急性起病,可表现为急腹症,酷似急性阑尾炎或急性肠梗阻。

2. 主要临床表现　克罗恩病以透壁性黏膜炎症为特点,常导致肠壁纤维化和肠梗阻,穿透浆膜层的窦道造成微小的穿孔和瘘管。克罗恩病可累及从口至肛周的消化道的任一部位:近80%的患者小肠受累,通常是回肠远端,且 1/3 的患者仅表现为回肠炎;近50%的患者为回结肠炎;近20%的患者仅累及结肠,尽管这一表型的临床表现与溃疡性结肠炎相似,但大致一半的患者无直肠受累;小部分患者累及口腔或胃十二指肠;个别患者可累及食管和近端小肠。

克罗恩病因其透壁性炎症及病变累及范围广泛的特点,临床表现较溃疡性结肠炎更加多样化。克罗恩病的临床特征包括:疲乏、腹痛、慢性腹泻、体重下降、发热、伴或不伴血便。约10%的患者可无腹泻症状。儿童克罗恩病患者常有生长发育障碍,而且可能先于其他各种症状。部分患者可伴有瘘管和腹块,症状取决于病变的部位和严重程度。许多患者在诊断前多年即表现出各种各样的症状。研究显示患者在诊断为克罗恩病前平均7.7年即已出现类似于肠易激综合征的各种非特异性消化道症状,而病变局限于结肠者从出现症状到获得诊断的时间最长,平均4.9~11.4年。

(1)回肠炎和结肠炎　腹泻、腹痛、体重下降、发热是大多数回肠炎、回结肠炎和结肠型克罗恩病患者的典型的临床表现。腹泻可由多种原因引致,包括分泌过多、病变黏膜的吸收功能受损、回肠末端炎症或切除所致胆盐吸收障碍、回肠广泛病变或切除所致脂肪泻、小肠狭窄部位的细菌生长过度、小肠结肠瘘。广泛的空肠病变亦可导致脂肪泻。回肠炎患者常伴有小肠梗阻和右下腹包块;局限于左半结肠的克罗恩病患者可出现大量血便,症状类似溃疡性结肠炎。

(2)腹痛　不论病变的部位何在,痉挛性腹痛是克罗恩病的常见症状。黏膜透壁性炎症所致纤维性缩窄导致小肠或结肠梗阻。病变局限于回肠远端的患者在肠腔狭窄并出现便秘、腹痛等早期梗阻征象前可无任何临床症状。

(3)血便　尽管克罗恩病患者常有大便潜血阳性,但大量血便者少见。

(4)穿孔和瘘管　透壁的炎症形成穿透浆膜层的窦道,致肠壁穿孔,常表现为急性、局限性腹膜炎,患者急起发热、腹痛、腹部压痛及腹块。肠壁的穿透亦可表现为无痛性的瘘管形成。瘘管的临床表现取决于病变肠管所在位置和所累及的邻近组织或器官。胃肠瘘常无症状或腹部包块;肠膀胱瘘将导致反复的复杂的泌尿道感染,伴有气尿;通向后腹膜腔的瘘管可导致腰大肌脓肿和/或输尿管梗阻、肾盂积水;结肠阴道瘘表现为阴道排气和排便;另外还可出现肠皮肤瘘管。

(5)肛周疾病　约1/3的克罗恩病出现肛周病变,包括肛周疼痛、皮赘、肛裂、肛周脓肿及肛门直肠瘘。

(6)其他部位的肠道炎症　临床表现随病变部位而异。如:口腔的阿弗他溃疡或其他损伤致口腔和牙龈疼痛;极少数患者因食管受累而出现吞咽痛和吞咽困难;约5%的患者胃、十二指肠受累,表现为溃疡样病损、上腹痛和幽门梗阻的症状;少数近端小肠病变的患者可出现类似口炎样腹泻的症状并伴有脂肪吸收障碍。

(7)全身症状　疲乏、体重下降和发热是主要的全身症状。体重下降往往是由于患者害怕进食后的梗阻性疼痛而减少摄入所致,亦与吸收不良有关。克罗恩病患者常出现原因不明的发热,发热可能是由于炎症本身所致,亦可能是穿孔后并发肠腔周围的感染。

(8)并发症　克罗恩病的并发症包括局部并发症、肠外并发症及吸收不良相关的并发症。

①局部并发症　与炎症活动性相关的并发症包括肠梗阻、大出血、急性穿孔、

瘘管和脓肿的形成、中毒性巨结肠。CT 是检出和定位脓肿的主要手段,并可在 CT 的引导下对脓肿进行穿刺引流及抗生素的治疗。

②肠外并发症　包括眼葡萄膜炎和巩膜外层炎;皮肤结节性红斑和脓皮坏疽病;大关节炎和强直性脊柱炎;硬化性胆管炎;继发性淀粉样变,可导致肾功能衰竭;静脉和动脉血栓形成。

吸收不良综合征　胆酸通过肠肝循环在远端回肠吸收,回肠严重病变或已切除将导致胆酸吸收障碍。胆酸吸收不良影响结肠对脂肪及水、电解质的吸收而产生脂肪泻或水样泻;小肠广泛切除后所致短肠综合征亦可引起腹泻。胆酸吸收不良致胆酸和胆固醇比例失调,胆汁更易形成胆石。脂肪泻可致严重的营养不良、凝血功能障碍、低血钙及抽搐、骨软化症、骨质疏松。克罗恩病患者易发生骨折,且与疾病的严重度相关。骨质的丢失主要与激素的使用及体能活动减少、雌激素不足等所致维生素、钙的吸收不良有关。脂肪泻和腹泻可促进草酸钙和尿酸盐结石的形成。维生素 B_{12} 在远端回肠吸收,严重的回肠病变或回肠广泛切除可导致维生素 B_{12} 吸收不良产生恶性贫血。因此,应定期监测回肠型克罗恩病及回肠切除术后患者的血清维生素 B_{12} 水平,根据维生素 B_{12} 吸收试验的结果决定患者是否需要终身给予维生素 B_{12} 的替代治疗。

③恶性肿瘤　与溃疡性结肠炎相似,病程较长的结肠型克罗恩病患者罹患结肠癌的风险增加。克罗恩病患者患小肠癌的比率亦高于普通人群。有报道称克罗恩病患者肛门鳞状细胞癌、十二指肠肿瘤和淋巴瘤的比率增加,但是 IBD 患者予硫唑嘌呤或 6 MP 治疗后罹患淋巴瘤的风险是否增加则尚无定论。

(二) 体格检查要点

体格检查可能正常或呈现一些非特异性的症状,如面色苍白、体重下降,抑或提示克罗恩病的特征性改变,如肛周皮赘、窦道、腹部压痛性包块。

(三) 辅助检查

1. 常规检查　全血细胞计数常提示贫血;活动期白细胞计数增高。血清白蛋白常降低。粪便隐血试验常呈阳性。有吸收不良综合征者粪脂含量增加。

2. 抗体检测　炎症性肠病患者的血清中可出现多种自身抗体。其中一些可用于克罗恩病的诊断和鉴别诊断。抗 OmpC 抗体阳性提示可能为穿孔型克罗恩病。抗中性粒细胞胞浆抗体(P-ANCA)和抗啤酒酵母菌抗体(ASCA)的联合检测用于炎症性肠病的诊断、克罗恩病和溃疡性结肠炎的鉴别诊断。

3. C 反应蛋白(CRP)　克罗恩病患者的 CRP 水平通常升高,且高于溃疡性结肠炎的患者。CRP 的水平与克罗恩病的活动性有关,亦可作为评价炎症程度的指标。CRP的血清学水平有助于评价患者的复发风险,高水平的CRP提示疾病活动或合并细菌感染,CRP水平可用于指导治疗和随访。

4. 血沉(ESR)　ESR通过血浆蛋白浓度和血细胞压积来反映克罗恩病肠道炎症,精确度较低。ESR虽然可随疾病活动而升高,但缺乏特异性,不足以与UC和肠道感染鉴别。

5. 回结肠镜检查　对于疑诊克罗恩病的患者,应进行回肠结肠镜检查和活检,观察回肠末端和每个结肠段,寻找镜下证据,是建立诊断的第一步。克罗恩病镜下最特异性表现是节段性改变、肛周病变和卵石征。

6. 肠黏膜活检　其目的通常是为进一步证实诊断而不是建立诊断。显微镜下特征为:局灶的(不连续的)慢性的(淋巴细胞和浆细胞)炎症和斑片状的慢性炎症,局灶隐窝不规则(不连续的隐窝变形)和肉芽肿(与隐窝损伤无关)。回肠部位病变的病理特点除上述各项外还包括绒毛结构不规则。如果回肠炎和结肠炎是连续性的,诊断应慎重。"重度"定义为:①溃疡深达肌层,或②出现黏膜分离,或③溃疡局限于黏膜下层,但溃疡面超过1/3结肠肠段(右半结肠,横结肠,左半结肠)。近30%的克罗恩病患者可见特征性肉芽肿样改变,但肉芽肿样改变还可见于耶尔森菌属感染性肠炎、贝赫切特氏病、结核及淋巴瘤,因此,这一表现既不是诊断所必需也不能用于证实诊断是否成立。

7. 胃肠道钡餐　有助于全面了解病变在胃、肠道节段性分布的情况、狭窄的部位和长度。气钡双重造影虽然不能发现早期微小的病变,但可显示阿弗他样溃疡、了解病变的分布及范围、肠腔狭窄的程度、发现小的瘘道和穿孔。典型的小肠克罗恩病的X线改变包括:结节样改变、溃疡、肠腔狭窄(肠腔严重狭窄或痉挛时可呈现"线样征")、鹅卵石样改变、脓肿、瘘管、肠袢分离(透壁的炎症和肠壁增厚所致)。胃窦腔的狭窄及十二指肠节段性狭窄提示胃十二指肠克罗恩病。

8. 胃十二肠镜　常规的胃十二指肠镜检查仅在有上消化道症状的患者中推荐使用。累及上消化道的克罗恩病几乎总是伴有小肠和大肠的病变。当患者被诊断为"未定型大肠炎"时,胃黏膜活检可能有助于诊断,局部活动性胃炎可能是克罗恩病特点。

9. 胶囊内镜　为小肠的可视性检查提供了另一手段,可用于有临床症状、疑诊小肠克罗恩病、排除肠道狭窄、回肠末端内窥镜检查正常或不可行,以及胃肠道钡餐或CT未发现病变的患者。禁忌证包括胃肠道梗阻、狭窄或瘘管形成、起搏器或其他植入性电子设备以及吞咽困难者。

10. 其他　当怀疑有肠壁外并发症时,包括瘘管或脓肿,可选用腹部超声、CT

和/或 MRI 进行检查。腹部超声是诊断肠壁外并发症的最简单易行的方法，但对于复杂的克罗恩病患者，CT 和 MRI 的精确度更高，特别是对于瘘管、脓肿和蜂窝织炎的诊断。

【诊断对策】

（一）诊断要点

克罗恩病的诊断主要根据临床、内镜、组织学、影像学和/或生化检查的综合分析来确立诊断。患者具备上述的临床表现，特别是阳性家族史时应注意是否患克罗恩病。详细的病史应该包括关于症状始发时各项细节问题，包括近期的旅行、食物不耐受、与肠道疾病患者接触史、用药史（包括抗生素和非甾体抗炎药）、吸烟史、家族史以及阑尾切除史；详细询问夜间症状、肠外表现（包括口、皮肤、眼睛、关节、肛周脓肿或肛裂）。体格检查时应注意各项反映急性和/或慢性炎症反应、贫血、体液丢失、营养不良的体征，包括一般情况、脉搏、血压、体温、腹部压痛或腹胀、可触及的包块、会阴和口腔的检查以及直肠指检。测量体重，计算体重指数。针对感染性腹泻的微生物学检查应包括艰难梭状芽胞杆菌。对有外出旅行史的患者可能要进行其他的粪便检查，而对于病史符合克罗恩病的患者，则不必再进行额外的临床和实验室检查。完整的诊断应包括临床类型、病变分布范围及疾病行为、疾病严重程度、活动性及并发症。

（二）鉴别诊断要点

克罗恩病因其病变部位多变以及疾病的慢性过程，需与多种疾病进行鉴别。许多患者病程早期症状轻微且无特异性，常被误诊为乳糖不耐受或肠易激综合征。

1. 结肠型克罗恩病需与溃疡性结肠炎鉴别　克罗恩病通常累及小肠而直肠赦免，无大量血便，常见肛周病变、肉芽肿或瘘管形成。10%～15%炎症性肠病患者仅累及结肠，如果无法诊断是溃疡性结肠炎还是克罗恩病，可诊断为未定型结肠炎。

2. 急性起病的新发病例，应排除志贺氏菌、沙门氏菌、弯曲杆菌、大肠杆菌及阿米巴等感染性腹泻。近期有使用抗生素的患者应注意排除艰难梭状芽胞杆菌感染，而使用免疫抑制剂的患者则应排除巨细胞病毒感染。应留取患者新鲜大便标本进行致病菌的检查，使用免疫抑制剂的患者需进行内镜下黏膜活检。

3. 因克罗恩病有节段性病变的特点，阑尾炎、憩室炎、缺血性肠炎、合并有穿孔或梗阻的结肠癌均可出现与克罗恩病相似的症状。耶尔森菌属感染引起的急性回肠炎与克罗恩病急性回肠炎常常难以鉴别。肠结核与回结肠型克罗恩病症状相似,常造成诊断上的困难,但以下特征可有助于鉴别:①肠结核多继发于开放性肺结核;②病变主要累及回盲部,有时累及邻近结肠,但病变分布为非节段性;③瘘管少见;④肛周及直肠病变少见;⑤结核菌素试验阳性等。对鉴别困难者,建议先行抗结核治疗并随访观察疗效。淋巴瘤、慢性缺血性肠炎、子宫内膜异位症、类癌均可表现为与小肠克罗恩病难以分辨的症状及X线特征,小肠淋巴瘤通常进展较快,必要时手术探查可获病理确诊。

(三)临床类型

新近颁布的蒙特利尔分型较为完整地描述了克罗恩病的年龄分布、病变部位及疾病行为。详见表4-4。

表4-4 克罗恩病蒙特利尔分型

诊断年龄(A)		
A1　16岁或更早		
A2　17～40岁		
A3　40岁以上		
病变部位(L)	上消化道(L4)	
L1　末端回肠	L1+L4	回肠+上消化道
L2　结肠	L2+L4	结肠+上消化道
L3　回结肠	L3+L4	回结肠+上消化道
L4　上消化道	—	—
疾病行为(B)	肛周病变(P)	
B1*　非狭窄,非穿透型	B1p	非狭窄,非穿透型+肛周病变
B2　狭窄型	B2p	狭窄型+肛周病变
B3　穿透型	B3p	穿透型+肛周病变

注:* B1型应视为一种过渡的分型,直到诊断后再随访观察一段时期。这段时期的长短可能因研究不同而有所变化(例如5～10年),但应该被明确规定以便确定B1的分型

(四)CD疾病临床活动性评估(ACG指南,2001年)

1. 缓解期　无临床症状及炎症后遗症的CD患者,也包括内科治疗和外科治疗反应良好的患者;激素维持治疗下持续缓解的患者为激素依赖型缓解。

2. 轻至中度　无脱水、全身中毒症状，无中度及中度以上腹痛或压痛，无腹部痛性包块，无肠梗阻，体重下降≤10%；对经口营养耐受良好，长期门诊随访的患者；

3. 中至重度　对诱导轻至中度疾病缓解的标准治疗（5-氨基水杨酸，布地奈德，或泼尼松）无反应，或至少满足下列一项者：中度及中度以上腹痛或压痛，间歇性轻度呕吐（不伴有肠梗阻），脱水/瘘管形成，体温>37.5 ℃，体重下降>10%或血红蛋白<10 g/dl。

4. 重度至暴发　对标准剂量激素治疗呈现激素抵抗，症状持续无缓解者；或至少满足下列一项者：腹部体征阳性，持续性呕吐，脓肿形成，高热，恶病质，或肠梗阻。

为便于对疾病活动性和治疗反应进行量化评估，临床上常采用较为简便实用的 Harvey 和 Bradshow 标准计算 CD 活动指数（CDAI）。见表 4-5。

表 4-5　简化 CDAI 计算法

1. 一般情况	0：良好；1：稍差；2：差；3：不良；4：极差
2. 腹痛	0：无；1：轻；2：中；3：重
3. 腹泻	稀便每日 1 次记 1 分
4. 腹块（医师认定）	0：无；1：可疑；2：确定；3：伴触痛
5. 并发症（关节痛、虹膜炎、结节性红斑、坏疽性脓皮病、阿弗他溃疡、裂沟、新瘘管及脓肿等）	每个 1 分

<4 分为缓解期；5~8 分为中度活动期；>9 分为重度活动期

【治疗对策】

（一）治疗原则

克罗恩病治疗方案选择取决于疾病严重程度、部位和并发症。尽管有总体治疗方针可循，但必须建立以患者对治疗的反应和耐受情况为基础的个体化治疗。治疗目标是诱导活动性病变缓解和维持缓解。外科手术在克罗恩病治疗中起着重要的作用，经常为药物治疗失败的患者带来持久和显著的效益。

（二）药物选择

1. 糖皮质激素　迄今为止仍是控制病情活动最有效的药物，适用于活动期的治疗，使用时主张初始剂量要足、疗程偏长、减量过程个体化。常规初始剂量为泼尼松 40~60 mg/d,病情缓解后一般以 5 mg/周的速度将剂量减少至停用。临床研究显示长期使用激素不能减少复发,且不良反应大,因此不主张应用皮质激素作长期维持治疗。回肠控释剂布地奈德口服后主要在肠道起局部作用,吸收后经肝脏首过效应迅速灭活,故全身不良反应较少。布地奈德剂量为 3 mg/次,每日 3 次,视病情严重程度及治疗反应逐渐减量,一般在治疗 8 周后考虑开始减量,全疗程一般不短于 3 个月。建议布地奈德适用于轻、中度回结肠型克罗恩病,系统糖皮质激素适用于中~重度克罗恩病或对相应治疗无效的轻、中度患者。对于病情严重者可予氢化可的松或地塞米松静脉给药;病变局限于左半结肠者可予糖皮质激素保留灌肠。

2. 氨基水杨酸制剂 对控制轻、中型活动性克罗恩病患者的病情有一定的疗效。柳氮磺胺吡啶适用于病变局限于结肠者;美沙拉嗪对病变位于回肠和结肠者均有效,可作为缓解期的维持治疗。

3. 免疫抑制剂 硫唑嘌呤或巯嘌呤适用于对糖皮质激素治疗效果不佳或对糖皮质激素依赖的慢性活动性病例。加用该类药物后有助于逐渐减少激素的用量乃至停用,并可用于缓解期的维持治疗。剂量为硫唑嘌呤 2 mg/(kg·d)或巯嘌呤 1.5 mg/(kg·d),显效时间约需 3~6 个月,维持用药一般 1~4 年。严重的不良反应主要是白细胞减少等骨髓抑制的表现,发生率约为 4%。

硫唑嘌呤或巯嘌呤无效时可选用甲氨蝶呤诱导克罗恩病缓解,有研究显示甲氨蝶呤 25 mg/周肌注治疗可降低复发率及减少激素用量。甲氨蝶呤的副作用有恶心、肝酶异常、机会感染、骨髓抑制及间质性肺炎。长期使用甲氨蝶呤可引起肝损害,肥胖、糖尿病、饮酒是肝损害的危险因素。使用甲氨蝶呤期间必须戒酒。

研究显示静脉使用环孢素治疗克罗恩病疗效不肯定,口服环孢素无效。少数研究显示静脉使用环孢素对促进瘘管闭合有一定的作用。他可莫司和麦考酚吗乙酯在克罗恩病治疗中的疗效尚待进一步研究。

4. 生物制剂 英夫利昔是一种抗肿瘤坏死因子-α(TNF-α)的单克隆抗体,其用于治疗克罗恩病的适应症包括:①中、重度活动性克罗恩病患者经充分的传统治疗,即糖皮质激素及免疫抑制剂(硫唑嘌呤、6-巯嘌呤或氨甲蝶呤)治疗无效或不能耐受者;②克罗恩病合并肛瘘、皮瘘、直肠阴道瘘,经传统治疗(抗生素、免疫抑制剂及外科引流)无效者。推荐以 5 mg/kg 剂量(静脉给药,滴注时间不短于 2 小时)在第 0、2、6 周作为诱导缓解,随后每隔 8 周给予相同剂量以维持缓解。原来对治疗有反应随后又失去治疗反应者可将剂量增加至 10 mg/kg。对初始的 3 个剂量治疗到第 14 周仍无效者不再予英夫利昔治疗。治疗期间原来同时应用糖皮质激素者可在取得临床缓解后将激素减量至停用。已知对英夫利昔过敏、活动性感染、神经脱髓鞘病、中至重度充血性心力衰竭及恶性肿瘤患者禁忌使用。药物的不良反应包括机会感染、输注反应、迟发型超敏反应、药物性红斑狼疮、淋巴瘤等。其他生物疗法还有骨髓移植、血浆分离置换法等。

5. 抗生素 某些抗菌药物如甲硝唑、环丙沙星等对治疗克罗恩病有一定的疗效,甲硝唑对有肛周瘘管者疗效较好。长期大剂量应用甲硝唑会出现诸如恶心、呕吐、食欲不振、金属异味、继发多发性神经系统病变等不良反应,因此仅用于不能应用或不能耐受糖皮质激素者、不愿使用激素治疗的结肠型或回结肠型克罗恩病患者。

6. 益生菌 部分研究报道益生菌治疗可诱导活动性克罗恩病缓解并可用于维持缓解的治疗,但尚需更多设计严谨的临床试验予以证实。

(三)治疗计划及治疗方案的选择

由于克罗恩病病情个体差异很大,疾病过程中病情变化也很大,因此治疗方案必须视疾病的活动性、病变的部位、疾病行为及对治疗的反应及耐受性来制定。

1. 营养疗法 高营养低渣饮食,适当给予叶酸、维生素 B_{12} 等多种维生素及微量元素。要素饮食在补充营养的同时还可控制病变的活动,特别适用于无局部并发症的小肠克罗恩病。完全胃肠外营养仅用于严重营养不良、肠瘘及短肠综合征的患者,且应用时间不宜过长。

2. 活动性克罗恩病的治疗

(1)局限性回结肠型 轻、中度者首选布地奈德口服 3 mg/次,每日 3 次。轻度者可予美沙拉嗪,每日用量 3~4 g。症状很轻微者可考虑暂不予治疗。

中、重度患者首选系统作用糖皮质激素治疗,重症病例可先予静脉用药。有建议对重症初发病例开始即用糖皮质激素加免疫抑制剂(如硫唑嘌呤)的治疗。

(2)结肠型 轻、中度者可选用氨基水杨酸制剂(包括柳氮磺胺吡啶)。中、重度必须予系统作用糖皮质激素治疗。

(3)存在广泛小肠病变 该类患者疾病活动性较强,对中、重度病例首选系统作用糖皮质激素治疗。常需同时加用免疫抑制剂。营养疗法是重要的辅助治疗手段。

(4)根据治疗反应调整治疗方案 轻、中度回结肠型病例对布地奈德无效,或轻、中度结肠型病例对氨基水杨酸制剂无效,应重新评估为中、重度病例,改用系统作用糖皮质激素治疗。

激素治疗无效或依赖的病例,宜加用免疫抑制剂。

上述治疗依然无效或激素依赖,或对激素和/或免疫抑制剂不耐受者考虑予以英夫利昔或手术治疗。

3. 维持治疗　克罗恩病复发率很高,必须予以维持治疗。推荐方案为:①所有患者必须戒烟;②氨基水杨酸制剂可用于非激素诱导缓解者,剂量为治疗剂量,疗程一般为2年;③由系统激素诱导的缓解宜采用免疫抑制剂作为维持治疗,疗程可达4年;④由英夫利昔诱导的缓解目前仍建议予英夫利昔规则维持治疗。

4. 外科手术　内科治疗无效或有并发症的病例应考虑手术治疗,但克罗恩病手术后复发率高,故手术的适应证主要针对其并发症,包括:完全性纤维狭窄所致机械性肠梗阻、合并脓肿形成或内科治疗无效的瘘管、脓肿形成。急诊手术指征为:暴发性或重度性结肠炎、急性穿孔、大量的危及生命的出血。

5. 术后复发的预防　克罗恩病术后复发率相当高,但目前缺乏有效的预防方法。预测术后复发的危险因素包括:吸烟、结肠型克罗恩病、病变范围广泛(>100 cm)、因内科治疗无效而接受手术治疗的活动性病例、因穿孔或瘘而接受手术者、再次接受手术治疗者等。对于术后易复发的高危病例的处理:术前已服用免疫抑制剂者术后继续治疗;术前未用免疫抑制剂者术后应予免疫抑制剂治疗;甲硝唑对预防术后复发可能有效,可以在后与免疫抑制剂合用一段时间。建议术后3个月复查内镜,吻合口的病变程度对术后复发可预测术后复发。对中、重度病变的复发病例,如有活动性症状应予糖皮质激素及免疫抑制剂治疗;对无症状者予免疫抑制剂维持治疗;对无病变或轻度病变者可予美沙拉嗪治疗。

【病程观察及处理】

1. 病情观察要点　在诊治过程中应密切观察患者症状、体征、各项活动性指标和严重度的变化,以便及时修正诊断,或对病变严重程度和活动度做出准确的评估,判断患者对治疗的反应及耐受性,以便于调整治疗方案。

2. 疗效判断标准　临床将克罗恩病活动度分为轻度、中度和重度。大多数临床实验以患者克罗恩病活动指数(CDAI)>220定义为活动性病变。现在更倾向于CDAI联合CRP>10 mg/L来评价CD的活动。"缓解"标准为CDAI<150,"应答"为CDAI指数下降≥100。"复发"定义为:确诊为克罗恩病的患者经过内科治疗取得临床缓解或自发缓解后,再次出现临床症状,建议采用CDAI>150且比基线升高≥100点。经治疗取得缓解后,3个月内出现复发称为早期复发。复发可分为:稀发型(≤1次/年)、频发型(≥2次/年)或持续发作型。"激素抵抗"指强的松龙用量达到0.75 mg/(kg·d)持续四周,疾病仍然活动者。"激素依赖"为下列两项符合一项者:①自开始使用激素起3个月内不能将激素用量减少到相当于强的松龙 10 mg/d（或布地奈得 3 mg/d），同时维持疾病不活动。②停用激素后 3 个月内复发者。在确定激素抵抗或依赖前应仔细排除疾病本身特殊的并发症。"再发"定义为外科手术后再次出现病损（复发是指症状的再次出现）。"形态学再发"指手术彻底切除病变后新出现的病损。通常出现在"新"回肠末端和/或吻合口，可通过内镜、影像学检查及外科手术发现。"镜下再发"目前根据 Rutgeerts 标准评估和分级（0 级：没有病损；1 级：阿弗他口疮样病损，少于 5 处；2 级：阿弗他口疮样病损，多于 5 处，病损间黏膜正常，或跳跃性的大的病损，或病损局限于回结肠吻合口（<1 cm）；3 级：弥散性阿弗他口疮样回肠炎，并黏膜弥散性炎症；4 级：弥散性回肠炎症并大溃疡、结节样病变或狭窄）。"临床再发"指手术完全切除大体病变后，症状再次出现。"局限性病变"指肠道 CD 病变范围<30 cm，通常是指回盲部病变（<30 cm 回肠伴或不伴右半结肠），也可以是指孤立的结肠病变或近端小肠的病变。"广泛性的克罗恩病"肠道克罗恩病受累肠段>100 cm，无论定位于何处。这一定义是指节段性肠道炎症性病变的累积长度。

【预后评估】

本病以慢性渐进型多见，虽然部分患者可经治疗后好转，部分患者亦可自行缓解，但多数患者反复发作，迁延不愈，相当一部分患者在其病程中因并发症而需进行 1 次以上的手术治疗，预后不佳。发病 15 年后约半数尚能生存。急性重症病例常伴有毒血症和并发症，近期死亡率达 3%～10%。近年来发现克罗恩病癌变的几率增高。

（高　翔　胡品津）

第九节　溃疡性结肠炎

溃疡性结肠炎是一种病因未明的直肠和结肠非特异性、慢性炎症性疾病。病变主要累及黏膜及黏膜下层。以腹泻、黏液脓血便、腹痛为主要临床表现，病情轻重不等且多为反复发作的慢性病程。可以在任一年龄段起病，但多介于 20～40 岁；男女发病率无明显差异。本病在北美、北欧、斯堪的纳维亚等国家和地区的白种人和犹太人中多见。我国发病较低，但近年来患病率似有增加的趋势。

【病因及发病机制】

溃疡性结肠炎的病因和发病机制至今尚未明确,普遍认为与感染、遗传及免疫三大因素及相互作用有关。

1. 感染因素 微生物感染与本病的关系一直受到人们的关注,但至今尚未找到某一特定的病原体,推测某些病原微生物感染是本病的非特异性促发因素。

2. 遗传因素 本病的发病率在种族间有明显的差异,如犹太人明显高于非犹太人种。欧美的统计资料显示溃疡性结肠炎患者的直系血缘亲属中,约15%~25%的人发病。双生子的研究表明,单合子比双合子更容易发病。有研究发现溃疡性结肠炎的某些组织抗原型,如HLA-DR2较正常人明显增多。近年来的动物中已经用转基因方法成功地制作出类似人类溃疡性结肠炎的模型。以上资料均提示本病可能与遗传基因有关。

3. 免疫因素 目前认为本病是由于促发因素作用于遗传易感者导致的黏膜免疫异常,属于Th2型细胞免疫,免疫反应过程中效应细胞释放出的抗体、各种细胞因子和炎症介质引起组织的炎症反应和破坏。有研究提出本病患者的肠黏膜可能存在与遗传有关的上皮细胞异常,改变了结肠黏膜的通透性,使一般不能通过正常黏膜、对正常人无害的肠道共生菌及食物等抗原进入黏膜,促发一系列抗原特异性免疫反应。也有研究发现某些侵犯肠壁的病原体与结肠上皮细胞之间存在共同的抗原决定簇,推测患者经病原体重复感染后诱导机体对自身结肠上皮的交叉免疫反应。新近研究发现正常结肠黏膜上皮有一种抗原,该抗原只存在于结肠黏膜、皮肤和胆道,溃疡性结肠炎患者的血清可检出该抗原的抗体,而皮肤和胆道正是溃疡性结肠炎肠外表现的好发部位。

4. 精神因素 目前尚未发现某种恒定的精神病理状况与本病的确切关系。紧张和应激可能通过激活肠神经系统和各种前炎症因子而诱发或加重本病。

5. 其他 多项研究证实吸烟是本病的保护性因素;口服避孕药和阑尾手术史与本病的关系尚存争议。

【诊断步骤】

(一)病史采集要点

1. 起病情况 起病多缓慢,部分患者起病前有持续数周或数月的、发作性的、自限性的直肠出血病史。少数急性起病,偶见急性暴发起病。1/3病例初次发作时仅累及直肠或远端结肠,1/3累及左半结肠至脾曲,余者大多数累及全结肠。病程常为发作期与缓解期交替的慢性过程,少部分患者症状持续,迁延不愈。

根据病程经过本病可分为:①初发型,指无既往史的首次发作;②慢性复发型:临床过程表现为发作期与缓解期相交替;③慢性持续型:症状持续间以症状加重的急性发作;④急性暴发型:急性起病,病情严重,全身毒血症状显著,可伴有中毒性巨结肠、结肠穿孔等,本型少见。

2. 主要临床表现　处于疾病缓解期的患者可无症状或仅有轻微的腹痛、大便次数增多等非特异性的症状。活动期的溃疡性结肠炎患者临床症状多样,通常根据其表现分为轻度、中度和重度。症状的严重程度通常与病变累及的解剖范围有关,是决定治疗方案的重要参数。

(1)轻度　病变部位局限于直肠(直肠炎)或直肠乙状结肠(直肠乙状结肠炎或远端结肠炎)。多表现为黏液血便,轻度腹泻,每日 4 次以下,伴轻度的痉挛性腹痛和里急后重感,部分患者间发便秘,无剧烈腹痛、大量血便、发热、体重下降等,脉搏<90 次/分,血红蛋白≥105 g/L,血沉<30 mm/h。

(2)中度　病变范围多已达到结肠脾曲(左半结肠炎)。表现为:每日大便多于 4 次,且为黏液血便;轻度贫血但不需输血治疗,伴腹痛、低热,营养状况尚可。

(3)重度　重型或暴发型病例通常为广泛结肠受累,部分可累及回盲部(全结肠炎)。重型病例表现为每日至少 6 次血便,有明显的全身中毒症状:发热(T≥37.5 ℃)、心动过速(脉率≥90 次/分)、贫血(血红蛋白低于 75 g/L)、血沉≥30 mm/h。"暴发型"指每日至少腹泻 10 次,伴剧烈腹痛,高热达 39.5 ℃,持续出血且常需输血治疗,体重迅速下降,营养状况差。

在重型和暴发型病例中,病变广泛而严重,炎症累及结肠肌层与肌层神经丛,结肠蠕动消失,肠腔内容物和气体大量积聚,引起结肠急性扩张,称为"中毒性巨结肠"。病变以横结肠最为严重,常因低钾、钡剂灌肠、使用抗胆碱药物或阿片酊而诱发。临床表现为病情急剧恶化,出现鼓肠、腹部压痛、肠鸣音消失,毒血症明显,水电解质平衡紊乱。病变扩延及浆膜层可致结肠穿孔。

肠外表现:本病可伴有多种肠外表现,如:皮疹、结节性红斑、坏疽性脓皮病、巩膜外层炎、前葡萄膜炎、口腔阿弗他样溃疡、脂肪肝等,这些症状与活动性结肠炎症相关,结肠炎症缓解后可缓解或消失;而骶髂关节炎、强直性脊柱炎、原发性硬化性胆管炎等肠外表现与病变的活动性无关;罕见的肠外表现如心包炎、Sweet's 综合征、淀粉样变亦与病情无关。

并发症:①大出血:约 3% 的患者因大出血需行紧急手术切除病变肠段。②暴发性结肠炎:国外可见于高达 15% 的患者,其中 20% 可进展为中毒性巨结肠,易发生穿孔,预后差,并发腹膜炎者死亡率高达50%。③良性狭窄:反复的炎症发作或肌肉肥大均可导致结肠狭窄。发生率约为10%。狭窄最常发生在直肠乙状结肠。患者出现狭窄症状时应行肠镜检查并活检以排除恶性狭窄。④直肠结肠癌变:癌变的发生与病程及病变累及的范围有关。溃疡性结肠炎病变范围超过脾曲、病程长于7~8年者结肠癌的发生率开始高于正常人群,而直肠炎和远端结肠炎的患者不论病程长短发生结直肠癌变的几率很低。

(二)既往病史

对于初发型的患者应注意询问近期有无旅游史、疫区疫水接触史或不洁食物摄入史。详细询问患者的饮食和生活习惯,如吸烟和/或戒烟史、女性患者是否长期服用避孕药、是否长期服用非甾体类抗炎药、是否做过阑尾切除术等。注意询问家族中是否有炎症性肠病的患者或慢性腹泻的患者。

(三)体格检查要点

轻型、中型患者可无体征或仅有左下腹压痛,有时可触及痉挛的肠管。重型或暴发型患者可有贫血、消瘦、心动过速、脱水等表现,常有明显的压痛和和鼓肠。若出现腹肌紧张、反跳痛、肠鸣音减弱应注意中毒性巨结肠、肠穿孔等并发症。

(四)实验室及影像学检查

临床怀疑溃疡性结肠炎时推荐以下的逐级检查步骤:

1. 常规检查　血红蛋白在轻型病例正常或轻度下降,中、中型病例轻或中度下降,或显著下降。活动期白细胞计数可增高。血沉和C反应蛋白升高是病变活动的标志。重症患者或病情持续者可有血清白蛋白降低、水电解质失衡等。

2. 粪便常规检查和培养　肉眼观察粪便常有黏液脓血,显微镜下见大量脓细胞、红细胞,常见嗜酸性粒细胞。大便培养致病菌以排除感染性肠炎是诊断本病的重要步骤,至少应连续3次。大便常规致病菌培养以排除痢疾杆菌、沙门氏菌属的感染;特殊致病菌培养以排除空肠弯曲菌、艰难梭状芽胞杆菌、耶尔森菌等感染。取新鲜粪便寻找阿米巴滋养体和包囊。有血吸虫疫区或疫水接触史者应做粪便集卵和孵化以排除血吸虫感染。

3. 肠镜及活检　是本病诊断和鉴别诊断最有价值的手段,除非是暴发型患者,均应行结肠镜检查,且应尽量检查至回肠末端。结肠镜检查可直接观察黏膜的病变、取活检并可准确判断病变的范围。本病的病变呈连续性分布,绝大多数从肛端直肠开始。镜下所见特征性改变包括:①黏膜充血肿胀,表面粗糙呈细颗粒状,血管纹理消失,表面见红斑、瘀点及脓性渗出,黏膜表面脆性增加,可伴发性出血;②黏膜面见多发溃疡灶,大小形态不一,可散在分布,亦可融合成片状;③假息肉形成,结肠袋变钝或消失。结肠镜下黏膜活检见黏膜隐窝分离、变形、萎缩,黏膜层大量急、慢性炎症细胞,黏膜上皮有中性粒细胞浸润,隐窝底部浆细胞数量增加呈淋巴组织样聚集。直肠活检组织学发现黏膜绒毛样结构和潘氏细胞化生有利于溃疡性结肠炎的诊断,隐窝脓肿只是非特异性炎症表现,不能作为诊断标准。

4. X线钡剂灌肠检查 很少用于溃疡性结肠炎的诊断,因轻症患者可能正常,而重症或暴发性患者则应避免该项检查,以免诱发中毒性巨结肠或穿孔。X线特征有:①急性期:肠管痉挛、激惹表现,肠管可细如绳状;黏膜水肿显著时肠壁外缘见"指压迹";多发性溃疡使肠壁外缘呈锯齿状改变,有时可见"靶征";小溃疡融合成大溃疡时,出现"T字形"溃疡,溃疡向黏膜下层进展时可见"双边征"。②亚急性期:黏膜面呈颗粒状、结节状及息肉样改变;结肠袋可变形、不规则;肠管狭窄、僵直。③慢性期:结肠袋消失,肠腔狭窄,肠管僵直,结肠短缩;多发性假息肉。

【诊断对策】

(一)诊断要点

临床诊断溃疡性结肠炎,需结合临床症状、结肠镜和组织学检查,并排除其他感染性疾病。患者出现血便、里急后重等症状时,应予大便、结肠镜和组织学等检查,如病例具有特征性结肠镜表现和组织学特点,并能排除其他感染性肠炎,可考虑诊断溃疡性结肠炎。

溃疡性结肠炎的诊断标准较多,"亚太地区炎症性肠病处理共识意见(2004)"建议采用改良的 Mendeloff 标准结合 Lennard-Jones 标准。具体如下:

确诊溃疡性结肠炎的标准:①腹泻或便血6周以上;②至少进行一次乙状结肠镜或结肠镜检查,且发现一个以上的下述表现:黏膜易脆、点状出血、弥漫性炎性溃疡;③钡剂检查发现溃疡、肠腔狭窄或结肠短缩的证据;④手术切除或活检标本在显微镜下有特征性改变。

疑诊溃疡性结肠炎的标准:①病史不典型,结肠镜或钡剂灌肠检查有相应表现;②有相应的病史,伴可疑的结肠镜检查表现,无钡剂灌肠检查;③有典型的病史,伴可疑的钡剂灌肠发现,无乙状结肠或结肠镜检查报告;④手术或大体表现典型,但组织学检查不肯定。

排除感染性肠炎、缺血性结肠炎、放射性结肠炎、孤立性直肠溃疡、克罗恩病结肠炎后,如果有明确的组织学检查发现,如非肉芽肿性、连续性黏膜炎症和直肠受累延及结肠可确诊,缺乏组织学证据则属疑诊。

完整的诊断须包括临床病程、病情严重程度、病变范围及疾病分期。

(二)鉴别诊断要点

本病并无特异性改变,各种病因均可引起与病变相似的结肠炎症性改变,只有认真排除各种可能相关的病因才能做出诊断。

1. 急性自限性肠炎　症状通常在4周内消失,病因多为沙门氏菌、志贺氏菌、艰难梭状芽胞杆菌等感染。75%以上的患者急性发作时伴有发热和腹泻达每日10次,大便培养阳性有助于诊断。急性自限性肠炎患者的黏膜隐窝通常正常,固有层以多形核白细胞浸润为主。抗菌治疗有效。

2. 慢性细菌性痢疾　常有急性发作的病史,粪便检查可分离出痢疾杆菌,结肠镜检时取脓性分泌物培养阳性率较高。抗生素治疗有效。

3. 阿米巴肠炎　病变多侵犯右半结肠,溃疡较深,边缘潜行,溃疡间黏膜多正常。新鲜的粪便、黏膜分泌物或黏膜活检中发现滋养体或包囊可确诊。75%~85%急性阿米巴肠炎的患者血清中可检出阿米巴抗体。

4. 克罗恩病　溃疡性结肠炎需与单纯累及结肠的克罗恩病鉴别。见表4-6。

表4-6　溃疡性结肠炎与结肠型克罗恩病的鉴别

	溃疡性结肠炎	结肠型克罗恩病
症状	脓血便多见	可有腹泻但脓血便少见
疾病部位	仅累及结肠,绝大多数累及直肠,而很少累及回肠末端	回肠末端多受累,而直肠受累少见
病变分布	病变呈连续性累及黏膜和黏膜下层	病变呈节段性透壁性炎症
并发症		
瘘管和脓肿	罕见	多见
肠腔狭窄	少见,中心性	多见,偏心性
肛周病变	罕见	多见
内镜表现	纵行或匐行溃疡,周围黏膜大致正常或呈卵石样改变	黏膜弥漫性充血水肿、颗粒状、脆性增加,多发性浅溃

5. 大肠癌　起病多在中年以后,结肠镜检查及活检可以确诊。注意和溃疡性结肠炎引起的良性狭窄或癌变鉴别。

6. 其他　其他如缺血性肠炎、放射性肠炎、胶原性结肠炎、贝赫切特病、结肠息肉均应与本病鉴别。

(三)临床类型

2005年蒙特利尔世界胃肠病大会提议根据溃疡性结肠炎的病变范围及病情的严重程度进行分型。

1. 根据病变范围分型　通过放射影像学、内镜或组织学明确结直肠炎症的范围,根据病变范围将本病分为三个亚组:溃疡性直肠炎(仅累及直肠,炎症最远端达直乙交界)、左侧结肠炎(病变范围局限于脾曲以下的结直肠)、广泛性或全结肠炎(病变延及脾曲以上或全结肠)。

2. 根据严重程度分度　分为临床缓解期(S0)、轻度(S1)、中度(S2)和重度(S3)。

【治疗对策】

1. 治疗原则　溃疡性结肠炎的治疗目的在于控制急性发作、维持缓解、减少复发、防治并发症,提高患者的生活质量。

2. 治疗计划　确诊为溃疡性结肠炎后需根据病情及结肠镜检结果等明确病变范围和疾病的严重程度,以利于治疗方案的选择。如病变仅累及脾曲以下,可选择局部治疗;如病变范围超越结肠脾曲或全结肠炎宜选择全身治疗。另外还需对溃疡性结肠炎患者的肠外表现、健康情况、生活质量等进行判断。

3. 治疗方案的选择、病程观察及处理　"亚太地区炎症性肠病处理共识意见(2004)"推荐的治疗方案如下:

(1)诱导缓解　轻度活动性远段溃疡性结肠炎局部使用5-氨基水杨酸制剂为一线治疗方案。病变累及脾曲以下肠段,口服5-氨基水杨酸制剂＋局部5-氨基水杨酸制剂,联合治疗优于单一治疗。中度结肠炎病变超越脾曲到达盲肠,根据直肠的症状,最好选择口服5-氨基水杨酸制剂联合局部使用5-氨基水杨酸制剂或糖皮质激素。如患者经2~4周的5-氨基水杨酸制剂治疗无反应,则应开始口服糖皮质激素。有效剂量分别为:柳氮磺胺吡啶4~6 g/d,分4次口服;美沙拉嗪2~4.8 g/d,分3次口服;巴柳氮6.75 g/d,分3次口服;奥沙拉嗪1.5~3 g/d,分3次口服。

重度广泛性结肠炎,如口服5-氨基水杨酸制剂＋口服激素无效的顽固病例,应住院给予静脉糖皮质激素治疗,如琥珀酸氢化可的松300 mg或甲基强的松龙60 mg。如果使用静脉糖皮质激素治疗7~10天无效,应考虑予环孢素4 mg/kg静脉治疗,或行手术治疗。有报道认为环孢素治疗虽能使大部分重度的患者病情改善,但1年后仍有50%的患者最终需行结肠切除术。并发感染或有全身中毒症状时需考虑使用抗生素,直至血培养阴性为止。

暴发型结肠炎的治疗方案基本同上,但应密切观察病情变化,并可选择广谱抗生素。如果经过内科治疗，患者的临床、实验室或影像学资料提示病情加重，宜尽快手术治疗。

(2) 维持缓解　除初次轻度发作或病变局限且经初始治疗获得完全缓解的患者外，推荐所有患者接受维持治疗，如果在诱导缓解后 6 个月内复发也推荐维持治疗。

不管诱导缓解的方式如何，推荐口服 5-氨基水杨酸制剂维持缓解，剂量同诱导缓解。推荐长期使用 5-氨基水杨酸制剂进行维持治疗，3～5 年甚至终身。不推荐糖皮质激素用于维持治疗。

(3) 维持治疗失败(1 年内复发>2 次)　如果最佳的 5-氨基水杨酸剂量未获得缓解，应仔细检查患者的依从性和服药情况。可加用免疫抑制剂硫嘌呤 0.75～1.5 mg/(kg·d)或硫唑嘌呤 1.5～2.5 mg/(kg·d)。如果复发严重，可以使用与初次诱导缓解的治疗方案，密切随访，直到缓解。可以试用益生菌。

(4) 慢性活动性复发病变　推荐口服最佳剂量的 5-氨基水杨酸制剂和免疫抑制剂。如果 5-氨基水杨酸制剂或免疫抑制剂无效，应考虑结肠切除或生物制剂，如英夫利昔、益生菌。不推荐使用糖皮质激素。重度异型增生和癌变是结肠切除术的指征。

4. 手术治疗　外科手术治疗的绝对指针包括内科治疗无效的出血、穿孔及高度怀疑癌变者。其他指针包括：对常规内科最大剂量治疗无效、伴或不伴巨结肠的重型结肠炎；病情虽不严重但很顽固，内科治疗不能缓解者；患者不能耐受内科治疗药物副作用者。外科治疗一般不能控制溃疡性结肠炎的肠外表现，但若重型结肠炎患者脓皮坏疽病的症状加重，或脾切除后依然出现对激素抵抗的溶血性贫血，宜选择结肠切除。结肠切除对原发性硬化性胆管炎患者的病情无影响。

5. 贮袋炎的治疗　回肠肛门吻合术(IPAA)后患者会出现自发性炎症，即贮袋炎，表现为大便次数增多、血便、腹部痉挛性疼痛、里急后重、大便失禁、发热及肠外表现。诊断须结合病史、临床表现、内镜和组织学检查。IPAA 术后 40 个月，约 50% 患者发生贮袋炎，有原发性硬化性胆管炎等肠外表现者，贮袋炎的发病率更高。对于少数难治性贮袋炎，或反复发作的贮袋炎，应注意是否为克罗恩病被误诊，这种情况下应手术切除贮袋。有的患者仅表现为大便次数增多、腹部痉挛性痛等症状，但内镜和组织学检查正常者，可予抗胆碱、抗抑郁及抗腹泻治疗。若确诊贮袋炎应选择抗生素治疗，常用抗生素为甲硝唑 250 mg tid，或环丙沙星 500 mg bid。若贮袋炎仅局限于吻合口处，可予激素和水杨酸治疗。最近发现，益生菌制剂能有效预防术后 1 年内贮袋炎的发病及复发。

6. 结肠癌的监测　溃疡性结肠炎患者发生结肠癌变的危险性与结肠炎的病程、严重程度相关。病程达10年的患者结肠癌的危险性每年增加0.5%~1.0%。有结肠癌家族史者发生癌变的机会是普通溃疡性结肠炎患者的5倍。因此,病程8~10年以上的结肠炎患者,需每年1~2次结肠镜检查,并做多块组织活检,如证实有高度不典型增生,则需外科手术切除结肠。

【预后评估】

本病一般呈慢性病程,大部分患者反复发作。轻型及长期缓解者预后较好。急性暴发型、有并发症及年龄超过60岁者预后不良,近年来由于治疗水平的提高,病死率已明显下降。慢性持续型或反复发作频繁者,预后较差,但如能合理选择手术治疗,亦可望恢复。病变漫长者癌变机会增加,应注意随访。

（高　翔　胡品津）

第十节　大肠良性肿瘤

大肠良性肿瘤主要包括表现为黏膜局限性隆起的大肠息肉及来源于表层黏膜以下的大肠黏膜下良性肿瘤。根据不同的内镜下表现,有条件者配合诸如色素内镜、放大内镜、NBI(narrow band imagimg,窄带成像)技术、AFI(autofcuores cence imaging,自动荧光成像)技术、FICE(Fuji intelligent chromo endocopy,富士智能分光比色内镜)技术等,可以初步明确大肠息肉的组织学类型,必要时配合局部活检或整块切除后病理检查而得以确诊,而黏膜下肿瘤则没有黏膜表面的改变,单纯内镜检查无法确定肿瘤所在肠壁的层次,以及难以明确肿瘤的初步性质判断,常需借助内镜超声检查以协助病变性质的初步判断及明确病变所在的层次,从而指导进一步的处理。

一、大肠息肉

凡向肠腔突出的大肠黏膜的隆起性病变均属大肠息肉的范畴。大肠息肉大小不一、形态各异、组织学类型多种,可表现为单发或多发。当多发性息肉超过100颗,并具有特殊的临床表现时称之为息肉病。

根据生长方式的不同可表现为为有蒂型、亚蒂型、无蒂型和侧向发育型息肉。根据细胞学类型不同可分为肿瘤性、错构瘤性、炎症性和化生性息肉，可表现为单发或多发。常见的组织学类型见表4-7。

表4-7 大肠息肉的常见组织学类型

	单发性	多发性
肿瘤性	腺瘤 　管状腺瘤 　绒毛状腺瘤 　管状绒毛状腺瘤（混合性腺瘤）	腺瘤病 　家族性腺瘤病 　散发性腺瘤病（多发性腺瘤）
错构瘤性	Peutz-Jeghers息肉 幼年性息肉	Peutz-Jeghers综合征 幼年性息肉病
炎症性	炎症性息肉	炎症性息肉病
化生性	化生性息肉（增生性息肉）	多发性化生性息肉

【临床类型】

（一）腺瘤性息肉

是大肠息肉最常见的类型，由腺上皮出现异型性而发生的大肠良性肿瘤。总患病率30%～50%，随年龄增长而增加。好发于左半结肠，以直肠和乙状结肠多见，约占全结肠的70%～80%，随年龄增长右半结肠腺瘤呈上升趋势。多发性腺瘤如数目多于100颗则称之为腺瘤病。

根据大肠腺瘤的组织学特点可分为管状腺瘤、绒毛状腺瘤和管状绒毛状腺瘤三种，并根据腺上皮不典型增生的程度分为轻、中、重度不典型增生三级。管状腺瘤约占腺瘤的80%，在临床上最为多见。常多发，以有蒂型为多见。绒毛状腺瘤也称乳头状腺瘤，仅占腺瘤的10%左右，多为无蒂或亚蒂型，病理检查主要表现为绒毛状结构。管状绒毛状腺瘤也称混合性腺瘤，病理检查呈管状结构与绒毛状结构的混合体。

大肠腺瘤具有癌变潜能，其与腺瘤的组织学类型、不典型增生程度、腺瘤的形态和腺瘤的大小密切相关。绒毛状腺瘤的癌变率最高，可高达40%，混合性腺瘤次之，管状腺瘤最低，癌变率不足10%。不典型增生程度越重，癌变机会越高。腺瘤越大，癌变机会也越高。在形态上，无蒂腺瘤的癌变率高于有蒂腺瘤，而扁平腺瘤的癌变率更高。

有一种表现为Ⅱa或Ⅱa+Ⅱc病变的、以表浅黏膜侧向发育为特征的大肠肿瘤，称之为大肠侧向发育型肿瘤(lateral spreading tumor, LST)，为大肠肿瘤的一种特殊形式。根据其表面是否有分叶或结节而分为 LST 颗粒型和 LST 非颗粒型，前者包括颗粒均一型和结节混合型，后者包括扁平隆起型和假凹陷型。其极少向肠壁深层垂直侵犯，但癌变率高，可在3年内发展为进展期大肠癌。

当患者的大肠腺瘤超过100颗，可达数千颗，称为家族性腺瘤病，是一常染色体显性遗传性疾病，发生于20岁左右，有严重的恶变倾向，癌变的高峰年龄在40岁左右。

(二) 错构瘤性息肉

主要包括幼年性息肉和 Peutz-Jeghers 综合征。

幼年性息肉发生于青少年及儿童，多表现为单发性有蒂息肉，表面光滑或呈结节状，可有分叶，常明显充血而呈暗红色，常伴表面糜烂或溃疡，易出血。好发于直肠与乙状结肠。患儿常因便血而就诊。部分息肉腺体扩张形成囊肿，内有大量黏液潴留，故又称之为潴留性息肉。当息肉达10枚以上时称为幼年性息肉病。

Peutz-Jeghers 综合征又称黑斑息肉综合征，表现为皮肤和黏膜的黑褐色色素斑、胃肠道息肉及遗传性特征。息肉发生较色素斑晚，呈散在多发，大小差异明显，多为有蒂或亚蒂，分布于全胃肠道，以空肠最为多见，其次为回肠和结肠，直肠少见。为非肿瘤性息肉，但少数可发生癌变，癌变考虑发生于异型增生的腺体。

(三) 炎症性息肉

于炎症性肠病、肠结核、血吸虫病等大肠炎症性疾病的基础上发生，或于炎症后形成的、主要由肉芽组织组成的假息肉。属非肿瘤性息肉，很少癌变。在炎症性肠病中，炎症性息肉比其周边炎症黏膜的癌变倾向小。

(四) 化生性息肉

也称增生性息肉，较常见，好发于直肠，常表现为丘状小隆起，质软，表面光滑，色稍苍白或与周围正常肠黏膜相似。属非肿瘤性息肉，与癌没有直接关系。但当化生性息肉合并有异型增生的腺体时，则可发生癌变。

【诊断要点】

大肠息肉可无临床症状，间歇性便血为常见的症状，可表现为肉眼血便或隐性出血。部分可有腹痛、黏液便、腹泻等不同表现。

结肠镜检查是发现和诊断大肠息肉的首选的可靠方法，配合黏膜染色和放大内镜观察病变表面的腺管开口情况,结合患者肠内外情况,可以确立大肠息肉的诊断并对息肉性质作出初步的判断。当发现息肉存在时,尽可能实施息肉切除行全瘤活检,而非单纯的小块活检操作,以提高病理检查的准确性,大部分病例更可同时达到治疗的目的。

【治疗方案】

对腺瘤性息肉,不论瘤体大小,均应予以切除处理。首选不需要切除病变肠段的内镜下治疗术,据瘤体大小、蒂部的有无、是否为扁平型或侧向发育型肿瘤而酌情选择内镜下高频电圈套切除、内镜下黏膜切除术、内镜下黏膜下剥离术、电凝固术等,达到息肉切除或凝固治疗的目的。对于有可疑癌变,如果瘤体有蒂,应尽量靠近基底电切以确保对癌肿的完全切除,如果为无蒂腺瘤,尤其是有可疑癌变的病例,则应按早期癌内镜下处理的原则,确保远离病变边缘,对病变全瘤体实施内镜下黏膜切除术(EMR)或内镜下黏膜下剥离术(ESD),力争一次性将全瘤及其边缘完全切除,以免遗留病变或造成不完全切除而没能达到根除的目的。对于切除后的瘤体标本,应及时恢复、固定成原有形态,及时送检。连续性切除保证了病理检查的准确性,病理检查时若发现有癌变,应注意浸润的深度及边缘的情况,以便评价癌肿是否已经完全切除,指导进一步的处理,包括是否需要进行再次内镜切除处理或追加必要的手术治疗。

对于非肿瘤性息肉,如较大,易于发生溃烂与出血,另外部分可能造成不同程度的肠梗阻,将这部分较大的息肉实施内镜下切除也是必要的。另外,部分错构瘤性息肉及化生性息肉伴有异型增生腺体时同样可出现癌变,因而这部分息肉的切除对于预防癌变也是有意义的。

对于无法实施内镜下切除的巨大的非癌变大肠息肉,可选择外科手术作息肉摘除。如息肉已伴发癌变,则据癌肿侵犯程度酌情选择病变局部肠壁或肠段切除术。

对于家族性肠腺瘤病者,病变主要集中在大肠,由于其癌变率高,建议行全结肠切除或加部分直肠切除,作末端回肠与直肠吻合术,对直肠内腺瘤则行内镜下处理并终生复查,及时处理残留腺瘤以防癌变。如直肠病变严重,则需同时切除直肠,行永久性回肠末端造口术。

二、大肠黏膜下良性肿瘤

大肠黏膜下良性肿瘤常见的有脂肪瘤和间质瘤。生长于肠壁内而非黏膜表层,均表现为不同程度的黏膜隆起灶,黏膜表面光滑。当瘤体较大且向腔内生长时可呈半球状或球状,可见桥形皱襞,可形成假蒂,部分表面溃烂而形成溃疡,甚至伴发出血。

脂肪瘤为最常见的大肠黏膜下肿瘤,常发生于黏膜下层,质地较软。内镜超声检查表现为黏膜下层均匀高回声占位,边界清楚,邻近肠壁层次结构清楚,当瘤体较大而中央出现坏死灶时可表现为不均匀低回声或无回声区。

大肠间质瘤常发生于黏膜肌层或固有肌层,质韧。内镜超声检查表现为黏膜肌层或固有肌层的均匀低回声占位性病变,边界清楚。内镜超声检查难于判别间质瘤的良恶性。瘤体越大,恶性倾向越高。

黏膜下肿瘤较小时多无症状,常于内镜检查时被发现。瘤体较大时可发生不同程度的肠梗阻,部分以消化道出血为首要表现而就诊。

脂肪瘤当无出现出血、梗阻等并发症时一般无需处理。当出现并发症时应考虑将脂肪瘤切除。由于脂肪为不良导体,当圈套住瘤体时中心脂肪难于发生凝固及切割,易于引发深部电凝固伤和易于引起术后出血,这点在进行内镜下高频电圈套切除治疗时应加以注意。圈套时确保瘤体的完整切除可避免相关并发症的发生,采用黏膜下剥离的方法将瘤体逐渐剥离可能更有助于防止类似并发症的发生,尤其是当瘤体较大时。手术治疗应用于有并发症而无法进行内镜下治疗的病例。

当间质瘤瘤体较小时,由于恶性倾向也较小,可定期追踪观察而不急于处理。对于来源于黏膜肌层的间质瘤,根据生长部位及大小等情况,可试行内镜下切除术。对来源于固有肌层的间质瘤,行内镜下切除时穿孔的危险性很高,不主张作为首选的治疗方法。内镜下套扎治疗可有选择地应用于部分的固有肌层间质瘤病例,但套扎后应争取于内镜下用针状刀剖开瘤体黏膜表面,取得瘤体组织以作病理组织学检查以确定病变性质,指导进一步的处理。手术治疗是较大,尤其是有相关并发症、可疑恶性而无法实施内镜下治疗病例的最终治疗手段。

(李初俊)

第十一节　大肠恶性肿瘤

大肠恶性肿瘤是指发生于大肠黏膜或黏膜下间叶组织的恶性病变,其中以发生于黏膜的恶性病变占绝大多数,统称为大肠癌。发生于黏膜下间叶组织的恶性病变称之为肉瘤，较少见，主要为恶性淋巴瘤，偶见平滑肌肉瘤、血管肉瘤等。另有一种呈低度恶性的、发生于大肠黏膜腺体嗜银细胞的大肠类癌。

一、大肠癌

大肠癌也称结直肠癌（colorectal cancer），特指大肠黏膜在遗传和/或环境等多种致癌因素作用下所发生的恶性肿瘤。尽管包括我国在内的亚太地区的大肠癌发病率与西方国家相似，但近年来西方国家的大肠癌死亡率呈下降趋势，而亚太地区的大肠癌病死亡率仍持续攀升，考虑与西方国家对大肠癌的早期发现、早期治疗有关。而民众对大肠癌的认识程度、对筛查策略的接受程度，以及医务工作者及医疗行政机构对大肠癌筛查、诊断与治疗策略所持态度都不同程度上影响着大肠癌的诊断与预后。

由于大肠癌早期症状隐匿，且民众对一些相关症状的警惕性不高及对大肠癌筛查的接受程度不高等，致多数结直肠癌没能在早期阶段便得到发现和及时的治疗，至较晚期的进展期癌才得以诊断，失去了早期诊断与彻底根治的机会，因而国民的大肠癌大多预后不良，病死率较高。加强大肠癌知识方面的卫生宣教，以及实施对高危人群的筛查，将有利于大肠癌的早期发现。如能早期发现，则治疗效果好，预后佳。对于病变仅局限于黏膜层的原位癌与黏膜内癌者，更可通过内镜下的黏膜切除术或黏膜下剥离术而达到无需作传统开腹行肠段手术切除的微创根治治疗目的。另外，对于筛查中发现的大肠腺瘤实施内镜下切除，将可切断这部分患者由腺瘤向大肠癌转变的途径，减少大肠癌的发生。

【病因与发病机制】

大量进食高脂肪、高蛋白、低纤维素饮食、富含亚硝胺化合物食物等因素均与大肠癌有密切的关系，吸烟与肥胖也增加患大肠癌的机会。中国、日本、韩国人等较其他亚州人更易于患大肠癌。男性较女性易于患大肠癌。

大肠癌的发生一般考虑为大肠腺瘤（腺瘤性息肉）的癌变。另有部分称之新发生的（de novo）癌者，则为直接起源于大肠正常黏膜生发中心干细胞的癌，其发生则与大肠腺瘤无关，主要表现为表浅型，如Ⅱc型大肠癌，临床上较少见，也难以被早期发现。一般而言，从正常大肠黏膜发展至腺瘤通常需要5年左右的时间，而从大肠腺瘤发展至大肠癌同样约需5年。

【临床表现及诊断方案】

大肠癌的早期症状隐匿,多无明显症状,即使出现症状也无特异性。因而,对于无明显原因的排便习惯改变、腹痛、黏液便、便血,甚至伴有消瘦、腹部块、低位肠梗阻者,均应警惕大肠癌的可能而及早选择恰当的检查手段,以便尽早发现病变及进行早期治疗。

便血可以是痔疮出血的表现,由于痔疮存在的普遍性,临床工作中发现不少对将痔疮与便血过分勉强关联而延误了大肠癌诊断与治疗时机的病例,不管是医务工作者还是患者都应引以为高度的注意。对于首次出现的便血,不管是否存在痔疮,接受一次肠镜检查,起码是直肠与乙状结肠的内镜检查以排除大肠肿瘤性出血是必要的。对于结肠镜检查阴性者,当患者再次便血时,应加以正确的甄别,当无法完全用痔疮出血解释时,再次的大肠镜检查也是必要的。

大肠癌可发生于大肠各段,尤以直肠癌和乙状结肠癌为多见,其次为盲肠癌、升结肠癌、降结肠癌和横结肠癌。大肠癌多为单发癌,仅约5%为多发癌。多发癌表现为大肠内同时出现2个以上癌肿的同时性多发癌与大肠中先后出现2个以上癌肿的异时性多发癌两种形式。因而,术前力争完成对大肠癌患者的全大肠检查,对于肠腔狭窄而内镜无法通过者,术中应对内镜无法达到的肠段加以认真细致的探查,必要时可借助术中肠镜以确保探查的准确性,以免遗漏多发癌。

临床上,将癌肿仅局限于大肠黏膜与黏膜下层,而不管有否淋巴结转移者称之为早期大肠癌。当癌肿浸润达肠壁肌层则称为进展期癌。

早期大肠癌在临床上以息肉隆起型为多,常为腺瘤性息肉,尤其是绒毛状腺瘤性息肉伴没有蒂部浸润的癌变。表浅型早期大肠癌较少见,按其表面黏膜形态可分为表面隆起型(Ⅱa)、表面平坦型(Ⅱb)和表面凹陷型(Ⅱc)。Ⅱa型表现为黏膜轻度隆起,Ⅱb型黏膜无隆起或凹陷,表现为黏膜轻度发红或退色,Ⅱc型黏膜呈浅表糜烂或溃疡。如黏膜在隆起的基础上伴发溃疡,表现为中央凹陷而边缘隆起的小盘状,则为Ⅱa+Ⅱc或Ⅱc+Ⅱa的混合型。将黏膜下层从浅层至深层分为等距离的三等分,根据癌肿从浅层至深层浸润的深度将黏膜下癌(submucosal cancer)分为sm_1、sm_2和sm_3型癌,其中sm_1型与黏膜内癌一样,在生物学上不具转移潜能,一般无癌转移,而sm_2和sm_3型则具转移潜能,有发生转移的可能。

进展期大肠癌常以大肠黏膜肿物隆起、肠壁僵硬、溃疡形成、肠腔狭窄为基本的表现。内镜下可分为息肉隆起型癌、溃疡型癌、浸润溃疡型癌和浸润型癌。

1. 大肠癌筛查　对50岁以上、没有肠道警报症状者应进行大肠癌筛查,而大肠癌的近亲属罹患大肠癌的风险更高,应更早接受大肠癌筛查。有条件者以结肠镜检查作为筛查的首选检测方法,对于结肠镜检查阴性者,10年内应重复检查。大便潜血试验对大肠癌伴发溃烂和出血的病例可有阳性发现,而多数情况下其结果可能表现为阴性,应予正确的评估,连续检查可增加阳性的检出率,对于大便潜血试验阳性的可疑患者,推荐以结肠镜检查作为后续的进一步诊查手段。钡灌肠双重造影不适宜于作为大肠癌筛查的首推检测方法,而就目前而言,CT仿真内镜也不推荐作为大肠癌筛查的首推检测方法。

2. 电子结肠镜检查　是诊断或排除大肠癌的有效手段,且对可疑病变可作活检进行病理细胞学检查,对有必要者尚可对病变如大肠息肉等进行镜下的治疗,更可对早期大肠癌实施黏膜切除术或黏膜下剥离术而使部分早期大肠癌患者获得根治目的而避免了传统外科手术所造成的创伤及肠段切除,为首选的检查方法。良好的术前肠道清洁准备将利于结肠镜的插入并保证内镜观察的准确性。插镜过程中的内镜镜身取直,使内镜在没有多余弯曲的情况下,配以轻柔、流畅的大肠镜操作,将使患者能在没有明显不适的情况下完成全大肠的内镜插入,配以细致、认真的退镜观察以保证尽可能少的病变遗漏。患者对大肠镜检查的体验将会直接影响其他潜在的、可能需要进行大肠镜检查者接受大肠镜检查的态度,进而影响着对大肠癌筛查和早期诊断的结果。因而,努力提高结肠镜操作队伍的内镜操作技术水平将具有重要的意义。

静脉麻醉下大肠镜检查能提高患者对大肠镜检查的耐受性与舒适性,但麻醉下的大肠镜检查应由操作技术熟练的内镜医生进行操作,以确保内镜操作的安全。

配合黏膜染色(可用0.4%靛胭脂)或窄带成像技术(narrow band imaging, NBI)等内镜技术,利用放大内镜观察可以将大肠腺管开口形态(pit pattern)分为五型:Ⅰ型为圆形,为正常黏膜的腺管开口,非肿瘤性病变如炎症或腺体增生亦可表现为Ⅰ型腺管开口;Ⅱ型为星芒状、洋葱样或乳头状,为增生性病变的典型表现;$Ⅲ_S$型为管状或圆盘状,比正常黏膜的Ⅰ型腺管开口小,为凹陷型腺瘤的基本腺管开口形态,但应警惕恶性病变如黏液癌等的存在;$Ⅲ_L$型呈管状或圆盘状,比Ⅰ型腺管开口显著增大,为隆起型腺瘤的基本腺管开口形态;Ⅳ型为沟槽状、分叶状或脑回样,主要见于绒毛状腺瘤;$Ⅴ_A$型腺管开口大小不一,排列不规则,常为黏膜下癌;$Ⅴ_N$型则腺管开口消失或无结构,为进展期大肠癌的表现。

3. X线钡剂灌肠　大肠癌钡剂灌肠X线下表现为充盈缺损、黏膜皱襞破坏和肠腔狭窄等征象,可明确癌肿的部位与范围。气钡双重造影有助于提高大肠癌的检出率。对于肠腔狭窄而内镜无法通过者,必要时补充进行X线钡剂灌肠检查,可协助明了癌肿的范围及了解内镜未能到达肠段的情况。

4. 超声内镜　利用超声内镜所进行的内镜超声检查可协助对病变性质及病变浸润程度的判断,并可了解病变周围情况如周围脏器侵犯情况和淋巴结肿大情况等,进而指导对病变的进一步处理。内镜超声检查的优势在于能清楚地显示肠壁各层,可显示病变浸润的层次,但应注意内镜超声检查可能造成的对某些部位检查所造成的假阴性与过度诊断,另外对于病变远处情况,配合CT或MRI检查可能更有利于作出正确的判断。

5. CT和MRI检查　有助于了解腹腔内,甚至盆腔及胸腔等部位大肠癌周边脏器有否被侵犯及转移等情况,协助术前分期。必要时行PET-CT更可协助了解全身转移情况。

【治疗方案】

对癌肿的清除是根治大肠癌的根本方法,应尽可能利用各种治疗手段,包括内镜下切除及外科手术的办法,将癌肿彻底清除,以免癌肿继续增大而造成梗阻。对于确无法完全切除而已有梗阻者,可酌情选择大肠支架置入、手术造瘘或姑息性捷径手术以解除梗阻,解决排便问题。

1. 内镜下切除术　对于有蒂腺瘤性息肉癌变者,经内镜下息肉切除后如病理证实不伴有蒂部浸润则不必追加外科手术治疗。

对于可疑的表浅型早期癌,有条件者可行内镜超声检查以协助判别癌肿浸润的深度,当考虑为黏膜内癌或sm_1型癌时,可严格按早期大肠癌的处理要求试行内镜下黏膜切除术(endoscopic mucosal resection, EMR)或内镜下黏膜下剥离术(endoscopic submucosal dissection, ESD),将病变完整切除并送病理检查。如为局限于黏膜层的早期癌且能完全切除者则同时达到治疗的目的,若未能完全切除,则应酌情进行再次的内镜下处理或追加外科手术治疗。对于癌肿病变浸润已达黏膜下层者,应追加外科手术治疗进行病变肠段的切除。

对可疑的表浅型早期大肠癌,不主张单独进行活检而提倡努力进行内镜下黏膜切除术或黏膜下剥离术,以大块活检的形式确保诊断的准确性及达到可能的内镜下根治治疗的目的。染色配合放大内镜对病变表面腺管开口的观察有助于对病变性质的判断,从而指导进一步的处理。单纯的小块活检有时不能提供准确的信息,且活检造成的局部粘连可能会妨碍进一步的内镜处理。在内镜下黏膜切除术或黏膜下剥离术前进行黏膜下注射时,如病变所在黏膜没能被完全隆起,说明癌肿浸润已达黏膜下层,甚至已达肌层,应放弃内镜下切除计划,只作可疑部位的活检,取得病理依据后选择外科手术治疗。在这种情况下勉强地实施内镜下切除不仅无法达到内镜下根除治疗的目的,且会增加出血与穿孔等内镜下治疗并发症的发生。

2. 外科手术　进行外科手术以切除癌肿所在肠袢及其系膜和区域淋巴结清扫对癌肿浸润已达黏膜下层的早期癌及进展期大肠癌的根治办法。然后酌情选择、配合必要的化疗以达到更彻底的治疗。

3. 姑息治疗　对于癌肿无法切除或因身体因素等无法进行手术根治治疗的病例,如已出现肠梗阻,选择内镜下大肠支架置入、手术造瘘或姑息性捷径手术等方法以解决肠梗阻,可达到姑息性治疗的目的。

4. 化学药物治疗　常以 5-FU 为基础进行肿瘤化疗,或对 Dukes B 和 Dukes C 期患者根治术后的辅助化疗可提高大肠癌的 5 年生存率。Dukes A 期进行根治术后可不追加化疗。

化疗药物给药途径包括动脉灌注、门静脉给药、静脉给药、术中腹腔内置管灌注等。

5. 放射治疗　适当的直肠癌术前放疗可有助于提高手术切除率及降低术后复发率。术后放疗适用于晚期直肠癌、无法达到手术根治或出现局部复发的病例。

二、大肠恶性淋巴瘤

大肠恶性淋巴瘤(colorectal lymphoma)包括原发于肠道的结外型淋巴瘤和其他部位的恶性淋巴瘤在病程中累及大肠的继发性表现。大肠原发性淋巴瘤是起源于肠相关淋巴样组织的淋巴瘤,绝大多数属于非霍奇金淋巴瘤。好发于淋巴组织丰富的回肠末段和盲肠,其次为右半结肠,多呈局限性分布,可多灶性存在而呈跳跃性分布。

原发性大肠淋巴瘤:肠道肿瘤病灶、可能存在的局部肿大淋巴结、无全身浅表淋巴结肿大、无纵隔淋巴结肿大、肝脾无病灶、外周血白细胞计数正常。

继发性大肠淋巴瘤:常呈多灶性、浸润性,以右半结肠多发,组织学类型同原发病灶。

原发性大肠恶性淋巴瘤临床上可表现为腹痛、腹泻、便血、腹部包块,可出现肠梗阻。可有贫血等全身症状。

内镜下可表现为弥漫型、溃疡型或息肉型等形态,黏膜表面可没有明显改变。内镜超声检查呈肠壁弥漫性增厚,层次结构不清。若能发现以黏膜下层增厚为主者可能有助于提示本病。来源于黏膜下层的淋巴瘤,普通的浅表活检往往难于获得阳性的结果。对于可疑的病例,主张从某些最有意义的同一部位进行深挖洞式的活检以取得深层的组织,或借助透明帽吸引后圈套切除的办法以取大块而深层的组织,从而提高病变的检出率。

骨髓细胞学检查可协助临床分期。

治疗的目的是去除病灶、解除梗阻、缓解病情。治疗手段包括手术切除、辅助化疗与放疗。比较局限的肿瘤可行手术切除,单纯切除病变肠段及其局部淋巴结,对于肿瘤仅局限于肠淋巴组织者可收到良好的疗效,但往往很难达到完全切除的目的,常需要辅助化疗。较大及肿瘤超出局部淋巴结者应进行化疗。

三、大肠类癌

大肠类癌(colorectal carcinoid)为发生于大肠黏膜腺体嗜银细胞的低度恶性肿瘤,多位于黏膜深部及黏膜下层,呈局限性、浸润性生长,少有转移。

大肠类癌生长缓慢,好发于直肠,其次为盲肠和升结肠,临床上多无症状,较大时表面可溃烂,临床上可出现黏液血便和腹部包块,部分因可产生多种炎症介质而引起皮肤潮红、腹痛、腹泻和哮喘等称之为类癌综合征的症状。

直肠指检可发现部分直肠类癌,质硬而表面光滑,当隆起明显伴溃烂时与直肠癌难于鉴别。内镜下可表面为黏膜下局限性增厚,或呈广基息肉状身腔内隆起,表面光滑,呈微黄色或灰白色,部分中央可呈脐样凹陷,病变较大时可出现表面溃烂与出血。内镜超声检查表现为黏膜深部向黏膜下层浸润的低回声肿块,难于与黏膜下肿瘤鉴别。当病变未累及肠壁肌层时,可试行内镜下黏膜下剥离的办法将瘤体切除活检以助诊断。

手术切除为主要的治疗方法。

(李初俊)

第十二节 缺血性结肠炎

缺血性结肠炎是由各种因素导致某一段结肠供血不足或血液回流受阻所引起的病变,是下消化道出血常见病因之一。本病 1963 年首先由 Boley 提出。临床上根据其严重程度可分为一过型、狭窄型和坏疽型,后又将其分为坏疽型和非坏疽型。人群发病率 0.2%~10.0%,可发生于各个年龄组,但 60 岁以上的老人占90%。

【病因与发病机制】

凡能引起结肠缺血者均可致本病,如全身血流动力学异常或肠系膜血管病变。供血不足是病变的基础,炎症反应是其继发性改变。

好发于肠系膜下动脉供血区左半结肠,因为肠系膜下动脉从腹主动脉发出时呈较小锐角下行,与腹主动脉近乎平行,导致从胸主动脉冲下的栓子易进入形成栓塞。主要病因:①动脉狭窄或血栓形成、栓子脱落。动脉硬化是引起结肠缺血的最常见的原因,特别是病变位于肠系膜动脉开口部位最为严重。粥样硬化斑块脱落形成栓子是另一常见原因。②肠系膜静脉炎。糖尿病或结缔组织病累及肠系膜血管。③育龄期妇女口服避孕药可致静脉内膜炎,也可能由于激素水平变化,血液黏稠度增加。④正常血流量减低。如心肌梗死、心肌病、充血性心力衰竭、休克、严重脱水、大出血等引起心脏排血量减少,外周血管灌注不良时,如弥漫性血管内凝血,可严重影响结肠血流灌注,导致缺血。⑤肠管因素。当出现肠梗阻、肠粘连、肠系膜扭转及长期顽固性便秘、灌肠时,导致肠腔内压力增高,肠壁血流量降低,导致缺血。⑥腹部手术损伤或结扎肠系膜下动脉。⑦约15%的患者没有明确原因,可能与血管痉挛、肠道血流调节机制复杂有关。

当各种因素引起肠道缺血、缺氧时,肠黏膜及黏膜下层首先出现损伤,当缺血继续时,损伤向肌层及浆膜层方向发展,引起肠壁全层坏死。黏膜坏死使其防御能力降低,致病菌可侵入肠壁形成炎症,严重时可侵入腹腔或者血液导致腹膜炎及败血症。此外,肠道缺血时释放花生四烯酸、血管活性肽等炎症介质,从而加重炎症的发生,形成恶性循环,最后有效循环不足、发生代谢性酸中毒、中毒性休克及多器官功能衰竭,严重者危及生命。

【诊断步骤】

(一)病史采集要点

1. 起病情况　多为突发性,可无明确诱因。

2. 主要临床表现　一般发生于50岁以上老年人,表现为腹痛、继发便血和腹泻三联征。腹痛多为阵发性绞痛,位于左侧腹部或脐周。但老年人有时症状可不明显,须提高警惕。腹痛后多继发便血,排褐色或鲜红色血便,但出血量一般不多,基本不需要输血。大量肠液渗出、肠蠕动过快、肠黏膜坏死导致腹泻,部分出现里急后重。可伴有发热、恶心、呕吐、腹胀等症状。病变肠段扩张时可出现腹部膨隆。

3. 既往病史　注意询问有无动脉硬化(高脂血症、冠心病等)、糖尿病、胶原血管病(如硬皮病、类风湿性关节炎、系统性红斑狼疮)病史,有无口服避孕药或血管收缩药物史,注意最近是否有休克、大出血、脱水或心衰等病史。

(二)体格检查要点

阳性体征并不明显,左下腹可呈轻度的压痛、反跳痛,直肠指检带血。肠鸣音可亢进、减弱甚至消失。严重时如肠坏疽、肠穿孔,可有明显的肌紧张、反跳痛。

(三)临床资料分析

1. 大便常规及隐血　大便常规见红细胞、白细胞,隐血试验阳性。

2. 血常规　外周血白细胞增高,核左移。

3. 腹部 X 平片　见结肠内大量积气,病变处边缘呈锯齿状或乳头状突起,受累肠段痉挛收缩变细、结肠袋消失,重症可见肠壁内线性气影,甚至门静脉积气。

4. 必要时继续检查有关项目。

(四)内镜及组织病理学检查

1. 结肠镜检查　是诊断本病的主要和可靠的手段,但怀疑肠坏疽或穿孔时应避免做结肠镜。检查前不一定必须做肠道准备,检查时结肠内避免多充气及滑行。病变部位主要在左侧结肠,直肠罕见;病变呈节段性分布,与正常肠段之间有明显界限;活检后出血少;病变形态变化快。依据病程,内镜下分为三期:①急性期,发病后 1～3 天,表现为黏膜不同程度的充血、水肿、血管网消失。黏膜常有散在的小出血点、红斑或浅表糜烂、不规则溃疡等。②亚急性期,发病后 3～7 天,以明显的溃疡形成为特征,可呈纵行或潜行性。③慢性期,发病后 2 周～3 个月,结肠黏膜可完全恢复正常或有轻度慢性炎症改变,表现为水肿慢慢消失,溃疡逐渐变白,少数可出现肠腔狭窄。

病理学检查显示为结肠黏膜非特异性炎症改变,对病因诊断帮助不大,但可排除肿瘤、结核等。活检标本注意寻找黏膜及黏膜下层的血管病变、血管炎、血栓形成或多量含铁血黄素沉着较具有特征性。

2. 气钡双重造影　结肠气钡双重造影有一定的诊断价值。其影像学特征性改变为:①指压痕征,出现率最高;②管腔狭窄,但能恢复正常;③多发龛影;④囊袋形成。但病情较重的缺血性结肠炎由于出血明显,钡剂不能很好地附着于肠黏膜,会导致影像不清;而且肠腔过度充气,会加重病情,严重时可导致肠穿孔,因此此检查不作为首选,须掌握好适应证。

3. 超声检查　彩色多普勒超声能够测量门脉和肠系膜静脉的血流量,可见缺血性肠段的血液明显减少,对判断血管内血栓形成有一定价值,并有助于确定缺血的范围,判定预后。内镜超声检查表现为肠壁黏膜及黏膜下层的弥漫性增厚,回声不均。肠壁增厚≥1.2 cm要高度怀疑坏疽型可能。

4. 选择性肠系膜动脉造影　有助于了解血管的走行分布,发现血管一些特征性病变,如肠系膜动脉分支变窄、肠道血管分支不规则、动脉弓痉挛以及透壁血管充盈缺损等。但阴性结果并不能排除此病。

5. CT检查　可见不规则肠壁增厚、呈节段性分布,有时可发现引起缺血的血管性病变,对病因学诊断有一定帮助。

6. 其他　大便培养均为阴性。可出现代谢性酸中毒、电解质紊乱、氮质血症等。血生化可出现转氨酶、淀粉酶、脂肪酶、乳酸脱氢酶、碱性磷酸酶等升高,但很少超过正常2倍以上。

【诊断对策】

(一)诊断要点

1. 年龄大于60岁老人,尤其是既往有高血压、糖尿病、高脂血症、类风湿关节炎等基础疾病的患者,或长期口服避孕药的年轻女性。

2. 有突发性腹痛,继而出现便血、腹泻等典型临床表现。

3. 结肠镜、钡剂灌肠等辅助检查支持。

(二)鉴别诊断要点

本病临床表现无特异性,易造成误诊,须注意与其他疾病鉴别。

1. 炎症性肠病　缺血性结肠炎最常被误诊为炎症性肠病,但缺血性结肠炎具有症状消失快,内镜下病变恢复快的特点,有别于其他肠道疾病。缺血性结肠炎多见于中老年人,而克罗恩病及溃疡性结肠炎多见于中青年人。缺血性结肠炎与溃疡性结肠炎相比,呈节段性分布,病变黏膜和正常黏膜分界清楚,不累及直肠;和克罗恩病相比,无鹅卵石样改变。

2. 肿瘤　个别患者充血水肿严重,肠镜下表现为黏膜呈暗红色,结节状,甚至呈瘤样隆起,易误诊为结肠癌,须提高警惕。活检有疑问时,动态观察病情变化非常重要。

3. 肠结核　中青年患者多合并肠外结核,主要是肺结核;有发热、盗汗等结核毒血症状;可能发现腹部包块,右下腹多见;慢性过程;卡介苗纯蛋白衍生物(PPD)试验阳性;抗结核治疗有效;纤维结肠镜检查病变主要在回盲部,活检发现干酪样坏死或分枝杆菌具有诊断意义。

4. 抗生素致急性出血性结肠炎　有长期大量使用广谱抗生素史;患者多为老

年、免疫功能低下等；大便中可能出现伪膜；大便中找到机会致病菌。

【临床类型】

按缺血程度分为三型：

1. 一过型　缺血程度轻、短暂，仅引起黏膜和黏膜下层的病理改变，但均可逆，能完全恢复正常。

2. 狭窄型　缺血程度较重或短暂反复发作，肠壁多次破坏、修复，纤维组织增生，引起肠管不可逆性狭窄。

3. 坏死型　缺血程度重、完全，发生速度快，造成肠壁扩张、全层坏死、穿孔。

【治疗对策】

(一)治疗原则

以对症支持治疗为主。

(二)治疗计划

1. 患者卧床休息、吸氧、禁食、胃肠减压和肠道外营养以减轻肠道负担，促进病变肠段的恢复。

2. 补充血容量，可用低分子右旋糖酐改善微循环。

3. 纠正电解质、酸碱平衡紊乱。

4. 适当应用对肠道细菌敏感的抗生素如甲硝唑或广谱抗生素等防治感染，可减轻内毒素血症，有利于肠缺血的恢复。

5. 可疑肠坏疽或穿孔时应及时剖腹探查以切除病变肠段。

6. 治疗方案的选择　大部分非坏死型结肠炎为一过性和自限性，即使没有特殊治疗，也可自行缓解。对于临床症状和体征较明显的患者，在积极治疗原发病的基础上，以对症支持治疗为主，并密切观察病情。约2%的患者即使进行积极的非手术治疗病情仍会进一步发展，如果出现腹部疼痛进行性加重，同时全身情况恶化，伴有白细胞计数增高、酸中毒等，提示有肠坏死的可能，应当及时进行结肠镜检查，确定肠坏死的范围和程度，然后进行剖腹探查。如果患者伴有明显的肠管扩张，最好先经结肠镜进行肠腔减压，再行手术。对于缺血性结肠炎引起的肠管狭窄，由于大部分患者是不完全狭窄，不会引起肠梗阻，无需手术。

【病程观察及处理】

1. 病情观察要点　观察腹痛、血便量及次数，记录大便量。观察血压和心率，避免因为禁食导致容量不足。症状持续者要加强腹部体征的观察。

2. 疗效判断与处理。

【预后评估】

由于缺血性结肠炎在临床上较少见,且大部分为一过性和自限性疾病,但确有部分患者发展迅速,预后凶险。本病的发展与转归取决于以下因素:

1. 血管闭塞或血流灌注不足的程度。
2. 闭塞血管的直径。
3. 缺血的时间与程度。
4. 缺血过程的发展速度。
5. 侧支循环建立的程度和有效性。

【出院随访】

观察大便情况,尤其是坏死型和狭窄型的要随访肠梗阻程度,必要时手术解除梗阻。

(刘思纯　张　敏)

第十三节　功能性肠病

功能性肠病主要是指由腹痛、腹部不适及大便习惯改变等组成的一系列症状,其主要来源于中下消化道,但无解释这些症状的结构和代谢异常。按照最近的罗马Ⅲ的诊断共识分类,功能性肠病包括肠易激综合征(irritable bowel syndrome, IBS)、功能性腹胀、功能性便秘、功能性腹泻及非特异性功能性肠病等。非特异性功能性肠病是指不满足 IBS、功能性腹胀、功能性便秘及功能性腹泻诊断标准的其他个别症状归入此类。

无论在社区人群还是在消化专科门诊,功能性肠病都是一种常见疾病,而且对患者的生存质量产生明显的负面影响。在消化专科门诊中,IBS 患者分别占 12% 和 28%。总体看来,IBS 症状人群的总体患病率多在 5%～25% 之间;发达国家的患病率要高于发展中国家。我们在广东省社区人群中对 4178 人进行的有关 IBS

的整群、分层、随机抽样调查中发现,广东省有症状符合 Manning 标准的 IBS 的标化患病率为 11.50%,符合罗马Ⅱ标准的 IBS 的标化患病率为 5.67%。美国报道慢性便秘的患病率在 2%～34%之间,广东省社区人群中慢性便秘的患病率为 3.6%。虽然功能性肠病在消化专科门诊是常见病,但仍有很大一部分符合症状的人群并未到医院就诊,IBS 就诊率约为 30%。在中国广东省,IBS 就诊率则相对较低,符合 Manning 标准的 IBS 患者群的就诊率为 19.0%,符合罗马Ⅱ标准者为 22.4%。虽然有很大一部分症状人群并未到医院就诊,但它仍然给各国带来巨大的经济负担。功能性肠病对个人和社会带来巨大影响,严重影响患者的工作、学习和生活,增加社会负担。其影响大体上分为三个方面:增加就医服药;造成更多的旷工、旷学行为;降低患者的生存质量。

一、肠易激综合征

肠易激综合征(IBS)是指以腹痛或腹部不适为主要临床表现,其腹痛或腹部不适与排便相关或伴有排便习惯改变及排便异常。

【病因和发病机制】

IBS 的病因和发病机制尚不十分清楚。一般认为 IBS 属多因素的生理心理疾病。其病理生理学基础主要是胃肠动力和内脏感知异常,而造成这些变化的机制尚未完全阐明。

1. 胃肠动力异常　部分患者存在着胃肠动力紊乱,表现为胃结肠反射异常、结肠及小肠转运加快或减慢。IBS 患者受到某种刺激后结肠动力反应较正常人高。研究表明,3 次/分钟的慢波频率与分节运动有关,IBS 中以便秘、腹痛为主者 3 次/分钟的慢波频率明显增加;而以腹泻为主者则见高幅收缩波明显增加。

2. 内脏感知异常　IBS 患者胃肠道对机械和化学性刺激均可出现内脏高敏性。国外研究发现,94% IBS 患者结肠机械扩张后出现疼痛阈降低、疼痛强度增高。直肠气囊充气试验亦表明,IBS 患者充气疼痛阈明显低于对照组。

3. 精神心理因素　大量研究表明,IBS 患者的焦虑和抑郁症状评分要明显高于正常健康者。在就诊的患者中常可见到像惊恐发作、创伤后应激综合征等精神疾患,也可以观察到患者存在睡眠障碍及应对方式较差,不少患者有不良生活事件。抑郁患者常常出现便秘;若有严重便秘症状而肠道传输时间正常者,常有明显的精神方面的异常。功能性腹胀和功能性腹泻患者则少见有关精神心理因素的报道。

4. 肠道感染 肠道感染与IBS的关系研究较多,发现两者密切相关。有研究发现,约25%的人在肠道感染后第6个月时出现肠功能紊乱,其中约1/14的人发展为IBS,这种情况多见于女性,发展为IBS的危险性与肠道感染时腹泻的持续时间有关,少见于以呕吐为主者。另有学者对加拿大安大略湖畔金斯敦的2043名居民进行随访,他们均饮用过被大肠杆菌等污染的自来水,在为期2年的随访中,未发生胃肠道感染的人群其IBS的发生率为10.8%,自诉有胃肠道感染的人群其IBS的发生率为30.3%,确诊为胃肠道感染的人群其IBS的发生率为39.2%。

5. 食物过敏及食物不耐受 食物的不良反应与IBS的关系也早就注意到。食物的不良反应可分为毒性反应(食物中毒)和非毒性反应,后者分为免疫性(食物过敏)和非免疫性(食物不耐受)。食物不耐受可为酶促性的、药物性的或原因不明。这些原因不明的反应可见于绝大多数IBS患者,可能包括精神躯体性或情感性反应,植物神经系统、物理化学或甚至免疫反应。不同的患者可能对不同的食物或食物调料产生不耐受。

6. 脑-肠轴交互作用异常 胃肠道功能受自主神经-肠神经系统的调控,肠神经系统是一个分布于胃肠道的巨大网络,包括感觉神经元、中间神经元和运动(包括兴奋性和运动性)神经元,可能含有传递自中枢神经系统至胃肠道的传入神经纤维和传递自胃肠道至中枢神经系统的传出神经纤维,并可能通过各种神经递质(脑-肠肽)的释放和传递把内脏与中枢神经系统联系起来的神经内分泌网络,这就是脑-肠轴。应用正电子发射断层扫描和功能磁共振等技术比较IBS患者与正常人经直肠气囊扩张后大脑活性区域的变化,疼痛刺激可引起正常人大脑扣带回前部被激活,而用同样刺激仅激活IBS患者的左侧额前皮质,扣带回前部未被激活。

【诊断步骤】

(一)病史采集要点

1. 起病和病程 多数IBS起病隐匿,症状反复发作或慢性迁延,病程可达数年至数十年,但全身一般情况良好。

2. 腹痛和部不适 患者对腹痛的描述是多种多样的,一般为胀痛、隐隐作痛,有的为烧灼样甚至绞痛样,持续或间断发作。腹痛部位并不固定,以下腹和左下腹多见,多于排便或排气后缓解。极少患者在睡眠中痛醒,当然需要区分的是,有些患者伴有抑郁症状因而出现早醒现象,醒后可能出现腹痛症状,故误以为是痛醒。

3. 腹胀 体格检查有时可观察到腹部膨胀、嗳气和肛门排气增多在这些患者中也较常见。肠腔内的气体有三种来源:咽下的气体;肠腔内细菌发酵产生的气体;回收入血的气体在肠道蠕动加速时如腹泻情况下再次释放到肠腔。虽然不少患者诉腹腔内气体太多,但有研究表明,他们小肠内产生的气体与正常人并无区别,主要是由于他们对气体产生扩张作用的耐受性差。腹胀常常位于下腹部,往往是早上较轻,随后日间逐渐加重。

4. 腹泻　一般为每日 3～5 次,少数严重者在发作期间可达十数次。大便多为稀糊状,也可为成形软便或稀水样,一般每次排便量并不多,也一般不会引起脱水现象。腹泻前常有紧迫感,常出现于早晨和餐后。每次大便时往往先是成形便,接着为软便,最后是稀便。大便前有腹痛者,在大便后部分可以得到缓解。但要注意的是,不少患者把大便频率增加当成腹泻,此时医生应亲自观察大便性状。部分患者腹泻与便秘交替发生。

5. 便秘　主要表现为排干硬便、每周排便少于 3 次及排便费力等。硬便可能是由于大便在直肠内的时间较长而致水分过度被吸收。患者常常一开始时便秘间断性出现,以后为持续性,最后则为难治性便秘。

6. 黏液便　是 IBS 患者的一个常见主诉,也见于功能性便秘患者。黏液便的产生机制并不清楚,有人推测可能是由于肠肌痉挛、"肠激惹"或自主神经受刺激所致。

7. 非结肠性消化道症状　部分患者可重叠存在其他功能性胃肠病的症状,如恶心、反酸、烧心、打嗝及呕吐等。

8. 肠外症状　有乏力、失眠、偏头痛或肌肉酸痛及女性痛经等;部分患者甚至出现尿路症状和性功能障碍。

(二) 体格检查

一般无明显体征。部分患者可观察到腹部膨隆,相应部位可有轻压痛,有时可触及腊肠样肠管,直肠指检可感到肛门痉挛、张力较高,可有触痛。

(三) 辅助检查

对于无"报警"症状者,一般无需太多检查,因为不必要的检查会增加患者的经济负担,并可能造成伤害。

1. 大便常规和潜血试验　简单易行,可以排除很大一部分器质性病变。IBS 患者其大便肉眼观察为稀便或成形便,仅见少量黏液,镜检极少发现白细胞、脓细胞和红细胞等,无寄生虫卵、鞭毛虫及阿米巴原虫,培养无致病菌。

2. 钡餐或钡灌肠 X 线检查　可见肠蠕动过速或肠管痉挛,但无狭窄、充盈缺损、黏膜破坏、溃疡等征象。便秘患者可发现先天性巨结肠、结肠冗长等情况。

3. 结肠镜检查　可见持续时间较长的肠管痉挛,收缩频繁,肠腔黏液较多,但黏膜外观正常,组织学检查并无特异性炎症改变。结肠镜检查可以排除结肠肿瘤、炎症等疾病,但发现憩室并不影响功能性胃肠病的诊断。

4. 乳果糖氢呼吸试验　正常情况下小肠内不存在使碳水化合物发酵产生氢气的细菌,呼气中氢气浓度明显升高是碳水化合物在结肠中被发酵的结果。

5. 结肠传输试验　服用不透X线标志物后48小时拍摄腹片1张(正常时多数标志物已经抵达直肠或已经排出),必要时72小时再摄1张,标志物的分布对判断有无便秘类型有帮助。

【诊断对策】

(一)诊断要点

IBS的标准主要以症状学为依据。在严格遵循下述症状诊断标准并排除器质性疾病基础上可作出诊断。辅助检查方法的选择,要求既不漏诊器质性疾病,又尽可能减少不必要的检查,以免增加患者的经济及精神负担。临床上,若患者反复出现腹痛或腹部不适、腹胀和大便习惯改变,且无"报警症状和体征"时即可作出初步诊断。"报警症状和体征"包括发热、体重下降、便血或黑粪、贫血及腹部包块。

IBS的诊断以症状学标准为主,有关罗马Ⅲ诊断标准为:反复发作的腹痛或不适,最近3个月内每个月至少有3天出现症状,合并以下2条或多条:①排便后症状缓解;②发作时伴有排便频率改变;③发作时伴有大便性状(外观)改变。诊断前症状出现至少6个月,近3个月满足以上标准。在病理生理学研究和临床试验中,筛选可评估的患者时,疼痛和(或)不适出现的频率至少为每周2天。

(二)鉴别诊断

1. 大肠癌　多见于中年以后,且常常合并有报警症状,直肠指检有可能触到肿块,大便潜血多为阳性,结肠镜检查可明确诊断。

2. 炎症性肠病　包括克罗恩病和溃疡性结肠炎。患者出现反复发作的腹泻和黏液脓血便、腹痛、里急后重,常伴有不同程度的全身症状,结肠镜检查结合黏膜活检有助于明确诊断。

3. 慢性细菌性痢疾　常有急性痢疾病史,反复出现脓血便,大便常规可见红细胞、白细胞,并可分离出痢疾杆菌,结肠镜检查时取黏液脓性分泌物培养的阳性率高,抗菌药物治疗有效。

4. 不完全性肠梗阻　个别腹胀和便秘明显者,需注意与不完全性肠梗阻鉴别,当然也要注意便秘患者由于粪便坚硬而致肠梗阻者。肠梗阻出现时间一般较短,常有明显的腹部膨隆,可有腹部轻压痛,腹部平片可见液平面。

【治疗对策】

(一)治疗原则

1. 首先是根据症状学标准作出诊断,视情况选择性地做一些必要的排除性检查。若无"报警症状和体征",可以先进行治疗,效果不好再寻找病因。

2. 努力寻找引起症状的促发因素和诱因,并尽量祛除。

3. 建立良好的医患关系,取得患者的信任,强调综合治疗和个体化治疗相结合。

4. 主要是对症治疗,包括改变患者的生活方式、药物治疗和心理治疗等。

(二)治疗计划

1. 健康教育　详细的询问病史以求发现促发因素和诱因,并尽量祛除。在这方面,必须明确各个患者可能存在不同的促发因素和诱因,如精神和饮食因素方面的不同等。治疗开始后的第一步就是,让患者确信医生的诊断,并告知消化系统的基本解剖结构、疾病的性质、症状是如何产生的,及如何应对。做好了这一点,有助于建立良好的医患关系,也是开始治疗的重要一环。同时,注意评价和了解患者的生存质量、日常生活能力、人格特点、近期生活事件(如有无离婚、失业及亲人丧失等)及其他精神心理问题。在此基础上,教育患者建立良好的生活和饮食习惯,并让患者明白这些症状并不像癌症那样会威胁人的生命。

治疗取决于患者主要症状的类型、严重程度及其相关的精神心理情况。精神心理因素可影响患者对症状的感觉,患者对自身症状的反应比症状本身更为重要。在良好的医患关系基础上,给予精神心理支持,同时施以各种相应的治疗,大多数患者是治疗有效的。医生应该对患者表示同情和理解,维护好与患者的关系,阻止患者进行不必要的检查和错误的治疗。若患者对医生的治疗不满意,可能会不断地更换医生就诊,进行很多不合理和有创的检查,服用一些未经验证的药物,及接受完全没必要的手术。

2. 饮食　饮食上应避免诱发症状的食物,避免何种食物因人而异,一般宜避免产气食物(如乳制品、大豆)及酸辣饮食。没有必要作太严格的限制,主要是规律用餐,进食不宜匆忙。限制乳糖不一定可以改善症状,控制钙的摄入往往有害。服用人工合成糖如山梨醇易致腹泻、腹胀和肠痉挛。高纤维食物有助于改善便秘症状,廉价而安全,但无强有力的临床试验支持。

3. 药物治疗　IBS的药物治疗是针对各个患者的主要症状,也就是按照具体症状进行治疗。由于这些症状容易发生变化,而且中枢神经系统和肠神经系统之间的复杂关系,限制了这些药物发挥有效作用。目前有学者在试图寻找生物学标志和基因多态性,用于鉴别出哪些患者对某种治疗最为有效。常用药物见表4-8。

表4-8 针IBS主要症状的药物

症状	药物	剂量
腹泻	洛派丁胺	2~4 mg(必要时)/最大量 12 mg
	考来烯胺	4 g(进餐时)
便秘	欧车前果壳	3.4 g bid(进餐时,以后调整)
	甲基纤维素	2 g bid(进餐时,以后调整)
	乳果糖	10~20 g bid
	70%山梨醇	15 ml bid
	聚乙二醇 3350	17 g qd
	镁盐泻剂	
腹痛	平滑肌解痉药	qd~qid
	三环类抗抑郁药	
	选择性 5-羟色胺再摄取抑制剂	小剂量开始 必要时加量

(1)洛派丁胺 商品名为易蒙停。餐前或运动(若诱发IBS症状)前服用可防止腹泻的发生。

(2)纤维类似物 便秘症状可首先试用膳食中增加纤维饮食,若效果不佳,改为纤维类似物也许会有帮助。

(3)胃肠平滑肌解痉药 如匹维溴胺、奥替溴铵等。对腹痛有一定疗效,但也存在不少争议,各个国家使用的情况并不相同。

(4)抗抑郁药 若无合并重大精神疾患,小剂量(较治疗抑郁症小)使用可能有一定疗效。例如,地昔帕明对于中重度女性IBS患者可能有效;帕罗西汀可以改善重症IBS患者的生活质量,尤其是体能方面,对于改善全身状况比高纤维饮食要好。由于这类药物的治疗窗较窄,故仅适用于中重度IBS患者。

(5)益生菌 前景看好。有研究表明,益生菌可有效改善患者的症状,并使血清单核细胞比率恢复正常,当然这些结论还需要更大规模的试验证实。小肠细菌过度生长(乳果糖氢呼吸试验证实)被认为是IBS的一个可能原因,双歧因子是通过改善肠道微生物平衡,临床上常以补充益生菌作为辅助措施。双歧杆菌发酵双歧因子产生的短链脂肪酸酸化肠道环境,能促进肠道蠕动和肠液分泌,增加粪便湿润度,减少肠内毒素物质的吸收,并保持一定的渗透压,从而改善便秘等症状。

4. 心理和行为治疗　认知行为治疗、催眠疗法和生物反馈对于某些IBS患者可能有一定疗效。有研究表明,每周一次的认知行为治疗,连续进行12周,其疗效较健康教育要好,但对抑郁患者无效,可改善生活质量,但不能改善腹痛症状。催眠疗法可以使直肠感觉恢复正常,治疗12周可以改善难治性IBS患者的生活质量、焦虑抑郁症状,而且这种疗效可以持续5年以上。

(三)治疗方案的选择

强调综合治疗和个体化治疗相结合的原则。耐心向患者进行解释,使其理解疾病性质,建立战胜疾病的信心。寻找并避免可能的诱因,并针对腹痛、腹泻和便秘三个主要症状进行治疗。

二、功能性腹胀

功能性腹胀是指反复感觉腹部胀满,可肉眼观察到或观察不到,不符合其他功能性胃肠病的诊断。典型的腹胀在饭后加重并且持续一整天,过夜后症状减轻或消失。

【诊断标准】

功能性腹胀罗马Ⅲ诊断标准如下:必须包括以下2条:①3个月内每月至少有3天反复出现腹胀感或肉眼可见的腹部膨胀;②没有足够的证据诊断功能性消化不良、肠易激综合征(IBS)或其他功能性胃肠疾病。诊断前症状出现至少6个月,近3个月满足以上标准。

【治疗对策】

(一)治疗原则

虽然功能性腹胀的诊断强调须除外其他功能性肠病,但有关腹胀的治疗研究常常是在合并IBS或其他功能性肠病的患者身上进行的,所以无论腹胀是否单独存在,其治疗方法相似。

(二)治疗计划

1. 减少肠道气体的产生　既往认为是治疗功能性腹胀的主要手段,实际上这并不是关键问题,也没有效果。

2. 治疗并存疾病　如果与腹胀合并存在的IBS或便秘症状得到有效治疗和

改善,腹胀症状也会相应减轻。

3. 饮食 若腹胀与腹泻合并存在,或在食用乳制品、水果等后症状加重,则有必要进一步检查。然而,有研究表明,即使是乳糖酶缺乏的患者,在服用 240 ml 牛奶后也没有出现腹胀症状。

4. 避免产气食物、增加体育锻炼、减肥等,虽然是一种安全的治疗手段,但多半无效。

5. 表面活化剂 如二甲基硅油,可以试用,但疗效有争议。

6. 益生菌 好象对于腹胀并无帮助,但有些试验的结果令人鼓舞。

7. 胰酶制剂 在进食高热量、高脂肪后,胰酶制剂可以减少腹胀症状。

(三)治疗方案的选择

治疗与合并存在的 IBS 或便秘症状,视情况可试用表面活化剂如二甲基硅油、益生菌和胰酶制剂。

三、功能性便秘

功能性便秘是指持续排便困难、便次少或排便不尽感,同时不符合 IBS 的诊断标准。从病理学机制上看,功能性便秘可分为慢传输型便秘、出口梗阻型便秘及混合型便秘等三种类型。

【诊断标准】

功能性便秘的罗马Ⅲ诊断标准为,诊断前症状出现至少 6 个月,近 3 个月满足以下标准:

1. 必须满足以下 2 条或多条 ①排便费力(至少每 4 次排便中有 1 次);②排便为块状或硬便(至少每 4 次排便中有 1 次);③有排便不尽感(至少每 4 次排便中有 1 次);④有肛门直肠梗阻和(或)阻塞感(至少每 4 次排便中有 1 次);⑤需用手操作(如手指辅助排便、盆底支撑排便)以促进排便(至少每 4 次排便中有 1 次);⑥排便少于每周 3 次。

2. 不用缓泻药几乎没有松散大便。

3. 诊断 IBS 的条件不充分。

【治疗对策】

(一)治疗原则

治疗的目的不仅仅是通便,应包括恢复正常的胃肠转运和排空、调节粪便性状、解除便秘引起的不适,建立正常的排便规律和排便行为以及除去病因等。

(二)治疗计划

1. 建立信心　治疗的重要步骤之一是让患者消除疑虑、确立信心。结肠活动及排便功能的生理性意义应对患者作充分解释,使患者既不要轻视便秘症状,也不要产生过多顾虑。对患者的排便频率与排便数量应详细询问,以免误导患者,造成滥用通便药;应避免将排便焦急者误为便秘患者进行治疗。应当鼓励患者将排便作为清晨起床后的第一件事,同时也要使一些2天或3天排便一次的患者相信这是无关大碍的。

2. 调整生活方式　既往的观点认为,体力活动可以影响结肠的运动,从而改善便秘患者的结肠功能。Kinnunen 等对老年住院患者的研究也表明,每天步行少于 0.5 km、需扶持步行、坐轮椅及卧床者发生便秘的相对危险度分别为 1.7、3.4、6.9 及 15.9。体力活动对结肠功能的影响,可能是有其他混淆因素如饮食和人格特点的影响。对于健康人群的研究也发现,中等程度的体力活动并不会影响肠道功能,像马拉松等剧烈运动才可以明显加快肠道蠕动。一定程度的体力活动对轻度便秘患者可能有一定帮助,但没有证据表明对严重的便秘患者亦有帮助。

3. 心理支持　中、重度的便秘患者常有焦虑甚至抑郁等心理因素或障碍的表现,应予以认知治疗,使患者消除紧张情绪,尤其是对于肠易激综合征伴便秘者。在应激或情绪障碍(如以往的性虐待)情况下,可能加重便秘,对这类患者应予以心理测定及心理测定及行为学治疗。

4. 膳食　低纤维饮食可能并不是慢性便秘的直接原因,但是在部分患者的发病中起一定作用。饮食中增加纤维,可使正常人的大便重量呈比例增加,并增快口-肛通过时间,但并不能使便秘患者的大便量恢复正常,其作用重要是吸收水分,增加结肠充盈而刺激收缩。高纤维膳食的疗效往往并不理想,但增加膳食纤维的治疗仍不失为简单、天然及价廉的治疗方法。鼓励补充含有全麦面包类非淀粉多糖的膳食,但可引发腹胀等,在先天性巨结肠以及某些老年患者中可能会使症状加重。一般来讲,部分慢性便秘患者通过增加纤维饮食可使症状改善,但严重的患者在增加纤维饮食后可能加重症状。

5. 液体摄入量　以往多鼓励患者多饮水,认为可避免因大肠对水、盐吸收过多而致大便干少。但最近有学者综合分析文献后认为,目前并没有证据支持,增加液体摄入量可以改善便秘症状,除非有脱水的情况存在。

6. 生物反馈　生物反馈的目的是训练患者在有刺激的排便过程中,学会松弛其盆底横纹肌,能感觉到逐步变小的直肠扩张,有效地提高腹腔内压力,而有利于完成排便。对于确诊为出口梗阻型便秘者采用生物反馈行为训练,不少研究表明有确切疗效。但生物反馈对于慢传输型便秘则基本无效。

7. 药物治疗

(1)聚乙二醇　是一种不被吸收和代谢的药物,由于它的渗透性作用,可用来通便。聚乙二醇是治疗便秘的有效性药物,优于乳果糖,副作用少。尽管其价格相对要高,但在效价比方面仍优于乳果糖。

(2)乳果糖　是一种不吸收性二糖,作为高渗性泻剂用于治疗便秘。乳果糖在治疗原发性便秘中是安全有效的,常见的副作用是腹胀和稀便。

(3)氢氧化镁　治疗便秘有效,但长期使用有引发高镁血症的危险。

(4)刺激性泻剂　效果不如乳果糖。

(5)容积性泻剂　增加膳食纤维,可以改善大便频率、性状和排便时间。在一些研究中,发现麦麸与常规饮食相比,有一定的疗效。

(三)治疗方案的选择

改变生活饮食习惯、增加膳食中纤维和饮水量、消除紧张,调整正常心理状态,对于轻型便秘患者可能有效,但对通过上述调整无效者,应寻找可能存在的病因,并给予药物或特殊治疗手段,视情况选用心理治疗、催眠术治疗等;对于出口梗阻型便秘者可采用生物反馈行为训练,纠正不正确排便行为。

四、功能性腹泻

功能性腹泻是指持续或反复排松散或糊样便,不伴有腹痛或不适为特征的综合征。

【诊断标准】

功能性腹泻的罗马Ⅲ诊断标准如下:至少75%的时间内大便为不伴有腹痛的松散(糊状)便或水样便。诊断前症状出现至少6个月,近3个月满足以上标准。

【治疗对策】

(一)治疗计划

1. 一般处理　同样地,应了解患者的精神心理状况、充分解释相关症状,让患者消除疑虑、确立信心。

2. 饮食　避免含有山梨醇和咖啡因的食物。

3. 止泻药　在餐前或社交前,预防性地服用洛派丁胺、地芬诺酯等止泻药物,通常有效。

4. 阿洛司琼　在健康志愿者身上可延缓肠道传输时间和减轻胃结肠反射,对腹泻症状可能有一定帮助,但该药昂贵且只在美国上市,也无有关治疗功能性腹泻的随机对照试验。

5. 考来烯胺　有吸附胆汁酸的作用,有时非常见效。

(二)治疗方案的选择

避免含有山梨醇和咖啡因的食物,适当使用洛派丁胺等止泻药物。

【病程观察及处理】

(一)病情观察要点

1. 功能性肠病易反复发作,但无须重复进行检查,若患者出现报警症状时,则须重新进行系统评估。

2. 因无客观诊断指标,治疗过程中可使用症状评分,对主要症状如腹痛、腹泻、腹胀、便秘等出现的频率和程度进行等级评分。进行相关科研时,可采用日记卡的形式。

3. 其危害主要是对患者的生活质量造成负面影响,所以治疗前后可采用SF-36等量表进行生活质量的评估,治疗有效可表现为患者生活质量的提高。

4. 对于患者合并存在的精神心理因素,也可进行评估。

(二)疗效判断及处理

1. 疗效判断　治疗有无效果反映在患者的自我感觉上,包括主要症状的改善和生活质量的提高。

2. 处理　若进行常规治疗后,患者症状改善,则以后再次发作时可重复使用该治疗方法。若治疗无效,则须寻找原因,包括可能合并存在的精神心理因素,必要时重新对患者进行评估,改用其他治疗方法。

【预后评估】

功能性肠病是一种生理因素和心理因素共同作用产生的综合征,自限,但容易反复发作。呈良性经过,一般不会影响患者的寿命。目前尚无有关功能性肠病向其他疾病转化的证据,但不排除以后合并存在的可能。

(熊理守)

第十四节 功能性腹痛

功能性腹痛(functional abdominal pain syndrome,FAPS)是一种以定位于腹部的疼痛为特征的功能障碍性疾病,临床上缺乏解释这种症状的形态学和生理学改变的基础,可能与内脏痛觉敏感性的改变有关。由于诊断困难和相关资料较少,关于FAPS的患病率罕见报道。通常认为FAPS比功能性消化不良或肠易激综合征都要少见。有报道认为FAPS在北美的患病率在0.5%～2%之间。该病多见于40～50岁人群,女性与男性的患病比例约为3∶2。

FAPS的病因尚不明确。由于FAPS患者经常伴有某些精神症状或心理异常倾向,如焦虑、抑郁或躯体化症状,而且慢性腹痛在抑郁症患者中十分多见,提示中枢神经系统在FAPS的发病机制中起着重要作用。近期的某些研究用功能性磁共振检查(fMRI)发现FAPS患者在大脑皮层的某些部位产生的某些具有神经生化活性的物质可以影响FAPS症状的产生,提供了该症引发的功能障碍和中枢神经系统之间具有联系的证据。再结合FAPS的症状特点及小剂量的三环类抗抑郁药物对其治疗有效,说明FAPS很可能是一种中枢神经源性的疼痛。尽管如此,目前仍未能排除其他因素,如神经内分泌机制对FAPS发病的影响。

FAPS与多种精神心理疾患和应激事件关系密切,临床研究显示功能性胃肠病与早期的负面生活事件和社会心理因素有关,FAPS的发病可能是由遗传易感性和社会心理因素共同引发。在一个针对因躯体化功能障碍就诊的人群的研究中,腹痛被认为是仅次于头痛和背痛的第三大常见的病因。尽管本文把FAPS作为一种功能性胃肠病加以讨论,但其也可归类于一种精神疾病。在精神病学的范畴中,FAPS被定性为一种躯体感觉疼痛障碍。除了患者的精神状态、社交技巧、负面生活事件和不良生活习惯都可能影响FAPS患者的生活质量和对治疗的反应外,既往外伤史也是导致患者痛觉过敏的可能因素。

【诊断标准】

2006年推出了新的罗马Ⅲ共识意见,该标准定义FAPS为一种至少持续6个月的腹部的疼痛症状,多呈持续性或反复频繁发作,与日常活动量少有关而与消化道功能关系不大。并认为诊断FAPS必须病史在6个月以上,而且最近3个月符合以下全部诊断标准：
1. 持续性或基本持续性发作的腹痛。
2. 无证据表明腹痛症状与生理活动(如进食、排便或月经周期)具有相关性。
3. 腹痛影响日常活动。
4. 疼痛客观存在而并非伪装。
5. 不能用其他的功能性胃肠病解释患者的腹痛症状。

【诊断步骤】

FAPS 具有某些临床特点，以上的诊断标准中，疼痛与排便、进食缺乏关联是 FAPS 与其他功能性胃肠病鉴别的要点。FAPS 患者经常伴有其他躯体化症状，可以表现为类似妇科或泌尿系统疾患引发的疼痛。由于长期慢性疼痛对生活的影响，患者常有精神心理障碍。诊断标准中加上疼痛必须真实存在并影响日常活动有助与把 FAPS 和一些其他的躯体功能障碍区分开来。合并焦虑在诊断 FAPS 方面比合并抑郁更具有特异性。

FAPS 患者常常合并有一些特殊的行为特点和主观意识。临床医生通过针对性的病史询问可以得到鉴别诊断的线索。如典型的 FAPS 患者经常用一些情绪化的措词描述自己的腹痛症状、疼痛定位不明确、疼痛通常持续存在并不受进食或排便的影响，经常合并有数种不同的疼痛形式，患者经常回忆起疼痛从儿时起就存在并反复发作、否认精神和环境因素对疼痛的影响或把其归结于疼痛所产生、要求反复检查甚至外科手术以确诊其存在器质性疾病、反复就医等。

很多器质性和功能性疾病都可以导致慢性腹痛，由于尚无比较客观可靠的病理生理学指标，FAPS 的诊断主要是建立在排除器质性疾病的基础上，诊断要点是鉴别诊断。所以详细的病史询问和体格检查十分重要。病史询问要点包括病程、就诊的原因、有无外伤史、患者对自身疾病的认知度、疼痛对患者日常活动和生活质量的影响、有无相关的精神病学诊断、家庭和文化因素对疾病有无影响和有无社会心理的负面影响等。如果患者没有报警症状，并不需要对患者进行过度检查以避免医疗资源的浪费。

【治疗方案】

迄今为止，FAPS 的治疗均为经验性疗法。与其他的功能性胃肠病比较，FAPS 的治疗缺乏循证医学的依据。目前尚无一种方法或药物有肯定的疗效，同时也缺乏客观可靠的疗效判定标准。

(一)治疗的目标和原则

FAPS治疗目标是消除患者的顾虑,改善症状,提高生活质量;治疗的基本原则是根据患者的发病特征,采取建立在良好医患关系上的个体化和循序渐进的综合治疗。

治疗策略是根据疾病的严重性,患者的功能状态及是否存在影响症状的心理社会因素进行分级治疗。即根据病情轻重和对治疗的反应进行个体化分级治疗。分级治疗的第一步是良好的医患沟通,包括对患者进行疾病教育和心理暗示等,第二步是对症治疗,即对或第一步治疗无效的患者进行药物或心理治疗,尤其是某些症状较重的患者可以转诊到精神心理疾患专科或多学科疼痛专科,最后,极少数症状顽固的患者可以考虑抗抑郁或抗焦虑药物治疗。在临床上前两步经常被忽略,而且由于FAPS诊断困难、治疗策略不明朗、患者对疾病的认知障碍等,临床上治疗失败和过度医疗均十分常见。

(二)药物治疗

1. 解痉剂 因为副作用较小,在很多慢性疼痛如神经痛的治疗中,被用作三环类抗抑郁药的替代药物,如卡马西平和拉莫三嗪,但治疗FAPS的疗效如何尚缺乏相关研究。

2. 抗抑郁药物 抗抑郁药物治疗功能性胃肠病的价值日益受到重视。常用药物包括小剂量的三环类抗抑郁药物,已被证明可以缓解很多功能性胃肠疾病的疼痛症状,并且对某些慢性疼痛比5-羟色胺受体拮抗剂的作用更加显著。推测其对FAPS患者也可能起到减轻疼痛及抗抑郁的作用。但目前尚缺乏循证医学的依据,某些新的复合制剂通过促进5-羟色胺和去甲肾上腺素的重吸收,能够减轻躯体性疼痛,该类药物作用机制复杂,不仅包括抗抑郁作用,还可能涉及神经调节和镇痛作用,治疗FAPS可能有效,尤其对合并抑郁和焦虑症状的FAPS患者。而消炎镇痛类药物主要作用于外周神经,对FAPS患者多数无效。麻醉类药品易导致肠道麻痹症状和致成瘾性,应避免使用。

总之,关于FAPS的药物治疗依据,目前多基于针对其他慢性腹痛的研究,缺乏直接的证据。

(三)心理治疗

FAPS的心理治疗包括认知行为疗法、心理动力疗法、生物反馈疗法和催眠疗法等。荟萃分析显示,心理治疗对某些伴有疼痛症状的功能性胃肠病和某些非胃肠性的疼痛都非常有效,能够调节患者情绪、提高生活质量并减少医疗资源的损耗。但精神心理治疗对内脏或躯体感觉神经的作用机制仍未明确,主张与其他疗法合用。

(四) 其他治疗

某些辅助治疗,如针灸、按摩推拿术对治疗慢性腹痛包括FAPS可能有效,也有报道采用电击疗法及对有手术史的患者进行腹腔镜下肠粘连松解术可能有效。

(彭　穗)

第十五节　功能性肛门直肠病变

功能性肛门直肠病变包括功能性大便失禁、功能性肛门直肠疼痛和功能性排便障碍。研究表明,社区人群中功能性大便失禁的患病率可达2.2%~15%,在老年人群中更高达46%。高龄,女性,体力受限和全身健康情况不佳是社区人群中功能性大便失禁的危险因素。根据疼痛持续时间、发作的频率和疼痛的性质,功能性肛门直肠周围疼痛综合症分成慢性肛门直肠周围疼痛和一过性直肠痉挛。一个美国的社区调查结果显示:慢性肛门直肠周围疼痛的发病率为6.6%,更好发于女性。一过性直肠痉挛患病率大约为8%~18%,男女比例大致相仿,51%的患者每年发作次数少于5次。症状一般在青春期前就已出现。发病机制仍不明确。有研究认为:平滑肌的异常收缩可能引发疼痛。家族性的一过性直肠痉挛和肛门内括约肌肥厚有关。生活压力和焦虑也是常见诱因,推测精神心理因素与其发病有关。功能性排便紊乱表现为排便协调障碍或排便推进力不足。人群中功能性排便紊乱的患病率不清楚。

【诊断分类与诊断标准】

在罗马Ⅲ标准中,对功能性肛门直肠病变进行了分类(表4-9)。

表4-9　功能性肛门直肠病变罗马Ⅲ分类

功能性肛门直肠疾病
1. 功能性大便失禁
2. 功能性肛门直肠疼痛
　2a　慢性肛门疼痛

续表

  2a1 肛提肌综合征
  2a2 未定性的功能性肛门直肠疼痛
 2b 一过性直肠痉挛
3. 功能性排便障碍
 3a 功能性排便协调障碍
 3b 功能性排便动力不良

根据罗马Ⅲ标准，各类型功能性肛门直肠病变的诊断标准分述如下：

(一)功能性大便失禁

根据罗马Ⅲ诊断标准，功能性大便失禁定义为：年龄≥4岁的患者，不受意识控制而发生粪便泄漏，症状反复发作超过3个月，并且最近3个月符合以下至少一项诊断标准：

1. 神经和肌肉结构正常完整。
2. 神经和肌肉结构轻度异常。
3. 排便习惯正常或紊乱。
4. 症状与心理因素有关。

符合以下任一排除标准不能诊断为功能性大便失禁：

1. 合并可引起继发性神经病变的疾病，包括中枢神经系统病变。
2. 合并可以引起肛门括约肌功能异常的多系统性疾病。
3. 大便失禁的主要原因是神经或/和括约肌的结构异常。

(二)功能性肛门直肠疼痛

根据疼痛持续时间、发作的频繁程度和疼痛的特性，罗马Ⅲ标准把功能性肛门直肠疼痛综合征分成了慢性肛门直肠周围疼痛和一过性直肠痉挛。

慢性肛门直肠周围疼痛：慢性肛门直肠周围疼痛描述不明确的、钝性的疼痛或是直肠坠胀感，患者平坐时的症状比站立、躺卧时更加明显。慢性肛门直肠周围疼痛的诊断标准：

1. 慢性或反复发作的直肠疼痛。
2. 每次疼痛发作的持续时间至少20分钟。
3. 排除其他引起直肠周围疼痛的疾病，例如，缺血、炎症性肠病、肛腺管隐窝炎症、肌间脓肿并肛瘘、痔和尾骨痛出现症状至少6个月，最近3个月符合以上诊断标准,才可以作出诊断。

一过性直肠痉挛:一过性直肠痉挛是偶尔发作的肛周的短暂剧烈的疼痛,持续几秒或几分钟,然后完全消失。

一过性直肠痉挛的诊断标准:

1. 局限肛周、低位直肠的反复发作的疼痛。
2. 发作时间持续几秒~几分钟。
3. 在发作间歇期间不出现肛周疼痛。

出现症状至少 6 个月,最近 3 个月符合以上全部诊断标准,可以作出诊断。如果症状出现<3 个月,其他均符合诊断标准的患者可以临床诊断和进行治疗。

(三)功能性排便障碍

功能性排便紊乱表现为功能性排便协调障碍,或功能性排便动力不良。

功能性排便紊乱的诊断标准:

1. 患者必须符合功能性便秘的诊断标准。
2. 在反复试图排便时至少存在以下 2 条证据:
(1)存在排出困难的证据,依据球囊排出试验或影像。
(2)盆底肌肉(如肛门括约肌或耻骨直肠肌)不对称的收缩或采用压力测量法、影像学检查或肌电图(EMG)测定括约肌基础压力,括约肌松弛率<20%。
(3)压力测量法、影像学检查评估提示推进力不足。

出现症状至少 6 个月,最近 3 个月发作的症状符合以上标准才可以作诊断。

功能性排便协调障碍:排便协调障碍指盆底协调障碍,表现为试图排便时,盆底肌肉不对称的收缩(比如,肛门括约肌或耻骨直肠肌)或肛门直肠测压括约肌松弛率<20%。

功能性排便动力不良:试图排便时,推进力不足伴或不伴不适当收缩,或肛门直肠测压括约肌松弛率<20%。

【鉴别诊断】

鉴别诊断主要依据特征性的症状,排除直肠肛周和盆腔的器质性病变。某些泌尿生殖器的畸形和炎症、以及可以引起肛门括约肌功能异常或继发性神经病变的多系统性疾病(例如,糖尿病合并外周神经病变,硬皮病,神经系统的紊乱)。具体可参考各诊断标准中的排除标准。

【诊断步骤】

1. 病史采集

(1)排便情况　详细询问排便异常的病程、排便频率、每次排便量、粪便性状、有无排便费力、便意不尽、肛痛、腹痛、腹胀等症状；此外，还应了解患者采取的协助排便方法，如是否使用泻药、灌肠或用手协助排便等，其协助排便的方法往往对诊断有重要提示。

(2)饮食情况　如每日饮水量、纤维素摄入量、有无偏食等，有助于认识饮食因素在其排便异常的发生中所占地位。

(3)发病年龄　起病年龄与病因之间有一定联系。如先天性结、直肠疾病所致便秘发病年龄往往较小，后天性疾病所致便秘发病年龄往往较大；老年人及女性患病率较高。

(4)心理特征和性格类型　心理因素与排便障碍的发生有密切关系，性格内向、抑郁、焦虑症者、强迫症患者的发病率明显高于正常人群。

2. 体格检查

(1)系统检查　对患者进行全面系统的体格检查，将有助于排除结、直肠以外病因所致便秘。不可只注意结、直肠与盆底的局部表现，以免遗漏某些全身性疾患的重要线索。

(2)肛门直肠检查

1)视诊　观察有无瘘口、肛裂、直肠黏膜脱垂、肛周炎症、血迹，肛周皮肤可见瘢痕、湿疹、糜烂、溃疡等。会阴异常下降者，嘱其作排便动作时，可见盆底以肛门为中心明显向下突出。盆底支配神经受损或肛门括约肌损伤者，嘱其缩肛时，肛门收缩能力明显减弱。

2)直肠指检　直肠指检对功能性肛门直肠病变的诊断及排除直肠下段肿瘤有重要意义。正常肛管可容纳一指通过，张力中等。嘱患者作排便动作时，肛门可明显放松。若肛管张力增高，常提示附近有刺激性病变；若肛管不能通过一指，提示肛管有器质性狭窄，常见于低位肿瘤、局部瘢痕等。直肠前突患者在作排便动作时，可在直肠前壁扪及袋状薄弱区。直肠内套叠患者，直肠壁松弛，指诊时直肠内有黏膜堆积的感觉，偶尔可扪及套叠之肠壁。盆底肌失弛缓症者，排便时可感觉到耻骨直肠肌、括约肌各部均不松弛，严重者可见肛直环明显肥大增厚、僵硬，活动度减弱，肛管张力增高，并有明显疼痛。

3)肛门、直肠镜检查　直肠低位肿瘤、内痔等病变可窥及。直肠内套叠时，直肠黏膜可出现充血水肿、糜烂。直肠中如有来源不明血迹,应考虑其近端有无肿瘤的存在。

3. 实验室检查

(1)粪便检查　粪便的性状,诸如颜色、干稀、有无黏液及脓血,镜检提示有无原虫、虫卵、脓细胞及成堆红细胞,隐血试验是否阳性。以上观察有助于确认或排除功能性肛门直肠功能性疾病以外与症状相关的因素。

(2)电解质检查　有助于确认有无高钙血症、低钾血症等与便秘相关的疾患。

(3)内分泌激素检查　有助于发现有无合并存在、或可单独引起排便功能紊乱的糖尿病、甲状腺疾患。

4. 影像学检查

(1)直肠乙状结肠镜　可在门诊即刻进行,简单便捷,可直视肛管、直肠和乙状结肠有无梗阻、肿瘤、炎症、感染、出血、内痔或肛裂等,故而常作首选。

(2)结肠气钡双重造影　对结直肠自身解剖异常及与邻近脏器相互位置关系较内镜为敏感,有助于识别痉挛之肠管、炎症性肠病、结直肠良恶性肿瘤等,且较结肠镜检查易为患者所接受。

(3)结肠镜检查　能直视了解结直肠粘膜表面有无异常,对黏膜的充血、水肿、糜烂及浅表的溃疡或隆起较 X 线造影为敏感,有助于认识有无感染性疾病、炎症性肠病及结直肠良恶性肿瘤,且可直视下活检,取得组织细胞学的可靠诊断依据,有时与 X 线造影配合使用,可以提供诊断的准确性。

5. 肛肠动力学检查　肛肠动力学是一门融力学、应用解剖学、神经生理学、形态学等多门学科为一体的研究结直肠、肛管运动规律及其相关疾病的学科。

(1)结肠传输试验　此乃针对排便困难的症状进行鉴别诊断的最为可靠的、关键性检查项目。可以大致确定便秘原因是结肠动力低下,抑或是出口梗阻,并为后续的检查指明方向。

(2)排粪造影　通过向患者直肠注入造影剂,对患者"排便"时肛管直肠部位进行动、静态观察的检查方法。它能显示肛管直肠部位的功能性及器质性病变,为临床上功能性肛门直肠病变的诊断和治疗提供依据。

(3)肛门直肠压力测定　借压力与容量测定来评估肛门内、外括约肌功能、直肠感觉容量及直肠肠壁顺应性的技术。其应用可以确定肛门内外括约肌功能失调在大便失禁中的相对作用并在生物反馈训练前记录括约肌功能的基线水平。

(4)盆底肌电图　通过检测肌肉自发或诱发的生物电活动,了解盆底肌肉及其支配神经受损情况的一种手段。电极经臀沟尾骨尖下方刺入皮肤,向耻骨联合上缘方向进针,进针不同深度可分别抵达肛门外括约肌、内括约肌及耻骨直肠肌,3分钟后开始检查,分别记录静息、缩肛及模拟排便时和盆底肌电活动。其诊断价值已在相关疾患临床表现中叙述。盆底肌电图检查除协助诊断功能性肛门直肠病变之外,还可在生物反馈训练中用于观察肌肉的活动,指导患者正确用力排便。

(5)会阴神经终末运动潜伏期测定　利用电极经直肠于相当坐骨棘处刺激阴部神经,测量从刺激开始到外括约肌肌电反应发生的时间,即为会阴神经终末运动潜伏期,藉此了解该神经的传导功能。正常值范围为 $2.1±0.2ms$,而且往往双侧不对称。如果这一时间延长,则提示会阴神经病变。会阴神经损伤经常可以在会阴下降综合征、直肠脱垂患者观察到,也可见于功能性大便失禁的患者。

(6)球囊逼出试验　将连有球囊的导管插入直肠壶腹部,注入 100 ml 气体,让患者用力排便,以了解直肠的排便功能。若球囊逼出时间≥5 分钟即为延迟。

【治疗方案】

目前对功能性肛门直肠病变的病因、病理生理的理解是较初步的,其治疗方法均十分有限。

(一)功能性大便失禁

功能性大便失禁尚无满意的治疗方法。目前的功能大便失禁的治疗主要是针对临床症状,使患者恢复正常的排便习惯。如对腹泻患者使用抗腹泻药物,对便秘患者使用缓泻剂,都是治疗的基本措施。生物反馈治疗可以刺激和建立正常的排便反射,使排便时盆底各组肌群协调。重新建立正常的排便反射。医务人员的心理指导也非常重要。骶神经刺激法是最近新出现的一种疗法,其疗效尚需进一步证实。

(二)功能性肛门直肠疼痛

目前治疗功能性肛门直肠疼痛的方法包括,直流电刺激、生物反馈训练、肌松剂、肛提肌按摩和热水坐浴。应避免手术治疗。

1. 心理治疗　心因性治疗对一些患者往往可发挥关键作用。尤其是对多数一过性直肠痉挛的患者而言,由于疼痛持续时间短暂和发作频率低,一般放松情绪和解释病情就足够。

2. 肛提肌按摩和热水坐浴　可以缓解疼痛或缩短疼痛时间。

3. 药物治疗　经常发作的患者可能需要药物治疗。一个随机、对照的试验结果显示:对于发作持续时间超过 20 分钟的患者,沙丁胺醇(β-肾上腺素受体激动剂)较安慰剂可明显缩短疼痛时间。还有人建议使用 α-肾上腺素能受体激动剂可乐定、亚硝酸异戊酯、硝酸甘油,但是没有可靠证据证实其有效性。

4. 如用其他疗法疗效不佳者,可用特殊的直肠探头,在直肠内做强力电刺激,使肛提肌过度疲劳,阻断恶性循环可有效止痛。

(三) 功能性排便紊乱

1. 生物反馈方法　即在进行肛门直肠测压的同时,指导患者如何用力排便,对盆底肌肉进行训练,目前已有成功报道的经验。

2. 模拟排便训练结合盆底功能锻炼　有报道盆底功能锻炼治疗功能性排便紊乱有效率可达 67%～80%。

（彭　穗）

第 5 章　肝脏疾病

第一节　肝硬化

肝硬化是各种原因所致的肝脏慢性、进行性、弥漫性改变。肝硬化初时仅是一种组织病理学的概念，主要的组织病理学特点是一种病因或数种病因反复、长期损伤肝细胞，导致肝细胞变性和坏死；广泛的肝细胞变性坏死后，肝细胞再生和肝内纤维组织弥漫性增生，形成再生结节，正常肝小叶结构和血管形成遭到破坏，形成假小叶；常伴有肝内循环紊乱。然而，我们现在提及的肝硬化的概念，已经上升为临床病理学的概念，一种建立在肝硬化组织病理学特点基础上，以肝功能损害和门脉高压为主要临床表现，常伴有多系统受累的一种临床综合征，晚期可合并消化道出血、肝性脑病、感染、肝癌等多种并发症。肝硬化是我国常见疾病和主要死亡病因之一，我国肝硬化占内科总住院人数的 4.3%～14.3%，发病高峰年龄在 35～48 岁，男女比例约为 3.6～8∶1。由于肝硬化早期经过积极防治，可以逆转或不再进展，但晚期将严重影响患者生活质量，甚至危及生命，因此肝硬化的早期防治非常重要。

【病因及发病机制】

在我国肝硬化常见病因大多数为病毒性肝炎后肝硬化，少部分为酒精性肝硬化和血吸虫性肝硬化。

1. 病毒性肝炎　占我国肝硬化病因的 40%～65%，主要由乙、丙、丁型肝炎病毒引起，其中最常见的是乙型肝炎。其发病机制与肝炎病毒引起的免疫异常有关，主要是经过慢性肝炎，尤其是慢性活动性肝炎阶段，而逐渐演变为肝硬化。肝炎后肝硬化多数表现为大结节性肝硬化,少数病例,如病程缓慢迁延,炎性坏死病变较轻但较均匀,亦可表现为小结节性肝硬化。从病毒性肝炎发展至肝硬化的病程,可短至数月,长至数十年。部分急性重症病毒性肝炎患者由于肝脏大块坏死,出现坏死后肝硬化,组织病理学表现为大结节性肝硬化。

2. 酒精 长期、慢性酗酒(每日摄入乙醇 80 g,10 年以上),乙醇及其代谢产物的毒性作用,可引起慢性酒精性肝炎,若不及时戒酒,继而可能发展到肝硬化,此类病因约占我国肝硬化的 7% 左右,但近些年来,随着人们物质生活水平的提高,我国对酒的消耗量正逐年升高,酒精性肝硬化发病率也有逐年上升的趋势。长期、慢性大量酗酒可引起肝细胞发生坏死,最终引起纤维化。相邻肝小叶的纤维化条索相互连接,导致肝小叶的正常结构被分割破坏,发展成假小叶及肝细胞结节状再生,形成酒精性肝硬化。

3. 寄生虫 最常见的病因多由于感染血吸虫或华支睾吸虫等引起。血吸虫寄生在肠系膜静脉分支,其虫卵随血流进入肝脏后主要沉积于汇管区,虫卵及其毒性产物的刺激,引起大量结缔组织增生,导致肝脏纤维化和门脉高压。肝表面有较大的结节,其他部分肝细胞无明显变性及再生,故临床上肝功能改变较轻微,而门脉高压出现较早,过去称之为血吸虫病性肝硬化。华支睾吸虫主要寄生于胆道系统,尤其是肝内胆管系统,虫体或虫卵等刺激引起胆管慢性炎症,胆管壁增厚、狭窄,胆汁淤积,胆管及肝实质纤维化,最终发展为肝硬化。由于左肝管与胆总管的连接较直,幼虫易于上行,故左肝病变常较重。临床上常表现为门脉高压症。

4. 工业毒物和药物 长期反复接触某些化学毒物,如砷、磷、四氯化碳等;长期服用某些药物,如甲基多巴、四环素、异烟肼、甲氨蝶呤等均可引起肝细胞坏死、胆汁淤积或肝内炎症反应,从而引起慢性肝炎,最后演变为肝硬化。

5. 代谢性疾病 由于遗传性和代谢性疾病,导致某些物质因代谢障碍而沉积于肝脏,引起肝细胞变性坏死、结缔组织增生而形成肝硬化。常见有:铁代谢紊乱(如血色素病)、铜代谢紊乱(肝豆状核变性)、α_1-抗胰蛋白酶缺乏症(α_1-antitrypsin deficiency)、糖原累积病、半乳糖血症(talacto saemia)、酪氨酸代谢紊乱症(tyrosinosis)等。肝脏常增大,结节不明显,肝细胞主要表现为变性,而坏死往往不明显。

6. 循环障碍 常见的病因是肝静脉回流受阻性疾病,如布-查综合征(Budd-Chiari syndrome)、缩窄性心包炎、慢性右心功能衰竭等,由于肝静脉回流受阻,导致肝脏长期淤血,以致肝细胞缺氧坏死,肝小叶中央区肝细胞陷于萎缩、坏死,纤维结缔组织增生,最后引起肝硬化。如淤血持续存在,进而形成纤维条索分割肝小叶而形成肝硬化,肝脏常增大,结节不明显。

7. 胆汁性肝硬化　肝内胆汁淤积或肝外胆管阻塞持续存在时,胆汁刺激或导致肝细胞缺血、坏死、纤维组织增生而形成肝硬化。

8. 营养障碍　各种原因引起营养不良,导致蛋白质、维生素和抗脂肪肝物质缺乏,均可能引起肝细胞变性、坏死,结缔组织增生和形成肝硬化。如蛋白质缺乏,导致肝内与中性脂肪合成的磷脂减少,引起肝细胞脂肪堆积、变性、发生脂肪肝,最后形成肝硬化。

9. 自身免疫性疾病,如自身免疫性肝炎和其他自身免疫性疾病累及肝脏均可引起肝硬化。

10. 隐源性　为根据目前的资料尚无法确定其病因的肝硬化。

此外,近年来发现,多种肝硬化的病因同时存在时,发展为肝硬化的可能性明显上升。

【诊断步骤】

(一)病史采集要点

1. 起病情况　肝硬化大多数起病较缓慢,早期症状轻微或/和缺乏特异性,常易被忽视,患者常难于提供确切的起病日期。少数患者可因急性重症肝炎或爆发性肝衰竭,在短期内(如3～6个月)进展到肝硬化。

2. 主要的临床表现　早期肝硬化在临床上往往无任何特异性的症状和体征,但有部分患者可有乏力、易疲倦、体力减退等非特异性症状。中晚期肝硬化患者的主要临床表现为三大方面:肝功能损害的症状、门脉高压症和肝硬化的并发症。

(1)肝功能损害的症状　肝硬化患者由于肝脏强大而复杂的功能受损,中晚期肝硬化患者可出现肝功能不全的症状,最常见的是全身症状和消化道症状,如乏力、纳差、厌油腻、恶心、呕吐、腹胀不适等;终末期患者常出现全身皮肤或黏膜不同程度的出血、不同程度的贫血、黄疸以及内分泌紊乱(男性乳房发育、性功能不全、月经紊乱,第二性征改变的症状)等症状。

(2)门脉高压症　脾肿大:一般为轻到中度肿大,此时多无症状,偶为巨脾,可出现左上腹不适及隐痛,常伴有脾功能亢进症,临床上表现为贫血(脸色苍白、乏力等)、容易发生细菌感染(白细胞减少症或缺乏症),偶见出现皮肤、黏膜出血(血小板减少);侧支循环建立与开放,主要有:①食管下段与胃底静脉曲张;②腹部脐周围皮下静脉曲张;③上痔静脉与中下痔静脉吻合形成痔核;④其他:肝至膈的脐旁静脉、脾肾韧带和网膜中的静脉、腰静脉或后腹壁静脉等。其中以食管胃底静脉曲张临床意义最大;腹水及浮肿的形成:患者常诉腹胀、腹部不适,大量腹水时出现腹部膨隆、行走困难、呼吸困难、端坐呼吸和脐疝;部分患者诉有下肢浮肿,但鲜有全身浮肿者。

(3)肝硬化并发症　部分患者以肝硬化并发症为首发症状来就诊。

①上消化道大出血　主要是曲张的食管中下段或/和胃底静脉破裂出血,引起大量的呕血、排大量的暗红色或柏油样大便,常伴有脸色苍白、口干、尿少、头晕、心悸、胸闷、低血压、休克等外周血循环不足的症状,消化道出血常有食物的机械刺激或损伤、胃内容物反流的化学腐蚀以及恶心、呕吐、呃逆、便秘、咳嗽或大量腹水时腹压的增加等诱因。但应注意,约有1/3肝硬化患者出现消化道出血可能是其他原因,如门脉高压性胃病、消化性溃疡和应急性溃疡合并出血。

②感染　肝硬化时可并发各种细菌(包括结核菌)感染,包括呼吸道、消化道、泌尿道、腹腔等部位感染。临床上最常见的是自发性腹膜炎,此时患者在较短的时间内常出现中至大量腹水的症状,或经积极的治疗,腹水消退不理想,部分患者可出现发热、腹胀或腹部不适。

③肝性脑病　又称肝昏迷:常见于终末期肝硬化患者,轻微型肝性脑病患者常无临床症状,轻症或早期患者常出现性情或性格改变,行为异常;病情继续发展可出现意识错乱、睡眠障碍、行为异常,如计算力、理解力、时间和空间定向力下降,躁动不安、谵妄、痉挛,后期可出现嗜睡、昏迷,甚至死亡。

④原发性肝癌　任何原因导致的肝硬化均可合并肝癌,但最常见的是乙型和丙型肝炎病毒相关性肝硬化与肝癌关系更为密切,因此不少学者称肝硬化是肝癌的重要癌前病变。早期肝癌常无症状,常在定期检查或体检时被查出;晚期肝癌可出现肝区不适或不同程度的疼痛,疼痛剧烈时可能出现肝癌缺血坏死或肝癌癌体内出血。巨块型肝癌,尤其是肝癌位于肝脏表面者,易出现肝癌破裂,导致肝区剧痛和腹腔内出血、低血压和失血性休克等。

⑤肝肾综合征　又称功能性肾衰竭,常见于终末期肝硬化患者,临床表现主要为自主性少尿或无尿,可伴有乏力、浮肿和腹水加重以及纳差、恶心、呕吐的消化道症状,部分患者可能出现或诱发脑水肿、心功能不全。

⑥肝肺综合征　也常见于终末期肝硬化患者,主要的临床表现是呼吸困难、胸闷、紫绀等不适,部分患者吸氧可短暂改善症状。

⑦静脉血栓形成　尤其是门静脉血栓形成,约有10%～15%的肝硬化患者可并发门静脉血拴形成,其原因主要与门静脉梗阻造成门静脉血流缓慢,以及门静脉内膜炎、硬化有关。如肝硬化患者突然出现剧烈腹痛、腹胀、呕吐、便血、休克等表现,则应考虑门静脉血栓形成。

3. 既往病史　既往病史对本病的诊断具有较大的参考价值,宜细心追寻。既往病史应注意有无肝病史,如病毒性肝炎(尤其是乙肝和丙肝)等;有无酗酒史、肝损药物使用史、疫水接触史;是否有心脏病史或其他疾病;有无肝病家族史等。

(二)体格检查要点

包括三方面:肝功不全、门脉高压及肝硬化并发症相关的体征。

1. 一般情况　乏力,精神萎靡、肝病面容(面色黝黑);若出现神志或意识改变,宜警惕并发肝性脑病,肝硬化患者,尤其是失代偿期患者,必要时应进一步了解患者有无性格行为异常,其时间、空间定向力和计算能力有无异常,以便发现早期肝性脑病;发热常提示感染;合并消化道大出血可能出现贫血、低血压,脉率增快,休克等;

2. 皮肤黏膜　可出现不同程度的黄疸、贫血、出血和浮肿等;在患者的面部、颈、上胸、肩背部和上肢常可发现蜘蛛痣、毛细血管扩张;在手掌大、小鱼际肌和指端腹侧部位常可见红斑(即肝掌);部分患者可出现男性乳房发育、毛发脱落、色素沉着等;肝豆状核变性患者眼部可发现K-F环。

3. 心肺　应注意有无右心功能不全或缩窄性心包炎的体征,如颈静脉充盈或怒张、心率增快、心音改变、心脏扩大或/和心脏杂音,心包叩击音等;合并肺部感染或肝肺综合征时,可相应出现紫绀、呼吸困难和肺部啰音等。

4. 腹部体征　少数合并自发性腹膜炎患者可出现腹部轻度压痛,一般反跳痛不明显;大多数肝硬化患者肝脏不增大,甚至缩小,发现肝脏增大可见于肝硬化合并肝癌和某些原因肝硬化(如遗传代谢性肝硬化、循环障碍性肝硬化和少数早期肝硬化等),部分肝癌患者可出现肝区叩击痛;轻到中度脾大;腹水征(如腹部膨隆或蛙状腹,移动性浊音阳性),此时应注意与肝硬化合并肠麻痹或肠胀气鉴别;以脐为中心的腹壁静脉曲张(水母头状静脉曲张),此时宜进一步与上下腔静脉回流障碍所致的腹壁静脉曲张鉴别。肠鸣音一般正常,也可能由于肠道菌群失调、消化功能不良,电解质紊乱和腹膜炎等出现肠鸣音的亢进或减弱。

5. 其他　合并肝性脑病患者可出现神经系统体征:如扑翼样震颤、肌张力增强、锥体束征阳性等。

(三)实验室和辅助检查项目

怀疑肝硬化患者进一步行相关实验室和辅助检查的目的,主要是进一步确诊,同时了解肝功能代偿情况,有无并发症,肝硬化的病因等。

1. 血常规　一般血象无明显的改变,部分患者可出现贫血。出现感染时,可伴有外周血白细胞的升高和核左移。肝硬化合并脾功能亢进症患者可出现外周血象有一系或多系不同程度的下降,最常见的是白细胞和/或血小板下降。

2. 尿常规 大多数代偿期患者尿常规无异常,部分失代偿期患者出现黄疸时尿常规可出现胆红素,常伴有尿胆原增加。

3. 反映肝功能血清生化学指标 代偿期患者肝功能正常或仅有轻度异常,失代偿期患者大多有不同程度肝脏功能受损,其主要表现在以下几方面:

(1)肝细胞损伤或坏死的血清生化学改变 血清氨基转移酶是临床上检测肝细胞损伤或坏死常用的血清酶学,包括丙氨酸氨基转移酶(ALT)和天门冬氨酸氨基转移酶(AST)。肝硬化患者血清 AST 和 ALT 一般正常或轻到中度升高,而且常以 AST 升高为主,ALT/AST<1;但肝脏炎症明显,细胞损伤坏死明显时,可出现中度以上的以 ALT 升高为主的血清转氨酶升高,ALT/AST>1。

(2)肝胆系统的病变 血清碱性磷酸酶(ALP)和 γ-谷氨酰转移酶(GGT)是临床上检测肝胆道系统疾病或淤胆常用血清生化学指标。多数肝硬化患者血清 ALP 和 GGT 正常或轻度升高,若肝硬化出现肝内淤胆或某些原因导致的肝硬化(如原发性胆汁性肝硬化,硬化性胆管炎)的患者,血清 ALP 和 GGT 中度以上的升高。

(3)血清胆红素代谢障碍 多数肝硬化患者血清胆红素水平正常或轻度升高,若肝硬化出现肝内淤胆、肝细胞大量破坏、终末期肝硬化或某些原因导致的肝硬化(如原发性胆汁性肝硬化,硬化性胆管炎)的患者,可出现血清总胆红素水平、间接胆红素以及直接胆红素水平均有中度以上的升高,间接胆红素和直接胆红素的比例相近或以直接胆红素升高为主。

(4)蛋白质代谢紊乱 肝硬化蛋白代谢紊乱是反映肝脏储备功能下降非常重要的指标之一。失代偿期肝硬化患者出现蛋白代谢紊乱,血清总蛋白正常、下降或增高,但血清前清蛋白和白蛋白不同程度下降,球蛋白常增高,A/G 比例倒置。血清蛋白电泳显示血清白蛋白下降,γ-球蛋白升高,血清白蛋白下降程度与肝脏代偿储备功能呈正比,但严重营养不良、大量蛋白尿、消化道大出血后、严重感染和败血症以及肝硬化肠道功能紊乱导致的肠道蛋白丢失症等均会加重低白蛋白血症。球蛋白升高可在一定程度上反映肝脏免疫病理反应的存在。

(5)脂类和糖类代谢障碍 终末期肝硬化或肝硬化合并肝细胞严重坏死时,可出现血清胆固醇(酯)下降,血糖的波动(如易出现空腹低血糖和餐后高血糖)。肝硬化患者出现胆固醇酯升高应考虑原发性高脂血症、胆管梗阻等。

(6)凝血功能的异常 血浆中除组织因子及由内皮细胞合成的 vW 因子外,其他凝血因子和某些凝血抑制因子(如抗凝血酶Ⅲ)均在肝脏中合成。失代偿期肝硬化患者常出现凝血功能紊乱,最常出现凝血酶原时间、活化部分凝血活酶时间和凝血酶凝固时间均有不同程度延长,血浆凝血因子水平、抗凝血酶Ⅲ水平降低和出血倾向,而且经注射维生素 K 也不能纠正。由于凝血因子半衰期短,因此能更早期、更快捷反应肝脏功能受损。

(7)其他 肝硬化失代偿期患者肝脏储备功能试验,如氨基比林、靛氰绿(ICG)、利多卡因清除试验等,可有不同程度的下降。

4. 免疫功能检查 肝硬化,尤其是失代偿期肝硬化患者常可出现细胞免疫功能和体液免疫功能紊乱,主要表现在 T 淋巴细胞数量下降和免疫球蛋白(IgG 和 IgA)水平升高。

5. 肝硬化出现并发症时血清生化学改变:

(1)血氨水平升高 失代偿期肝硬化患者血氨水平正常或轻度升高,终末期肝硬化患者或合并肝细胞严重坏死、消化道大出血、门体分流和尿毒症等时可出现血氨明显升高,此时临床上常有肝性脑病的表现。

(2)甲胎蛋白(AFP)升高 肝硬化患者 AFP 正常或轻度升高($<200\ \mu g/L$),若肝硬化患者出现 AFP 明显升高($>200\ \mu g/L$)或进行性升高,应高度怀疑合并肝癌;

(3)电解质和酸碱平衡紊乱 肝硬化患者常出现低钠血症、低钾低氯血症和代谢性碱中毒;合并肝肾综合征患者可出现高钾和代谢性酸中毒。

(4)其他 如终末期肝硬化患者出现呼吸困难,应检查血气,如出现低氧血症,应怀疑肝肺综合征的存在。

6. 病因学方面的血清学检查 若病因为病毒性肝炎患者,血清相应的病毒学标记物,如肝炎病毒(主要是乙型、丙型和乙型加丁型肝炎病毒)的抗原和抗体、病毒 DNA 或 RNA 阳性;若为自身免疫性相关肝脏疾病,可出现相关的自身免疫性抗体,如抗核抗体(ANA)、抗平滑肌抗体(抗 SMA)、抗线粒体抗体(AMA),抗肝肾抗体(抗-LK)等;若为遗传代谢性疾病,可出现相应的血清学指标的改变,如肝脏豆状核变性(Wilson 氏病)可出现血清铜和铜蓝蛋白下降、血色病可出现铁代谢异常等。

7. 腹水检查 包括常规、生化、细菌学和细胞学检查。肝硬化患者腹水一般为漏出液;若腹水透明度下降,白细胞数增多($>500\times10^6/L$),其中以多型核细胞(PMN)计数$>250\times10^6/L$(比例$>50\%$),应怀疑自发性腹膜炎,此时需行床边腹穿,用血培养瓶作腹水细菌学(必要时包括厌氧菌等)培养和药敏试验;若腹水透明度下降,白细胞数增多,其中以淋巴细胞增高为主,应怀疑合并结核性腹膜炎;若出现血性腹水,应首先考虑恶变,尤其是肝癌合并腹膜转移,其次是结核性腹膜炎、静脉血栓形成、肝功能衰竭合并全身出血倾向等。

8. 影响学检查

(1)食管 X 线钡餐检查 肝硬化患者常出现食管胃底静脉曲张,行食管 X 线钡餐检查显示食管吞钡显示虫蚀样或蚯蚓状充盈缺损,纵行黏膜皱襞增宽,胃底可见菊花样充盈缺损。

(2)CT 或 MRI 检查 肝硬化早期或某些原因肝硬化患者(如循环障碍性肝硬化、遗传代谢性肝硬化等)肝脏增大,大多数晚期患者肝脏萎缩,右肝明显,肝裂增宽,左叶可代偿性增大,左右肝比例失调,肝脏回声增粗,肝脏边缘波浪状或不规则,部分患者可伴有脾大、腹水,食管胃底部可见黏膜下静脉曲张。CT 结合造影剂检查有助于发现合并肝癌者,肝内可见局部低密度灶,边缘清楚或模糊,单个或多个,注射 CT 造影剂后可见病灶动脉期不规则增强。MRI 在诊断肝癌方面的价值与螺旋 CT 相仿。

(3)超声检查 超声显像也可显示肝脏大小、外形改变和脾大,超声还可显示门脉高压,门静脉主干内径>13 mm,脾静脉内径>8 mm,彩色超声还可检测门静脉的血流量、血流速度和血流方向等。超声结合超声造影有助于提高早期肝癌的诊断阳性率和准确性。

9. 胃镜检查 胃镜可更准确、更早期发现食管胃底静脉曲张的部位、程度、形态、有无红色征,局部有无血栓等,有助于食管胃底静脉曲张的分级和判断有无近期出血的危险因素;合并上消化道出血时,有助于早期诊断(出血的原因、部位)和治疗(内镜下曲张静脉套扎术或局部注射硬化剂或组织胶)。

10. 肝穿刺活组织检查 肝脏组织病理学见有假小叶形成,可确诊,是诊断肝硬化的金标准。但大多数肝硬化患者无需行肝穿刺活组织学检查,仅适用于:①怀疑早期肝硬化,但依据其他资料尚不足以诊断者;②肝硬化病因未明,肝穿刺活组织检查有助于明确病因者;③肝硬化合并性质未明的肝内占位性病变者;④慢性肝脏疾病,肝组织病理学改变对治疗措施的选择有参考价值者;⑤其他,如某些肝脏疾病治疗后随诊等。

【诊断对策】

(一)诊断要点

1. 肝硬化的诊断线索 包括:①有肝硬化的病因:如慢性肝炎或其他肝病病史较长者;长期的大量酗酒史;长期肝损药物使用史或毒物接触史;有肝硬化家族

史等；②具有慢性肝病或肝硬化临床表现者，如慢性肝病面容，蜘蛛痣、肝掌或毛细血管扩张症，腹水，脾大，以脐为中心的腹壁静脉曲张；③出现可能肝硬化并发症表现者：如出现上消化道大出血，尤其是短时间内出血量大；不明原因的意识障碍、行为失常或昏迷等；④外周血细胞（尤其是白细胞、血小板或/和红细胞计数下降），尤其是伴有脾大者；⑤血清生化学检查出现肝脏合成功能障碍：低蛋白血症，凝血酶原时间延长等；⑥X线钡餐或胃镜发现食管胃底静脉曲张；⑦影像学提示有肝硬化征象者。出现以上一项或多项诊断线索者，应进一步明确是否有肝硬化的存在。

2. 肝硬化的诊断思路　①首先明确肝硬化诊断是否成立；②是否为早期肝硬化；③进一步了解肝功能代偿情况：代偿期还是失代偿期，或 Child-Pugh 分级情况；④是否存在肝脏组织明显的炎症反应和肝实质细胞进行性破坏；⑤是否有肝脏明显萎缩；⑥是否有肝硬化并发症；⑦进一步明确肝硬化的病因。

3. 肝硬化的诊断依据　包括两方面：①支持肝硬化诊断的依据；②排除其他可能出现相似临床表现或实验室辅助检查结果的疾病，即鉴别诊断。支持肝硬化诊断的依据包括：①慢性肝炎或其他肝病病史较长；长期的大量酗酒史；长期肝损药物使用史或毒物接触史等；②出现肝功能减退和门脉高压症的临床表现，如慢性肝病面容，蜘蛛痣、肝掌或毛细血管扩张症，腹水，脾大或合并脾功能亢进症，以脐为中心的腹壁静脉曲张；③出现可能肝硬化并发症表现者：如出现食管胃底静脉曲张破裂并发上消化道大出血，出现肝性脑病等；④血清生化学检查出现肝脏合成功能障碍：低蛋白血症，凝血酶原时间延长等；⑤X线钡餐或胃镜发现食管胃底静脉曲张；⑥影像学提示有肝硬化征象者；⑦肝脏组织学检查显示假小叶形成。除非有肝脏活组织病理学显示假小叶形成是诊断肝硬化的金标准外，大多数肝硬化患者均须与其他可能出现相似临床表现或实验室辅助检查结果的疾病进行鉴别。

（二）鉴别诊断要点

1. 与表现为肝脏肿大的疾病鉴别　肝硬化早期或某些病因的肝硬化，如遗传代谢性肝硬化、循环障碍性肝硬化和某些寄生虫（华支睾吸虫病或血吸虫病）性肝硬化可出现肝脏增大，须与其他引起肝脏肿大的疾病相鉴别，如慢性肝炎，肝脏寄生虫病（血吸虫病，华支睾吸虫病和肝包虫病等），遗传代谢性肝脏疾病、心包或心脏疾病导致肝脏淤血肿大等很多疾病是导致肝硬化的病因，与早期肝硬化常常难于鉴别；肝癌常继发于肝硬化，某些恶性血液病常常浸润肝脏引起肝脏肿大等均须与单纯肝硬化鉴别。其鉴别要点主要是仔细寻找有无肝硬化门脉高压症的表现，尤其应注意有无如食管胃底静脉曲张，腹壁静脉曲张，脾大伴脾亢等，另外，若上述慢性肝脏疾病出现漏出液性腹水，特别是血清白蛋白-腹水白蛋白浓度梯度

(SAAG)(同一天)≥11 g/L,应高度怀疑门脉高压性腹水,此时强烈支持肝硬化的诊断。对于仅依靠临床表现和其他实验室辅助检查仍难于诊断的患者,宜考虑行肝脏穿刺活组织检查。

2. 对于以腹胀或腹部膨隆主要表现的患者　首先以确定是否为腹水,应排除胃肠胀气或腹部包块:蛙状腹和移动性浊音存在支持腹水的诊断,腹部超声或/和腹穿抽液可确诊是否有腹水的存在;腹部鼓音及肠鸣音亢进或减弱、消失提示胃肠胀气或梗阻,X线腹部平片有助于明确诊断;腹部局部隆起,触及实性包块,叩诊实音,结合腹部超声或CT、MRI等检查,可证实腹部肿块的存在。

对于以腹水为主要表现的患者,宜排除其他原因所致的腹水:肝硬化腹水的性质为漏出液,合并感染(自发性腹膜炎或结核性腹膜炎)时,腹水性质常介于漏出液和渗出液之间,但细胞数,尤其是多个核细胞数常增多;合并腹膜转移癌时,常有血性腹水,若既往有肝脏病病史、检查发现门脉高压症以及肝功能损害的临床表现和实验室检查依据,支持肝硬化的诊断。肝硬化腹水形成机制非常复杂,但门脉高压症是导致肝硬化腹水非常重要的机制之一,因此,发现和明确门脉高压症的存在,对于肝硬化腹水的诊断有重要的参考价值,近年来研究发现,血清白蛋白-腹水白蛋白浓度梯度(SAAG)(同一天)≥11 g/L对于诊断门脉高压性腹水有非常重要的鉴别价值,即使是门脉高压性腹水合并其他情况,如自发性腹膜炎等时其SAAG仍然≥11 g/L,在排除区域性门脉高压等情况下,应高度考虑肝硬化的诊断。

3. 与食管胃底静脉曲张相鉴别的疾病　区域性门脉高压症,常见于急性重症胰腺炎后或十二指肠或结肠(脾区)慢性穿孔导致局部炎症累及脾静脉和肠系膜静脉的回流,可引起食管胃引流静脉回流障碍,导致食管胃(底、体)部静脉曲张,甚至破裂出血,但患者既往有急性重症胰腺炎或消化性溃疡穿孔等病史而无肝脏病病史,临床上和实验室检查显示肝功能良好,影像学无肝硬化征象,彩色多普勒、CT和MRI等有助于诊断。右心功能不全、狭窄性心包炎、Budd-Chiari综合征早期即可引起肝大和门脉高压,出现食管胃底静脉曲张,此时应尽早发现和诊断,并尽早治疗,可改善预后,避免晚期发展到循环障碍性肝硬化。

4. 与肝硬化并发症相鉴别

(1)上消化道出血　上消化道大出血是肝硬化常见并发症之一,部分患者以上消化道大出血为首诊症状就诊,此时应与其他原因导致的上消化道大出血相鉴别,出血量大而且急,出血后出现腹胀、腹水增多或肝性脑病,均支持肝硬化的诊断,紧急胃镜有助于明确出血的部位和原因,胃镜证实食管胃底静脉曲张破裂出血,结合既往有肝硬化常见病因,体检发现慢性肝病体征,实验室检查发现有肝功能不全,影像学提示肝硬化征象,可明确诊断。

(2)肝性脑病　部分患者可出现精神神经症状,如意识障碍、行为异常,甚至昏迷,应与精神病,低血糖,尿毒症,糖尿病酮症酸中毒等鉴别,既往有肝病病史,体检有慢性肝病体征,以及扑翼样震颤,肝臭,双侧锥体外系征阳性,肝功能损害和血氨升高,脑电图检查出现异常慢波,血糖,血肌酐和尿素氮正常或轻度异常等均强烈支持肝硬化合并肝性脑病的诊断。尤其应该注意的是,长期酗酒的患者,出现精神神经症状,有时难以鉴别酒精性肝硬化合并肝性脑病和酒精性脑损伤,鉴别要点主要是:扑翼样震颤,肝臭,双侧锥体外系征阳性,肝功能损害和血氨升高,脑电图检查异常慢波,降血氨治疗后病情好转支持肝硬化合并肝性脑病的诊断,而影像学显示脑萎缩支持酒精性脑病的诊断。

(3)肝肾综合征　肝肾综合征常见于终末期肝硬化,常表现为浮肿,少尿或无尿,血肌酐和尿素氮升高,甚至出现酸中毒等,其主要诊断标准包括:①有严重慢性进展性或急性重症肝脏疾病,尤其合并有门脉高压症;②血肌酐超过 1.5 mg/dl 或 24 小时肌酐清除率低于 40 ml/min;③停用利尿剂和补充血容量(如输给等张盐水 1.5 升)肾功能未见改善;④无休克、消化道大出血、利尿过度、肾毒性药物使用史或感染等;⑤尿蛋白低于 0.5 g/24 h 和超声等检查排除肾脏疾病和肾后梗阻等原因。应与急慢性肾小球疾病、急性肾小管坏死引起的肾功能衰竭鉴别,既往肝病病史和肝功能衰竭的临床表现及实验室检查结果,尿常规正常,尿浓缩稀释功能正常支持肝肾综合征的诊断,而慢性肾脏病病史,急性肾缺血或肾毒性药物的使用史,尿常规显示有蛋白尿、异常红细胞、肾小管上皮细胞和多种细胞管型,尿浓缩稀释功能异常,肝功能正常或轻度异常等支持肾脏疾病的诊断。

(4)肝肺综合征　肝肺综合征(HPS)的诊断标准包括:①有慢性肝病或严重肝病存在,有或无严重的肝功能不全;②无原发性心肺疾病;③无吸氧的情况下,出现低氧血症(PaO_2<70 mmHg)或肺泡-动脉氧差梯度>20 mmHg;④肺外静脉有效放射性核素标记物或二维超声心动图发现肺内血管异常扩张。

(三)临床分型

1. 根据病因分型　参见病因及发病机制内容。
2. 根据肝功能代偿情况分类

(1)代偿期肝硬化　患者无不适或仅有轻微的乏力,食欲减退,肝区不适等非特异症状,患者营养状态一般,慢性肝病体征不明显,肝脏正常或轻度肿大,质地结实或稍硬,脾轻度到中度增大,脾亢轻或无脾亢,肝功能检查正常或轻度异常,Child-Pugh 分级 A 级。

(2) 失代偿期肝硬化　常有明显肝功能减退和门脉高压症的临床表现,慢性肝病面容,常有腹水,食管胃底静脉曲张,肝脏常不同程度萎缩,脾大伴脾亢,可出现一种或多种肝硬化并发症,肝脏合成功能明显减退(低蛋白血症,凝血功能异常等),Child-Pugh 分级 B、C 级。

[附]　肝硬化 Child-Pugh 记分与分级(表 5-1)

表 5-1　Child-Pugh 肝脏疾病严重程度记分与分级

项目	分数		
	1	2	3
肝性脑病	无	Ⅰ～Ⅱ	Ⅲ～Ⅳ
腹水	无	易消退	难消退
血清胆红素(μmol/L)	<34.2	34.2～51.3	>51.3
*PBC 或 PSC 患者	<68.4	68.4～171	>171
血清白蛋白(g/L)	≥35	28～34	<28
凝血酶原时间(s)	≤14	15～17	≥18

注:根据 5 项的总分判断:A 级 5～8 分,B 级 9～11 分,C 级 12～15 分。*若患者为 PBC(原发性胆汁淤积肝硬化)或 PSC(原发性硬化性胆管炎)患者,Child-Pugh 分级评分标准参照血清胆红素水平

3. 根据肝脏组织病理学形态分类

(1) 小结节型肝硬化　最常见,其特点为结节大小比较一致,多数结节直径为 3～5 mm,最大不超过 1 cm,纤维隔的宽窄也比较一致,多在 2 mm 以内,假小叶大小也一致。

(2) 大结节型肝硬化　常由于肝脏实质细胞大块坏死后引起,结节常由许多小叶构成,大小不等,直径一般在 1～3 cm,最大的可达 5 cm。纤维隔宽窄不等,一般较宽,假小叶大小也不一致。

(3) 混合型肝硬化　兼有大小结节的肝硬化,大小结节接近等量。

(4) 血吸虫性肝纤维化　主要指有血吸虫感染后引起的,其特点是肝脏纤维增生明显,纤维间隔显著,纤维组织伸向小叶内,包绕多个肝小叶,但并不将它完全分隔,肝实质再生形成大结节或小结节不明显,有些学者把此型肝硬化称为再生结节不明显性肝硬化。

【治疗对策】

(一)治疗原则

对于肝硬化的治疗,关键在于尽可能早期诊断,尽早治疗。对于早期或代偿期肝硬化的治疗原则:积极防治或去除病因,挽救或保存残存的肝脏实质细胞,延缓或阻止肝脏炎症和肝硬化进程,尽可能改善肝脏功能,积极防治肝硬化相关的并发症;对于终末期肝硬化,在对症治疗和积极防治肝硬化并发症的基础上,尽快行肝脏移植。

对于肝硬化的治疗,在实施具体的治疗措施之前,应先考虑以下几个问题:①诊断是否明确和完整。②病情是否需要进一步的干预,即干预的意义和目标,换句话说,患者治疗的指征是否合适。③目前对于该疾病有哪些治疗措施。④这些治疗的疗效是否有足够循证医学的证据证明有效。⑤这些治疗措施是否有超出患者所能接受的毒副作用。最后根据患者的病情,充分考虑患者接受某项治疗措施的收益/风险比值,结合患者的实情,订出相应的治疗措施。

(二)治疗计划

1. 一般的治疗

(1)休息 代偿期患者适当休息,避免过强的体力活动和工作;失代偿期患者宜控制体力活动,甚至卧床休息;对于早期肝硬化,肝脏组织无明显的炎症反应,肝功能正常,尤其是某些病因的肝硬化,如酒精性肝硬化等,往往仅需要注意休息及定期随访病情变化,而不一定需要过度积极的药物干预。

(2)饮食 代偿期或无肝功能衰竭的患者,可以给予高能量、高蛋白、高维生素而易消化的饮食,适当减少饮食中的脂类成分;肝功能衰竭或合并肝性脑病前兆、既往有过肝性脑病的患者,宜适当控制饮食中的蛋白质;合并腹水的患者,宜控制盐的摄入(腹水较多时,理想情况是每天 Na^+ 摄入量控制在 2 g/d 或 88 mmol/L)。

(3)支持治疗 失代偿期患者可能由于消化道症状明显导致营养不良、低蛋白血症、电解质紊乱、维生素缺乏及凝血酶原时间延长等,必要时可静脉补给以碳水化合物为主的营养成分,同时补给多种维生素,消化酶及维持电解质平衡,低蛋白血症明显者,适当补给血浆白蛋白、复方氨基酸等,但过多的血浆白蛋白可能加重门脉高压症或抑制肝脏合成白蛋白,所以一般不建议补给过多的血浆白蛋白;凝血功能明显异常者,酌情补给凝血酶原复合物、多种凝血因子或新鲜血浆及鲜血等,但由于患者常常存在多种凝血因子的缺乏,仅补给部分凝血因子,效果常不理想。值得注意的是,失代偿期肝硬化患者,常合并低钠血症,但绝大多数轻中度低钠血症患者并无临床症状，一般也不会造成严重的临床后果，即使是重度低钠血症，也应慎用补给高渗盐水或短期内大幅提高血钠浓度。

(4)对因治疗　某些病因肝硬化，如乙肝肝硬化、血色病、肝豆状核变性等，积极对因治疗可能有助于改善预后。

2. 对症治疗

(1)腹水的治疗　根据腹水的多少及对治疗的反应，可分为三种情况：肝硬化合并中少量腹水，肝硬化合并大量腹水，肝硬化合并顽固性腹水或利尿剂治疗无效或不耐受。

1)中少量腹水　①严格控制钠盐的摄入，对于合并中少量腹水的肝硬化患者，一天的钠盐的摄入量一般控制在为 2 g(88 mmol/L)以内为宜(一般人每天尿液中排出的钠盐约为 78 mmol/L，从汗液等非显性途径排出钠盐约为 10 mmol/L)。但相当一部分患者往往更愿意选择加用利尿剂以换取放宽对饮食中钠盐的限制。除非合并严重的低钠血症，一般不需严格限制水的摄入，但对于血钠低至多少才需限制水的摄入，目前仍有争议，一般认为血钠<120～125 mmol/L 时，宜限制水的摄入。②利尿剂的使用：利尿剂常用于肝硬化合并腹水的治疗，目前的研究发现，呋塞米与螺内酯合用较为合理，可增强疗效的同时可有效避免相关的副反应，呋塞米 40 mg/d，螺内酯 100 mg/d 起，3～5 天可根据病情酌情增量，但两者的比例维持不变，最大量可用至呋塞米 160 mg/d，螺内酯 400 mg/d，可每天 1～2 次用药，用药首选口服，静脉使用可能使肾小球有效灌注率下降。使用利尿剂期间应定期检查血浆电解质，以避免电解质紊乱，同时定期检查 24 小时尿钠和尿钾，若 24 小时尿钠排出量大于等于 78 mmol/L 以上，尿钠/尿钾≥1，提示利尿剂有效。③若合并有明显的低蛋白血症，可酌情输注适量的血浆白蛋白，以每周少量、多次输注为佳。④中少量腹水仅需诊断性腹膜穿刺，不需多次治疗性腹穿放腹水。⑤若条件许可，可行肝移植术。

2)肝硬化合并大量腹水　①对于限制饮食中钠盐和液体的摄入，以及利尿剂的使用与中少量腹水的处理原则相同；②对于治疗性腹膜穿刺放腹水的治疗较为积极，由于大量的腹水，患者症状较为明显，治疗性放腹水有助于短期内改善患者的症状。有研究发现，除非有明显的低蛋白血症、电解质紊乱或肝性脑病前兆，单次放腹水的量可达 6～8 L 或以上，若单次放腹水不超过 5 L，无需补给血浆胶体或白蛋白，若单次放腹水超过 5 L，可按每放腹水 1 L 补给血浆白蛋白 8 g～10 g，并不会导致明显的不良反应或合并症，放腹水后应同时口服利尿药(见前述)；③补充血浆白蛋白或胶体，提高血浆胶体渗透压，可静脉输注白蛋白结合输注白蛋白后静脉推注呋塞米 40 mg；④肝移植术，肝硬化合并大量腹水患者 2 年生存率大约仅为 50%，因此肝移植术应成为候选治疗措施。

3)肝硬化合并顽固性腹水或利尿剂治疗无效或不耐受　肝硬化伴腹水患者出现以下情况考虑顽固性腹水：严格限制钠水摄入（Na^+＜88 mmol/L）和最大量利尿剂（呋噻米 160 mg/d 和螺内酯 400 mg/d）使用的情况下仍不能有效控制，或治疗性放腹水后短时间内腹水明显增多，排除合并肿瘤、感染等。若肝硬化伴腹水患者出现以下情况考虑利尿剂治疗无效或不耐受：出现使用最大量利尿剂的情况下，腹水和体重无相应的下降，同时 24 小时尿钠排出量＜78 mmol，或出现利尿的相关并发症，如肝性脑病，电解质紊乱（血钠＜120 mmol/L，血钾＞6.0 mmol/L）及血肌酐升高（＞2.0 mg/dl）。肝硬化合并顽固性腹水、利尿剂治疗无效或不耐受的治疗措施：肝移植术已成为首选的治疗措施；在等候肝移植之前，继续严格限制钠水摄入，定期治疗性腹穿放腹水，同时静脉补充血浆白蛋白，另外还可考虑采用其他措施：如经颈静脉肝内门腔静脉内支架分流术（TIPSS）、腹腔-颈静脉分流术，腹水浓缩回输等。

(2)脾功能亢进　目前肝硬化合并脾功能亢进行脾切除的指征尚有争议，一般认为出现以下情况应考虑行脾切除：对于食管胃底静脉曲张破裂出血，经其他内科治疗措施或内镜下治疗后效果不佳，反复出血者；或合并脾功能亢进的患者，以及脾脏明显肿大出现压迫症状者，可考虑脾切除。

3. 防治肝硬化并发症

(1)防治食管胃底静脉曲张破裂出血　包括预防初次出血、急性出血期的处理和预防再次出血的措施：急性出血期的处理，除常规给予监护、禁食，胃肠外营养和支持治疗（包括输血、血浆或凝血酶原复合物等）外，还应给予常规预防性使用抗生素和止血措施。

(2)防治食管胃底静脉曲张破裂出血的药物治疗

1)药物治疗的目的　①治疗急性出血；②预防初次出血；③预防治疗后的再次出血；④择期内镜下治疗的术前、术中和术后的辅助治疗。

2)常用的药物　①收缩血管的药物：包括血管加压素及其衍生物，如垂体后叶素和特利加压素（terlipressin）等；生长抑素及其衍生物，如奥曲肽及十四肽生长抑素；以及非选择性 β 受体阻滞剂，如普萘洛尔（心得安）和纳多洛尔等；②血管扩张剂：包括硝酸酯类，如硝酸甘油、硝酸异山梨醇酯（消心痛）和单硝酸异山梨醇酯；$α_1$ 受体阻滞剂，如酚妥拉明等；钙离子通道阻滞剂，如硝苯地平等；其他血管扩张剂；③抑酸剂：质子泵抑制剂和 H_2 受体拮抗剂；④其他：如利尿剂和止血剂等。

3)常用的药物止血治疗方案

①急性出血期的治疗　方案一：静脉给予血管加压素(垂体后叶素)与硝酸甘油联用，血管加压素可先给予10 U静脉推注，然后采用静脉点滴血管加压素0.2～0.4 U/min，最大剂量不超过0.6 U/min，同时另管滴注硝酸甘油，剂量根据血压调整；方案二：静脉滴注生长抑素或其衍生物：奥曲肽，常用量为首剂100 μg静脉缓注，继以25～50 μg/h持续静脉滴注；或十四肽生长抑素，常用量为首剂250 μg静脉缓注，继以250～500 μg/h持续静脉滴注，由于其半衰期短，首剂静注与后继静滴时间间隔不能超过3分钟，否则应重新给予首剂注射；方案三：特利加压素，首剂2.0 mg(用生理盐水稀释)静脉缓慢注射(超过1分钟)，维持剂量为每4小时静脉缓慢注射1.0～2.0 mg延续24～48小时，直至出血控制，使用中注意观察血压及心率。以上三种方案可选其一，均建议出血停止后仍维持治疗1～3天，以防止再出血。同时可联合应用抑酸剂，首选静脉推注质子泵抑制剂，如静脉推注奥美拉唑40～80 mg或潘托洛克80 mg，q12h。

②预防初次出血和治疗后再次出血　预防再次出血的药物一般在急性出血控制后3～15天开始使用，常用的方案有：口服非选择性β受体阻滞剂(如普奈洛尔和纳多洛尔)，从小剂量开始，如心得安10 mg，tid，每隔3～5天调整剂量，直到静息状态下心率比基础心率下降25%，或心率<60次/分，注意避免心率<55次/分或出现严重低血压、肝性脑病等；硝酸酯类，如口服单硝酸异山梨醇酯10～20 mg/次，bid；或选用联合方案，如非选择性β受体阻滞剂(如普奈洛尔和纳多洛尔)联合硝酸酯类，其他包括：α_1受体阻滞剂，钙离子通道阻滞剂，其他血管扩张剂和抑酸剂等，治疗维持1年以上。

③择期内镜下治疗的术前、术中和术后的辅助治疗　术前15～30 min前可应用生长抑素及其衍生物、血管加压素及其衍生物以及术前3～5天使用非选择性β受体阻滞剂(用法见前述)；术后降低门脉压力的治疗方案参见预防初次出血和治疗后再次出血方案。

(3)防治食管胃底静脉曲张破裂出血的内镜下治疗　包括内镜下注射硬化剂和套扎术。

1)食管胃底静脉曲张注射硬化剂或组织胶治疗　食管静脉曲张破裂出血的内镜下常可注射硬化剂和组织胶，而胃底静脉曲张破裂出血更常应用组织胶。

适应证：①急性食管胃底静脉曲张破裂出血；②既往有食管胃底静脉曲张破裂出血史；③外科手术治疗后食管胃底静脉曲张复发者；④不适合手术治疗者。

禁忌证：①肝性脑病≥2期；②伴有严重的肝肾综合征、大量腹水、重度黄疸。

但出血抢救时可视情况灵活掌握。

术前准备：①对大量出血者可先行采用生长抑素或其衍生物、血管加压素或其衍生物以及三腔二囊管压迫止血，并建立静脉通道，酌情输血、补液等支持疗法以改善患者的一般情况和生命体征；②其他同一般的胃镜检查。

治疗方案：①静脉内注射硬化剂或组织胶：在出血处的附近静脉内注射；对未找到活动性出血着，可在齿状线上方2 cm左右处的曲张静脉内注射。每点注射硬化剂3～10 ml或与术前配制好的0.5 ml组织黏合剂和0.8 ml碘油混合液（后者需快速推注）为宜，每次1～4点，硬化剂的总量不超过40 ml，每点组织黏合剂剂量不超过1 ml。应用组织黏合剂时，注射前导管内应预先注入1 ml碘化油，使碘化油在导管内表面形成一层油性薄膜，预防组织黏合剂堵塞导管。注射完后内镜观察，确保无活动性出血后退镜。②静脉旁加静脉内注射：在曲张静脉周围黏膜下注射，每点注射剂量0.5～1 ml，使静脉周围黏膜形成隆起，压迫静脉达到辅助止血目的，继之静脉内注射，剂量同上。③组织黏合剂三明治夹心法：导管内先注入低黏碘油或生理盐水1 ml，继之注入组织黏合剂0.5～1 ml，再注入低黏碘油或生理盐水1 ml，拔针后快速注入低黏碘油或生理盐水冲洗掉导管内残存的组织黏合剂。

疗程：第1次硬化剂治疗失败后，再行第2次、第3次硬化剂治疗，直至曲张静脉消失或基本消失。每次硬化剂治疗间隔7～10天，疗程结束后1月复查胃镜，每隔3个月复查第2次、第3次胃镜，再隔6个月复查第4次胃镜。

术后处理：①术后禁食8小时，以后可进流质，并注意休息，严密观察有无异位栓塞、出血、穿孔、发热及败血症等并发症；②适量应用抗生素预防感染；③酌情应用降门脉高压药物，如生长抑素或其衍生物、血管紧张素或其衍生物；以及应用抑酸药。

2）食管胃底静脉曲张套扎术治疗

适应证：一般不用于胃底静脉曲张静脉破裂出血外，余适应症同硬化剂治疗的适应症。

禁忌证：①食管静脉曲张破裂出血伴有明显胃底静脉曲张者；②伴有肝肾综合征、大量腹水、重度黄疸以及最近多次硬化剂治疗后或曲张静脉细小者。

术前术后准备：术前准备同注射硬化剂治疗，套扎术更多用于静脉曲张的择期手术，术后禁食24小时，以后予流质、半流质饮食；套扎术前、术后用药同硬化剂注射治疗术。

治疗方案及疗程：临床上常多次应用胃镜下曲张静脉套扎术，两次套扎术之间间隔一般以2周或以上为宜；也常应用套扎术结合硬化剂注射序贯治疗方案，一般行2次套扎术治疗后对残留细小曲张静脉行硬化剂注射治疗。

并发症:①术后1周左右可因局部溃疡造成大出血;②术中出血、皮圈脱落,曲张静脉套勒割裂出血等。

3)三腔二囊管的压迫治疗 三腔二囊管的使用:经鼻腔或口插入三腔二囊管,进入胃腔后先抽出胃内积血,然后注气入胃囊,向外加压牵引,如未能止血,再注气入食管囊,压迫食道曲张静脉,食管囊和胃囊注气后的压力要求在4.67～5.33 kPa(35～40 mmHg),初压可维持12～24小时,以后每4～6小时放气一次,视出血活动程度,每次放气5～30 min,然后再注气,以防止黏膜受压过久发生缺血性坏死。另外,要注意每1～2小时用水冲洗胃腔管,以免血凝块堵塞孔洞,影响胃腔管的使用。止血24小时后,放气观察1～2天才拔管。拔管前先喝些花生油,以减少气囊与食管壁的摩擦。三腔二囊管压迫食管胃底静脉曲张破裂出血的短期止血效果较好,但再出血率较高,患者较痛苦,基层医院仍有应用价值。常见并发症有以下几项:①气囊向上移位,堵塞咽喉引起窒息死亡。为防止意外,应加强监护,床头置一把剪刀,随时在出现紧急情况时剪断皮管放气;②吸入性肺炎;③食管黏膜受压过久发生坏死,食管穿孔。

4)介入治疗

①脾动脉栓塞术 通过部分性阻塞脾动脉减少脾动脉血流,降低门脉压力,来达到止血目的,同时保留了脾脏免疫功能,因此更适用于伴有脾功能亢进的患者。其栓塞面积最好达到70%左右,其步骤是:股动脉穿刺后插管后行选择性脾动脉造影,确定脾动脉的走行及分支数目,并初步估计应栓塞面积;将浸泡广谱抗生素药液的明胶海绵颗粒经导管注入脾动脉,注入量根据脾动脉分支血流减慢程度而定,达到有效栓塞面积。目前这种治疗措施的长期疗效还有待进一步探讨。

②经肝食管胃底曲张静脉栓塞术 方法是首先通过经皮肝脏穿刺途径,将导管植入门静脉并选择插入胃冠状静脉及胃短静脉。然后由导管注入栓塞剂。这种介入治疗方法发展并不很快,原因是术后并发症较多且比较严重。

③经颈静脉肝内门腔静脉内支架分流术(TIPSS) 禁忌证包括:心力衰竭;多囊肝,严重的肺动脉高压;严重的全身感染;胆道梗阻;凝血功能障碍;肝脏肿瘤;血小板低于$20\times10^9/L$;肝静脉或门静脉血栓形成等。原理是:经颈静脉-下腔静脉、肝静脉进入,在肝内肝静脉和门静脉之间建立一条人工分流道,并借助植入的内支架的支撑作用来保持分流道的通畅,从而使部分门脉血液分流进入体循环,达到降低门脉压力,防治食管胃底静脉曲张破裂出血的目的。TIPSS在控制急性消化道出血方面有明显效果,尤其是对外科术后及对于食管硬化治疗后再出血而不能手

术或硬化治疗者。手术后门脉压力较治疗前降低了50%。此治疗方法的优点为创伤性小,但其长期疗效仍有待更多的临床研究证实。TIPSS治疗后1年内患者再出血的发生率为10%～15%;TIPSS主要并发症:内支架狭窄、感染、腹腔出血、肝脏损害和肝梗死,心脏负担增加和肝性脑病等。

5)手术治疗 包括单纯脾切除,脾切除加断流术或分流术。

适应证:①初次出血的青壮年患者,肝功能属Child-Pugh分级A级或B级,食管胃底静脉曲张部位广泛,程度严重,特别是有胃底静脉曲张者,手术治疗可为首选;②经反复多次内镜下治疗后仍有出血的患者,肝功能属Child-Pugh分级A级或B级,应考虑手术治疗;③伴有明显的脾肿大及脾功能亢进症,肝功能属Child-Pugh分级A级或B级;④食管胃底静脉曲张破裂出血经药物和内镜下止血失败者;⑤合并有早期肝癌,肝功能属Child-Pugh分级A级;⑥其他,因有其他情况需行手术者。

禁忌证:①高龄患者;②肝功能属Child-Pugh分级C级,或B级伴有肝脏明显萎缩者;③合并大量腹水者;④合并有其他严重的心、肺、肾等重要脏器功能不全者;⑤合并有其他严重的全身性疾病不能耐受手术者。

(4)防治肝性脑病 目前尚无特效疗法,出现肝性脑病患者应尽早行肝脏移植术,对于无条件行肝移植术或等候肝移植术期间的患者,治疗应采取综合措施以改善患者的病情:

1)消除诱因 某些因素可诱发或加重肝性脑病。肝硬化时,药物在体内半衰期延长,廓清减少,脑病患者大脑的敏感性增加,多数不能耐受麻醉、止痛、安眠、镇静等类药物,如使用不当,可出现昏睡,直至昏迷。当患者狂躁不安或有抽搐时,禁用吗啡及其衍生物、副醛、水合氯醛、哌替啶及速效巴比妥类,可减量使用(常量的1/2或1/3)安定、东莨菪碱,并减少给药次数。扑尔敏等抗组胺药有时可作安定药代用。必须及时控制感染和上消化道出血,避免快速和大量的排钾利尿和放腹水。注意纠正水、电解质和酸碱平衡失调。

2)减少肠内毒物的生成和吸收

①饮食 开始数日内禁食蛋白质。每日供给热量1 200～1 600千卡和足量维生素,以碳水化合物为主要食物,昏迷不能进食者可经鼻胃管供食。脂肪可延缓胃的排空宜少用。鼻饲液最好用25%的蔗糖或葡萄糖溶液,每毫升产热1千卡,每日可进3～6 g必需氨基酸。胃不能排空时应停止鼻饲,改用深静脉插管滴注25%葡萄糖溶液维持营养。在大量输注葡萄糖的过程中,必须警惕低钾血症、心力衰竭和脑水肿。神志清楚后,可逐步增加蛋白质至40～60 g/d。来源不同的蛋白质诱发

或加重昏迷有所不同，一般认为肉类蛋白致脑病的作用最大，牛乳蛋白次之，植物蛋白最小，故纠正患者的负氮平衡，以用植物蛋白为最好。植物蛋白含蛋氨酸、芳香族氨基酸较少，含支链氨基酸较多，且能增加粪氮排泄。此外，植物蛋白含非吸收性纤维，被肠菌酵解产酸有利于氨的排除，且有利通便，故适用于肝性脑病患者。

②灌肠或导泻　清除肠内积食、积血或其他含氮物质，可用生理盐水或弱酸性溶液（例如稀醋酸液）灌肠，或口服或鼻饲25%硫酸镁30~60 ml导泻。对急性门体分流性脑病昏迷患者用乳果糖500 ml加水500 ml灌肠有一定的效果。

③抑制细菌生长　口服新霉素2~4 g/d或选服巴龙霉素、卡那霉素、氨苄青霉素均有良效。长期服新霉素的患者中少数出现听力或肾功能减损，故服用新霉素不宜超过1个月。口服甲硝唑0.2 g，每日4次，疗效和新霉素相等，适用于肾功能不良者。

乳果糖（lactulose, β-galactosidofructose）　口服后在结肠中被细菌分解为乳酸和醋酸，使肠腔呈酸性，从而减少氨的形成和吸收。对忌用新霉素或需长期治疗的患者，乳果糖或乳山梨醇为首选药物。乳果糖有糖浆剂和粉剂，日剂量30~100 ml或30~100 g分3次口服，从小剂量开始，以调节到每日排粪2~3次，粪pH5~6为宜。副作用为饱胀、腹绞痛、恶心、呕吐等。乳山梨醇（1actitol, β-galactosido-sorbitol）是和乳果糖类似的双糖，可制成片剂或糖浆剂，易保存，代谢方式和疗效与乳果糖相同，日剂量30 g，分3次口服。近年发现乳糖在乳糖酶缺乏的人群的结肠中，经细菌发酵产酸后也降低粪便pH，减少氨含量，用以治疗肝性脑病，效果和乳果糖一样，但价格较便宜。

3）促进有毒物质的代谢消除，纠正氨基酸代谢的紊乱

①降氨药物　谷氨酸钾（每支6.3 g/20 ml，含钾34 mmol）和谷氨酸钠（每支5.75 g/20 ml，含钠34 mmol），每次用4支，加入葡萄糖液中静脉滴注，每日1~2次。谷氨酸钾、钠比例视血清钾、钠浓度和病情而定，尿少时少用钾剂，明显腹水和水肿时慎用钠剂。精氨酸10~20 g加入葡萄糖液中每日静滴一次，此药可促进尿素合成，药呈酸性，适用于血pH偏高的患者。降氨药对慢性反复发作的门体分流性脑病的疗效较好，对重症肝炎所致的急性肝性昏迷无效。苯甲酸钠可与肠内残余氮质，如甘氨酸或谷氨酰胺结合，形成马尿酸，经肾脏排出，因而降低血氨。治疗急性门体分流性脑病的效果与乳果糖相当。剂量为每日2次，每次口服5 g。苯乙酸与肠内谷氨酰胺结合，形成无毒的马尿酸经肾排泄，也能降低血氨浓度。鸟氨酸-α-酮戊二酸和鸟氨酸门冬氨酸均有显著的降氨作用。目前关于降氨类药物的临床疗效有一定的争议。近年来应用门冬氨酸鸟氨酸治疗肝性脑病有一定的疗效。

门冬氨酸鸟氨酸能直接参与肝细胞的代谢,并能激活肝脏解毒功能中的两个关键酶,因而能够协助清除对人体有害的自由基,增强肝脏的排毒功能,迅速降低过高的血氨,促进肝细胞自身的修复和再生,从而有效地改善肝功能,恢复机体的能量平衡,用法用量:肝昏迷早期和肝昏迷第 1 天,可视病情轻重,最多使用不超过 20 支/天,静脉滴注(下列治疗方案可供参考:第 1 天的第 1 个 6 小时内用 8 支,第 2 个 6 小时内分 3 次给药,每次用 4 支静脉滴注),可加入任何常用注射液中,如 0.9%的生理盐水,5%、10%的葡萄糖水等静脉滴注,由于静脉耐受力的原因,在 500 ml 注射液中加入的量最好不要超过 6 支。不良反应:大剂量静注(>40 g/L)会有轻、中度的消化道反应,当减少用量或减慢滴速(<10 g/L)时,以上反应会明显减轻。注意事项:严重的肾功能衰竭患者禁用(当血清肌酸盐浓度超过 3 mg/100 ml 时,可视为肾功能衰竭)。在大量使用时,注意监测血及尿中的尿素指标。

②支链氨基酸　口服或静脉输注以支链氨基酸为主的氨基酸混合液,在理论上可纠正氨基酸代谢的不平衡,抑制大脑中假神经递质的形成,但对门体分流性脑病的疗效尚有争议。支链氨基酸比一般食用蛋白质的致昏迷作用较小,如患者不能耐受蛋白食物,摄入足量富含支链氨基酸的混合液对恢复患者的正氮平衡是有效和安全的。

③GABA/BZ 复合受体拮抗药　GABA 受体的拮抗剂已有荷包牡丹碱(bicuculline),弱安定类药受体的拮抗剂为氟马西尼(flumazenil)。氟马西尼应用的剂量有较大的幅度,有报道用氟马西尼 15 mg 静脉滴入 3 小时以上,45%的暴发性肝衰竭脑病、78%的肝硬化患者的症状和躯体诱发电位(SEP)有明显改善,但停药数小时后症状复发。另一组报道氟马西尼剂量为静脉注射 0.2 mg,如 3 分钟后脑电图无改善,剂量增加到 0.4 mg,随后 0.8 mg,1~2 mg,最多 1 例总剂量 9.6 mg,14 例患者中 71%有改善。

4)肝移植　肝硬化合并肝性脑病,往往是疾病的终末期,此时应考虑行肝移植。

5)其他对症治疗

①纠正水、电解质和酸碱平衡失调　每日入液总量以不超过 2500 ml 为宜。肝硬化腹水患者的入液量应加控制(一般约为尿量加 1 000 ml),以免血液稀释、血钠过低而加重昏迷。及时纠正缺钾和碱中毒,缺钾者补充氯化钾;碱中毒者可用精氨酸盐溶液静脉滴注。

②保护脑细胞功能　用冰帽降低颅内温度,以减少能量消耗,保护脑细胞功能。

③保持呼吸道通畅 深昏迷者,应作气管切开给氧。

④防治脑水肿 静脉滴注高渗葡萄糖、甘露醇等脱水剂以防治脑水肿。

⑤防止出血与休克 有出血倾向者,可静脉滴注维生素 K_1 或输鲜血,以纠正休克、缺氧和肾前性尿毒症。

⑥腹膜或肾脏透析 如氮质血症是肝性脑病的原因,腹膜或血液透析可能有用。

4. 自发性腹膜炎(SBP)

①抗生素治疗 肝硬化患者腹水多形核细胞计数超过 $250/mm^3$,SBP 诊断成立,此时应予以抗生素经验性治疗。抗生素的选择应考虑以下因素:应覆盖常见的致病菌,其在腹水中能达到最低抑菌浓度,且无肾毒性。头孢菌素治疗:SBP 最常用的头孢菌素是头孢噻肟。1985 年之前,治疗 SBP 的常用方案是氨苄西林加妥布霉素,这种方案常引起肾毒性和二重感染。Fekisart 等通过一项随机对照研究证实,头孢噻肟治疗 SBP 优于氨苄西林加妥布霉素,而且没有肾毒性和二重感染的危险。最近的研究显示,头孢噻肟 2 g bid,连用 5 天,腹水中即可达到有效药物浓度,治疗有效。此外,已预防性口服喹诺酮类抗生素患者发生 SBP 时,应用头孢噻肟治疗也有效。头孢噻肟的抗菌谱包括革兰阳性球菌及对喹诺酮类耐药的革兰阴性杆菌。其他头孢菌素,如头孢三嗪、头孢他定、头孢去甲噻肟疗效与头孢噻肟差异无显著性。羟氨苄青霉素加克拉维甲酸联合应用:羟氨苄青霉素和克拉维甲酸 1.2 g qid,对 85% 的 SBP 患者有效。最近的研究显示,其疗效等同于头孢噻肟。此治疗方案的一个显著优点是费用低。喹诺酮类药物:一项随机对照研究显示,口服氧氟沙星 0.4 g q12 h 与静脉应用头孢噻肟 2 g q6 h 相比较,感染缓解率、治疗时间、生存率差异均无显著性。国际腹水俱乐部建议无并发症的 SBP 患者及既往未应用喹诺酮类药物预防性治疗的患者,可应用此类药物治疗。最近,一项随机对照研究显示,静脉应用环丙沙星 2 天后改为口服 5 天,与静脉给药 7 天疗效相同。此外,对 β-内酰胺类抗生素过敏的 SBP 患者可选用喹诺酮类药物。鉴于氨基糖苷类药物肾毒性发生率较高,已经不作为治疗 SBP 的首选经验性用药。

②白蛋白治疗 约 1/3 的 SBP 患者发生肾功能损害,其原因可能为 SBP 使肝硬化患者已受损的肝功能进一步恶化,肾素血管紧张素醛固酮活性增加,肾脏血管收缩,有效灌注减少所致。预防方法为静脉应用白蛋白扩容。白蛋白用量:SBP 确诊后的前 6 小时即应予以白蛋白 1.5 g/kg,第 3 天给予 1 g/kg。一项多中心的随机对照研究显示,单纯应用头孢噻肟治疗的 SBP 患者,33% 出现肾功损害,而联合应用白蛋白治疗者,肾功能损害发生率仅为 10%,住院病死率分别为 28% 和 10%。

同时,该研究证实联合应用白蛋白及抗生素治疗者,血浆肾素活性低于正常水平;而单用抗生素者,血浆肾素活性增加。对于进展期肝病或有肾功损害者,应用白蛋白效果较好。但是,对于白蛋白的药理作用、能否减少其用量以及能否以较为便宜的扩容剂代替其作用,还需要进一步研究。治疗反应评价治疗后,SBP缓解者,其全身情况迅速改善。如果患者全身情况无明显改善,抗生素治疗48小时后,应重复腹腔穿刺检查。腹水多形核白细胞下降超过25%提示抗生素选择恰当。如果腹水多形核白细胞计数不减少,应按照经验或根据腹水培养及药敏结果更换抗生素,而且应警惕继发性细菌性腹膜炎。考虑安排肝移植 SBP发作后存活的患者,其预后仍很差。第1次SBP发作后的1年及2年存活率分别为30%~50%和25%~30%。

③肝移植 肝移植可显著改善肝硬化合并SBP患者的存活率。肝移植患者1年存活率达85%~90%,5年存活率达75%~80%。因此,肝硬化患者如果合适应尽快行肝移植手术,即SBP应当成为决定肝移植的时机和优先权的因素之一。

④预防SBP复发 SBP发作后存活的患者1年内复发率为40%~70%。长期服用诺氟沙星,可以将SBP的1年复发率由68%降至20%。因此,国际腹水俱乐部建议长期口服诺氟沙星400 mgqd,直至患者腹水消退或肝移植或患者死亡,以预防SBP复发。

预防SBP的发生:腹水总蛋白是预测SBP发生的一项独立的指标。Runyon通过前瞻性研究住院的肝硬化患者发现腹水蛋白低于10 g/L者SBP发生率为15%,腹水蛋白高于10 g/L者SBP发生率仅为2%。随访3年后发现,腹水蛋白高于10 g/L者SBP发生率可忽略不计。因此,此类患者无须预防SBP的发生。美国肝病研究协会建议对于腹水蛋白低于10 g/L者,住院期间应予以抗生素预防性治疗。肝硬化的患者发生上消化道出血后数天内有并发包括SBP在内的各种细菌感染的危险。因此,肝硬化合并上消化道出血的患者无论有无腹水均应予以抗生素预防感染。国际腹水俱乐部建议口服诺氟沙星400 mgbid至少7天;英国胃肠道学会则建议口服环丙沙星500 mgbid×7天。近来研究显示,严重的脾功能亢进(PLT<75 000/mm^3,WBC<2 000/mm^3)也是SBP的独立的危险因素。对于严重的脾功能亢进者,应预防性给予抗生素预防SBP的发生。

5. 防治肝肾综合征 肝移植术是治疗肝硬化合并肝肾综合征患者生命的首选和唯一可能提高生存率的治疗措施,但围手术期死亡率仍较高,等候肝移植期间,可根据病情,酌情应用血液透析,纠正水、电解质和酸碱失衡,其他包括静脉输注白蛋白和应用血管活性物质(生长抑素或其衍生物,多巴胺和特利加压素等),

TIPSS等。更重要的是预防肝肾综合征的发生和发展,其预防措施包括:积极改善肝脏功能、早期预防和消除加重肝脏损害的因素、避免应用肾损害的药物,积极寻找并去除相关的诱因,如感染、消化道大出血、电解质紊乱、不适当的放腹水和过度利尿等。

6. **肝肺综合征** 尽快肝移植术是治疗肝硬化合并肝肺综合征患者生命的首选治疗措施,围手术期死亡率高,围手术期的治疗措施,吸氧和配合使用呼吸机,应在正压通气的基础上尽早使用呼气末正压(PEEP)开放小气道,使其处于开放状态,逆转肺功能余气量的降低,从而达到治疗低氧血症的目的。PEEP的使用应从 $5~cmH_2O$ 开始,每30分钟观察氧合(PaO_2/FiO_2)的改善情况,如无改善,每次PEEP增益 $2\sim3~cmH_2O$,继续观察直至获得理想的PEEP值(至少 PaO_2/FiO_2 应大于300 mmHg)。酌情应用血液透析,纠正水、电解质和酸碱失衡,其他包括静脉输注白蛋白和应用血管活性物质(生长抑素或其衍生物,多巴胺和特利加压素等)。伴有肝肺综合症的肝移植患者,更容易发生肺功能损害,因此,在无肝期和新肝期,适当应用血管收缩药,可避免肝移植后的容量过负荷,避免术后的肺功能损害。

7. **原发性肝癌** 参见"肝脏细胞癌"一节。

(三)肝移植

对于许多目前尚无其他满意治疗方法可以逆转的慢性终末期肝病,肝移植是一种公认有效的治疗。由于移植操作过程的改良和标准化,供肝保存方法和手术技术上的进步,以及抗排异的低毒免疫抑制剂的应用,患者在移植后的生存率已明显提高(参阅肝移植章)。

【随访和预后】

肝硬化患者均应定期随访,定期检查肝功能和检测肝硬化并发症的发生和发展,并及时发现,早期诊断。

影响肝硬化预后的相关因素:肝硬化的预后与病程早晚、肝功能代偿情况、肝脏有无萎缩、肝硬化并发症和原发疾病等因素有关。影响预后的最重要因素是肝功能衰竭的程度,其他因素都是在这一重要因素的基础上发挥其判断预后的意义。

(一)肝功能衰竭是决定预后的最重要因素

1. **黄疸(或血清胆红素含量)** 黄疸无其他诱因,对护肝治疗无反应,且持续存在时,提示病情严重,预后不良。

2. **低白蛋白血症** 低于28 g/L时,预后不良,低于20 g/L时,提示近期预后不良。

3. 凝血酶原活动度　低于40%者预后不良,伴有出血倾向者(如皮肤青紫斑)预后严重。

4. 腹水　腹水反复发作对利尿剂反应逐渐减弱者,预后不良;对利尿剂出现抵抗者,预后凶险。

(二)并发症指标

1. 消化道出血　肝功能代偿性较好者,出血可以耐受,预后较好;如同时伴有肝功能衰竭者,可出现肝性脑病甚至死亡。

2. 肝性脑病　发生于进行性肝细胞衰竭者,预后凶险,发生于相关诱因或门-体分流者,则预后相对较好,限制蛋白质饮食、消除诱因可以恢复神志。

3. 电解质紊乱　血清钠<120 mmol/L,非利尿剂引起者,预后凶险。

4. 出现肝肾综合征和肝肺综合征患者常为终末期肝硬化患者,预后极差。

5. 自发性腹膜炎患者复发率死亡率高,合并肝癌预后也较差。

(三)治疗反应

住院治疗1~2个月,肝功能衰竭指标无明显改善者,提示预后严重。

(四)其他

在肝功能衰竭基础上,下列因素有相对参考意义:

1. 年龄　老年患者较年龄小者的预后差。

2. 营养状况　营养不良、消瘦呈恶液质者预后差。

3. 肝脏大小　肝脏缩小比肝脏肿大者的预后差。

4. 病因　酒精性肝硬化患者戒断酗酒后预后较好,病毒性肝炎肝硬化和隐源性肝硬化者则预后较差。

(王锦辉)

第二节　原发性胆汁性肝硬化

原发性胆汁性肝硬化(primary biliary cirrhosis,PBC)是一种病因尚未完全清楚的自身免疫相关性肝胆道疾病,主要累及中轻年女性患者,大约60%左右的PBC患者确诊时并无明显的临床症状,随着病情的发展,患者可出现乏力、皮肤瘙痒、门脉高压、骨质疏松、皮肤脂黄瘤、脂溶性维生素缺乏,或/和无症状性尿路感染等,常合并有多种肝外自身免疫性疾病(可为首诊症状)。绝大多数的患者血清抗线粒体抗体(AMA)阳性,主要的病理组织学改变是肝内小叶间细小胆管的慢性、非化脓性、破坏性炎症和小胆管的闭塞和数量减少,长期持续性的肝内胆汁淤积,可进展为肝脏纤维化和最终发展为肝硬化。

【病因及发病机制】

PBC的病因及发病机制尚不清楚,目前有证据提示本病是在一定的遗传倾向的基础上,与病毒或真菌感染、药物中毒、硒缺乏、内分泌、免疫状况或环境因素等多种因素参与的一种自身免疫性疾病:

(一)体液免疫紊乱

PBC与抗线粒体抗体(AMA)有关,高滴度的AMA是PBC主要的血清学指标。AMA可被分为M1～M9共9个亚型,其中只有M2为PBC特异性抗体。M2的靶抗原为线粒体上的2-氧酸脱氢酶复合体(2-OADC)的一些组分。PBC患者在出现临床症状和组织学特征变化之前几年甚至十几年就出现了M2抗体。M2抗体阳性是PBC最早出现的异常变化(在碱性磷酸酶升高之前),肝移植后组织学正常的情况下,仍持续阳性,这些说明M2不仅在PBC诊断上具有重要价值,而且可能参与PBC的发病过程。

(二)细胞免疫

细胞介导免疫是PBC患者胆管损伤的重要机制。PBC的组织学特征是肝脏汇管区淋巴细胞浸润围绕着小叶间胆管周围。在汇管区存在着CD4和CD8两种T淋巴细胞亚群,往往某一亚群略占优势,在碎屑坏死和肝实质内绝大多数T淋巴细胞为$CD8^+$细胞。PBC的早期可见T淋巴细胞与胆管上皮细胞紧密接触,细胞毒性T淋巴细胞(CTL)在胆小管的损伤中起着重要作用。目前公认两种独立的溶解途径介导CTL的细胞毒性:①膜结合或释放FasL作用于Fas阳性的靶细胞,导致靶细胞凋亡。②穿孔素颗粒酶介导途径,CTL的TCR与靶细胞上MHC呈递的抗原结合时,排出胞浆颗粒,后者含有穿孔素、颗粒酶等成分。穿孔素将靶细胞膜打穿,导致颗粒酶进入胞浆,后转入胞核内,促使靶细胞凋亡。产生不同细胞因子谱的辅助性T细胞(Th)亚群包括主要产生IFN-α和IL-2的Th1和产生IL-5和IL10的Th2。Th1与Th2细胞不仅参与机体的保护机制,而且也介导不同的免疫病理过程。人类器官特异性自身免疫性疾病多与该器官中的Th1细胞激活密切相关,如多发性硬化症、类风湿性关节炎、2型糖尿病等。抗体介导的自身免疫性疾病,如系统性红斑狼疮等则主要由Th2细胞介导。另外,汇管区嗜酸性粒细胞浸润和外周血嗜酸性粒细胞增多是 PBC 患者,尤其是本病早期的一种常见和具有特点的表现。

(三)PBC 中的靶细胞-胆管上皮细胞(BEC)

黏附分子 ICAM-1 能介导靶细胞与表达有 LFA-1 的淋巴细胞黏附,以增强淋巴细胞对靶细胞的杀伤效应;HLA 抗原是免疫系统的一组重要的与细胞间识别和抗原呈递有关的蛋白。PBC-BEC 能呈递抗原给 MHCⅡ类限制性 T 细胞;ICAM-1、HLAⅡ类抗原表达增强可能是胆管周围浸润的淋巴细胞释放的细胞因子诱导所致。

【诊断步骤】

(一)病史采集要点

1. 起病情况　起病常隐匿,病情进展缓慢,大多数患者确诊时无明显的临床表现,因此常难以确定其起病时间和病程,须耐心询问病史,了解病程和疾病进展情况。

2. 主要的临床表现(表 5-2)

表 5-2　PBC 常见的临床表现

临床表现	百分比(%)
无症状	25
乏力	65
皮肤瘙痒	55
黄疸	10
肝脏肿大	25
皮肤色素沉着	25
脾脏肿大	15
脂黄瘤	10

(1)早期无症状或症状轻微,一般情况良好。约有 25% 以上的患者在确诊时往往无明显的临床症状。

(2)乏力是最常见的临床症状,大约有 70% 患者在病程中出现乏力的症状,但其缺乏特异性。

(3) 胆汁淤积的表现　皮肤瘙痒,约有一半以上的患者出现瘙痒症状,并常影响睡眠和加重乏力症状。

(4) 其他　如纳差、厌油腻食物和脂肪泻(大便量多、次频,呈油腻状,有恶臭);黄疸逐渐加深,但可有波动;尿色加深,粪色变浅。

(5) 若发展到肝硬化,可出现肝硬化相关的临床表现和并发症(参见肝硬化一节)。

(6) 并发症的表现:部分患者在病程过程中出现并发症而表现出相关的症状,甚至以并发症为首发症状就诊。主要的并发症与脂肪吸收障碍和长期腹泻影响脂溶性维生素吸收有关,20%患者可出现维生素 A、维生素 D、维生素 E 和维生素 K 的缺乏,但大多数患者并无相关的临床症状,部分维生素 A 缺乏患者可出现夜盲症,维生素 E 缺乏患者可出现神经病变(脊神经后索受累),维生素 D 缺乏可致骨质疏松(发生率可高达 30%~50%),维生素 K 可出现凝血功能异常,甚至出现皮肤黏膜出血;高胆固醇血症和高脂血症。其他如尿道感染和继发肿瘤(如乳腺癌和肝癌)等。

(7) 重叠疾病的症状:PBC 常与其他多种疾病重叠并存(表 5-3),此时可有相应疾病的症状。

表 5-3　PBC 常见的重叠疾病及其发生率

重叠疾病	百分比(%)
甲状腺疾病	15
硬皮病	15
CREST 综合征	5
雷诺氏病	10
关节病变	20
干燥综合征(皮肤干燥/口腔干燥)	75
肾小管性酸中毒	50
胆石症	30

①注:CREST:钙质沉着、雷诺氏现象、食管功能失常、指(趾)硬皮病和毛细血管扩张综合征

3. 既往治疗情况和病情发展情况　PBC 患者经过治疗后病情可出现相对稳定,甚至好转;另有部分 PBC 患者病情缓慢进展到肝硬化,应注意询问患者起病或诊断以来治疗情况和治疗效果,病情变化。

4. 既往病史　应仔细询问有无 PBC 常见重叠疾病的病史。

(二)体格检查要点

1. 一般情况　早期患者一般情况良好，中晚期患者可出现慢性肝病面容，精神萎靡；眼睑内眦部可见黄斑疣，或多发于手掌、臀部及脚跟部的黄色瘤；

2. 皮肤、黏膜　部分患者可发现身上有抓痕，巩膜和皮肤可有不同程度的黄染，皮肤色素沉着、增厚和粗糙，个别患者可见皮肤黏膜出血；

3. 肝脾肿大　肝脏不同程度肿大，质硬，无压痛，表面光滑，终晚期呈不规则结节感；脾脏逐渐肿大，终晚期可出现各种肝硬化的相关临床表现、并发症（参见"肝硬化"一节）；

4. 其他　PBC 常重叠其他多种免疫相关性疾病而出现相关的临床表现：如甲状腺疾病、胶原血管疾病、硬皮病、干燥综合征、类风湿性关节炎、红斑狼疮、多发性肌炎和肾小管性酸中毒、胆结石等均有报道。

【实验室检查】

(一)尿、粪检查

尿胆红素阳性或强阳性，尿胆原减少或缺如。粪胆原减少或缺如。粪便中脂肪酸及脂肪酸钙增多。

(二)肝功能试验

尽管诊断时在任何慢性胆汁淤积性肝病中，血清总胆固醇均可升高。

1. 碱性磷酸酶与 γ-谷氨酰转肽酶　血清碱性磷酸酶（ALP）升高是 PBC 最常见的生化异常，PBC 早期，黄疸尚未出现时，即可有碱性磷酸酶（ALP）和 γ-谷氨酰转肽酶（GGT）的增高，其中以 ALP 增高较明显，黄疸出现后升高更著。ALP 在黄疸出现前即升高的现象有助于本病的早期诊断。

2. 血清胆红素　血清胆红素含量增高，以直接胆红素（结合胆红素）升高为主。少数患者有以间接胆红素（非结合胆红素）为主的血清胆红素升高，但高胆红素血症升高为 PBC 中晚期的表现，并是判断 PBC 预后的良好指标。

3. 高脂血症　85％的患者在病程中出现高脂血症，早期以高密度脂蛋白升高为主，随着疾病的发展，血清高密度脂蛋白逐渐降低的同时低密度脂蛋白逐渐升高，但在本病晚期出现肝功能衰竭时，血清胆固醇可降低。患者甘油三酯略高。

4. 血清蛋白　PBC 的早期，血清蛋白可无明显改变。至病程晚期，肝功能严重受损时，出现血清白蛋白降低、球蛋白升高，白、球蛋白比值下降，甚至倒置。血清蛋白电泳分析显示，α_2、β球蛋白增高，γ-球蛋白正常或中度增高。

5. **血清转氨酶**　多数患者血清转氨酶正常或仅轻度升高;晚期肝细胞损害明显时,转氨酶可有不同程度的升高。

6. **血浆凝血酶原时间及活动度**　由于维生素 K 缺乏,凝血酶原时间常延长,活动度降低,但给予维生素 K 注射,可使之恢复正常。晚期因肝功能衰竭所致凝血功能障碍,注射维生素 K 无效。

(三) 免疫学检查

1. **自身抗体**　PBC 患者的血清中可检出多种自身免疫性抗体,如 AMA、ANA、SMA、抗中性粒细胞胞浆抗体(ANCA)、抗胆小管上皮抗体等,其中以 AMA 最为重要,最简单和最经济有效的检查方法是用大鼠胃和肾进行的免疫荧光法测定,在早期无症状患者血清中检出 AMA,对早期诊断有重要价值。AMA 共有 9 种亚组分,以抗 AMA-M2 成分最具特异性,滴度＞1∶40 以上有诊断价值。PBC 患者 AMA 阳性,且出现早,滴度很高,为本病的特征性改变,具有诊断价值,在 PBC 患者,AMA 阳性检测的特异性和敏感性均超过 95%。此外,亦可检测到抗 AMA-M4、M8、M9 等成分。约有 1/3 的 PBC 病例抗核抗体和抗平滑肌抗体阳性。

2. **免疫球蛋白及补体**　PBC 患者免疫球蛋白的升高以 IgM 为主,IgA 通常正常,但有 IgA 缺乏的报道。Ig 的检测一般仅用于 PBC 可疑病例。在 AMA 阴性的患者,免疫球蛋白的升高以 IgG 为主,而 IgM 升高不常见。总补体轻度升高,C4 明显降低,其余各补体成分大多轻度升高。

3. **非特异性细胞免疫试验**　PBC 患者的非特异性细胞免疫试验常显示其细胞免疫功能降低。

(四) 肝穿刺活组织检查

肝活组织检查可发现胆管炎、汇管区淋巴细胞局灶性浸润及肉芽肿、"胆管型"纤维化、汇管区周围胆汁淤积、轻度碎屑样坏死等改变,但肝小叶常完整。晚期可出现弥漫性肝纤维化和肝硬化。PBC 组织学上分为四期:Ⅰ期为门管区炎伴有胆小管肉芽肿性破坏;Ⅱ期为门脉周围炎伴胆管增生;Ⅲ期可见纤维间隔和桥接坏死形成;Ⅳ期为肝硬化期。肝活检见弥漫性肝纤维化和肝硬化提示预后不良。由于 PBC 组织学表现主要为胆管破坏,因此标本必须具有足够数量的汇管区组织。尽管 PBC 在组织学上明确分为四期,但在一份活检标本上,可同时具有不同时期表现的典型特征。然而,组织学检查对于无肝硬化的 PBC 患者的诊断并不具有特异性。肝组织活检对诊断 PBC 或判断其预后并非必要,AMA-M2 阳性患者往往具有 PBC 典型组织病理特点,因此当患者存在有 AMA-M2 阳性及 PBC 相应临床表现,就可诊断为 PBC,而不需要行肝穿刺活检进行确诊,除非其临床及血清学表现不典型。

(五)腹部 B 超检查

对所有胆汁淤积患者均应进行肝胆系统的 B 超检查。B 超提示胆管系统正常而 AMA 阳性的患者,不需要进行胆管成像即可诊断 PBC。如果 PBC 的诊断不明确或有血清胆红素的突然升高,则必需进行胆管成像检查。

(六)内窥镜下逆行胆管造影

可发现肝内胆管蜿蜒曲折或管腔不规则。胆道造影检查可除外肝外胆道梗阻等继发性胆汁淤积性肝胆疾病。

(七)腹腔镜检查

第一期,肝脏外观呈黄红色;第二期,肝脏黄红色加深,动脉血管和淋巴管显著,有肉芽肿形成;第三期,肝表面呈颗粒状小结节,有门脉高压征象;第四期,肝外观呈深绿色,表面呈较大结节状,有门脉高压征象。

(八)其他

主要为了解是否有并发症、伴随疾病及排除其他疾病:如其他多种自身免疫性抗体、骨密度检查,胃镜和病毒性肝炎标志物等。

【诊断对策】

(一)诊断要点和思路(图 5-1)

具有以下一项或多项者,应考虑 PBC 的可能:

1. 中年女性患者,不明原因的皮肤瘙痒、乏力,长期阻塞性黄疸持续或反复发作,伴脂黄瘤、肝脏肿大。

2. 不明原因的肝硬化,尤其是伴有胆汁淤积表现或其他免疫相关性疾病。

3. 血清 AMA 呈强阳性。

4. 血清 ALP 明显增高,尤其是伴有皮肤瘙痒或黄疸者,B 超显示肝内外胆管系统正常。

5. 其他,如血清 IgM 明显升高,尤其是伴有血脂升高;总胆固醇升高等,均应考虑 PBC 的诊断。

(二)诊断依据

AMA 阳性结合有胆汁淤积的血清生化学改变,且无其他原因可解释时,可作出 PBC 的诊断,肝活检组织学检查有助于证实诊断。

美国肝脏病研究学会(AASLD)制定的有关 PBC 的诊疗指南,具有一定的指导意义,其诊断程序的要点概括如下:患者有血清碱性磷酸酶升高伴 γ-谷氨酸转肽

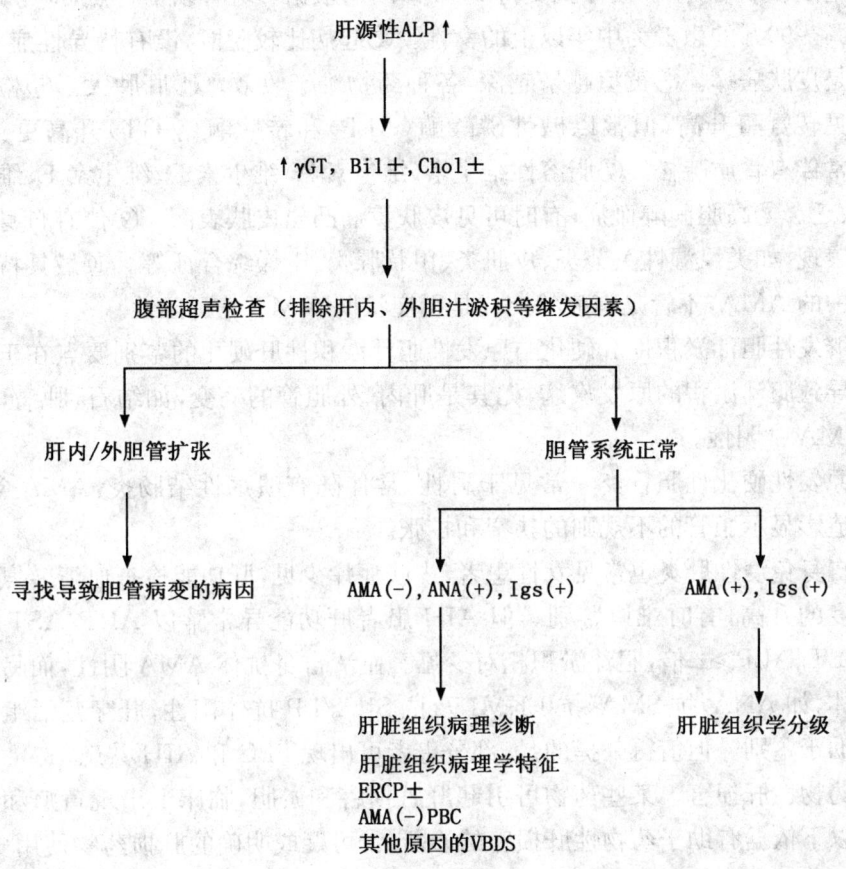

图 5-1 PBC 的诊断思路

酶升高,AMA 阳性(滴度 1∶40 以上),B 超检查无肝外梗阻的征象,即可诊断为本病;如果 AMA 阴性,应测定血清免疫球蛋白并做肝活检以诊断;如患者仅有 AMA 阳性,但血清碱性酸酶不高,应随访。如果 AMA 阴性或 AMA 呈现低滴度的弱阳性或患者的生化以转氨酶升高为主时,肝活检对于明确 PBC 的诊断或排除 PBC 的诊断是必须的。有许多其他病因可导致慢性肝内胆汁淤积,大多数可以导致肝内胆管消失。至晚期肝硬化阶段,仅凭组织学表现难以作出 PBC 诊断。

(三)鉴别诊断

PBC 应与继发性胆汁性肝硬化、原发性硬化性胆管炎(PSC)、自身免疫性肝炎(AIH)、药物性肝内胆汁淤积等疾病相鉴别。

鉴别诊断时,应积极寻找支持PBC诊断的依据。若有以下特点,应考虑PBC:①80%～90%的患者为中年以上的女性。②起病比较隐匿,没有特异性症状,突出表现是皮肤瘙痒。③黄疸越来越深,各种药物难于收效。④肝肿大。⑤检查肝功能可见转氨酶升高,但常以碱性磷酸酶(ALP)和转肽酶(γ-GT)升高更为明显。⑥常常伴有骨质疏松。⑦脂溶性维生素(维生素A、维生素D、维生素E、维生素K等)缺乏。⑧高胆固醇血症,有时可见皮肤黄瘤凸出皮肤表面。⑨伴有自身免疫疾病的表现,如类风湿性关节炎、皮肌炎、甲状腺炎、干燥综合征等。⑩最具特征的是血液中的AMA,不管是有症状期或是无症状期,AMA均可阳性。

继发性胆汁淤积性肝硬化与原发性胆汁淤积性肝硬化的鉴别要点在于前者可找出导致胆汁淤积的原发疾病,尤其是肝内、外胆管的病变,如结石、肿瘤、寄生虫等,AMA常阴性。

原发性硬化性胆管炎　常见于男性,常伴随有溃疡性结肠炎,AMA常阴性,胆管造影显示胆管的不规则的狭窄和扩张。

自身免疫性肝炎也常见女性患者,皮肤瘙痒少见,肝功能检查血清转氨酶有不同程度的升高,有时难以鉴别。但AIH患者肝功能异常常以ALT/AST升高为主,ALT/ALP>2倍,胆汁淤积相对少见。血清自身抗体AMA阴性,而另一些自身抗体,如ANA、抗SMA、抗LKM1及抗SLA/LP抗体阳性,肝穿刺活组织检查也有助于鉴别。但值得一提的是,部分患者可出现PBC和AIH共患。

药物性肝损害　某些药物可引起肝脏损害和淤胆,临床上出现黄疸和皮肤瘙痒。以下依据有助于药物性肝损害的诊断:①可疑或明确的肝损药物使用史;②常为急性起病过程,大多数患者有临床症状,尤其是黄疸和乏力的发生率较高,可伴有皮疹,发热和关节疼痛等不适;③外周血嗜酸性粒细胞增多;④肝功能检查常有ALP,TBIL,ALT,AST等不同程度的升高;⑤停药后肝功能好转;⑥既往有类似药物使用后出现类似肝损害病史强烈支持药物性肝损害的诊断;⑦血清AMA阴性。

(四)临床分型

1. 根据临床特征分型　根据有无临床症状可分为亚临床型(无症状)PBC和临床型PBC。亚临床型PBC,指的是患者有PBC的血清生化学和免疫学改变(主要是ALP升高和AMA阳性),可伴有PBC肝脏组织病理学的改变,但临床上无症状,约25%以上的患者在确诊时属于无症状型PBC,常为疾病的早期或病情较轻的患者。临床型PBC,指的是患者不仅有PBC的血清生化学和免疫学改变和肝脏组织病理学的改变,而且临床上出现不同程度的临床表现,甚至出现肝硬化和PBC的其他并发症,常为进展性PBC。

2. 根据是否检查出血清 AMA 可分为两型　AMA 阳性 PBC 和 AMA 阴性 PBC。AMA 阳性和 AMA 阴性的 PBC 的患者的自然病程和伴随的自身免疫状态均极为相似,但由于 AMA 阴性的 PBC 在自身抗体方面类似于自身免疫性肝炎,因此结合组织学和肝功能进行仔细的鉴别诊断至关重要。AMA 阳性而肝功能正常的 PBC:有学者对一组无症状且 ALP 正常而 AMA 阳性的 29 例患者进行肝活检组织学随访,结果发现 12 例患者肝组织学改变具有诊断价值,仅 2 例患者肝组织学基本正常;24 例随访 10 年发现其 AMA 仍阳性,并且所有病例均出现明显胆汁淤积的证据,其中 22 例出现临床症状。AMA 阴性的 PBC:一个以组织学上具有 PBC 典型表现而诊断的 200 例患者进行回顾性分析时发现,其中 12% 的病例无自身抗体标记阳性。有几位学者报道有的患者具有 PBC 的典型临床症状、生化特征和组织学的所有表现,但 AMA 持续阴性,这些患者常被描述为"免疫性胆管炎"或"自身免疫性胆管炎"。除了无器官特异性的抗体阳性(高滴度的抗核抗体和/或抗平滑肌抗体阳性)与自身免疫性肝炎相似外,其很可能即为 PBC 的亚型。

【治疗对策】

(一)治疗原则

1. 治疗的目标是　延缓或阻止病情的发展,尽可能的延缓肝脏功能恶化,积极防治并发症,减轻患者的症状,提高生存治疗和延长患者的寿命。

2. 尽可能早诊断,早治疗。

3. 治疗是根据病程和疾病严重程度、并发症和伴随疾病的情况,制定合理的个体化治疗方案。

4. 长期治疗过程中应定期随访,密切观察治疗效果、病情变化和有无并发症、药物的毒副作用,并及时调整治疗方案。

5. 对终末期患者,适时进行肝脏移植术。

(二)治疗计划

1. PBC 的特异性治疗　根据美国肝脏病研究学会(AASLD)制定的有关 PBC 的诊疗指南意见,所有肝功能异常的患者均应进行特异性的治疗。至今尚无应用免疫抑制剂治疗延长 PBC 患者寿命的报道,熊去氧胆酸(UDCA)尽管不能降低患者对肝移植的需求,但可全面改善胆汁淤积的血清生化指标,延缓患者需要进行肝移植的时间,并有可能延长患者寿命。

熊去氧胆酸　熊去氧胆酸($3\alpha,7\beta$-二羟基-5β-胆烷酸,UDCA)是一种二羟基胆酸,在人类总胆汁中占 3%。UDCA 是一种无毒性的亲水胆酸,能竞争性地抑制毒性内源性胆酸在回肠的吸收。通过激活钙离子、蛋白激酶 C 组成的信号网络，并通过激活分裂活性蛋白激酶来增强胆汁淤积肝细胞的分泌能力，使血液及肝细胞中内源性疏水胆酸浓度降低，达到抗胆汁淤积的作用。UDCA 还能竞争性地取代细胞膜和细胞器上的毒性胆酸分子，防止肝细胞和胆管细胞受到更多毒性胆酸的损害，具体表现在：①细胞保护作用，UDCA 结合物能明显减轻疏水胆酸诱发的肝细胞的细胞溶解，减少培养鼠和人类肝细胞由毒性胆酸诱发的细胞凋亡；②膜稳定作用，UDCA 可防止胆酸诱发的线粒体膜渗透性改变，也就是说可通过膜稳定作用来防止毒性胆酸诱发的线粒体膜、基底膜和小胆管膜损害；③抗氧化作用，UDCA 能抑制毒性胆酸引起的枯否细胞激活，还能增加肝细胞谷胱甘肽和含硫醇蛋白的水平，防止肝细胞的氧化损伤；④免疫调节作用，UDCA 通过降低疏水胆酸的刺激作用间接抑制，并通过激活糖皮质激素受体直接抑制组织相容性复合体（MHC）Ⅰ类和Ⅱ类基因的表达。

胆管破坏导致的疏水胆酸在肝细胞内潴留可能是 PBC 病变进展的主要原因。UDCA 可促进 PBC 患者肝内的胆汁从肝细胞分泌到胆小管，从而降低细胞内疏水胆酸的水平，起到保护细胞膜的作用。UDCA 治疗 PBC 的效果与以下因素有关：①UDCA 的剂量，目前有 4 项采用 UDCA 治疗 PBC，包括有症状和无症状型 PBC 的大型临床对照研究。研究结果显示，采用 UDCA 13～15 mg/(kg·d) 治疗，可改善 PBC 患者的存活率和延缓肝移植的时间，如果 UDCA 的剂量＜10～13 mg/(kg·d)，治疗效果较差；②病情的轻重程度，UDCA 对于较严重的 PBC 患者的效果似乎比轻症患者要好，无症状的患者对 UDCA 治疗的应答较不肯定；③UDCA 可较明显改善患者的胆汁淤积相关的血清生化学指标，如可降低血清胆红素、ALP、γ-GT 和胆固醇水平；④UDCA 对于部分瘙痒患者的症状缓解和降低门脉高压症有一定帮助，延缓患者门脉高压的发生，降低食管胃底静脉曲张的发生率，但其并不能降低曲张静脉出血的概率，且对于改善乏力、骨质疏松等帮助不大；⑤PBC 的进展极其多变，UDCA 可能延缓 PBC 病程进展，但不能完全阻止病情的发展，疾病的进行性发展最终仍需要肝移植治疗。

目前认为伴有肝功能异常的 PBC 的患者应用 UDCA 治疗，剂量 13～15 mg/(kg·d)，分次或一次顿服。UDCA 一日量分次或一次性顿服的效果相同，但后者的临床依从性似乎更好。如果合并胆汁淤积，可同时服用消胆胺。同时应用消胆胺时，二者应间隔 4 小时以上。UDCA 副反应少见，主要为腹泻，偶见便秘、过敏、头痛、胃痛、胰腺炎和心动过速等，药物安全性高。有几个小样本的 UDCA 联合甲氨蝶呤、秋水仙碱或泼尼松治疗 PBC 的资料，结果发现联合用药的效果并不比单用 UDCA 好。

2. 免疫抑制治疗 由于PBC是一种自身免疫性疾病,已有数个随机对照临床试验来研究免疫抑制药物的疗效。但尚无一种药物有明显的治疗效益,且有较大的副反应,如骨密度降低和骨髓抑制等。所以目前无足够的证据支持免疫抑制剂应用于PBC患者。

3. 肝移植 PBC是肝移植的一个适应证。尽管有一些资料提示在肝移植后PBC可以复发,但复发率极低,并且病情进展较慢。因此推荐对终末期PBC进行肝移植是合理的。PBC预后最可靠的指标是血清胆红素升高的程度和Mayo危险度评分。Mayo危险度评分:$R = 0.871 \log_e$[胆红素(mg/dl)]$-2.53 \log_e$[白蛋白(g/dl)]$+0.039×$年龄(岁)$+2.38 \log_e$[凝血酶原时间(秒)]$+0.859×$水肿评分(0、0.5、1分)。然而,在一些情况下胆红素的升高并不一定导致PBC病变恶化,如Gilber综合征、败血症、妊娠、激素替代治疗、口服避孕药、胆管结石、未治疗的甲状腺疾病、溶血和中毒性肝损伤等。此外,近来有报道认为胆红素升高水平和Mayo危险度评分对于已应用UDCA治疗的患者并无价值,且UDCA治疗不能改变PBC肝移植后的结果。对PBC的患者进展到肝功能衰竭时,或有无法控制的皮肤瘙痒、重度骨质疏松建议行肝移植术。

(三) PBC并发症的处理

针对PBC的症状和伴发症(如吸收不良、门脉高压和/或骨质疏松)的治疗也是必不可少的。

1. 皮肤瘙痒 目前对皮肤瘙痒尚无经典有效的治疗方法。口服阴离子交换树脂消胆胺是治疗皮肤瘙痒的一线药物。如果患者不能耐受消胆胺的副反应,利福平可作为二线用药。利福平可以很好控制PBC的瘙痒症状,但其并非对所有患者均有效。其效果常在用药1个月后才显著。利福平可能通过改变肝细胞内胆酸的内环境以及改善PBC患者的生化指标,达到止痒作用。Nalmephene、Naltrexone等阿片类药物可用于对消胆胺和利福平无效的患者。还有许多其他方法(如紫外线、光照和血浆驱除疗法等)用于PBC瘙痒症状的控制,但均没有通过正规的临床实验予以证实。对不能控制的顽固性瘙痒可进行肝移植手术。

2. 骨质疏松 明确PBC诊断后即应定期检测骨密度,以后每2年随访一次。教育患者养成良好的生活习惯(如正常作息、戒烟),并可补充维生素D和钙。绝经期后女性患者推荐应用激素替代疗法,并最好通过皮肤给药。如果骨质疏松很明显,可应用biophosphonate治疗。

3. SICCA综合征 对所有PBC的患者均应询问干眼、口腔干燥和吞咽困难等症状的有无,女性患者还要询问有无性交困难,如有则应给予相应的治疗措施。

4. 雷诺综合征 对于寒冷地区的患者,雷诺综合症的处理是一个棘手问题,患者应避免将手和脚暴露于寒冷的环境中,吸烟者应戒烟。必要时可应用钙离子拮抗剂,但有可能会加重食管下段括约肌功能不全。

5. 门脉高压症 PBC患者可在肝硬化前发展为窦前性门脉高压,肝硬化患者的门脉高压的处理同其他类型的肝硬化。但β受体阻滞剂对于非肝硬化性窦前性门脉高压的疗效有待证实,必要时可考虑进行分流手术。PBC第一次明确诊断时即应筛查有无食管胃底静脉曲张的存在,其后2年复查一次。如发现存在静脉曲张,即应采取措施防止出血。

6. 脂溶性维生素缺乏 高胆红素血症可以并发脂溶性维生素缺乏和钙质吸收不良,在无黄疸患者,对其脂溶性维生素水平和口服补充的价值知之甚少。脂溶性的维生素补充最好以水溶性的形式给予。每月皮下注射维生素K可以矫正继发于维生素K缺乏所致的凝血功能障碍。

7. 甲状腺疾病 甲状腺疾病可以影响约15%～25%的PBC的患者,它通常在PBC患者起病前即可存在。建议在患者诊断为PBC时,应测定其血清甲状腺激素的含量,并定期检查。

8. 妊娠 关于PBC患者的妊娠问题少有报道。在多数病例,妊娠可导致患者出现瘙痒症状或瘙痒加重,这主要是高雌激素水平的致胆汁淤积作用。还有报告提示胆汁淤积的孕妇流产率高。对于有胆汁淤积表现的PBC患者的妊娠结果还没有较好的证据。建议由于针对PBC的所有治疗措施在妊娠前3个月的安全性尚不明了,因此在妊娠的前3个月应停用所有的治疗措施。UDCA在妊娠的后3个月是安全的,并对改善母亲的胆汁淤积症状有效。妊娠的女性应进行胃镜检查判断有无曲张静脉的存在,如有应给予非选择性的β受体阻抗剂。产科医生应建议患者尽量减少妊娠中期的劳动强度。

【预后评估和随访】

目前有关PBC的预后尚不是很清楚,相当多的因素影响PBC的预后,如诊断时病程的早晚,有无临床症状,肝功能的代偿情况,有无治疗等(图5-2),目前关于UDCA治疗对PBC的预后的影响也有待更多的研究评估。一般认为,如果不经治疗,PBC可能经过15～20年后进展到终末期肝硬化,无症状的PBC患者大多数在数年内出现症状,如果出现患者临床症状,发展为终末期肝硬化的时间明显缩短。根据PBC的病程可分为以下4个阶段为:早期:无症状,肝功能检查正常,肝脏组织学检查可能正常或轻度异常,血清可检测出AMA;随着病程的发展,患者虽无症状,但肝功能检查出现异常;经5年随访,约80%的患者出现PBC的症状与体征,进入症状期,患者出现PBC的症状和肝功能检查出现异常,但肝功能尚在代偿期内,此期突出表现是瘙痒和黄疸;终末期PBC,肝功能失代偿期,患者出现腹水,静脉曲张破裂出血等肝功能衰竭表现。

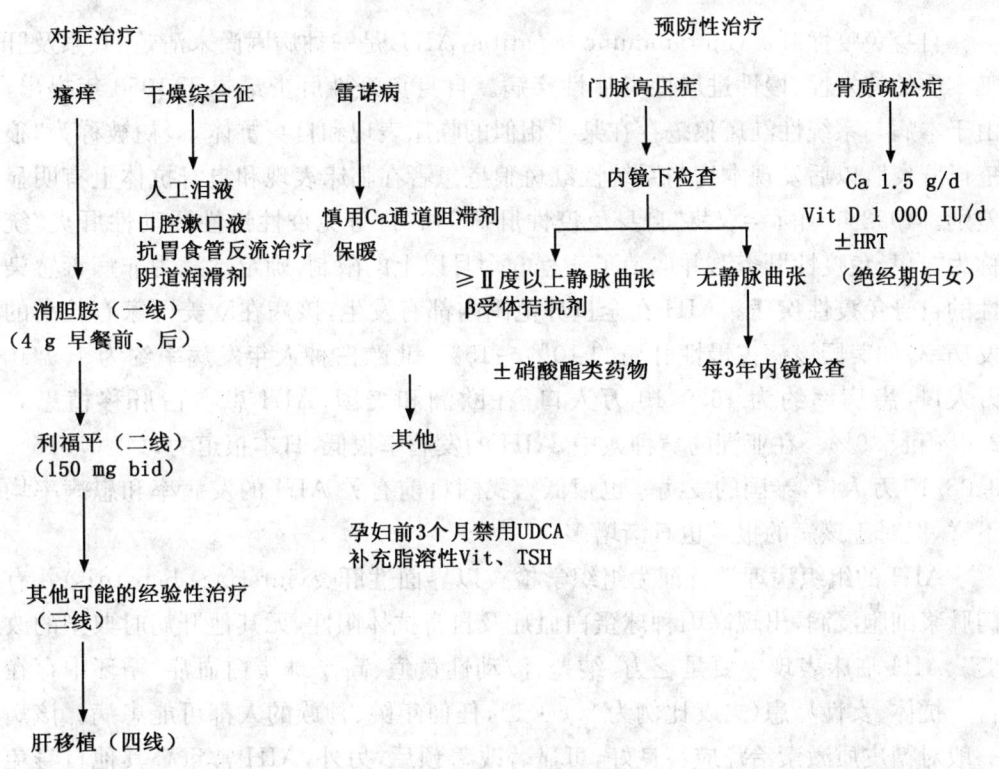

图5-2 PBC治疗措施

随访:PBC是慢性进展性疾病,目前尚无有效的药物可有效控制或治愈PBC,因此定期随访,检测肝功能血清生化学指标和早期发现和防治PBC并发症及重叠疾病。对于肝功能异常的患者,以3~6个月复查肝功能和肝脏B超检查;如出现门脉高压症,12~24个月复查胃镜,了解食管胃底静脉曲张情况,若诊断时已有食管胃底曲张,甚至既往已有静脉破裂大出血患者,复查胃镜的时间宜酌情缩短。随访过程中,应注意结合患者的病情进展情况,选择合适的肝移植的时机。

(王锦辉)

第三节 自身免疫性肝炎

自身免疫性肝炎(autoimmune hepatitis,AIH)是一种病因尚未清楚的、累及肝脏实质的特发性、慢性进展性炎症性疾病。自身免疫性肝炎最早于1950年提出,由于本病与系统性红斑狼疮存在某些相似的临床表现和自身抗体,最初被称为"狼疮样肝炎",以后发现本病与系统性红斑狼疮患者在临床表现和自身抗体上有明显差别。1992年国际会议将"自身免疫性肝病"和"自身免疫性慢性活动性肝炎"统称为"自身免疫性肝炎",并取消了病程6个月以上的限制,确定本病为非病毒感染性的自身免疫性疾病。AIH在全世界范围内都有发生,该病在欧美国家有较高的发病率,如美国该病占慢性肝病的10%~15%,北欧白种人年发病率约为1.9/10万人口,患病率约为16.9/10万人口;在欧洲和美国,AIH患者占肝移植患者2.6%和5.9%。在亚洲的黄种人中,AIH的发病率很低,日本报道为每年0.015~0.08/10万人口,泰国的发病率也很低。我国目前有关AIH的发病率和患病率均不详,但对于该病的报道也日渐增多。

AIH的组织病理学特征为组织学检查以界面性肝炎(interface hepatitis)并有门脉浆细胞浸润,出现高丙种球蛋白血症及自身抗体阳性,无其他肝病时典型的改变。AIH临床表现主要是乏力、纳差、波动性黄疸、高γ-球蛋白血症、循环中存在自身抗体、女性易患(男女比例为3.6∶1),任何年龄、种族的人都可能患病。该病一般对糖皮质激素治疗应答良好,可显著改善预后,另外,AIH常重叠其他自身免疫性疾病及病毒性肝炎,尤其是与病毒性肝炎(尤其是丙型肝炎)的鉴别也非常关键,因为免疫抑制可能加重病毒性肝炎患者的病情,对其预后影响巨大。因此,临床医师特别是消化科医师应加强对AIH的认识,重视对重叠综合症及本病与其他自身免疫性肝病的鉴别,在可疑患者中检测有关自身抗体并积极进行肝活检,尽可能对AIH的早期诊治尤为重要,使AIH患者获得及时的诊断和治疗,可改善其生活质量和远期生存率。

【病因和发病机制】

AIH的发病机制尚未完全阐明,为遗传倾向疾病,具备易患基因的人群可在环境、药物、感染等诱发因素和自身抗原以及免疫调节网络等复杂的相互作用的结果。患者由于免疫调控功能缺陷,导致机体对自身肝细胞抗原产生反应,表现为以细胞介导的细胞毒性作用和肝细胞表面特异性抗原与自身抗体结合而产生的免疫反应,并以后者为主。现有的间接证据提示:①AIH 具有潜在的遗传易感背景。北欧和北美白种人群中,Ⅰ型 AIH 的主要易感等位基因是 HLA-DRB1*0301 和 HLA-DRB1*0401;②AIH 可能与多种控制自身反应的免疫调控缺陷有关;③在易感个体中 AIH 的发生可能需要一个诱发因素,如嗜肝病毒感染,或对药物和其他肝毒性物质的特异性反应等;④组织损伤的最终效应机制可能涉及自身抗体与表达于肝细胞表面的肝特异性抗原的反应,而 T 细胞对肝细胞的直接细胞毒作用显得较为次要。

【诊断步骤】

(一)病史采集要点

1. 起病情况 约 70% 的 AIH 患者呈缓慢发病,另有约 30% 患者可呈急性发病;少数患者一起病即可发展为暴发性肝炎。

2. 主要的临床表现(表 5-4) 轻症患者无或仅有轻微的临床表现,AIH 患者主要表现为乏力、发热(一般<40 ℃)等全身症状和厌食、食欲减退、上腹部不适和腹泻等消化道症状较为多见,其他可表现为不同程度的黄疸、皮肤瘙痒(大多数为轻度)、Cushing 样症状和消瘦等。病情发展至肝硬化后,可出现腹水、肝性脑病、食管静脉曲张并消化道大出血等。暴发性肝炎可出现皮肤黏膜的出血和和肝性脑病等。部分患者可有肝外表现,如反复发作的对称性、游走性的关节肿痛和僵直,一般没有关节的畸形。

3. 既往治疗情况和病情发展情况 AIH 病情易反复、波动,部分患者可缓慢进展到肝硬化,应注意询问患者起病或诊断以来治疗情况和治疗效果,病情变化。

4. 注意询问有无重叠其他肝内和肝外自身免疫性疾病的症状,最常见为原发性胆汁性肝硬化、系统性红斑狼疮、甲状腺炎、溃疡性结肠炎等。

5. 既往病史 主要寻找有无其他自身免疫性疾病(如胆汁淤积性肝硬化,原发性硬化性胆管炎,系统性红斑狼疮等)和病毒性肝炎(尤其是丙型肝炎)史,或不明原因的血清转氨酶升高病史,同时询问患者的酗酒情况,肝损药物使用情况等,家族中有无类似病史等。

(二)体格检查要点

1. 一般情况 大多数患者一般情况较好,部分患者精神稍差,慢性肝病面容和消瘦体型;肝性脑病时可出现精神和意识障碍。

2. **皮肤黏膜** 部分患者可伴有巩膜及皮肤不同程度的黄染,以及皮肤出现搔痕,重症患者或暴发性肝炎患者可有皮肤黏膜的出血;慢性进展性肝病患者可出现肝掌、蜘蛛痣或毛细血管扩张症等,肝硬化患者可出现相应的体征(见"肝硬化"一节);出现脸部蝶形红斑提示可能重叠系统性红斑狼疮。

3. **腹部体征** 肝脾可能出现轻到中度肿大。肝硬化患者可有腹水征、腹壁静脉曲张(水母头样)、男性乳房发育。

4. **其他** 出现肝性脑病时可有肌张力增高和锥体外束神经系统体征,另外,应注意有无其他重叠疾病的相应体征。

表5-4 自身免疫性肝炎常见临床表现

临床表现	出现的频率百分比(%)
症状	
乏力	85
淤胆症状	77
上腹部不适	48
瘙痒	36
食欲不振	30
多发性肌肉疼痛	30
腹泻	28
Cushing综合征	19
发热(<40 ℃)	18
体征	
肝脏肿大	78
黄疸	69
脾脏肿大	≥32
蜘蛛痣	58
腹水	20
肝性脑病	14
重叠其他自身免疫性疾病	≤48

(三)实验室辅助检查项目

1. 血常规 一般无明显的异常。合并脾功能亢进症或和重叠系统性红斑患者可有一系或多系血细胞下降。

2. 尿常规 正常或轻度异常(尿胆原和尿胆红素稍增多),合并有明显黄疸者,尿胆红素可明显增多,重叠其他疾病累及肾脏者,可出现蛋白尿、血尿和管型尿。

3. 大便常规 一般正常。合并肝硬化食道胃底静脉曲张破裂出血时可有黑便或柏油样大便,重叠溃疡性结肠炎时可有脓血便。

4. 肝功能检查 几乎所有的患者均有转氨酶持续或反复的不同程度升高,常为正常的3~10倍以上,一般为ALT>AST,重症或暴发性肝功能衰竭时转氨酶可无明显升高,甚至降低;γ-GT和ALP常正常或轻度增高,ALT/ALP>1,但淤胆型患者或重叠PBC患者γ-GT和ALP常明显升高;黄疸型患者血清胆红素常不同程度的升高;白蛋白大多正常,但重症或终末期肝硬化患者可有血浆白蛋白的不同程度的降低和凝血功能的异常(如凝血酶原时间延长,纤维蛋白原下降等)。

5. 免疫学检查

(1)免疫球蛋白 92%的患者出现免疫球蛋白升高,尤其是γ-球蛋白升高更为突出,以IgG增高最明显,其次为IgM和IgA。

(2)与AIH相关的自身抗体

①抗核抗体(antinuclear antibodies,ANA)与Ⅰ型自身免疫性肝炎相关。ANA对细胞核中功能性和结构性蛋白具有特异性,它们针对的主要是核膜、甚至DNA,例如组蛋白、核板层、着丝点、核糖核蛋白和细胞周期蛋白A等。ANA的靶抗原具有异质性,即使在单一一种疾病中(如AIH)都是许多不同的抗原。ANA靶抗原从诊断意义上讲,鉴定ANA靶抗原的特异性对诊断的准确度无任何提高。ANA的检测通常采用间接免疫荧光法。ANA在AIH中的滴度一般较高,通常超过1∶160(间接免疫荧光法),但滴度与病程、预后、病情进展、疾病活动度以及是否需要进行肝移植没有相关性。目前将抗核抗体和/或抗平滑肌抗体作为Ⅰ型自身免疫性肝炎的标志性抗体,但约有20%~30%的Ⅰ型患者上述抗体阴性。此外,血清中抗核抗体阳性的疾病很多,如全身性系统性红斑狼疮(SLE),药物(抗心律不齐药物,如普鲁卡因酰胺;降压药,如肼苯达嗪;治癫痫药,如乙内酰脲和抗甲状腺药物,如硫脲嘧啶等)所引起的狼疮以及重叠综合征、混合性结缔组织病(MCTD)、全身性硬皮病、皮肌炎、干燥综合征、类风湿性关节炎以及桥本甲状腺炎、重症肌无力等。

②抗平滑肌抗体(anti-smooth muscle autoantibody,抗-SMA)抗平滑肌抗体的主要靶抗原为胞浆骨架蛋白,如F-肌动蛋白、肌钙蛋白、原肌球蛋白,肌动蛋白的聚合体形式(F-肌动蛋白)。高滴度SMA与自身免疫性肝炎密切相关,而且常与抗核抗体同时出现,为Ⅰ型自身免疫性肝炎的血清标志物,有时也是这类肝炎的唯一血清学指标。SMA对AIH无特异性,常出现于其他病因导致的肝病以及感染性和风湿性疾病中,但在这些疾病中的滴度常低于1:80。SMA可能是一些年幼的Ⅰ型患者血清中唯一的自身抗体,滴度也可能低至1:40。SMA的检测通常也采用间接免疫荧光法。

③抗肝肾微粒体抗体-1(anti-liver/kidney microsomal autoantibody 1,抗-LKM-1)是Ⅱ型自身免疫性肝炎的标志性抗体,在诊断及其鉴别诊断中起着非常重要的作用。随着分子生物学技术的发展为鉴定自身免疫性疾病的自身靶抗原提供了非常有用的实验手段。经DNA重组技术发现,抗-LKM抗体有三型,抗-LKM-1:靶抗原是细胞色素P450ⅡD6,是一种药物代谢酶,可代谢25种常用的药物,包括β-阻断剂、抗心律失常药、抗忧郁药、抗高血压药物等等。除了Ⅱ型自身免疫肝炎外,少数丙型肝炎患者血清中也可出现anti-LKM-1。anti-LKM-2:靶抗原是细胞色素P450ⅡC9,也是药物代谢酶,可见于利尿药物诱导的药物性肝炎。anti-LKM-3:靶抗原可能是UDP-葡萄糖醛酸基转移酶,约10%的丁型肝炎患者血清中anti-LKM-3阳性,抗可溶性肝抗原抗体。

④抗可溶性肝抗原抗体(soluble liver antigen antibody,anti-SLA)是Ⅲ型自身免疫性肝炎的标志性抗体。SLA抗原是肝细胞浆内一种可溶性的蛋白分子,其生理功能不明。SLA抗体是自身免疫性肝炎中唯一特异的自身抗体,仅见于Ⅲ型自身免疫性肝炎。

⑤抗线粒体抗体(anti-mitochondria autoantibodies,AMA)是原发性胆汁性肝硬化(primary biliary cirrhosis,PBC)特异且敏感的诊断指标,阳性率达95%。但在一部分慢性肝炎(包括慢性病毒性肝炎和自身免疫性肝炎)中也出现AMA,并且这些自身抗体的靶抗原分子也与PBC患者相似。有人认为这可能是PBC和慢性肝炎重叠的缘故。

⑥其他抗体 除上述抗体外,自身免疫性肝炎患者血清中还可出现其他自身抗体,如抗肝细胞膜脂蛋白特异性抗体、抗去唾液酸糖蛋白抗体、核周型抗中性粒细胞胞浆抗体(perinuclear antineutrophil cytoplasmic antibody,pANCA)、抗细胞骨架蛋白抗体等等。前两种抗体也是自身免疫性肝炎的特异性抗体,并且与自身免疫性肝炎发病密切相关,但是检测技术较复杂,目前临床实验室尚未广泛开展。

6. 肝脏穿刺活组织检查　肝脏穿刺活组织检查对于 AIH 的诊断和治疗均有非常重要的参考价值。肝脏组织病理切片常见交界性肝炎(interface hepatitis)，肝细胞呈片状坏死和桥状坏死，多有浆细胞、淋巴细胞和单核细胞浸润，除非重叠其他疾病(如 PBC 等)，一般没有胆管的破坏或缺失。交界性肝炎和较多浆细胞浸润、淋巴细胞聚集形成类似玫瑰花结样是 AIH 的特征性肝脏组织病理学改变，但值得注意的是，其并非是 AIH 特有的，或其诊断所必需的。重症或暴发性肝炎可出现肝细胞大块样坏死。病情发展可出现不同程度的肝脏纤维化，甚至肝硬化的组织病理学改变。

7. HLA 的检测　HLA-B8，DR3，DR4 阳性或 HLA-C4A 基因缺失者易患 AIH。

8. 其他　主要是：①进一步了解病情轻重和是否有并发症，如胃镜或上消化道钡餐(主要了解是否有食管胃底静脉曲张)、腹部超声、CT、MRI 等；②排除其他疾病或明确是否有重叠其他疾病，包括病毒性肝炎标记物、其他自身免疫性抗体(如 AMA，抗 SS-A，抗 SS-B，抗 SM 等)、甲状腺功能和相关自身免疫性抗体的检查、以及铜代谢或铁代谢障碍的相关检查(以便排除肝豆状核变性和血色病)；③若有大便改变，可行电子结肠镜检查，了解是否重叠溃疡性结肠炎。

【诊断对策】

正确诊断 AIH 需要详细了解本病的临床特征并除外与其相似的疾病。交界性肝炎和门脉浆细胞浸润是本病的组织学特征，然而上述组织学发现并非 AIH 所特有，没有门脉浆细胞浸润并不能除外 AIH 的诊断。转氨酶和 γ 球蛋白的水平并不能反映肝组织的损害程度和有没有出现肝硬化，而肝组织学检查对于鉴别诊断、判断病情和决定治疗方案都很重要。组织学改变，如胆管消失或破坏则可能提示为原发性硬化性胆管炎，原发性胆汁性肝硬化或自身免疫性胆管炎；如果有脂肪或者铁沉着则要排除非酒精性脂肪肝，肝豆状核变性，慢性丙型肝炎，药物毒性，血色病等。自身抗体肯定会存在，AIH 常见的血清标志物为抗核抗体(ANA)，抗平滑肌抗体(抗-SMA)，抗肝肾微粒体抗体(anti-LKM1)。

(一)诊断标准

AIH 的诊断标准已经被制定并被一个国际化的专门小组进行更新。1992 年，国际自身免疫性肝炎小组(IAIHG)在英国 Brighton 举行会议，制定了关于 AIH 诊断的描述性标准和诊断计分系统。研究表明，该计分系统的诊断精确性为 89.8%。IAIHG 于 1998 年在美国 Chicago 对 Brighton 标准和计分系统进行修订,特别对计分系统作了调整,以便提高该系统的特异性和简洁性(见表5-5)。AIH诊断评分系统被用来评估诊断的强度。计分系统的最大研究价值在于其客观性、特异性和可重复性,可用于评价存在复杂或不一致的参数或缺乏传统自身免疫标志物的患者。AIH的诊断需检测血清转氨酶和γ-球蛋白水平,测定ANA、抗-SMA和抗-LKM-1,并需进行肝活检。通过对综合征的每一部分进行评分,可容纳相互矛盾的特征(如γ球蛋白的水平),避免了孤立的不一致特征所带来的误差(如胆管消失)。AIH在使用激素治疗时病情可以缓解,但是停药后又容易复发。这种治疗后的特性也被整合入了评分系统。依据治疗前的特征而进行的评分,可以根据患者对治疗的反应而进行加分或减分。如果不影响治疗的效果,那么那些矛盾的发现并不会更改诊断。在激素治疗前的确诊分数为15分,而治疗后其确诊分数则为17分。另外,2002年美国肝脏病学会制定了一个以排除法为主的AIH的描述性诊断标准(见表5-6),所有拟诊AIH的患者必须彻底除外遗传性疾病(Wilson病、抗胰蛋白酶缺乏症和遗传性血色病)、感染性疾病(甲型肝炎、乙型肝炎及丙型肝炎等)和药物性肝脏损害(米诺霉素、呋喃妥因、异烟肼、丙硫氧嘧啶和甲基多巴等所致),这些疾病中有些会伴有自身免疫现象,其中最易与AIH相混淆的是Wilson病、药物性肝损害和慢性病毒性肝炎特别是慢性丙型肝炎。AIH的诊断标准中的确诊和可疑诊断之间的主要区别是γ球蛋白,IgG,ANA,SMA,抗-LKM1的水平,还有是否有酒精,药物,感染等导致肝损害的诱因。无时间上的需求来确立慢性病程,瘀胆性的临床、实验室和组织学改变以排除该诊断。如果常见血清标志物阴性,那么综合pANCA、抗去唾液酸糖蛋白受体抗体(抗-ASGPR),抗肝细胞胞质抗原Ⅰ型抗体(抗-LC1),抗可溶性肝抗原抗体(anti-SLA),抗肝胰抗体(anti-LP),肌动蛋白,抗中性粒细胞胞浆抗体(pANCA)等对诊断也有提示作用。

表5-5 1998国际自身免疫性肝炎小组(IAIHG)关于AIH诊断计分系统

指标	计分	指标	计分	指标	计分
性别		AMA		其他自身免疫性疾病	
女	+2	阳性	-4	患者或亲属	+2
男	0	阴性	0	组织学特征	
血清ALP/ALT比值		肝炎病毒标志物		界面性肝炎	+3

续表

指标	计分	指标	计分	指标	计分
>3.0	−2	阳性	−3	玫瑰花环	+1
1.5～3.0	0	阴性	+3	浆细胞浸润	+1
<1.5	+2	用药史		无上述改变	−5
γ-球蛋白或 IgG(正常值上限的倍数)		有	−4	胆管变化	−3
>2.0	+3	无	+1	提示其他病因的变化	−3
1.5～2.0	+2	饮酒		对糖皮质激素治疗的反应	
1.0～<1.5	+1	<25 g/d	+2	完全有效	+2
<1.0	0	>60 g/d	−2	停药后复发	+3
ANA、SMA 或抗-LKM1 滴度		HLA		治疗前积分	
>1:80	+3	DR3 或 DR4	+1	确定诊断	>15
1:80	+2	其他相关抗体	+2	可能诊断	10～15
1:40	+1	(抗-SLA/LP		治疗后积分	
<1:40	0	抗-ASGPR, pANCA)		确定诊断	>17
				可能诊断	12～17

表 5-6 2002 年美国肝脏病协会关于自身免疫性肝炎描述性诊断标准

诊断要求	确诊	疑诊
排除以下疾病:		
遗传性肝病	抗 α₁ 胰蛋白酶正常;	抗 α₁ 胰蛋白酶轻度异常;
	血清铜、铜蓝蛋白正常;	非特异性的血清铜、铜蓝蛋白异常;
	血清铁、铁蛋白正常;	非特异性血清铁、铁蛋白异常;
非病毒性肝炎	甲肝、乙肝和丙肝标志物(−)	甲肝、乙肝和丙肝标志物(−);

续表

诊断要求	确 诊	疑 诊
非酒精性肝病	乙醇<25 g/d；	乙醇<50 g/d；
非药物性肝病 同时伴有：	近期无肝损药物或毒物使用史；	近期无肝损药物或毒物使用史；
实验室检查：	血清转氨酶水平明显升高 球蛋白，γ球蛋白 或球蛋白 G 水平≥2 倍	血清转氨酶水平明显升高 不同程度的高球蛋白血症
自身抗体	成人 ANA，SMA 或抗 LKM1 抗体>1：80 儿童 ANA，SMA 或抗 LKM1 抗体>1：20 AMA（一）	成人 ANA，SMA 或抗 LKM1 抗体>1：40 或出现其他自身抗体 AMA（一）
肝脏组织学改变	交界性肝炎（Interface hepatitis） 无胆管损伤破坏，无肉芽肿形成， 或明显提示其他肝病的改变	交界性肝炎（Interface hepatitis） 无胆管损伤破坏，无肉芽肿形成， 或明显提示其他肝病的改变

（二）鉴别诊断要点

正确诊断 AIH 需要详细了解本病的临床特征并除外与其相似的其他疾病。所有拟诊 AIH 的患者必须彻底除外遗传性疾病（Wilson 病、α_1-胰蛋白酶缺乏症和遗传性血色病）、感染性疾病（甲型肝炎、乙型肝炎及丙型肝炎等）、酒精型肝炎和药物性肝脏损害等。另外，值得注意的事，这些疾病中不仅有些常伴有自身免疫现象或疾病，最易与 AIH 相混淆，而且 AIH 常重叠这些疾病，如 Wilson 病、药物性肝脏损害和慢性病毒性肝炎特别是慢性丙型肝炎，在诊断时宜注意鉴别。鉴别诊断时，一方面应该注意有无 AIH 的特点，如肝脏组织病理学是否有交界性肝炎和汇管区浆细胞浸润等本病的主要组织学特征，自身免疫性抗体（如 ANA，抗 SMA 和抗 LKM1 抗体）阳性等；另一方面，积极寻找其他疾病的诊断依据：

1. 遗传代谢性疾病　Wilson 氏病：部分患者有中枢神经系统损害和眼部 K-F 环，血清铜蓝蛋白及血清铜降低，肝脏干铜和 24 小时尿铜排出增多，基因型的测定；遗传性血色病：家族史，青铜色皮肤、糖尿病和肝脏疾病，血清转铁蛋白饱和度升高（>60%）、血清铁蛋白升高和肝实质细胞内可染色铁增多。α_1-胰蛋白酶缺乏症:常有肺部疾病,血清 α_1-胰蛋白酶缺乏。

2. **病毒性肝炎** 血清病毒标记物(抗体,乙肝病毒 DNA 或其他肝炎病毒 RNA)阳性。

3. **药物性肝损害** 可疑或确定肝损药物使用史,肝脏损害结合发热、皮疹及外周血嗜酸性粒细胞增多,停药后肝功能好转,结合既往类似用药后出现肝损害史或不慎再次用药后出现类似肝损害可确诊。

4. **酒精性肝脏疾病** 有多年的大量酗酒史,肝脏组织病理学为肝细胞脂肪样变性。

5. **原发性胆汁淤积性肝硬化** 皮肤瘙痒多见,血清 AMA 抗体阳性,肝脏组织病理学显示肝脏毛细胆管淤胆和胆管破坏、缺失等。

6. **原发性硬化性胆管炎** 男性多见,PTC 或 ERCP 显示肝内外胆管不规则狭窄或扩张。

7. **隐源性肝炎** 无其他已知肝脏疾病的诊断依据。

8. **重叠其他疾病** 鉴别要点见表 5-7。

表 5-7 AIH 重叠其他疾病时鉴别诊断要点

重叠疾病	鉴别要点
重叠 PBC	抗线粒体抗体阳性(AMA)(常常滴度低)
	肝脏组织学检查有胆管损伤和/或破坏
	肝脏组织可检测出铜潴留
	皮质激素治疗有效
重叠 PSC	常合并有炎症性肠病
	胆管损伤或破坏的组织学改变
	胆管造影常有阳性征象(仅累及"小胆管者除外")
	同时具有肝实质损伤和胆管损伤实验室检测指标的改变
	皮质激素治疗疗效不佳
重叠病毒性肝炎	自身免疫功能紊乱体质
	SMA 或/和 ANA≥1∶320
	或同时存在不同滴度 SMA 和 ANA
	肝脏组织学:中至重度碎屑样坏死
	肝小叶炎症

续表

重叠疾病	鉴别要点
	汇管区浆细胞浸润
	病毒载量高者
	SMA 或 ANA≤1∶320
	肝脏组织学：脂肪样变；胆管破坏或/和汇管区淋巴细胞浸润

（三）临床类型

根据 AIH 患者血清自身免疫标志物检测结果可将其分为三种亚型（表 5-8）。但是，每种亚型并不代表其具有独特的发病机制，或者提示对糖皮质激素治疗有特别的反应，而且国际自身免疫性肝炎小组（International Autoimmune Hepatitis Group, IAIHG）至今尚未认可这些亚型分类具有临床意义。

Ⅰ型 AIH 是本病最常见的类型，其特点是伴有 ANA 和 SMA 阳性。该型 AIH 可在任何年龄发病，在北欧的白种人和北美患者中，伴随出现 HLADR3（DRB1*0301）和 DR4（DRB1*0401）。DR3 和 DR4 影响决定疾病的临床表现及易感性。Ⅰ型 AIH 的白种人患者及 DRB1*0301 患者的年龄较轻，糖皮质激素治疗无效比例高，药物治疗撤除后易复发，比其他等位基因的患者更需要接受肝脏移植。相反，具有 DRB1*0401 的 AIH 患者年龄较大，常同时伴有其他自身免疫性疾病，比 DRB1*0301 的 AIH 患者对糖皮质激素治疗反应为佳。HLA 表型与临床的关联并不影响Ⅰ型 AIH 的诊断与治疗。HLAⅡ类分子在临床上并未常规检测。

Ⅱ型 AIH 以抗肝肾微粒体抗体Ⅰ型（抗 LKM1）为特征，欧洲及南美洲某些国家比在美国更常见，其易感性可能与 DRB1*0701 有关。有关Ⅱ型 AIH 的预后比Ⅰ型更差的早期观念并未得到证实。此两者对糖皮质激素治疗均有良好反应。Ⅰ型 AIH 患者中常见的自身抗体 pANCA 未能在Ⅱ型 AIH 患者中被检测到。已经明确存在一种独特的抗 LKM1 阳性的 AIH，这是一种可以改变自身反应 T 淋巴细胞胸腺嘧啶缺失的染色体 21q22.3 单基因缺陷性疾病，被称为自身免疫性多发性内分泌病-念珠菌病-外胚层营养不良（autoimmune-polyendocrinopathy-candidiasis-ectodermal dystrophy, APECED）。APECED 是以出现外胚层营养不良、黏膜皮肤念珠菌病、多发性内分泌腺（甲状旁腺、肾上腺、卵巢）功能衰竭、产生自身抗体及多种临床表现 AIH 为特征。与其他自身免疫性疾病不同，APECED 有孟德尔式的遗传形式,而无 HLA-DR 关联,亦无女性发病优势特征。伴有 APECED 患者及 AIH 的患者有特殊的进展性肝脏疾病,对标准的免疫抑制剂治疗反应不佳。

Ⅲ型 AIH 是最后被确定的一种类型,它以血清中出现自身抗体抗 SLA/LP 为特征表现,患者在临床表现、实验室检查方面与Ⅰ型 AIH 无法区分,对糖皮质激素治疗反应良好。

表 5-8 AIH 的分型及其特点

临床特征	Ⅰ型	Ⅱ型	Ⅲ型
诊断抗体	ANA,anti-actin SMA,pANCA	anti-LKM1 抗核肽 254~271	anti-SLA anti-LP 细胞角蛋白 8,19
年龄	双峰(10~20 和 45~70)	儿童(2~14) 成人少见(4%)	成人(30~50)
女性(%)	78	89	90
并发其他免疫疾病(%)	41	34	58
血清γ球蛋白水平	+++	+	++
免疫球蛋白 A 下降	否	偶尔	否
HLA	B8,DR3,DR4	B14,DR3,C4A-QO	不详
危险的等位基因	DRB1*0301,0401 等	DRB1*0701	
皮质激素的反应	+++	+~++	+++
肝硬化发生率(%)	45	82	75

【治疗对策】

(一)治疗原则

早发现和及时诊断,对于有明显肝功能异常或肝脏组织学显示有明显的炎症坏死的患者及时应用皮质激素(强的松),或联合免疫抑制剂(硫唑嘌呤)治疗,治疗不宜过早停药,并有足够时间的维持治疗。

(二)治疗计划

1. 治疗指征 由于 AIH 的特异性治疗药物主要是糖皮质激素和免疫抑制剂,由于这些药物存在一定的治疗风险和毒副作用,对病情轻微者及基本没有肝内炎症者的治疗效益极为有限,反而可能诱发副反应,因此,对于 AIH 的治疗应注意把握其治疗指征,尽可能衡量治疗的效益风险比,治疗方案个体化,达到最大的治疗效益和最小的治疗风险(表 5-9)。

表 5-9　AIH 的治疗指征

	绝对指征	相对指征	非治疗指征
临床及血清生化学	临床症状严重		
	血清转氨酶≥10 倍正常值上限	明显症状（疲乏,关节疼痛,黄疸）	症状不明显实验室检查基本正常
	或血清转氨酶≥5 倍正常值上限	血清转氨酶、γ-球蛋白水平	既往有 Pred 或 Aza 毒副反应
	伴血清γ球蛋白＞2 倍正常值上限	达不到绝对治疗指征标准	血清转氨酶＜3 倍正常值上限
肝脏组织学			
	桥接样坏死	交界型肝炎	非活动性肝硬化
	多个多腺泡塌陷	门脉周围炎症	轻度汇管区炎症
			失代偿期肝硬化伴有食管胃底静脉曲张破裂出血

注:1　重度自身免疫性肝炎是药物治疗的绝对指征
　　2　轻至中度自身免疫性肝炎是否治疗仍有争议,取决于效益/风险比值。

治疗的绝对指征:①血清 AST 或 ALT 超过正常值上限 10 倍或以上;②血清 AST 或 ALT 超过正常值上限 5~10 倍,同时 γ 球蛋白超过正常值上限 2 倍或以上;③肝脏组织学检查显示肝脏炎症坏死较明显,如出现桥接样坏死或多腺泡塌陷。治疗的相对指征:①有明显的临床症状,如乏力、肌痛或关节痛,黄疸等;②血清 AST 或 ALT 不超过正常值上限 5 倍,γ 球蛋白超过正常值上限 1~2 倍以内;③肝脏组织学检查显示肝脏交界型肝炎。长期血清 AST 值高于正常 10 倍以上或血清 AST 值在 5 倍正常值以上伴 γ 球蛋白水平在正常值 2 倍以上,提示患者 6 月内死亡率可高达 40%。组织学上出现桥状坏死或多腺泡塌陷,往往是肝硬化的前兆(82%),5 年病死率达 45%。现症活动性肝硬化 5 年病死率为 54%,伴静脉曲张者 20% 死于出血。有以上表现的患者应当治疗。但对于非活动性的肝硬化患者、病情轻微的患者如果同时存在其他严重疾病或治疗禁忌症、药物耐药时,可结合 AIH 病情的轻重,暂时给予随访观察或酌情调整治疗方案。

儿童的治疗指征与成年人相同。但由于儿童患者病情常较重,病情更易复发,诊断较困难,确诊时间较晚,发展到肝硬化的机会高于成年患者,因此,儿童患者的治疗常更为积极,确诊或尽快给与正规的治疗。

2. 特殊人群患者　儿童、老年人、绝经期后妇女、肝硬化、孕妇或准备怀孕者、急性或暴发性起病、炎症活动严重而血清学阴性者以及精神不稳定、脆型糖尿病、骨质疏松、不稳定性高血压病等的治疗具有特殊性(表5-10)。治疗适应证应当精确限定,治疗须有适应过程以减少副反应,应有严格的监测程序以鉴别和控制药物相关并发症。

表 5-10　特殊情况的处理策略

患者	注意事项	处理策略
儿童	避免损害体形和骨骼发育	最少的体形和容貌的影响积极的标准方案,硫唑嘌呤或 6-MP,隔日疗法
老年或绝经后	避免骨质疏松	标准的联合疗法
	预防椎体压缩	附加防骨质疏松药和低剂量强的松
	减少肿瘤发生	或复发后加硫唑嘌呤
肝硬化	预防低血细胞症或出血	避免液体潴留和预防静脉曲张出血
糖尿病	预防骨质疏松	标准联合疗法附加防骨质疏松药
		低剂量强的松或复发后加硫唑嘌呤
怀孕或打算怀孕	避免早产	降低畸形发生危险
		标准强的松疗法,免用硫唑嘌呤
		如有门脉高压或肝功能衰竭应避孕
急性或暴发性起病	延误或未能及时治疗	积极的标准治疗方案
	误诊为病毒性或中毒性肝炎	
隐源性的肝炎	延误或未能及时治疗	标准联合治疗方案
	误诊为病毒性或中毒性肝炎	
伴随疾病	避免伴随疾病的恶化	标准联合治疗方案+积极治疗伴随疾病

(三)标准治疗方案

1. 内科治疗

(1)常用药物及药物作用机制　常用的药物主要包括糖皮质激素(强的松)和免疫抑制剂(硫唑嘌呤)。①皮质激素具有亲脂性,能弥散达胞质中与糖皮质激素受体相结合,再至细胞核与糖皮质激素反应基因作用,制约IL-2、IL-4、IL-5、IL-6、IL-8、IL-12、α-干扰素和TNF-α等细胞因子表达。另外,它可抑制核因子-B(NF-B)活性、缩短细胞因子mRNA的半衰期和阻碍细胞因子对靶细胞的作用。强的松在肝内转化为强的松龙,未结合强的松龙是发挥治疗作用和引起副反应的活性代谢产物。影响强的松转化(晚期肝病)、降低白蛋白携带强的松龙的能力(低白蛋白血症)和/或胆红素竞争性替代结合的强的松龙(高胆红素血症)将增加血清非结合强的松龙的水平。肝硬化患者转化强的松的能力明显降低,但这种效应还没有影响到治疗的结果。所以,强的松可优先于更为昂贵的强的松龙用于各期的AIH。②硫唑嘌呤是嘌呤拮抗剂,在血液中转化为6-巯基嘌呤(6-MP),再经酶作用转化为活性代谢产物6-巯基鸟嘌呤,可干扰细胞循环,影响淋巴细胞迅速分化增殖。硫代嘌呤甲基转移酶介导另外的6-MP清除途径,其活性的差异可影响治疗作用和药物毒性,对血细胞减少症的患者应用前应了解巯基嘌呤甲基转移酶的转化能力。硫唑嘌呤的作用缓慢,充分疗效可能在治疗后3个月或更长。

(2)自身免疫性肝炎推荐治疗方案　目前关于自身免疫性肝炎的药物治疗,文献报道比较多的有糖皮质激素和免疫抑制剂。美国肝脏病学会推荐的治疗自身免疫性肝炎的治疗方案包括强的松治疗方案和强的松联合硫唑嘌呤治疗方案(见表5-11)。所有类型的AIH治疗首选强的松联合硫唑嘌呤,这种治疗方案与单用2倍剂量的强的松同样有效,但副反应明显降低。隔天与每天服用皮质激素在改善症状和实验室指标上的效果相同,但副反应低一些。因组织学缓解不理想,隔天服用的方法在成人中已不再作为一线治疗方案。所有免疫抑制疗法均可增加肿瘤发生的机会,在治疗的AIH患者这种危险性是正常人群的1.4倍,此危险度不会影响对严重病例的免疫抑制剂的使用。对有现症肿瘤的患者,经验上都避免使用硫唑嘌呤。在动物模型中用高剂量硫唑嘌呤时可致畸,人类中没有发现,但怀孕期患者仍保守地单用强的松。

表5-11　成年患者AIH标准治疗方案

	强的松(mg/d)	联合治疗方案	
		强的松(mg/d)	硫唑嘌呤(mg/d)
第1周	60	30	50
第2周	40	20	50
第3周	30	15	50
第4周	30	15	50

续表

	强的松(mg/d)	联合治疗方案	
		强的松(mg/d)＋硫唑嘌呤(mg/d)	
维持治疗直到治疗终点	20	10	50
方案的优先选择因素	血细胞减少、怀孕、活动的恶性肿瘤、硫代嘌呤甲基转移酶缺陷、病程短	绝经期提前、糖尿病、高血压、骨质疏松或椎体压缩、肥胖、精神不稳定或抑郁等	

儿童中的治疗方案(表 5-12)同成人,通常强的松 2 mg/(kg·d),不超过 60 mg/d,常常隔日使用或逐渐减量以减少对生长发育等负面影响。硫唑嘌呤或 6-MP 在小剂量皮质激素疗法中早期使用。

表 5-12 儿童患者 AIH 标准治疗方案

初始治疗	维持治疗	治疗终点
1. 强的松(2mg/kg·d)(最大量 60 mg/d)	1. 逐渐减量至 0.2~0.3 mg/kg·d 或 5 mg/d,减量时间超过 6~8 周	1. 治疗期间复查肝功能正常维持 1~2 年
2. 或联合硫唑嘌呤 1~2 mg/kg·d×2 周	2. 硫唑嘌呤一旦加用后,维持治疗阶段不减量	2. 整个治疗期间内未见病情反复
	3. 以上强的松的量为每天给药剂量,硫唑嘌呤剂量不变	3. 肝脏组织学检查显示无或仅有轻微炎症
	4. 强的松隔天给药,应调整剂量	

(3) AIH 的复发率 停药后,成人患者复发率达 20%~100%,儿童的复发率更高;复发相关的因素:以血清生化学(转氨酶和γ球蛋白水平)而不是肝脏组织学指标作为治疗终点,导致过早停药(6 个月内复发率 50% vs 20%);皮质激素减量过快,从治疗量减到维持量不宜少于 6 周;治疗的反应,部分缓解者及治疗失败者比完全缓解者更易复发;年龄,儿童比成人更易复发;其他:遗传因素,怀孕,同时合并其他免疫性相关性疾病,女性患者等。肝活检评价是唯一确认缓解和治疗终点的指标,否则可能导致过早停药而恶化。复发必须与皮质激素撤药相关症状作鉴别,后者没有 AST 水平的异常。再治疗通常可诱导再次缓解,但停药后 6 个月内

大部分患者病情复发。

复发患者的处理：①继续应用或改用皮质激素：按初始治疗方案的剂量或更大的剂量，直到病情得到血清生化学指标完全缓解，缓慢逐渐减量（2.5 mg/月），直到维持量，维持到肝脏组织学完全缓解；②继续或改用硫唑嘌呤：对于大剂量皮质激素连续应用＞12周，病情没有缓解者或出现严重激素副作用者，激素逐渐减量，加上硫唑嘌呤；或改用硫唑嘌呤；病情缓解后逐渐减量维持，直到完全缓解；③改用或加用二线药物（如其他免疫抑制剂）；对于第一次复发，不建议长期激素或免疫抑制剂长期低剂量维持；④出现两次或以上复发者，建议长期皮质激素或免疫抑制剂维持治疗（表 5-13）。

表 5-13　AIH 不良转归者再治疗的标准方案

不良转归的类型	临床定义	治疗
治疗失败	比治疗前 AST 增加 67% 以上，腹水或肝性脑病，组织学活动性恶化	强的松 60 mg/d，或强的松 30 mg/d 加硫唑嘌呤 150 mg/d。在临床改善时每月减量 1 次，直至标准疗法的维持剂量 肝移植
不完全反应	有改善但长期治疗（＞3 年）不能达到缓解标准	适合剂量的强的松或硫唑嘌呤长期维持
药物中毒	因严重药物毒副作用而不能耐受而提前减量或停用	减量 50%，在调整剂量后仍不能耐受者停药
复发	缓解或撤药后的疾病再现，血清 AST＞3 倍正常值	初次复发者仍用标准方案，多次复发者用适量强的松或加用适量硫唑嘌呤，病情稳定后逐渐减至维持量，长期维持改用二线治疗药物治疗

（4）药物治疗的进展　新的免疫抑制药物在移植领域不断出现，为 AIH 的治疗提供了更大的空间，如环孢素 A、藤霉素（tacrolimus，FK 506）、第二代皮质类固醇激素布地奈德（budesonide）、去氟可特（deflazacort）以及熊去氧胆酸等，但其疗效还有待进一步研究。

总之，AIH 标准治疗是强的松或强的松龙（40～60 mg/d）单独应用，或联合应用强的松龙（20～30 mg/d）和硫唑嘌呤 1 mg/(kg·d)。皮质类固醇激素治疗对三型 AIH 均有效，推荐优先使用联合治疗方案。即使在治疗开始时已确定存在肝硬化的患者仍可成功诱导缓解；严重疾病患者均需治疗，包括儿童、老年人、绝经后妇女、急性或暴发性表现者或那些传统自身抗体阴性患者；复发常见，在多次复发后推荐低剂量长期强的松龙或硫唑嘌呤治疗；环孢素 A、tacrolimus（FK 506）、第二代皮质类固醇激素（budesonide、deflazacort）以及熊去氧胆酸在 AIH 治疗中的作用尚有待进一步研究（表 5-14）。

表 5-14　新疗法介绍（未公认）

治疗状况	新　疗　法
未治疗	环孢霉素 5～6 mg/kg·d；布地奈德 3 mg2/d；
	熊去氧胆酸 13～15 mg/kg·d
治疗失败	6-硫基嘌呤 1.5 mg/kg·d
	霉酚酸酯 2g/d
	环孢霉素 5～6 mg/kg·d
	他克莫司 4 mg 2/d
不完全反应	布地奈德 3 mg 2/d
	熊去氧胆酸 13～15 mg/kg·d
	去氟可特 7.5 mg/d（对应 5 mg 强的松）
药物毒性	6-硫基嘌呤 1.5 mg/kg·d
	环孢霉素 5～6 mg/kg·d
	霉酚酸酯 2 g/d
	熊去氧胆酸 13～15 mg/kg·d
复发	霉酚酸酯 2 g/d，去氟可特 7.5 mg/d（对应 5 mg 强的松）

2. 肝移植　尽管自身免疫性肝炎（AIH）的治疗已有很大进展，但很多患者仍然会进展至终末期肝病，或出现其他相关的严重并发症，此时，肝移植术仍然是唯一的治疗手段。本文对 AIH 患者的移植时机等问题进行讨论。

（1）移植时机及适应证　在脑死亡立法的发达国家，肝移植患者移植的时机尚当取决于取得合适供体的时间。目前活体肝移植开展的还不够普遍，因此移植时机的掌握尚有很大的制约因素。AIH 肝移植总体上适应证跟其他肝病相同。一般要能耐受手术，其适应证包括：AIH 相关的终末期肝病和其他严重肝脏疾病是肝移植术的指征，尤其是肝脏功能衰竭，多种治疗方案治疗失败或严重药物毒副作用，病情较严重者；晚期 AIH 肝硬化，尤其是合并多种严重并发症者；多次复发，病情较重而多种药物治疗方案均不能有效控制者；伴有其他肝移植的指征。

(2)移植后的免疫抑制应用　由于术后存在慢性排斥反应和复发的可能,许多患者仍需较大剂量免疫抑制药物,目前尚无共识的最佳方案,但多数都采用硫唑嘌呤、FK506 与皮质激素联用。应监测血清学(包括血清自身抗体及免疫球蛋白)及组织学指标。

(3)肝移植后的 AIH 患者病情变化　AIH 患者肝移植后 5 年和 10 年生存率可达 75%。但 20%AIH 患者有术后复发。复发的特性尚未很好确定,需进一步明确定义。使用皮质类固醇激素并不能缓解所有病例的复发,有些复发甚至导致移植肝无功能。AIH 患者倾向于更高的急性和慢性排斥危险性。

【病情观察及处理】

1. AIH 患者应定期观察肝功能变化,应用糖皮质激素治疗者应定期检测血压、血糖、血脂和精神状态等。长期应用应注意骨质疏松症等副作用;应用免疫抑制剂者,初时每周应复查血常规 1 次,1 个月后每 2～4 周复查血常规。治疗效果不理想者,必要时复查肝脏组织病理学变化。

2. 治疗的疗效评判、疗程和治疗终点(图 5-3):成年患者治疗 AIH 的治疗的疗程尚未有很大的争议,临床症状、血清生化学指标的改善和肝脏组织病理学的改善,均可作为治疗效果和治疗终点的评估指标。绝大多数的患者经正规治疗后,可获得不同程度的血清生化学改善,如血清胆红素、γ 球蛋白水平、转氨酶水平下降等。90% 成人患者 2 周内好转,1 年内缓解率很低,完全缓解多出现在治疗 1～2 年内;67% 成人患者经治疗后在 18 个月内完全缓解,3 年完全缓解率达 80%(平均 22 个月);儿童患者多在 2～4 周内好转,在 6～12 个月缓解率达 80%～90%;成人患者肝组织学改善迟于血清生化学改善 3～6 个月;经过治疗 6～9 个月后 75%AIH 儿童患者的肝脏组织学恢复正常;儿童患者绝大多数对皮质激素或皮质激素加免疫抑制剂治疗方案均有较好的反应,而且其疗效与疾病的病情无关。以肝脏组织病理学改善作为治疗终点比以血清生化学改善作为治疗终点更为合理。

疗效评判和治疗终点包括:完全缓解、治疗失败,部分缓解和药物严重毒副作用,理想的治疗终点是:完全缓解。

(1)完全缓解　指的是临床症状消失,血清胆红素、γ 球蛋白水平恢复正常,血清转氨酶水平降到正常上限的 2 倍以内,肝脏组织病理学检查显示无或仅有轻微的炎症,而且无交界性肝炎。成人患者病情完全缓解后强的松逐渐减量,停药(减量到停药时间宜缓慢,不宜短于 8 周),硫唑嘌呤可长期给予维持量(50 mg/d),并定期随访;儿童患者病情完全缓解后,强的松继续低剂量维持 1～2 年。

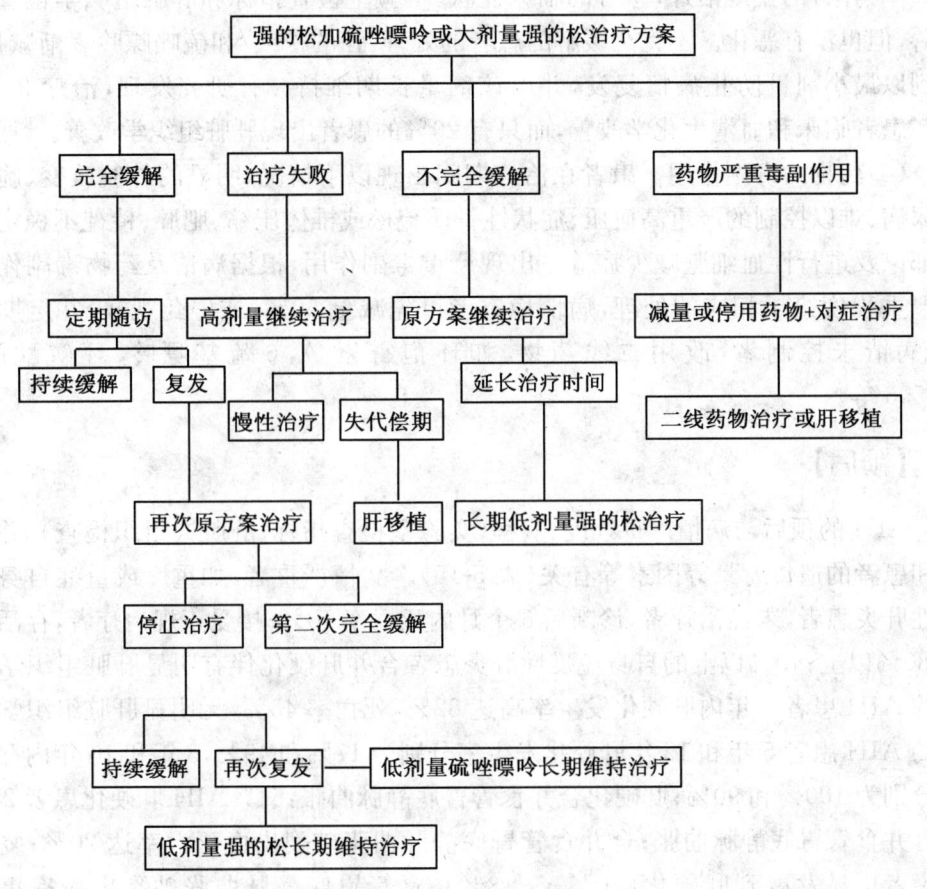

图 5-3　自身免疫性肝炎的治疗流程

(2) 治疗失败　在正规治疗期间,患者的临床症状、实验室检查指标和肝脏组织学检查进行性恶化,血清转氨酶水平较治疗前升高 67%,或/和出现腹水、黄疸和肝性脑病。治疗失败的患者的处理,该用何种方案和药物目前尚无明确的指导意见,推荐强的松 60 mg/d,或强的松 30 mg/d 联合硫唑嘌呤 150 mg/d,病情好转后,每月逐渐减少强的松及硫唑嘌呤用量,直至维持量,另外,肝移植应该是合适的指征。

(3) 部分缓解　经过 3 年的正规治疗,患者的临床症状、实验室检查指标和肝脏组织学检查较治疗前有不同程度的改善,但没有达到完全缓解的标准;或经过一段时间(治疗多长时间病情无改善才能判断为治疗失败尚无统一的意见,有人建议以3年为限)的正规治疗,患者的临床症状、实验室检查指标和肝脏组织学检查无改善,但也没有恶化。不完全缓解的患者的处理:强的松或/和硫唑嘌呤逐渐减量,直到以最小剂量防止病情复发,并以该剂量长期维持。有研究发现,治疗2年,67%患者临床和血清生化学改善,而只有20%的患者出现肝脏组织学改善。

(4)药物的毒副作用 患者在治疗期间出现以下情况,明显的外貌改变、脆性糖尿病、难以控制的严重高血压、症状性骨质疏松或椎体压缩、肥胖、精神不稳定或抑郁以及进行性血细胞减少症等。出现严重毒副作用,根据病情及药物毒副作用的严重程度给予相应的处理,病情稳定者可先减量50%,或停药观察,并定期随访;病情未控制者,改用二线药物,如环孢霉素A,6-巯基嘌呤,环磷酰胺,FK506等。

【预后】

AIH的预后与病情严重程度、病程(实验室检查指标、肝脏或组织检查)、并发症和患者的遗传背景等因素等有关(表5-15)。病情严重者,如重度或重症自身免疫性肝炎患者,未经治疗者,诊断后6个月内死亡率40%;接受正规治疗者,存活率达80%以上;40%以上的自身免疫性肝炎患者合并肝硬化伴有明显肝脏组织学改变的AIH患者5年内肝硬化发生率高达82%,死亡率45%,无明显肝脏组织学改变的AIH患者5年和15年肝硬化发生率分别为17%和49%,5年和10年内存活率分别为100%和90%;肝硬化合并食管胃底静脉曲张:54%AIH肝硬化患者2年内合并食管胃底静脉曲张;合并食管胃底静脉曲张破裂出血死亡率达20%;复发的患者更易发展到肝硬化(40% vs 18%),食管胃底静脉曲张破裂出血率更高(25% vs 15%);肝衰竭死亡率更高(15% vs 4%);肝癌与肝硬化相关:不合并HBV或HCV感染的AIH患者,肝癌发生率极低(1/1 732人年AIH患者,1/1 002人年肝硬化AIH患者约10/年)。

表5-15 AIH的预后相关因素

相关因素	预后意义	
实验室指标	未经皮质激素治疗者	
转氨酶≥10倍正常上限或以上	3年死亡率	50%
10倍≤转氨酶≥5倍+γ球蛋白≥2倍	10年死亡率	90%
转氨酶<10倍+γ球蛋白<2倍	15年内肝硬化发生率	49%
	10年死亡率	10%

续表

相关因素	预后意义	
肝脏组织学改变	未经皮质激素治疗者	
汇管区炎症	5年内肝硬化发生率	17%
	5年存活率	正常
桥接样坏死或多小叶坏死	6年内肝硬化发生率	82%
	5年死亡率	45%
肝硬化	5年死亡率	58%
人类白细胞抗原特征	临床特点	
HLA-B8	年轻患者	
	肝脏组织炎症反应明显	
	复发倾向	
HLA-DR3	完全缓解率低	
	复发常见	
	治疗失败率高	
	常需肝移植治疗	
HLA-DR4	老年患者	
	女性多见	
	常合并其他免疫相关性疾病	
	预后较好	
HLA-C4A基因缺失	血清补体水平低	
	早年发病	

(王锦辉)

第四节 原发性肝癌

原发性肝癌（primary carcinoma of the liver，HCC）是指由肝细胞或肝内胆管上皮细胞发生的恶性肿瘤，简称肝癌。其发生率在各国和地区间差异很大，是我国常见的恶性肿瘤之一，死亡率高，在恶性肿瘤死亡率仅次于胃、食管而居第三位，在部份地区的农村中则占第二位，仅次于胃癌，严重地危害生命健康。我国每年约有11万人死于肝癌，占全球肝癌死亡数的45%，其中江苏启东和广西扶绥的发病率最高。在国外，非洲撒哈拉以南和亚洲太平洋沿岸地区的发病率明显高于其他地区，而欧、美、大洋洲发病率较低。据世界卫生组织报告，HCC占所有恶性肿瘤的比例在高发国家为30%，中发国家为10%，低发国家为2%。值得注意的是，世界各地HCC发病率有上升趋势。本病可发生于任何年龄，以40~49岁为最多，多见于男性，男女比为2~5∶1。近年来由于依靠血清甲胎蛋白（AFP）检测结合超声显像对高危人群的监测，使早期肝癌的检出率和诊断率有明显的提高，积极综合治疗，已经使肝癌的5年生存率有了显著提高，尤其是肝癌早期切除率上升，明显改善患者的长期预后。

【病因及发病机制】

原发性肝癌的发病原因迄今尚不完全清楚，根据流行病学调查资料，以下因素可能与肝癌流行有关：

1. 病毒性肝炎和肝硬化　尤其是乙型肝炎和丙型肝炎病毒感染。乙型肝炎病毒和肝癌关系的研究发现：①肝癌患者血清中乙型肝炎标志物阳性率高达90%以上（对照组仅约15%）；②肝癌高发区HBsAg阳性者发生肝癌机会比阴性者高6~50倍；③分子生物学研究显示，我国肝癌患者中整合型HBV-DNA占51.5%；④HBV的X基因可改变HBV感染的肝细胞的基因表达与癌变可能有关。以上说明乙型肝炎病毒与肝癌关系密切。其过程可能是乙型肝炎病毒引起肝细胞损害继而发生增生或不典型增生，从而对致癌物质敏感，在多病因参与的发病过程中可能有多种基因发生改变，即一群原癌基因被激活为癌基因，以及一个或多个抗癌基因失活，其结果引起细胞生长的失控，肝细胞出现持续增殖，最后导致癌变。近年来丙型肝炎与肝癌关系引起注意，丙肝与肝癌的关系可能与肝硬化有关。我国资料显示肝细胞癌中5%～8%患者抗HCV阳性,对照组为0～2%,肝癌病例中抗HCV与HBV合并感染者多,丙肝患者发生肝癌时,几乎均有肝硬化。肝硬化与肝癌关系密切,一项研究发现,在500例肝癌尸检材料中,肝癌和肝硬化合并率为83.6%,肝硬化与肝癌伴发率为49.9%,其中大结节性肝硬化占73.3%。

2. 黄曲霉毒素　流行病学调查发现,肝癌高发区人群尿液黄曲霉毒素B1代谢产物黄曲霉毒素M1含量很高,提示肝癌可能与黄曲霉毒素对粮食的污染有关。黄曲霉毒素B1是动物肝癌最强的致癌剂,但与人肝癌的关系迄今尚无直接证据。

3. 饮水污染　饮水被某些重金属或其他致癌物质污染可能与肝癌发生的有关。目前缺乏直接和足够证据证实。

4. 遗传因素　在高发区肝癌有时出现家族聚集现象,尤以共同生活并有血缘关系者的肝癌罹患率高。可能与肝炎病毒垂直传播有关,但尚待证实。

5. 年龄和性别　HCC患者男性多于女性,但可能与乙肝和丙肝男性患者比率较高有一定的关系。流行病学调查发现,40～45岁以上的人群中HCC发病率明显上升,如果不合并HBV感染,45岁以下人群很少发生HCC,HCC有两个发病高峰年龄,即45岁和65岁左右。

6. 其他　引起肝癌的其他致癌物质或可疑的致癌因素尚有:①慢性酒精中毒;②亚硝胺;③其他:如微量元素(含铜、锌过高,钼过低)、性激素、放射性物质、寄生虫(华支睾吸虫)、吸烟、遗传因素等。

【诊断步骤】

(一)病史采集要点

1. 原发性肝癌的临床症状

(1)起病常隐匿,多在肝病随访中或常规体检中应用AFP及B型超声检查时偶然发现肝癌,此时患者既无症状,体格检查亦缺乏肿瘤本身的体征。如肿瘤生长缓慢,即使病情到了中晚期,部分患者也可能完全无疼痛或仅有轻微钝痛。

(2)临床症状　不同阶段的肝癌,其临床表现有明显差异。肝区疼痛、乏力、纳差、消瘦是肝癌最具特征性的常见症状。一旦出现症状而来就诊者其病程大多已进入中晚期。

1)肝区疼痛　肝区疼痛系HCC最常见的症状,半数以上患者有肝区疼痛,多呈持续性胀痛或钝痛,常由于肿瘤生长迅速使肝脏包膜绷紧所致;肿瘤侵犯膈肌,疼痛可放射至右肩或右背。向右后生长的肿瘤可致右腰疼痛。突然发生肝区剧烈腹痛和腹膜刺激征提示肝癌结节包膜下出血或向腹腔破溃。当肝表面的癌结节破裂,坏死的癌组织及血液流入腹腔时,可突然引起剧痛,从肝区开始迅速延至全腹,产生急腹症的表现。肝癌疼痛常具有以下特点:①多为持续性;②早期多为隐痛不适,中晚期常表现为胀痛、刺痛或剧痛;③疼痛与体位有关,右侧卧位常较其他体位疼痛明显;④夜间或劳累后加重,休息或药物难以控制;⑤疼痛部位与病灶所在肝的部位有关,如右肝癌以右上腹或右季肋部疼痛为主,左肝癌则为剑突下疼痛;⑥少数肝癌结节破裂可以突然发生剧痛,迅速延至全腹,伴血性腹水及休克。

2)消化道症状 胃纳减退、消化不良、恶心、呕吐和腹泻等,因缺乏性特异性而易被忽视。

3)乏力、消瘦、全身衰竭 晚期少数患者可呈恶病质状态。

4)发热 肝癌患者的发热多为低热,少数可有高热,热型多不规则。其发热的原因可能有:①并发感染(腹腔、呼吸道、泌尿道等);②癌组织坏死,毒性物质吸收;③肿瘤生长压迫胆管,引起胆管炎。并发感染者,抗生素治疗多有效,癌性发热者,发热多为持续性,消炎痛可暂时性退热,但难以控制。

5)转移灶症状 肿瘤转移之处有相应症状,有时成为发现肝癌的首诊症状:①肝内转移:肝内血行转移发生最早,也最常见,可侵犯门静脉并形成癌栓。癌栓脱落在肝内可引起多发性转移病灶,门静脉主干癌栓阻塞可引起门静脉高压和顽固性腹水;②肝外转移:血行转移:以肺转移率最高,肝静脉发生癌栓后,向上延伸到下腔静脉,甚至达右心腔,或较小的癌栓落入肺动脉引起肺小动脉栓塞而形成转移灶,如转移至肺可引起咳嗽咯血,胸膜转移可引起胸痛和血性胸水,癌栓栓塞肺动脉或其分支可引起肺梗塞,突然发生严重呼吸困难和胸痛;还可累及骨、肾上腺、肾、脑等器官,转移至骨骼,可引起局部疼痛,甚至病理性骨折;转移到脊柱或压迫脊髓神经可引起局部疼痛和截瘫等;颅内转移可出现相应的定位症状和体征,颅内高压亦可导致脑疝而突然死亡;淋巴转移:局部转移到肝门淋巴结最常见,也可转移到主动脉旁、锁骨上、胰、脾等处淋巴结;偶尔发生种植转移,如种植于腹膜可出现大量腹水,女性尚可有卵巢转移癌。癌栓阻塞下腔静脉,可出现下肢严重水肿,甚至血压下降;阻塞肝静脉可出现 Budd-Chiari 综合征,亦可出现下肢水肿。

6)其他全身症状 癌肿本身代谢异常或癌组织通过某些机制影响机体的内分泌或代谢而出现一些临床症候群,称之为伴癌综合征。肝癌的伴癌综合征已超过50种。这些伴癌综合征虽仅在少数肝癌患者中发生,但往往具有相当重要的临床意义,因为其出现有时先于肝癌局部症状,甚至可为首诊症状,如能及时识别,将有助于肝癌的早期诊断。同时,对这些症状的处理,也有助于减轻患者的痛苦,延长生存期。常见的有:

①自发性低血糖症 10%～30%患者可出现自发性低血糖症,系因肝细胞能异位分泌胰岛素或胰岛素样物质;或肿瘤抑制胰岛素酶或分泌一种胰岛β细胞刺激因子或糖原储存过多;亦可因肝癌组织过多消耗葡萄糖所致。此症严重者可致昏迷、休克导致死亡,正确判断和及时对症处理可挽救患者避免死亡。

②红细胞增多症 2%～10%患者可发生红细胞增多症,可能系循环中促红细胞生成素增加引起。

③其他罕见的尚有高脂血症、高钙血症、类癌综合征、性早熟和促性腺激素分泌异常综合征、皮肤卟啉症、异常纤维蛋白原血症、高胆固醇血症、甲状腺功能减退、肥大性关节炎、类白血病反应、溶血性贫血、血小板增多症、多发性神经病变、浆细胞增多症、高血压等。

7) 肝癌的并发症

①肝性脑病 通常是 HCC 终末期的严重并发症,约 1/3 的患者因此死亡,也有少数患者肝癌肿块并不大,而是由于严重的肝硬化伴肝功能代偿不全出现肝性脑病。无论哪种情况,一旦出现肝性脑病均预后不良。

②上消化道出血 肝癌并发上消化道出血约占肝癌死亡原因的15%,出血的原因复杂,可能与以下因素有关:a. 肝癌常因有肝硬化基础或门静脉、肝静脉癌栓而发生门静脉高压、食管胃底静脉曲张或小肠静脉淤血等一系列改变,一旦血管破裂,则发生呕血和便血。b. 晚期患者可因胃肠道黏膜糜烂合并凝血功能障碍而有广泛出血,不易自止。c. 肝癌转移,直接侵入胃、十二指肠。肝癌患者出现上消化道出血,可因急性循环衰竭而死亡,也可进一步加重肝脏损害,诱发急性肝衰竭、肝性脑病等,预后较差。

③肝癌结节破裂出血 约占10%的肝癌患者因癌结节破裂死亡。肿瘤增大、坏死或液化时可自发破裂,或因外力而破裂。破裂可限于肝包膜下,产生局部疼痛;如包膜下出血迅速增多则形成压痛性肿物;也可破入腹腔引起急性腹痛和腹膜刺激征。大量出血可导致休克和死亡,小破口出血则表现为血性腹水。

④继发感染 本病患者在长期消耗或因放射治疗、化疗等而致白细胞减少的情况下,抵抗力减弱,再加上长期卧床等因素,容易并发各种感染如肺炎、败血症、肠道感染等出现相关的症状。

(二)体格检查的要点

1. 一般情况 早期患者常无明显的体征,或可见慢性肝病或肝硬化的相关体征,如慢性肝病面容等。中晚期肝癌患者可能出现精神萎靡,消瘦体型,甚至恶病质等。

2. 皮肤黏膜 由于大部分患者合并慢性肝脏疾病,患者可能出现不同程度的贫血、蜘蛛痣、毛细血管扩张及肝掌等。

3. 肝肿大　进行性肝肿大为最常见的特征性体征之一。肝质地坚硬,表面及边缘不规则,常呈结节状,少数肿瘤深埋于肝实质内者则肝表面光滑,伴或不伴明显压痛。肝右叶膈面癌肿可使右侧膈肌明显抬高导致肝区相对浊音界上移。

4. 脾肿大　多见于合并肝硬化与门静脉高压症病例。门静脉或脾静脉内癌栓或肝癌压迫门静脉或脾静脉也能引起充血性脾肿大。

5. 腹水　多因合并肝硬化、门静脉高压、门静脉或肝静脉癌栓所致。合并腹膜转移或种植时出现大量腹水,向肝表面浸润的癌肿局部破溃糜烂或肝脏凝血机能障碍可致血性腹水。

6. 黄疸　当癌肿广泛浸润可引起肝细胞性黄疸;当侵犯肝内胆管或肝门淋巴结肿大压迫胆道时,可出现阻塞性黄疸。有时肿瘤坏死组织和血块脱落入胆道引起胆道阻塞可出现梗阻性黄疸。

7. 肝区血管杂音　由于肿瘤压迫肝内大血管或肿瘤本身血管丰富所产生。

8. 肝区摩擦音　于肝区表面偶可闻及,提示肝包膜为肿瘤所侵犯。

9. 转移灶的相应体征　可有锁骨上淋巴结肿大,胸膜淋巴转移可出现胸腔积液或血胸。骨转移可见骨骼表面向外突出,出现局部疼痛,有时可出现病理性骨折。脊髓转移压迫脊髓神经可表现截瘫,颅内转移可出现偏瘫等神经病理性体征。

10. 其他　如伴癌综合征或肝癌并发症的相关体征。

(三)实验室辅助检查

1. 血清甲胎蛋白(AFP)　是一种由胎儿肝细胞或卵黄囊细胞合成的正常血清胚胎蛋白,当成年人肝细胞恶变后又可重新获得这一功能,是目前应用最为广泛、最为特异的监测肝癌的血清学肿瘤标记物。目前检测的方法主要采用放射免疫法(RIA)或 AFP 单克隆抗体酶联免疫法(ELISA)测定,正常血清浓度仅为 10~20 ng/ml。孕妇、新生儿及睾丸或卵巢的生殖腺胚胎肿瘤也可出现血清 AFP 浓度升高。另外,在一部分肝炎、肝硬化患者及少数消化道肿瘤,如胃癌、结肠癌、胰腺癌等转移性肝脏肿瘤也可能出现低浓度的 AFP 升高(一般<200 ng/ml)。若 AFP>400 ng/ml 持续四周,或进行性升高,并排除妊娠、活动性肝病及生殖腺胚胎源性肿瘤,应高度怀疑肝癌。血清 AFP 结合肝脏 B 超检查是临床上常用的监测早期肝癌和肝癌术后随访的常用手段。若影像学提示肝脏内有占位性病变,AFP>200 ng/ml,也应该高度怀疑肝癌。APF 诊断肝癌的敏感性高达 50%~90%,约有 20%肝癌患者 AFP 正常。APF 常与肝癌的大小有关,而且与病理分化程度有关(肝癌细胞病理组织分化接近正常肝细胞或分化程度极低者,AFP 浓度较低或测不出来),另外存在个体差异性。AFP 200~400 ng/ml 以上时,肝癌直径常大于 2~4 cm,而且随着肿瘤的增大,AFP 水平也随着逐渐升高。但也相当部分肝癌患者的血清 AFP 正常或轻度升高。近年来发现,采用毒扁豆凝集素 LCA 亲和双向放射免疫电泳方法检测,AFP 有两种异质体:LCA 结合型和 LCA 非结合型。肝癌患者这种 LCA 结合型比值高于 25%,而良性肝脏疾病 LCA 结合型比值低于 25%,根据两型异质体的比值有助于良恶性肝脏疾病的鉴别,对肝癌的诊断准确率约为 87.2%,假阳性率仅为 2.5%,且不受 AFP 浓度、肿瘤大小和病程早晚的影响。

2. 血清其他肝癌标志检查

(1)碱性磷酸酶同工酶Ⅰ(ALP-Ⅰ)　约有 20% 的肝细胞癌患者血清 ALP-Ⅰ增高,但特异性高。

(2)γ-谷氨酰转肽酶同工酶Ⅱ(γ-GTⅡ)　在原发性和转移性肝癌患者血清 γ-GTⅡ均升高,阳性率和特异性均可高达 90% 以上。γ-GTⅡ阳性与 AFP 无关,即使是 AFP 低度阳性或阴性的肝癌患者,γ-GTⅡ也有较高的阳性率。

(3)异常凝血酶原(AP)　近年来研究发现,肝癌细胞具有合成和释放异常凝血酶原的功能。采用放免自显影法检测,AP>250 μg/L 为阳性,肝癌患者 AP 阳性率 69.4%,AFP 低浓度和 AFP 阴性肝癌患者的血清 AP 阳性率分别为 68.3% 和 65.5%,小肝癌诊断符合率约为 62.2%。AP 对原发性肝癌有较高的特异性,各种良性肝脏疾病、转移性肝癌假阳性率很低。

(4)5-核苷酸磷酸二酯酶同工酶Ⅴ(5'-NPDV),约有 70% 的肝癌患者该酶阳性,转移性肝癌患者阳性率更高。

(5)其他　如 α-L-岩藻糖苷酶(AFU)在肝癌患者,包括 AFP 阴性肝癌及小肝癌患者 AFU 均有较高的阳性率和特异性,有助于肝癌的早期诊断。血清 α-抗胰蛋白酶(α-AT)、同工铁蛋白酶、M2 型丙酮酸激酶、癌胚抗原(CEA)等在肝癌患者中均有升高的报道。

3. 肝功能及乙型和丙型病毒性肝炎抗原抗体系统检查,肝功能异常及乙型和丙型病毒性肝炎抗原抗体阳性提示有原发性肝癌的肝病基础。肝功能检查有助于肝脏代偿能力的评估和决定治疗方案(参见"肝硬化"一节)。

4. 影像学检查　具有定性和定位诊断的意义,提示肝内占位性病变的性质和部位。

(1)B 超检查　是临床上常用的监测和发现肝癌的检测手段,诊断的准确性常与检查者的水平和经验有关。肝癌 B 超具有以下的特点:①对于肝癌的 B 超影像学改变显示内部回声多是低回声,肿瘤增大到一定的程度,内部可出现缺血坏死、出血而呈现高回声、混合回声变化;②部分肿瘤有清晰的肿瘤包膜,B超显示有"声晕":结节中心呈现比较均匀的高回声区而邻近包膜部位为一低回声暗环,即"声晕";③结节中的结节:在肿瘤区内可见多个不同回声的结节,提示肝癌细胞中生长有新的子瘤。对于直径 3~5 cm 或以上的肝癌,检出率可高达 85%~95%,对于有经验的医生,直径在 1~2 cm 的小肝癌检出率可达 60%~80%,近年来采用彩色多普勒 B 超扫描对 1 cm 以下的微小肝癌也有一定的检出率。应用彩色多普勒血流成像结合 B 超造影,可分析测量进出肿瘤的血流量,根据病灶的血供情况,对于肝脏占位性病变的良恶性鉴别有较高的敏感性和特异性,对微小肝癌的早期诊断非常有意义。

(2)CT 及 MRI 检查 CT 和 MRI 均能反映肝脏病理形态学表现,如病灶大小、形态、部位、数目及有无病灶内出血坏死等,均有利于肝癌的诊断。

肝癌 CT 平扫检查检查显示局灶性密度减低区,边界清楚或模糊,单个或多个,部分病灶周围有一层更低密度的环影(晕圈征);增强,即静脉注射碘造影剂后采用团注法动态扫描或螺旋 CT 快速扫描,病灶和肝组织密度得到不同程度的提高,在早期(肝动脉期)病灶呈高密度增强,高于周围正常肝脏组织,持续 10~30 s,随后病灶密度迅速下降,接近正常肝组织为等密度,此期易遗漏;此后病灶密度继续下降,此期可持续数分钟。CT 平扫可显示直径在 1~2 cm 或以上的肝癌病灶,CT 平扫对肝癌直径小于 2 cm 或密度近似正常肝实质的肝癌难以显示,肝癌呈弥漫性时,CT 平扫也不易发现;CT 平扫对区别原发性或继发性肝癌也有困难。如采用增强 CT 扫描或结合肝动脉造影(CTA),经造影增强后可显著提高对直径在 1~2 cm 以下小病灶的检出率和诊断准确性。门脉系统及其他系统受侵犯的表现:原发性肝癌门脉系统癌栓形成时,CT 显示增强后,局部可见较长时间内为强化的癌栓,与周围明显强化的血流形成较大的差异,表现条状的充盈缺损,门脉主干或分支血管不规则或不显影。CT 尚可见肝门周围及其他部位的肝脏转移癌病灶。

MRI 能更清楚的显示肝癌内部结构特征和肝癌的转移性病灶,可作不同方位的层面扫描,对于显示子瘤和癌栓更有价值。肝癌 MRI 检查显示 T1 和 T2 弛豫时间延长,T1 加权图表现为低信号或等信号,T2 加权图为高信号。原发性肝癌的 MRI 的特征性表现:①肿瘤的脂肪样变性,T1 弛豫时间长,T1 加权图产生等或高信号,T2 加权图示不均匀的高信号,病灶边缘常不清楚,而肝癌伴有肝纤维化者 T1 弛豫时间长而产生低信号;②肿瘤包膜存在:T1 加权图示肿瘤周围呈低信号强度环,T2 加权图显示包膜不满意;③肿瘤浸润血管,显示门静脉肝静脉分支、血管受压推移,癌栓时 T1 加权图为中等信号强度,T2 加权图呈高信号强度;④子结节在 T2 加权图显示为较正常肝组织高的信号强度。肝脏 CT 扫描或和 MRI 扫描是目前诊断小肝癌和微小肝癌的最佳方法。

(3) 选择性肝动脉造影及数字减影造影　选择性肝动脉造影,是一种灵敏的检查方法,可显示直径在 1 cm 以内的肝癌,阳性率可高达 87%。结合血清 AFP 水平,有助于小肝癌的早期诊断。另外,选择行肝动脉造影可明确病变的部位,有助于外科手术方案的选择。肝癌血管造影的表现如下:①肿瘤的血管和肿瘤染色,是小肝癌的特征性表现,动脉期显示肿瘤血管增生紊乱,毛细血管期显示肿瘤染色,小肝癌有时仅显示肿瘤染色而无血管增生,治疗后肿瘤血管减少或消失,以及肿瘤染色改变是判断治疗疗效的重要指标;②较大的肿瘤可显示恶性肿瘤的特征:如动脉位置拉直、扭曲和移位;动脉期造影剂聚集在肿瘤内排空延迟而成为"肿瘤湖";肿瘤生长浸润时,被包绕的动脉受压不规则或僵直,形成所谓的肿瘤包绕血管征;动静脉瘘(动脉期显示门静脉影);门静脉癌栓形成(静脉期见到门静脉内有与其平行走向的条索状"绒纹征"。但由于该项检查有一定的创伤性,而且对少血管型和肝左叶病灶显示较差,近年来以较少作为肝癌诊断的首选方法。近年来临床上采用数字减影肝动脉造影(DSA),通过计算机进行一系列图像数据处理,使图像对比度增强,可清楚显示直径 1~2 cm 的小肝癌。肝癌选择性动脉造影时可进行化疗栓塞或导入抗癌药物或其他生物免疫制剂。

(4) 放射性核素肝脏显像　肝胆放射性核素显像常采用单光子发射型计算机断层(SPECT)。近年来采用一些特异性高、亲和力强的放射性药物,有助于提高诊断的准确性和特异性。放射性核素肝脏显像常用于以下几个方面:肝脏肿瘤的定位和定性诊断,病变的大小在 2 cm 以上才能呈现阳性结果,对于直径在 2 cm 以内的肿瘤难以显示;鉴别原发性和转移性肝脏肿瘤;肝外肿瘤灶的诊断。由于受影响的因素较多,目前临床应用上不够理想。

5. 肝穿刺活检　由于对 2 cm 以下小肝癌的早期诊断还存在一定的困难,因此,在实时超声或 CT 引导下肝脏活检或细针穿刺肝脏活组织检查,是目前获得 2 cm 以下小肝癌确诊的有效方法,但近边缘的肝癌易引起肝癌破裂,另外尚有针道转移的风险,目前临床较少作为常规检查项目,仅用于其他手段不能确诊的患者。

6. 其他检查　淋巴结活检、腹水找癌细胞等。

【诊断对策】

(一) 诊断要点

具有典型临床表现的病例不难诊断,但往往已到中晚期。因此,对高危人群(肝炎史 5 年以上,HBV、HCV 标记阳性,35 岁以上的中年、尤其是男性患者,有肝癌家族史），如有不明原因的肝区疼痛、消瘦、进行性肝大者，应做 AFP 测定和选做其他检查，争取早期诊断。AFP 持续低浓度增高但 ALT 正常，往往是亚临床肝癌的主要表现。对高危人群每年 1～2 次检测 AFP 结合超声显像检查是发现早期肝癌的基本措施。

原发性肝癌的诊断包括病理诊断、临床诊断（定性和定位、临床分型和分期）：

1. 病理诊断　为确诊的金标准。

(1)肝组织学检查证实为原发性肝癌者。(2)肝外组织的组织学检查证实为肝细胞癌。

2. 临床诊断　临床上主要依靠检测血清肝癌肿瘤标记物（主要为 AFP）和影像学检查（B 超、CT 或 MRI 等）。

(1)AFP 检测对肝癌的诊断具有相对的特异性。我国制定的诊断标准为：①AFP＞400 μg/L，能排除妊娠、生殖系胚胎源性肿瘤、活动性肝病及转移性肝癌，并能触及肿大、坚硬及大结节状肿块的肝脏或影像学检查有肝癌特征的占位性病变者；②AFP＜400 μg/L，能排除妊娠、生殖系胚胎源性肿瘤、活动性肝病及转移性肝癌，并有两种影像学检查有肝癌特征的占位性病变，或有其他两种或以上血清肝癌标志物阳性及一种影像学检查有肝癌特征的占位性病变者；③有肝癌的临床表现并有肯定的肝外转移病灶（包括肉眼可见的血性腹水或在其中发现癌细胞）并能排除转移性肝癌者。

(2)影像学检查（B 超、CT 或 MRI 等）有明确肝内实质性占位病变，排除肝血管瘤和转移性肝癌，并具有下列条件之一者：①典型的原发性肝癌影像学表现；②AFP＞200 ng/ml 或其他血清肝癌肿瘤标记物阳性；③远处有明确的转移性病灶或有血性腹水，或在腹水中找到肝癌细胞；④既往明确的乙型肝炎标志物阳性的肝硬化和肝癌及其转移灶、合并症或伴综合征的典型临床表现者。

3. 定位诊断　主要依靠影像学辅助检查。

(1)B 超检查，获得肝脏及邻近脏器切面影图，可发现 2～3 cm 以下的微小肝癌。

(2)CT 及 MRI 检查：有利于小肝癌的定位诊断。

(3)放射性核素肝脏显像，可显示病变的大小在 2 cm。

(4)选择性肝动脉造影及数字减影造影，是一种灵敏的检查方法，可显示直径在 1 cm 以内的肝癌。

4. 2005 年美国肝脏病学会根据肝癌的大小将肝癌分为直径＞2 cm、直径 1～2 cm 及直径＜1 cm 三种情况，并制定相应的诊断流程（图 5-4）。

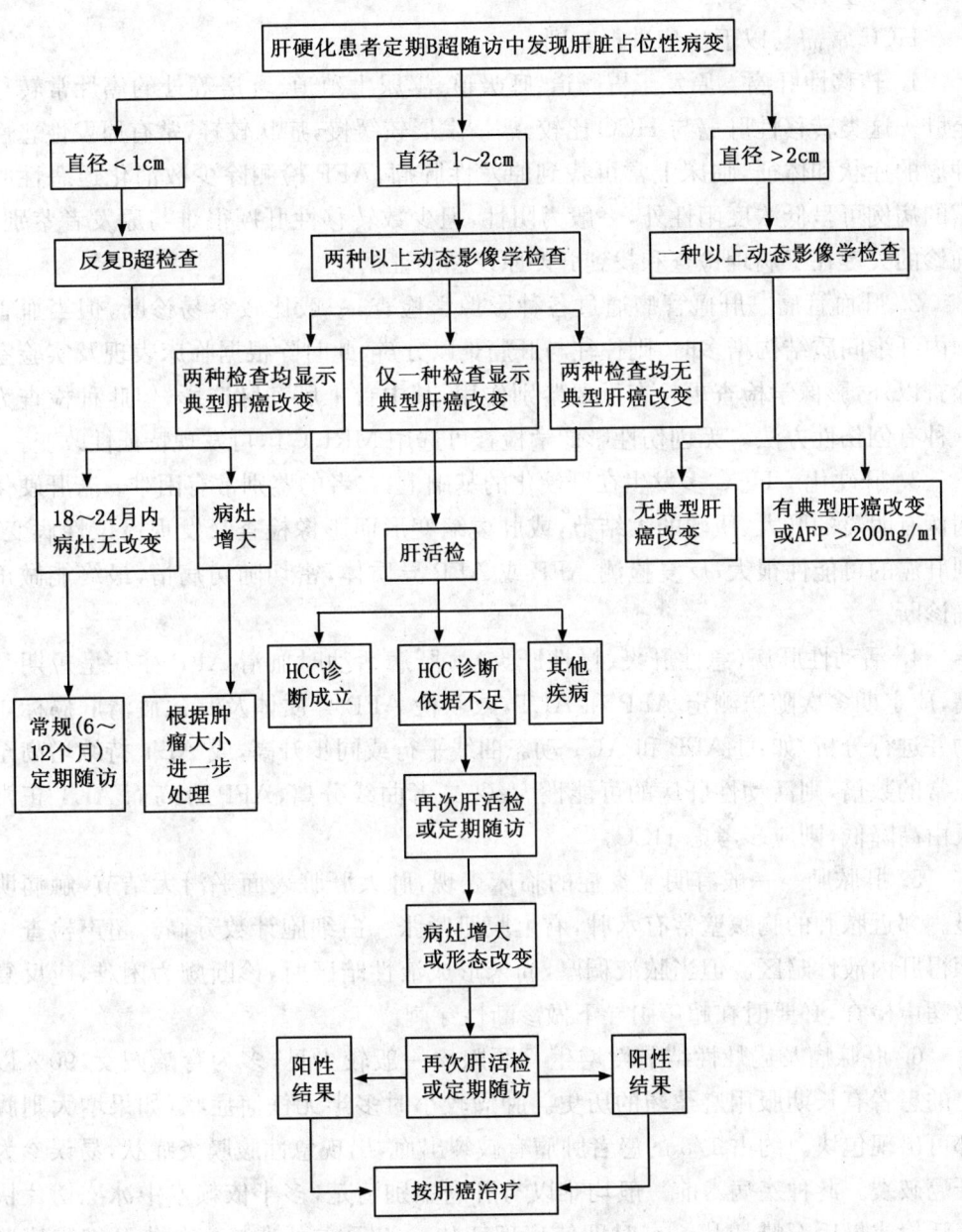

图 5-4 美国肝脏病学会推荐的肝癌诊断流程(2005)

(二)鉴别诊断要点

HCC常需与以下疾病进行鉴别：

1. **转移性肝癌** 原发于胃肠道、呼吸道、泌尿生殖道、乳房等处的癌灶常转移至肝。这类转移性肝癌与HCC比较，病情发展较缓慢，症状较轻，常有原发性恶性肿瘤的症状和体征，临床上常可找到原发性肿瘤，AFP检测除少数消化道恶性肿瘤的病例可呈低浓度阳性外，一般为阴性，但少数转移性肝癌很难与原发者鉴别，确诊的关键在于病理检查和找到肝外原发癌的证据。

2. **肝血管瘤** 肝血管瘤通过各种影像学检查，一般比较容易诊断，但当血管瘤内纤维间质结构增多时，则往往与肝癌难以分辨，此时除根据临床表现及实验室检查以外，影像学检查更具有重要鉴别作用，其中首推肝动脉造影，但此种检查为一种有创伤性方法。无创伤性影像学检查可选用MRI、CT，可发现特征性改变。

3. **肝硬化** HCC多发生在肝硬化的基础上，二者的鉴别常有困难。若肝硬化病例有明显的肝大、质硬的大结节，或肝萎缩变形而影像检查又发现占位性病变，则肝癌的可能性很大，反复检测AFP或AFP异质体，密切随访病情，最终能做正确诊断。

4. **活动性肝病(急性肝炎、慢性肝炎)** 肝病活动时血清AFP往往呈短期升高，应定期多次随访测定AFP和ALT，或联检AFP异质体及其他血清肝癌标志物并进行分析，如：①AFP和ALT动态曲线平行或同步升高，或ALT持续增高至正常的数倍，则活动性肝病的可能性大；②二者曲线分离，AFP升高而ALT正常或由高降低，则应多考虑HCC。

5. **肝脓肿** 一般有明显炎症的临床表现，肿大肝脏表面平滑无结节，触痛明显。邻近脓肿的胸腹壁常有水肿，右上腹肌紧张。白细胞计数升高。超声检查可探得肝内液性暗区。但当脓液稠厚，尚未形成液性暗区时，诊断颇为困难，应反复做超声检查，必要时在超声引导下做诊断性穿刺。

6. **肝腺瘤及局灶性结节性增生** 肝腺瘤一般较少见，多为育龄妇女，90%以上的患者有长期服用避孕药的历史。肿瘤较小时多半无任何症状，如果增大则腹部可出现包块。约占1/3的患者肿瘤有破裂出血，出现急性腹膜炎症状，易误诊为肝癌破裂。此种疾病术前一般均难以与肝癌鉴别清楚，多半依赖术中冰冻切片快速活检或最后石蜡切片。有时即使病理切片检查后亦可难与高分化肝细胞癌鉴别，经术后相当一段临床随访观察后，诊断最后始得明确。局灶性结节性增生(FNH)发病原因尚不清楚，无破裂出血倾向，一般无自觉症状，多在术中发现。术前亦易与肝癌鉴别相混淆。肝动脉造影可见肿瘤血管丰富规整，但无造影缺损改变,依据此点可与肝癌鉴别。总之,此病术前多难以确诊,需要术中冰冻切片快速活检或最终石蜡切片而确诊。

7. 肝脂肪浸润　肝脂肪浸润多见于肝硬化早期或糖尿病脂肪浸润时,CT检查时肝局部密度减低,形似肿块,易于肝癌相混淆。肝动脉造影病灶内血管无扭曲变形,且其血清肝癌标记物阴性,根据此点可以明确诊断,有时必须做肝穿刺活检方能确诊。

8. 肝内炎性假瘤　肝内炎性假瘤为肝内非特异性慢性炎症浸润、增生性包块,病因尚不十分清楚。本病症状不明显,有时有上腹痛、包块及发热,病程较长。术前难以确诊,有时极易误诊为肝癌,但血清肝癌标记物阴性,必要时需剖腹探查。术中可见本病的特点是肿块与周围组织有粘连,肝脏无硬化改变。

9. 邻近肝区的肝外肿瘤　腹膜后的软组织肿瘤,来自肾、肾上腺、胰腺、结肠等处的肿瘤也可在上腹部呈现肿块,造成混淆。超声检查有助于区别肿块的部位和性质,AFP检测应为阴性,鉴别困难时,需剖腹探查方能确诊。

10. 肝非癌性占位性病变　多囊肝、包虫病等可用血清肝癌标记物阴性、CT、放射性核素血池扫描、MRI和超声检查等帮助诊断,有时需要剖腹探查才能确诊。

(三)肝癌的分型、分期

分型和分期是估计肝癌预后和选择治疗方法的重要依据。

1. 分型　肝癌分为三型:①单纯型:临床和血清肝功能生化学检查无明显肝硬化者;②硬化型:有明显肝硬化的临床和血清肝功能生化学表现者;③炎症型:病情发展迅速,并伴有持续性癌性高热或ALT升高1倍以上者。

2. 肝癌分期

(1)TNM分期　表5-16国际抗癌联盟(NICC)1987年公布的肝癌TNM分期方案:国际抗癌联盟(NICC)1987年公布的肝癌TNM分期方案,即按肝细胞肝癌结节数目和有无侵犯血管(T)/淋巴结转移(N)和远处转移情况(M)分为4期,基本上是按病理分期。

表5-16　国际抗癌联盟(NICC)公布的肝癌TNM分期

分期	TNM	局部淋巴结	远处转移
I	T1	N0	M0
II	T2	N0	M0
III	T1	N1	M0
	T2	N1	M0

续表

分期	TNM	局部淋巴结	远处转移
	T3	N0,N1	M0
ⅣA	T4	N0,N1	M0
ⅣB	T1~4	N0,N1	M1

注:TNM:T—肿瘤,N—淋巴结,M—远处转移

T1:孤立病灶,肿瘤直径≤2 cm,没有局部血管浸润

T2:①孤立病灶,肿瘤直径≤2 cm,局部血管有浸润;②多个病灶局限在一个肝叶内,肿瘤直径≤2 cm,没有局部血管浸润;③孤立病灶,肿瘤直径>2 cm,没有局部血管浸润

T3:①孤立病灶,肿瘤直径>2 cm,局部血管有浸润;②多个病灶局限在一个肝叶内,肿瘤直径≤2 cm,局部血管有浸润;③多个病灶局限在一个肝叶内,肿瘤直径≥2 cm,伴或不伴局部血管有浸润

T4:多发性病灶分布在一个以上的肝叶,浸润到门静脉或肝静脉的主干或主要分支

N0:无局部淋巴结转移;N1:有局部淋巴结转移

M0:无远处转移;M1:伴有远处转移

(2)2001年我国抗癌协会肝癌专业委员会修订的"原发性肝癌的临床分期标准"见表5-17。

表5-17 2001年我国抗癌协会肝癌专业委员会修订的"原发性肝癌的临床分期标准"

分期	肿瘤	癌栓、腹腔淋巴结转移及远处转移	肝功能Child分级
Ⅰa	单个≤3 cm	无	A
Ⅰb	单个或两个肿瘤最大直径之和≤5 cm,在半肝	无	A
Ⅱa	①单个或两个肿瘤最大直径之和≤10 cm,在半肝;②或两个肿瘤最大直径之和≤5 cm,在左右两半肝	无	A
Ⅱb	单个或两个肿瘤最大直径之和>10 cm,在半肝;或两个>5 cm,在左右两半肝或多个肿瘤	无	A
	或肿瘤情况不论	门静脉分支、肝静脉或胆管癌栓	B

续表

分期	肿瘤	癌栓、腹腔淋巴结转移及远处转移	肝功能Child分级
Ⅲa	肿瘤情况不论	具有以下任何一点者:①门静脉主干或下腔静脉癌栓;②腹腔淋巴结转移;③远处转移	A或B
Ⅲb	肿瘤情况不论	有或无	C

(3)1977年全国肝癌防治协作会议上,曾有一个将肝癌分为Ⅰ～Ⅲ期的分期方案:Ⅰ期即早期或亚临床期,指无肝癌症状与体征的肝癌。Ⅲ期为晚期,指有黄疸、腹水、肝外转移或恶液质的肝癌;而合乎二者之间的为Ⅱ期。这一方案简单明了,且易掌握,可惜过于简略,尤其是Ⅱ期跨度太大,同期之中病情相差甚远。

(四)肝癌的组织病理学分类

1. 肝细胞性肝癌的大体形态与分类

(1)弥漫型　癌结节小,呈弥漫性分布于整个肝脏,与肝硬化易混淆。

(2)块状型　最常见,癌肿直径大于5 cm,其中大于10 cm者为巨块型。又可进一步细分为:①单块型:单个癌块边界清楚或不规则,包膜完整或不完整;②融合块型:相邻癌肿融合成块,周围肝组织中常有散在的卫星癌结节;③多块型:由多个单块或融合块癌肿形成。

(3)结节型　癌结节直径小于5 cm。常见亚型有:①单结节型:单个癌结节边界清楚有包膜,周边常见小的卫星结节;②融合结节型:边界不规则,周围卫星结节散在;③多结节型:分散于肝脏各处,边界清楚或不规则。

(4)小癌型　单个癌结节直径小于3 cm,或相邻两个癌结节直径之和小于3 cm,边界清楚,常有明显包膜。

2. 胆管细胞性肝癌原则上也分为弥漫型、块状型和结节型,以单块型为多见。肿瘤多无包膜,瘤体内纤维结缔组织丰富,质地坚硬,周围肝组织多无肝硬化。

3. 肝癌的组织学形态与分类　根据HCC的细胞形态特点分类。

(1)肝细胞型　分化较高的HCC细胞组织呈梁状或索状排列,间质不多,血窦丰富,少许枯否细胞,称"肝梁状细胞癌";"肝腺样癌"见癌组织中腔隙呈索条状扩大;"肝实体型癌",癌细胞丰富,弥漫排列,不见血窦或间质;"肝硬化型癌",癌细胞较小,纤维间质丰富,癌组织被分隔成不规则的细梁或腺泡状,无基底膜围绕,放疗或化疗致肿瘤坏死也可有上述表现;"低分化型癌",癌细胞异形或呈梭形,散在排列,血窦不明显或排列不规则。胆管细胞癌显示较典型的腺癌结构,可形成腺管状、囊状或乳头状。肿瘤根据分化程度按 Edmonson 标准分为 4 级:Ⅰ级分化最好,癌细胞形态和正常细胞相似;Ⅳ级分化最差,癌细胞核大,形态变异大;Ⅱ级和Ⅲ级介于两者之间,其中以Ⅱ级和Ⅲ级最为常见。早期肝癌的病理特点:肿瘤分化程度和肿瘤大小多呈正相关。微小肝癌多分化良好,EdmonsonⅠ级占 75%,随肿瘤增大癌细胞 DNA 干系水平从二倍体向异倍体方向发展。肝纤维板层样癌(fibrolamellar carcinoma of the liver)是新近注意的一类型肝细胞癌,包绕癌巢有板层状纤维,手术切除率高,以年轻人多,预后较普通型癌为好。

(2)胆管细胞型　细胞呈立方或柱状,排列成腺体。癌细胞多来自小胆管上皮,也有来自大胆管的。

(3)混合型　部分组织形态似肝细胞,部份似胆管细胞,有些癌细胞呈过渡形态。

【治疗对策】

(一)治疗原则

1. 早诊断早治疗　早期治疗是改善肝癌预后的最主要因素。

2. 治疗的目的是早期肝癌和部分进展期肝癌尽可能手术根治治疗,提高生存期,积极防治肝癌复发;终末期肝癌和部分无法根治的进展期肝癌尽可能采取多模式的综合治疗,延长寿命,减轻症状,改善生活质量。

3. 肝癌的治疗方案的选择应结合患者的个体情况,如病程、病灶大小、数目和分布、临床分期、肝脏代偿情况、原发肝脏疾病、伴随疾病和患者的一般情况等。

4. 手术治疗(肝癌切除和肝移植)是治疗肝癌首选的治疗手段,尤其是部合并肝硬化、肝脏功能良好的早期肝癌应尽量采取手术切除,对不能切除的大肝癌亦可采用多模式的综合治疗。

(二)治疗计划

1. 手术治疗

(1)手术切除　手术切除仍是目前根治原发性肝癌的最好方法,凡有手术指征者而无禁忌症者均应不失时机争取手术切除。手术适应证为:肝癌诊断明确,有手术切除的可能,包括:①病变局限于一叶或半肝,未侵及第一、第二肝门和下腔静脉者；②小肝癌者；术后复发，病变局限于肝的一叶者；③经肝动脉栓塞化疗或肝动脉结扎、插管化疗后，病变明显缩小，有可能手术切除者。手术切除的禁忌证：①肝硬化伴有肝脏萎缩或肝功能失代偿（Child-Pugh 分级 C 级及部分 B 级患者），PT 延长超过正常的 50% 以上，血清白蛋白在 28 g/L 以下，血清总胆红素超过 34 μmol/L 以上；②伴有中大量腹水或远处转移者；③严重的心、肺和肾功能损害者不能耐受手术者；④其他原因不能手术者，如一般情况差等。其中单个肝癌结节，直径小于 5 cm，且不合并肝硬化或肝硬化患者肝功能代偿良好者（Child-Pugh 分级 A 级）患者，首选手术切除治疗。

肝切除量在肝功能正常患者不超过 70%；中度肝硬化者不超过 50%，或仅能做右半肝切除；终末期肝硬化患者不能作肝叶切除。近年对小肝癌采取局部切除代替肝叶切除，使多数合并肝硬化者能耐受手术，对大肝癌可采取二步切除术。对术后复发或有转移灶的患者也可行手术治疗，也可考虑采用或联合其他治疗措施，如瘤内无水酒精注射手术、消融术或肝动脉栓塞化疗或肝动脉结扎、插管化疗，这些措施为延长患者生存期起了重要作用。根治切除术后宜密切随访，如检测到"亚临床期"复发的小肝癌，如无肝硬化，以二次手术为首选，第二次手术后五年生存率仍可达 30%～50%。

如剖腹探查发现肿瘤已不适于切除，术中可考虑做肝动脉插管进行局部化学药物灌注治疗，效果优于全身治疗；还可考虑作肝血流阻断术（即肝动脉结扎或门静脉分支结扎）以减少肝癌的血液供应，手术结扎肝动脉加插管化疗效果较好，有时可获得缩小肿瘤和延长生命的近期效果，并使部分患者获得第二步手术切除的机会。研究发现，以局部切除代替规则性肝叶切除远期效果相同，术后 5 年生存率高于 50%，而术后肝功能紊乱减轻，手术死亡率亦降低。由于根治切除仍有相当高的复发率，5 年累计复发率高达 50%～85%，故术后宜定期复查 AFP 及超声显像，以便早期发现肝癌复发。复发的危险因素主要是术前肝癌浸润微小动脉和病灶周围有卫星灶。尚无循证医学证据表明，对于可行根治治疗手术的患者，行术前和术后辅助化疗能降低术后肝癌复发率。

(2)原位肝移植　肝移植术虽不失为治疗肝癌的一种方法，近年来国内外报道日益增多，但在治疗肝癌中的长期预后和价值仍有待进一步证实，术后长期免疫抑制剂的应用，患者常死于复发。在发展中国家，由于供体来源及费用问题近年仍难以推广。根据 Milan 标准：肝移植的最佳适应证是肝硬化并发肝癌，单个结节，直径小于 5 cm，或 3 个结节，直径小于 3 cm；近年来，国内不少医疗单位开展进展期肝癌甚至终末期肝癌行肝移植术，但其远期效果仍有待进一步评估；乙肝患者肝移植术前及术后宜长期应用核苷类似物抗乙肝病毒药物治疗;在等候肝移植期间,以积极采用其他治疗措施控制肝癌的发展和改善患者的一般状况。

2. 无水酒精注射疗法(PEI)　PEI 是在 B 超引导下或手术中间直视下,将 99.5% 的无水酒精直接注入肝癌组织内,使癌组织产生凝固性坏死。PEI 对小肝癌可使肿瘤明显缩小,甚至可以达到肿瘤根治的程度,对晚期肝癌可以控制肿瘤生长的速度,延长患者的生存期。目前已被推荐为治疗伴有肝硬化肝功能不良的小肝癌的主要治疗方法之一。以肿瘤直径<3 cm,结节数在 3 个以内者,伴有肝硬化而不能手术的肝癌为首选。对小肝癌有可能治愈。直径>5 cm 效果差。对直径<3 cm 的小肝癌,3 年生存率高达 87%,5 年生存率可达 30%~50%,接近手术切除的效果。

治疗方法为先用普通 B 超探头进行肝区扫描,了解肿瘤的大小与部位,在预定穿刺部位用 2% 利多卡因局部麻醉后,换上穿刺导向超声探头,用 21~22 G 细针,在超声导向下插入肿瘤,注入 99.5% 的无水酒精。注入量视肿瘤的大小而定,最少 1 ml,最多可达 100 ml。一般 1 次平均 10~30 ml。无水酒精注入后,在 B 超监视屏上,可见肿瘤内很快呈强回声改变。当药物注完开始拔针时,边拔针,边由原针内注入 2% 利多卡因 5 ml,防止拔针时酒精外溢所引起的局部疼痛。但 PEI 对于组织质地较硬、存在纤维间隔或瘤体内压力增高的肝癌效果欠佳,原因是乙醇难以完全浸润肝癌肿瘤灶,甚至部分乙醇可溢出瘤外损害肝脏。对于大肝癌,因常有肿瘤包膜浸润或血管侵犯,故 PEI 常与其他疗法(肝动脉化疗栓塞等)联合应用。

3. 局部高温疗法　20 世纪 80 年代初国外开始在临床应用高温疗法治疗恶性肿瘤。肿瘤细胞对于热的耐受性不如正常组织细胞,原因是肿瘤内新生的异常血管组织结构有缺欠,又兼肿瘤内毛细血管密度比正常组织内的少,因而当肿瘤加热时,肿瘤内血管不能随肿瘤内温度升高通过增加血流加以调节,失去了散热的功能。实验证明肿瘤内温度达到 42 ℃时,肿瘤细胞的变性达到不可逆,升至 45 ℃时,在电镜下肿瘤细胞完全坏死、溶解。局部高温疗法不仅可以使肿瘤细胞变性、破坏,而且还可以增强肿瘤细胞对放疗的敏感性,此疗法常与放疗或化疗同时结合起来联合应用。局部高温疗法包括:

(1)微波组织凝固技术(MTC)　微波转变成热能,从组织内部加温,热不向外扩散,加热效果好,另外不产生碳化。利用微波电极加热肿瘤组织达 50 ℃以上,形成坏死区,常可使直径<2 cm 的肝癌达到完全坏死,也可采用多针穿刺、多点组合辐射治疗>3 cm 的肿瘤,可提高疗效。

(2)射频(RF)消融　利用射频电极发出的射频电流使细胞和组织脱水、离子振荡而产生 70～110 ℃的高热,使肿瘤组织凝固性坏死,是近年发展起来的一种肝肿瘤局部治疗方法,初步应用对原发性和继发性肝癌较好,并发症较少,近年在国外推广使用较快,主要用于治疗直径≤3 cm 的肝癌,治疗后肿瘤坏死率可达 90%以上。一般在 B 超引导下进行,也可在腹腔镜下、剖腹操作下进行。

(3)高功率聚焦超声治疗　采用一种具有扫描、调节温度及聚焦等多功能的超声波装置来进行加热的方法。从体内对深 12 cm、直径 15 cm 的深部肿瘤进行加温,在短时间内温度升高到 80～120 ℃,直接杀死肿瘤细胞。但治疗需多次进行,常需切除部分肋骨。

4. 局部及全身化学抗肿瘤药物治疗　现已证明,除阿霉素、顺铂、替加氟等少数对肝癌有一定效果的药物外,其他单一药物的全身治疗大多无效。联合应用多种药物作全身治疗的方法也已基本被否定。

肝动脉栓塞化疗(TACE)可明显提高肝癌患者的 3 年生存率,已成为肝癌非手术治疗法中的首选方法之一。这是 80 年代发展的一种非手术的肿瘤治疗方法,对肝癌有很好疗效,甚至一度被推荐为非手术疗法中的首选方案。多采用碘化油(lipiodol)混合化疗药、^{131}I 或 ^{125}I-脂质体、或 ^{90}钇微球栓塞肿瘤远端,阻断肿瘤血供,再用明胶海绵栓塞肿瘤近端肝动脉,使之难以建立侧支循环,致使肿瘤病灶缺血坏死。化疗药常用 CDDP 80～100 mg,5-FU 1 000 mg,丝裂霉素 10 mg〔或阿霉素(ADM)40～60 mg〕,先行动脉内灌注,再混合丝裂霉素(MMC)10 mg 于超声乳化的脂质体内行远端肝动脉栓塞。肝动脉栓塞化疗应反复多次治疗,效果较好。主要适用于以右叶为主的大病灶或多发病灶,以及术后复发而无法手术切除的肝癌,且不伴有大血管浸润和肝外转移者。但以下情况为禁忌证:①严重的肝功能障碍和肝细胞性黄疸;②大量腹水伴少尿;③终末期肝硬化伴有肝脏明显萎缩,肝功能失代偿(Child-Pugh 分级 B—C 级);④严重的凝血机制障碍和出血倾向;⑤重度高血压、冠心病、心功能不全;⑥肿瘤体积超过肝脏的 70%;⑦终末期肝癌患者伴有明显恶病质。

TACE 的主要步骤是经皮穿刺股动脉,在 X 线透视下将导管插至肝固有动脉或其分支,注射抗肿瘤药或栓塞剂。常用栓塞剂有明胶海绵碎片和碘化油。碘化油能栓塞 0.05mm 口径血管,甚至可填塞肝血窦,发挥持久阻断血流的作用。现在多采用"三联",即常用表阿霉素 10～20 mg 加入 5～10 ml 碘化油中,缓慢经导管注入,再推注表阿霉素 10～20 mg、顺铂 100～200 mg、5-FU 1～1.5 g,或再加入丝裂霉素 10～20 mg 的"四联"疗法。如果肝功能为 Child-Pugh 分级 B 级,施行 TACE 应慎重,用药量为上述的 1/3～2/3。一般每 4～6 周重复 1 次,经 2～5 次治疗,许多肝癌明显缩小,可进行手术切除。

5. 冷冻疗法 近年来发现肿瘤细胞比正常细胞对冷冻更为敏感,肿瘤组织细胞更易遭到低温破坏,根据这一机制,在肝癌治疗上开展了冷冻疗法。主要适应于难以切除的终晚期肝癌或不适于切除的复发性肝癌或转移性肝癌且无黄疸或明显腹水的患者,常作为一种姑息性治疗措施,以延长患者生存时间。一般主张肿瘤内温度需要达到$-40 \sim -50$ ℃肿瘤细胞才能坏死。为此冷冻探头的温度必须保持在-160 ℃以下,才能合乎上述要求。冷冻的方法以快速冷冻、慢速融冻的方法对肿瘤的破坏作用最大,多次重复冷冻比一次冷冻效果为好。

使用液氮进行冷冻15分钟可产生80%~90%的最大冷冻效应。另外,对于血供丰富的肿瘤亦可先阻断肿瘤的血运,然后再进行冷冻。冷冻疗法需要注意的是,在冷冻肿瘤的同时,一定要保护好周围脏器和组织,防止造成冻伤。正常要求的冷冻范围为距肿瘤边缘2 cm。

6. 直流电疗法 直流电疗法又称为电化学疗法(ECT),治疗恶性肿瘤时间较短。其治疗恶性肿瘤的机制是在肿瘤内插上若干电极直接通直流电后,通过直流电的电力作用,使肿瘤细胞赖以生长的内环境发生改变,产生促使肿瘤细胞破坏的电化学、电生理反应;阳极附近pH值极度降低,使肿瘤细胞脱水,周围血管收缩,微血栓广泛形成;阴极附近pH值极度升高,肿瘤细胞呈水肿状态,周围间质水肿,压迫毛细血管,出现血管阻塞,肿瘤血供被破坏。通过上述一系列改变,促使肿瘤细胞代谢紊乱,造成肿瘤内部及外部环境改变,以致肿瘤细胞最后被分解、破坏、死亡。电流10~20 mA,通电60分钟,在电极周围可产生直径2~3 cm的肿瘤坏死区。直流电疗法适用于体表肿瘤,且肿瘤直径以不超过6 cm为好。

7. 放射治疗 HCC对放射治疗不甚敏感,而邻近肝的器官却易受放射损害,因此过去的治疗效果常不够满意。近年来由于定位方法的改进,常用放射能源为^{60}Co和直线加速器,技术上采用局部或半肝移动条野照射,一些病灶较为局限、肝功能较好的早期病例,如能耐受40Gy(4000rad)以上的放射剂量,疗效可显著提高。目前趋向于用放射治疗合并化疗,如同时结合中药或其他支持疗法,效果更好。主要适应证为:①肿瘤较局限,在10 cm×10 cm以内,有根治可能者;②肿瘤较大或肝内累及较广者,亦有一定姑息治疗价值;③患者无黄疸、腹水,肝硬化不明显,无脾功能亢进或食管静脉曲张。禁忌证为:①全身情况较差;②肝硬化明显,肝功能受损严重;③有黄疸、腹水及广泛转移;④并发肝昏迷、消化道出血。

放射源一般采用加速器、^{60}Co或深部X线,放射方式包括内、外放射源两种,多采用的为外放射,外放射使肝区达到总量40~60 Gy(4 000~6 000 rad),放射范围一般多采用肝脏局部放疗,可减少肝功能的损害,很少采用全肝照射,如病变范围较广需要照射时,近年来多采用移动条的方法来进行,即将预定照射的肝区分成 2 cm 或 2.5 cm 宽的若干条,每条照满 4 次,多次轮流照完后,总照射量达 40 Gy。放射总量在 30 Gy 以下,一般认为不会引起肝脏的放射性损害,但如在 35 Gy 以上,即有可能产生。肝脏的放射性损伤表现为:在放疗后 1~6 个月内,肝脏迅速肿大;出现黄疸、腹水;ALP 升高;肝活检组织有放射性损伤改变。放射总量达 45 Gy 时,胃肠均可遭到不同程度损伤,肾脏更易受到放射性损伤,在 3 周内给予 20 Gy 时肾脏可以耐受,超过此量时亦易被损害。

近年来放射性核素微球经肝动脉灌注,到达肿瘤组织内定向的内照射已开始用于临床治疗,主要有 ^{90}Y 玻璃微球、^{32}P 玻璃微球和 ^{131}I 明胶微球,临床应用显示具有一定的疗效。

8. 激光技术应用于治疗肝癌　激光对人体的生物学作用与很多因素,如光束的强度、波长、组织吸收光束的特点及反应等均有密切的关系。当激光的强度>40 时,则对肿瘤细胞产生生物抑制作用;当激光强度达到 400 时,产生的不仅是光疗作用,同时还有组织加热作用,通过热效应使组织凝固。如激光强度达到 4 000 时,由于组织内的高热,可使细胞坏死,最后气化。现在常用的是钕钇铝(Nd:YAG)石榴石激光。Nd:YAG 既有一定的止血作用,又有一定的切割作用,另外由于它有较强的穿透力,因而适用于恶性肿瘤手术,但对组织有一定的损害作用。

对直径 0.5~3.0 cm 的癌结节,采用激光散焦、气化并用的方法直接将其消灭;对直径 4~6 cm 的癌块,采用激光切割与气化并用的方法;对巨大的癌肿采用激光聚焦方法切割肝脏,做肝叶或半肝切除,同时用散焦气化方法,对肝断面渗血进行止血。

9. 多模式的综合治疗　是近年对中期大肝癌积极有效的治疗方法,有时使不能切除的大肝癌转变为可切除的较小肝癌。其方法有多种,一般多以肝动脉结扎加肝动脉插管化疗的二联方式为基础,加外放射治疗为三联,如合并免疫治疗四联。以三联以上效果最佳。经多模式综合治疗患者肿瘤缩小率达 31%,因肿瘤明显缩小,可行二步切除,二步切除率达 38.1%。亦曾有人研究超分割放疗及导向治疗方案,超分割外放射和肝动脉插管化疗联合治疗的方法是:第一周肝动脉导管内注射化疗药物顺氯氨铂(CDDP),每日 20 mg,连续 3 天。第二周肝肿瘤区局部外放射,上、下午各 2.5 Gy(250 rads),连续 3 天;2 周为一疗程,如此隔周交替,可重复 3~4 个疗程。导向治疗,以 ^{131}I-抗肝癌铁蛋白抗体或抗肝癌单克隆抗体或 ^{131}I-脂质体经肝动脉导管内注射,每隔 1~2 个月 1 次,治疗间期动脉内注射 CDDP

20 mg 每日 1 次,连续 3～5 天。若上述治疗同时加免疫治疗如干扰素、香菇多糖、白介素-2 等则更佳。

(1)中晚期肝癌多模式综合治疗

1)术中癌块高温疗法或冷冻疗法,术后并用 B 超导向下经皮经肝癌灶内的无水酒精注射疗法及全身免疫疗法。

2)术中癌块高温疗法或冷冻疗法,同时肝动脉植入输液器后局部化疗并全身免疫疗法。

3)对难以切除的大肝癌在经过介入放射学方法行肝动脉栓塞后,肿瘤明显缩小并估计可以手术切除时,采取二步切除法进行肝癌切除术,实际是肝血流阻断术与手术切除术综合治疗的应用。

4)肝癌在手术切除后,为防止早期癌的复发,有时采取肝动脉栓塞术巩固疗效,实际是手术切除与术后肝血流阻断术的综合运用。

5)不适于手术的中晚期肝癌采取介入放射疗法、肝动脉栓塞、化疗,同时加用全身免疫治疗及中医中药治疗。

6)放疗或化疗与局部高温疗法的综合治疗由于局部高温疗法能提高患者对放疗或化疗的敏感性,因而这种综合疗法目前在国外盛行,并在国内引起重视,开始采用。

7)放疗或化疗与中医中药的综合治疗中医中药即能减轻放疗或化疗的副反应,又能提高机体免疫力,因此这种综合疗法也是常被采用的一种模式。

(2)复发性肝癌多模式综合治疗

1)手术切除同时肝动脉植入输液器术后局部化疗及局部或全身免疫疗法。

2)肝癌癌块局部高温疗法或冷冻疗法加肝动脉植入输液器术后局部化疗及局部或全身免疫疗法。

3)在 B 超导向下经皮经肝瘤内无水酒精注射,并用全身免疫疗法。

4)肝动脉栓塞化疗并用全身免疫治疗及中医中药治疗。

10. 采用现代生物技术治疗　近年来,由于基因重组技术的发展,现代生物技术在肿瘤治疗中的应用成为可能,但其疗效尚有较大的争议。应用重组淋巴因子和细胞因子等生物反应调节因子(BRM)对肿瘤生物治疗已引起医学界普遍关注,已被认为是第四种抗肿瘤治疗,主要包括:①免疫治疗;②基因治疗;③干细胞移植;④诱导调亡及分化治疗;⑤抑制血管生成治疗;⑥激素治疗等。生物治疗不仅起配合手术、化疗、放疗以减轻对免疫的抑制,消灭残余肿瘤细胞的作用。目前临床已普遍应用 α 和 β 干扰素(IFN)进行治疗,天然和重组 IL-2,TNFα 也已问世。此外,应用特异性抗体和单克隆抗体或亲肿瘤的化学药物为载体,标记核素或与化疗药物或免疫毒素交联进行特异性导向治疗,也是有希望的疗法之一。临床已采用的抗体有抗人肝癌蛋白抗体、抗人肝癌单克隆抗体、抗甲胎蛋白单克隆抗体等。淋巴因子激活的杀伤细胞(LAK)、肿瘤浸润淋巴细胞(TIL)等已开始试用。基因治疗为肝癌的生物治疗提供了新的前景。

目前研究最多的就是免疫治疗。许多研究表明癌肿的发生与机体的免疫功能低下有关,因而近年来实验及临床研究均致力于调节或提高人体的免疫功能,以便达到抑制肿瘤细胞生长的目的,临床上进行恶性肿瘤免疫治疗。恶性肿瘤的免疫治疗分主动免疫、被动免疫与过继免疫三种。

(1)肝癌的主动免疫治疗 非特异性主动免疫治疗主要用卡介苗、短小棒状杆菌、胸腺肽等药物非特异性地激活巨噬细胞和 T 淋巴细胞、活化 K 细胞和 NK 细胞、诱导 T 细胞亚群成熟,刺激 B 细胞增生,促进 IgM、IgG 抗体的合成,增加抗原抗体的亲和力,改善机体的免疫状态。

(2)肝癌的被动免疫治疗 主要是指单克隆抗体及耦联物的导向治疗,由于还存在许多问题,目前临床很少应用。

(3)过继性被动免疫治疗 指通过给患者输入具有抗肿瘤活性的免疫因子来治疗恶性肿瘤的方法。主要用转移因子(TF)、γ/α-干扰素(γ/α-IFN)、肿瘤坏死因子 α(TNFα)、白细胞介素 2(IL-2)、免疫核糖核酸(IRNA)、淋巴因子激活的杀伤细胞(LAK)、肿瘤浸润性淋巴细胞(TIL)等药物来使 T 细胞成为致敏的淋巴细胞或使原已非致敏的淋巴细胞再重新成为致敏的淋巴细胞,在体内起传递细胞免疫信息作用,或直接对肿瘤细胞有杀伤作用。近年来探索的基因治疗为肝癌的治疗提供了新的治疗方法。

目前报道和临床应用较多的是 α 干扰素疗法。α 干扰素疗法在阻止乙肝和丙肝肝硬化后肝癌的发展或许有一定的作用。有一个科学的推论认为,α 干扰素疗法具有广谱的抗肿瘤活性,并且已知其在治疗某些恶性血液病方面有效。来自日本或欧洲的初期资料表明,对于丙肝肝硬化的患者,干扰素治疗组的肝癌发生率要低于非干扰素治疗组。但这种结论没有考虑到 α 干扰素的抗病毒作用,并且在只有 3 个月的治疗期间就得出了结论。这些研究不是随机对照性试验,在选择病例上也存在着固有的偏见。还有其他证据显示 α 干扰素疗法在抑制肿瘤的发展方面是无效的,所以 α 干扰素疗法抑瘤性治疗只作为临床实验的一部分被推荐用于肝硬化的患者。

相对于治疗潜在的病毒感染,α 干扰素更多地用在了肝癌的治疗上。一项随机化试验结果显示:大剂量 α 干扰素可以提高生存率,然而更新的一项随机对照试验表明，更加常规剂量的α干扰素不能提高生存率，反而产生更多的副反应。

在抑制肿瘤发展方面，还有两种尝试：视黄醛衍生物及合适的免疫治疗。在初次肿瘤切除或消融治疗后复发肝癌的治疗中这两种方法均得到了应用。合适的免疫治疗，运用处理过的外周淋巴细胞，显示出能够明显提高肿瘤的自然生存率。视黄醛衍生物及其复合物同维生素A一起代谢，并且知道它们因具有低增殖效应而能导致分化。一项研究表明，维生素A能够使经皮酒精注射后的肿瘤复发率减少20%。在这方面还需进一步的研究。

一项单中心的随机试验表明，octreotide治疗有益于提高肝癌患者的生存率。58例患者被随机分为两组，一组予以octreotide 250 μg，一天2次的治疗，另外一组不予治疗。治疗组的平均生存时间为13个月，对照组为4个月。（除此之外）它对AFP的水平也有明显的影响。但随后的一项以长效octreotide治疗70例患者的研究显示：患者的生存时间、生活质量、AFP水平没有得到显著改善。关于octreotide或其长效制剂的应用尚需进一步研究。

11. 中医中药 目前临床上所见到的肝癌多半属于晚期，已失去手术根治机会，而各种非手术疗法中又难以找到效果十分确切的疗法，尤其有些非手术疗法如化疗、放疗又常需要中医中药以减少副作用，提高疗效，因此，中医中药在治疗肝癌上占有一定地位。中草药扶正抗癌适用于晚期肝癌患者和肝功能严重失代偿无法耐受其他治疗者，可起改善机体全身状况，延长生命的作用，亦可配合手术、放疗和化疗以减少不良反应，提高疗效。主要适应证有：①作为手术、放疗或化疗的辅助治疗；②肝功能有明显损害的肝癌患者，可先用中医中药治疗，待肝功能改善后根据情况再采取其他治疗；③癌灶较小但弥漫全肝且肝硬化明显者，有时可收到一定疗效；④癌块较大，肝硬化明显不适于其他疗法者，但此种患者多半疗效较差。

12. 并发症的治疗 肝癌结节破裂时，应考虑肝动脉结扎、大网膜包裹填塞、喷洒止血药或紧急肝动脉栓塞等治疗。对不耐受手术的病例，只宜作补液、输血、止痛等对症处理。其他并发症如上消化道出血、肝性脑病、感染等并发症的治疗，可参考"肝硬化"一节。

（三）治疗方案的选择

早期肝癌宜尽早手术切除；合并进展期或终末期肝硬化患者（肝功能代偿功能不良者）宜尽早考虑肝移植；局部消融治疗及瘤内无水酒精注射作为适用于肝功能欠佳不宜手术的小肝癌，有可能起根治效果，同时也可作为不能手术治疗肝癌的一种非常有效的和安全的代替治疗方案，也可作为肝移植等待供肝过渡期间的治疗方案，但近年来有报道采用无水酒精瘤内注射或射频消融术治疗各期肝癌进可均取得一定的临床疗效；不能切除者也可首选肝动脉栓塞化疗；中期大肝癌宜采用肝动脉插管结扎为主的多模式治疗或肝动脉栓塞化疗以杀伤肿瘤细胞，减少肿瘤负荷，待肿瘤缩小后争取二步或序贯手术切除；终末期肝癌以中草药为主的中西综合治疗可望改善症状延长生存期。现代生物技术为进展期肝癌的治疗提供新的选择。

【病程观察及处理】

(一) 病情的观察

肝癌患者，不管采用哪种治疗方案，均宜定期监测，若治疗前 AFP 阳性或升高的患者，尤其以监测血清 AFP 浓度联合实时肝脏 B 超检查为首选；若治疗前 AFP 阴性患者，定期行实时 B 超检查，必要时行增强 CT 或 MRI 检查；此外，还需定期检测肝功能等；对于肝移植的患者，尚需定期检测有无排斥反应，HBV 相关性肝脏疾病患者宜定期检测血清病毒标记物和 HBV DNA 浓度。

(二) 疗效的判断

原发性肝癌的疗效评价标准有以下三种：

1. 以肿瘤的体积变化作为衡量疗效

(1) 完全缓解　肿瘤消失并持续 1 个月以上。

(2) 部分缓解　肿瘤两个最大的相互垂直的直径缩小 50% 以上并持续 1 个月以上。

(3) 稳定　肿瘤两个最大的相互垂直的直径变化缩小不足 50%，增大不超过 25% 并持续 1 个月以上。

(4) 恶化　肿瘤两个最大的相互垂直的直径增大超过 25%。

2. 以 AFP 的含量变化作衡量疗效的标准，术后 AFP 下降到正常为手术根治的依据。

3. 以治疗后生存期为衡量疗效的标准。治疗后患者生存期的长短反映治疗的效果，是最有价值的疗效评价标准。

【预后】

国内有人提出，将肝细胞癌的自然病程分为 4 个阶段：①早期亚临床期：由发生开始到亚临床肝癌诊断成立，中位时间约 10 个月；②亚临床期：亚临床期肝癌诊断成立至症状、体征出现，约 9 个月；③中期：由症状与体征出现至黄疸、腹水或远处转移出现；④晚期：指黄疸、腹水或远处转移出现至死亡，约 2 个月。

近 20 多年由于诊断和治疗方法的进步，本病患者得到早诊断早治疗的增多，早期肝癌的根治切除率和术后5年生存率明显提高。无症状、直径小于4.5 cm的小肝癌切除后的5年生存率已高达69.4%。但中晚期的肝癌预后较差,未经治疗的患者一般生存期仅6个月左右。即使是已失去手术切除机会的大肝癌、中晚期肝癌,由于开展了多种模式的综合治疗方案,使这一部分晚期肝癌患者,延长了生存期。

肝癌患者的预后与治疗效果有密切关系。病情的发展及预后还与下列因素有关:①肿瘤的大小和分化程度:瘤体小于5 cm,能早期手术者则预后好;分化好的生存期则较长,反之则较短;②肿瘤的生长方式:凡浸润性生长,无清楚界限的肿瘤其预后均较差,而有一假性包膜,出现类似膨胀性生长式的肿瘤则预后较好;③有无包膜及包膜是否完整:目前认为这是影响肝癌预后的一个重要因素,有无包膜及包膜是否完整又取决于肿瘤的分化程度及机体对肿瘤的免疫能力。癌肿包膜完整,尚无癌栓形成者预后好,因为有包膜者且包膜完整的肝癌出现血管内癌栓或肝外转移者较少,反之,无包膜或包膜不完整者,则出现上述肿瘤扩散现象增多,预后差;④机体对肿瘤的免疫能力:机体免疫状态良好者预后好。临床上较常见的虽肝脏肿瘤较大,但经提高患者免疫功能的治疗后带瘤生存时间却较长。相反如果患者免疫功能低下,虽然肿瘤较小而且较早地做了手术切除,但术后却很快的复发或转移;⑤是否及时采取恰当的治疗方案有关;⑥合并肝硬化或有肝外转移者预后较差,发生消化道出血、肝癌破裂者预后很差;⑦ALT显著升高者预后差。至于肝癌患者同时有无慢性肝炎、HBsAg是否阳性、AFP含量高低等是否亦与肝癌预后有关,目前观点上不一致。

(王锦辉)

第五节　Budd-Chiari 综合征

Budd-Chiari综合征指肝静脉主干和/或下腔静脉肝段部分或完全阻塞所引起的门脉高压和/或下腔静脉高压为主要临床表现的症候群。近年来随着对本病认识和诊断水平的提高,临床诊断病例日益增多。我国自1980年以来,迄今已发现3000多例,发病率高于其他国家。本病可发生于任何年龄,20~40岁多见,男女均可患病。

【诊断步骤】

(一)病史采集要点

1. 起病情况　可隐匿起病,也可急性甚至急骤起病。
2. 主要临床表现　为门静脉高压症和/或下腔静脉高压症两大症候群,前者主要有肝脾肿大、食管静脉曲张、消化道出血、腹水及右上腹痛等;后者表现为下肢浮肿及其下肢静脉曲张、皮肤色素沉着或溃疡,胸腹壁及腰背部静脉显露或曲张。
3. 既往病史　注意有无肝内感染、肿瘤、外伤史,也可继发于肝外疾病,如:①血液凝固异常、血小板增多症、真性红细胞增多症、白血病、糖尿病、恶性肿瘤、口服避孕药、妊娠等;②血管损伤;③炎症波及肝静脉、肝段下腔静脉;④肺癌、胃癌、胰腺癌、肾癌、肝尾状叶肥大压迫或侵犯肝静脉、肝段下腔静脉。

(二)体格检查要点

1. 门静脉高压体征　肝、脾肿大、腹水、下腔静脉高压症:如下肢浮肿、下肢静脉曲张、胸腹壁、腰背部静脉曲张,且静脉回流方向向上。
2. 其他继发疾病的体征。

(三)继续检查项目

1. 肝功能检查　早期临床症状与体征较重而肝功能损害较轻,如白蛋白下降,凝血酶原时间延长。
2. 超声波检查　血管彩超了解肝静脉及下腔静脉有无狭窄、梗塞,确定阻塞部位和范围。
3. CT、MRI 检查　可显示肝静脉、下腔静脉阻塞情况,并可了解肝脾及其他器官情况,以及侧支循环。
4. 血管造影　本病的确诊有赖于肝静脉及下腔静脉造影,可避免假阳性结果并可了解阻塞长度、形状、范围及侧支循环情况。

【诊断对策】

(一)诊断要点

Budd-Chiari 综合征诊断要点:①肝脾肿大、腹水、胸腹壁静脉上行性曲张;②门静脉高压症状明显,而肝功能失代偿症状不显著;③超声、CT、MRI 检查以及肝静脉和下腔静脉造影可了解阻塞部位、程度、范围和侧支循环情况。

(二)鉴别诊断要点

1. 与肝前性门脉高压症　如门静脉阻塞等,可通过 B 超、CT、MRI 等检查鉴别。

2. 与肝性门脉高压症 各种原因的肝硬化及血吸虫肝纤维化,可通过临床表现、肝功能检查及病原学、肝穿病理等检查鉴别。

3. 与肝后性门脉高压症 如缩窄性心包炎、心肌病鉴别,可通过超声心动图、右心房测压等鉴别。

(三)临床分型

根据阻塞部位程度分为四型:

1. Ⅰ型 下腔静脉隔膜阻塞,可伴肝静脉1、2支阻塞。
2. Ⅱ型 肝静脉主干进入下腔静脉入口处闭塞,下腔静脉正常。
3. Ⅲ型 下腔静脉狭窄闭塞,范围大于1 cm或半个椎体,肝静脉通畅。
4. Ⅳ型 下腔静脉及肝静脉均闭塞。

根据临床特征可分为四种类型:

1. 暴发型 罕见,骤然起病,进展迅速,多于起病后数小时至数日内死于肝衰。
2. 急性型 病程2周至数月,主要表现腹痛、腹胀、顽固性腹水及肝肿大,完全梗阻时可出现消化道出血。
3. 亚急性型 多在病后3~12个月就诊,主要表现为门静脉高压症和/或下腔静脉高压症候群。如肝脾肿大、腹水、静脉曲张等。
4. 慢性型 最多见,起病隐匿,进展缓慢,病程多在1~2年以上,表现同亚急性型。

【治疗对策】

(一)治疗原则

1. 针对病因治疗。
2. 解除血管阻塞。
3. 对症治疗。

(二)治疗计划

1. 内科治疗

(1)病因治疗 积极寻找病因并予以去除,可改善症状,也可有助于防止Budd-Chiari综合征术后复发。如停用可疑药物、口服避孕药;针对真性红细胞增多症、骨髓增生异常综合征、阵发性睡眠性血红蛋白尿的治疗;针对肝癌和邻近脏器肿瘤的处理等。

(2)对症治疗 如限制钠盐减少腹水形成,利尿消退腹水,腹穿放腹水,补充白蛋白或胶体溶液,防治肝、肾功能衰竭、消化道出血等并发症。

(3)抗凝治疗 适应证:①下腔静脉或肝静脉新鲜血栓形成,预防栓塞范围扩大或波及其他静脉;②手术治疗后,预防复发或人造血管内血栓形成。早期应用肝素25 000~40 000 U/d,分3次皮下注射,随后改用华法林口服,维持用药3~6个月,使凝血酶原时间延长至正常的2倍。

(4)溶栓治疗 可全身用药,也可经导管给药或行介入治疗时给药,对血栓形成期的患者有效,对陈旧性血栓或膜性阻塞不起作用,而且远期疗效难以确定。常用药物链激酶、尿激酶、组织型纤溶酶原激活物、蝮蛇抗栓酶。

2. 外科治疗 根据情况可选择下腔静脉膈膜撕裂术、下腔静脉-右心房分流术、门静脉-右心房转流术、肠系膜上静脉-右心房搭桥术、脾肺固定术等。

3. 介入治疗 ①适应证 下腔静脉各种膜型和节段型闭塞及肝静脉入口狭窄或闭塞均可采用球囊扩张术(PTA)及血管内支架植入术(EMS)。急性暴发型Budd-Chiari综合征可采用经颈静脉肝内门体分流术(TIPS)。②选择治疗途径 经皮经肝和经颈静脉对肝静脉的显示和开通有利;经股静脉对下腔静脉的显示和开通有利。③临床疗效 介入治疗技术的成功率可达98%,与外科手术相比,创伤性小、较安全。多数患者在术后1周左右症状明显改善。④并发症 有支架移位、血管再狭窄或闭塞、心包积液和心律失常、肺栓塞、腹腔内出血等。

【预后评估】

若为良性疾病血管阻塞,经介入或手术治疗多数预后良好,少数疾病晚期至肝功能衰竭需做肝移植手术。因血液病甚至恶性肿瘤引起者的预后视原发疾病情况而定。

(任 明)

第六节 酒精性肝病

酒精性肝病是因长期、大量饮用各种含乙醇的饮料所致的肝脏损害。初期通常表现为脂肪肝,进而可发展为酒精性肝炎、酒精性肝纤维化和酒精性肝硬化,这三种形式可单独或混合存在。酒精性肝病是西方国家最常见的肝病,在我国发病率有升高的趋势。酒精性肝病的发展与酗酒的剂量及时间长短存在线性关系,酒精性肝病的发生还与患者的营养状况、遗传和代谢因素有关。

【诊断步骤】

(一)病史采集要点

1. 起病情况　起病隐匿,患者可在长时间内无任何表现,症状一般与饮酒的量和时间长短有关。

2. 主要临床表现　应详细询问饮酒史,包括饮酒的种类、量、时间、方式和进食情况,仅有脂肪肝的患者通常没有症状,酒精性肝炎患者可出现乏力、发热、黄疸、右上腹痛等;酒精性肝硬化常有乏力、纳差、体重减轻、牙龈出血等,失代偿期可有腹水、脾大、食管胃底静脉曲张等。有些患者有贫血和周围神经炎表现。

3. 既往病史　乙肝病毒感染对酒精性肝病的发展有促进作用,两者可互相促进,加重肝脏损害及肝病进程。还要注意有无药物、代谢及肝脏寄生虫感染病史。

(二)体格检查要点

可有肝病面容、不同程度的贫血貌,患者出现肝脏肿大,但表面光滑,偶有触痛,可有腮腺肿胀、蜘蛛痣、毛细血管扩张。酒精性肝硬化失代偿期有脾大、腹水等体征。

(三)继续检查项目

1. 血液及生化检查　可出现形态异常的红细胞,如靶形细胞、巨红细胞、口形细胞,红细胞平均体积往往增加。转氨酶中度升高,多于正常值 2～5 倍之间,AST/ALT 比值大于 2,谷氨酰转肽酶和碱性磷酸酶升高,血清 GGT 活性有助于发现酒精性肝病。血清白蛋白常降低,球蛋白升高,凝血酶原时间延长。脂肪肝时血甘油三酯、胆固醇升高。

2. 影像学检查　B超、CT、MRI 可有脂肪肝或肝硬化的相应表现。

3. 肝活检　是惟一可靠的诊断手段,尤其对酒精性肝炎的确诊,但要注意标本采取。

【诊断对策】

(一)诊断要点

1. 酒精性肝病临床诊断标准　①有长期饮酒史,一般超过 5 年,折合酒精量男性 40 g/d,女性 20 g/d;或 2 周内有大量饮酒史,折合酒精量＞80 g/d。但应注意性别、遗传易感性等因素的影响。酒精量换算公式为:g＝饮酒量(ml)×酒精含量(%)×0.8。②临床症状为非特异性,可无症状,或有右上腹胀痛,食欲不振,乏力、体重减轻、黄疸等;随着病情加重,可有神经精神、蜘蛛痣、肝掌等症状和体征。③血清天冬氨酸氨基转移酶(AST)、丙氨酸氨基转移酶(ALT)、谷氨酰转移酶(GGT)和平均红细胞容积(MCV)等指标升高,禁酒后这些指标可明显下降,通常4周内基本恢复正常,AST/ALT>2,有助于诊断。④肝脏B超或检查有典型表现。⑤排除嗜肝病毒的感染、药物和中毒性肝损伤等。

符合①、②、③和⑤条或①、②、④和⑤条可诊断酒精性肝病;仅符合①、②和⑤条可疑诊酒精性肝病。

符合酒精性肝病临床诊断标准者,其临床分型诊断如下:

(1)轻症酒精性肝病:肝脏生物化学、影像学和组织病理学检查基本正常或轻微异常。

(2)酒精性脂肪肝:影像学诊断符合脂肪肝标准,血清ALT、AST可轻微异常。

(3)酒精性肝炎:血清ALT、AST或GGT升高,可有血清总胆红素增高。重症酒精性肝炎是指酒精性肝炎中,合并肝昏迷、肺炎、急性肾功能衰竭、上消化道出血,可伴有内毒素血症。

(4)酒精性肝纤维化:症状及影像学无特殊。未做病理时,应结合饮酒史、血清纤维化标志(透明质酸、Ⅲ型胶原、Ⅳ型胶原、层黏连蛋白)、GGT、AST/ALT、胆固醇、载脂蛋白A1、总胆红素、α_2巨球蛋白、铁蛋白、稳态模式胰岛素抵抗等改变,这些指标非十分敏感,应联合检测。

(5)酒精性肝硬化:有肝硬化的临床表现和血清生物化学指标的改变。

2. 影像学诊断 影像学检查用于反映肝脏脂肪浸润的分布类型,粗略判断弥漫性脂肪肝的程度,提示是否存在显行肝硬化,但其不能区分单纯性脂肪肝与脂肪性肝炎,且难以检出<33%的肝细胞脂肪变。应注意弥漫性肝脏回声增强以及密度降低也可见于肝硬化等慢性肝病。

(1)B超诊断 ①肝区近场回声弥漫性增强(强于肾脏和脾脏),远场回声逐渐衰减;②肝内管道结构显示不清;③彩色多普勒血流显像提示肝内彩色血流信号减少或不易显示,但肝内血管走向正常;④肝右叶包膜及横膈回声显示不清或不完整。

具备上述第①项及第②~④项中一项者为轻度脂肪肝;具备上述第①项及第②~④项中两项者为中度脂肪肝;具备上述第①项以及②~④项中两项和第⑤项者为重度脂肪肝。

(2)CT诊断 弥漫性肝脏密度降低,肝脏与脾脏的值之比小于或等于1。弥漫性肝脏密度降低,肝/脾比值=1.0但大于0.7者为轻度;肝/脾比值=0.7但大于 0.5 者为中度;肝/脾比值=0.5 者为重度。

3. 组织病理学诊断　酒精性肝病病理学改变主要为大泡性或大泡性为主伴小泡性的混合性肝细胞脂肪变性。依据病变肝组织是否伴有炎症反应和纤维化,可分为:单纯性脂肪肝、脂肪性肝炎、肝纤维化和肝硬化。

(1)单纯性脂肪肝　依据肝细胞脂肪变性占据所获取肝组织标本量的范围,分为 4 度($F_{0\sim4}$):F_0 5% 肝脂肪变;F_1 5%～30% 肝细胞脂肪变;F_2 31%～50% 肝细胞脂肪变性;F_3 51%～75% 肝细胞脂肪变性;F_4 75% 以上肝细胞脂肪变。

(2)酒精性肝炎肝纤维化　酒精性肝炎的脂肪肝程度与单纯性脂肪肝一致,分为 4 度($F_{0\sim4}$),但依据炎症程度分为 4 级($G_{0\sim4}$):G_0 无炎症;G_1 腺泡 3 带呈现少数气球样肝细胞,腺泡内散在个别点灶状坏死和中央静脉周围炎;G_2 腺泡 3 带明显气球样肝细胞,腺泡内点灶状坏死增多,出现 Mallory 小体,门管区轻～中度炎症;G_3 腺泡 3 带广泛的气球样肝细胞,腺泡内点灶状坏死明显,出现 Mallory 小体和凋亡小体,门管区中度炎症伴/或门管区周围炎症;G_4 融合性坏死和/或桥接坏死。

依据纤维化的范围和形态,肝纤维化分为 4 期($S_{0\sim4}$):S_0 无纤维化;S_1 腺泡 3 带局灶性或广泛的窦周/细胞周纤维化和中央静脉周围纤维化;S_2 纤维化扩展到门管区,中央静脉周围硬化性玻璃样坏死,局灶性或广泛性的门管区星芒状纤维化;S_3 腺泡内广泛纤维化,局灶性或广泛的桥接纤维化;S_4 肝硬化。

酒精性肝炎肝纤维化组织病理学诊断报告:酒精性肝炎－$F_{(0\sim4)}$ $G_{(0\sim4)}$ $S_{(0\sim4)}$(注:F:脂肪肝分度;G:炎症分级;S:纤维化分期)。

(3)肝硬化　肝小叶结构完全毁损,代之以假小叶形成和广泛纤维化,大体为小结节性肝硬化。根据纤维间隔有否界面性肝炎,分为活动性和静止性。

(二)鉴别诊断要点

1. 非酒精性脂肪肝　在组织学上类似酒精性脂肪肝,但前者多数肥胖且无长期饮酒史。常有糖尿病和高甘油三酯血症,部分有长期服药史。

2. 病毒性肝炎　当血清转氨酶升高超过正常 10 倍以上,且 ALT/AST>1 时,应当考虑病毒性肝炎,血清肝炎标志物阳性有助鉴别。

3. 其他原因肝硬化　特别是与乙型肝炎肝硬化鉴别。根据病史、饮酒史、肝脏大小、肝炎病毒标志物、肝脏组织学等可鉴别。

【治疗对策】

(一)治疗原则

戒酒和营养支持,减轻酒精性肝病严重程度;改善已存在的继发性营养不良和对症治疗酒精性肝硬化及其并发症。

(二)治疗计划

1. 戒酒　是治疗酒精性肝病的首要措施,可改变其进展过程,并可使肝病恢复正常。戒酒过程中注意戒断综合征的发生,可予患者镇静剂及心理治疗。

2. 营养支持　嗜酒者常有营养不良,长期饮酒对代谢有明显的影响。应提供高蛋白、低脂肪饮食,适当补充易于氧化的中链脂肪,并补充多种维生素和微量元素,对重症患者应予TPN治疗。

3. 药物治疗

(1)肾上腺糖皮质激素　可改善重症酒精性肝炎的炎症反应,减少肝细胞损伤及肝性脑病症状。常用药物甲基泼尼松龙30~40 mg/d,口服治疗4周。伴有消化道出血、感染、糖尿病及肾功能不全者禁用。

(2)多烯磷脂酰胆碱及甘草酸制剂有不同程度的抗氧化、抗炎、保护肝细胞膜等作用,临床应用可改善肝脏生化学指标。

(3)调脂治疗　可用舒降之等降脂药,但要注意肝肾功能。

(4)其他药物　如还原性谷胱甘肽、维生素E等抗氧化剂;腺苷蛋氨酸(思美泰)可减轻乙醇对线粒体及肝脏的损害,还可治疗淤胆性黄疸,美他多辛能增加肝内ATP,加快乙醛代谢,每日口服1g或肌注300~600 mg。

(5)中药治疗　我国应用中药活血化瘀治疗慢性肝病、肝硬化取得一定疗效,但应根据循证医学原理,按照新药临床研究规范进行临床试验,以客观评估其疗效及安全性。

4. 对酒精性肝硬化的并发症治疗　如积极处理腹水、感染、消化道出血、肝性脑病等。

5. 肝移植　晚期酒精性肝硬化患者可行肝移植治疗,但要求肝移植前完全戒酒3~6个月。

【预后评估】

酒精性脂肪肝一般预后较好,在戒酒和饮食治疗后,适当的药物治疗可使肝内脂肪逐渐消退,甚至恢复正常。酒精性肝炎如能及时戒酒和住院治疗,多数可恢复正常,如继续饮酒,可发展为肝硬化。因此是否戒酒、肝脏的病理改变及临床严重程度、有无并发症是影响预后的重要因素。

(任　明)

第七节 药物性肝病

药物性肝病,是指由于药物或/及其代谢产物引起的肝脏损害。已报道有600多种药物可引起药物性肝病,其表现与各种肝病的表现相同。本病的发病率逐渐增高,非病毒性慢性肝炎中的20%～50%属药物性肝病,其中以50岁以上者为多见。

【病因及发病机制】

能促进药物性肝病发生的因素包括药物剂量、疗程、血药浓度、年龄、性别、同时存在的代谢异常或特异体质(超敏反应的遗传易感体质)、其他药物的使用、环境因素及肝脏基础疾病。

药物在肝脏内代谢,通过肝细胞光面内质网上的微粒体内一系列的药物代谢酶(简称药酶,包括细胞色素P450、单氧化酶、细胞色素C还原酶等)以及胞质中的辅酶Ⅱ(还原型NADPH),经过氧化或还原或水解形成相应的中间代谢产物(第Ⅰ相反应),再与葡萄糖醛酸或其他氨基酸结合(第Ⅱ相反应),形成水溶性终产物排出体外。

药物引起肝脏损伤的机制可能为:①药物及其中间代谢产物对肝脏的直接毒性作用;②机体对药物的过敏反应,或对药物特异质反应,对生成的中间代谢产物的过敏反应,这类药物性肝病是不可预知的,病理表现与各种肝病的表现相同,可表现为急慢性肝炎、肉芽肿性肝炎、胆汁淤积和肝肿瘤。

【诊断步骤】

(一)病史采集要点

直接询问其他家庭成员和看护人员,检查所有的治疗药物,甚至药柜、床头柜及有锁箱柜中的物品。了解用药的具体情况。

1. 肝损伤的临床症状,及有无伴随过敏的临床表现(发热、皮疹、关节痛等)。
2. 用药时间与肝损伤发生的时间。
3. 肝损伤的病程与停药或继续用药的关系。
4. 再次给药与肝损伤发生的时间关系。

5. 既往过敏史及肝脏疾病史。

6. 既往疾病史(肿瘤、代谢性疾病等)。

(二)体格检查要点

肝脏疾病的相关体征,和肝脏损伤类型有关。急性损伤可有黄疸、腹痛、肝大、出血等,慢性可有蜘蛛痣、腹水等体征。注意有无皮疹等体征。

(三)临床资料分析

1. 血常规　白细胞下降或升高,嗜酸细胞增多(达6%以上)。

2. 肝功能的异常,包括转氨酶、胆红素、碱性磷酸酶的升高,白蛋白的降低,凝血功能可以异常。

(四)继续检查项目

1. 药物性敏感试验(淋巴细胞培养试验、皮肤试验)为阳性。

2. 血清中有自身抗体。

3. 相关药物浓度监测。

【诊断对策】

(一)诊断要点

虽然已有Danan和Maria诊断标准,但仍未被临床广泛接受,诊断基于逻辑推理,没有绝对的标准。其诊断思路如下:

1. 肝脏是否受到损害　一般来说,通过临床症状、肝功能检查来反映肝脏情况。但是需要警惕的是,这些表现和肝脏组织学损伤不一定完全一致,如甲氨蝶呤、氯乙烯、砷剂等可引起肝硬化,但在生化检查上只有微小变化或者无变化;药物诱导的微泡性脂肪变性引起的急性肝功能衰竭,其转氨酶水平只有轻度变化。而服用雌激素等药物组织学检查虽然可能提示轻度胆汁淤积,但转氨酶可有大幅度上升。肝功能损害类型见表5-18:

表5-18　肝损伤的类型

- 肝细胞型:ALT>2~3×ULN,ALP正常 或 ALT/ALP≥5

- 胆汁淤积型:ALP>2×ULN 或 ALT/ALP≤2

- 混合型:ALT>2~3×ULN 且 ALP>2×ULN 或 ALT/ALP介于2~5之间

注:ALP:血清碱性磷酸酶;ULN:正常值上限

2. 排除其他可能的肝功能损害　药物性肝病是种排除性诊断,需排除以下疾病(表5-19)。

表5-19　药物性肝病作为一种排除性诊断需考虑的因素

- 肝炎病毒:血清学和分子病毒学(特别是 HCV RNA)
- 其他感染因素:EBV、CMV、HIV、伯氏柯克斯体
- 细菌感染
- 代谢性疾病:威尔逊病、$α_1$-抗胰蛋白酶缺乏、有非酒精性脂肪肝的危险因素(血脂、血糖、胰岛素、C-肽、糖尿病家族史)
- 自身免疫性肝炎:ANA、SMA、抗 LKM、IgG 水平
- 酒精
- 肝脏血管病变(影像学检查)
- 系统恶性疾病或淋巴瘤,肝转移癌(肿瘤标志物监测、CT)
- 排除胆汁淤积常见原因,尤其是老年患者

3. 疑诊为药物性肝病　临床医师需要重视药物性肝病的存在。可能为药物性肝病的依据:①在过去的 3～6 个月开始了一种新治疗(包括补充和可选择药物治疗);既往有药敏史或过敏性疾病史,除用药史外,发现任何有关的过敏反应,特别是发热、皮疹、关节痛、淋巴结病,嗜酸性细胞增多等;②熟悉并掌握文献记载的、常见药物的肝损表现,对临床医生来说,这是个难点。

(二)鉴别诊断要点

药物性肝病作为排除性诊断,需要和其他疾病鉴别,具体见表5-19。

(三)临床类型

1. 急性药物性肝病　可以是肝细胞性、胆汁淤积性或两者混合性。我国临床上一般以第一次发病,肝功能异常持续半年以内的肝损伤为急性。

氟烷、对乙酰氨基酚、四环素、磺胺、曲格列酮等药物可致急性肝细胞性损伤,组织学上表现为肝坏死、脂肪变性或两者均有,临床表现为乏力、不适、恶心和黄疸,类似病毒性肝炎,严重时可表现为急性或亚急性肝衰竭。避孕药、雄激素、环孢素引起胆管损伤,致单纯性胆汁淤积。氯丙嗪、红霉素、阿莫西林-克拉维酸钾等可引起毛细胆管和肝细胞损伤,致炎症性胆汁淤积。

2. 亚急性药物性肝病　组织学上表现为不同程度的肝坏死和再生,临床特点是进行性严重的肝病,伴深度黄染和肝硬化表现,见于长期服用辛可芬、异丙异烟

肼、异烟肼、甲基多巴和丙氧嘧啶者。

3. **慢性药物性肝损害** 包括肝实质损伤、胆汁淤积、血管病变、肿瘤、肉芽肿性病变和间质病变。我国学者认为，两次以上发病或肝功能异常持续半年以上者为慢性。肝实质损害包括慢性肝炎(如呋喃妥因、阿维A酯、二氯酚酸、米诺环素、氨基水杨酸、阿司匹林、异烟肼，目前已知大多数药物性慢性肝炎与自身免疫性肝炎相关)、脂肪变性(2-丙戊酸钠)、磷脂沉积症(胺碘酮)、肝纤维化和肝硬化(甲氨蝶呤)。慢性胆汁淤积包括慢性肝内胆汁淤积(有机砷、氯丙嗪)、胆管硬化(福尔马林)。甾体类避孕药可引起肝静脉血栓和肿瘤。别嘌呤醇、卡马西平可致肉芽肿性肝炎。

【治疗对策】

(一)治疗原则

1. 停用有关或可疑的药物。
2. 一般治疗与其他原因所致的急、慢性肝炎相同。
3. 注意卧床休息。
4. 加强营养，给予高热量、高蛋白的饮食，补充B族维生素和维生素C。
5. 有出血倾向加用维生素K，如有出血、肝昏迷应按出血、肝昏迷处理。

(二)治疗计划及注意事项

1. 还原型谷胱甘肽，一般病例可予300 mg，肌注，每日一次。重型病例可每日静滴600 mg，2~4周为一疗程。

2. S-腺苷-L蛋氨酸(思美泰)，1~2 g/d静滴2周，以后改为1.6 g/d分两次口服，到症状及生化指标改善，一般为4~8周。

3. 唯一可以利用特殊解毒剂治疗的药物性肝病为对乙酰氨基酚肝中毒，解毒剂为N-乙酰半胱氨酸。在药物摄入后24小时内插胃管洗胃后，给予N-乙酰半胱氨酸140 mg/kg(口服或从胃管内注入)，以后每4小时一次，70 mg/kg，共72小时。或首次静滴150 mg/kg(加在5%葡萄糖200 ml内静滴15 min)，以后静滴50 mg/kg(500 ml/4h)，最后100 mg/kg(1 000 ml/16h)。

4. 对于药物性肝损伤伴有血管炎(别嘌呤醇、磺胺类药)和部分慢性药物性肝炎，若停药后3~6周，临床和生化未改善者，可用肾上腺皮质激素治疗。

5. 胆汁淤积型的患者应用苯巴比妥与消胆胺(30 mg，早晚各一次)治疗。对于明显淤胆者，临床医师曾习惯给予短疗程的激素治疗，现在更推荐在这些病例中应用熊脱氧胆酸(15 mg/kg)。

6. 重症患者出现肝昏迷、继发于凝血机制障碍的出血、重度胆汁淤积或肝功能衰竭，可考虑肝移植。

7. 近来发现，联苯双酯仅能够降低 ALT，而不能使原有肝损害的病理改变得到改善，反而可加重肝损害，引起天冬氨酸氨基转移酶升高及黄疸。

8. 对于大多数肝中毒的病例，利用螯合树脂以对抗药物的肠肝循环，或用血透、利尿的方法去除体内残留药物并不能奏效。

【病程观察及处理】

(一)病情观察要点

急重症患者注意观察神志和意识改变，血生化变化，有无出血倾向，监测尿量和生命体征。亚急性和慢性要动态观察血生化变化和肝脏影像学改变。

(二)疗效判断与处理

1. 治愈　临床症状、体征完全消失或明显改善，胆红素、转氨酶、γ-谷氨酰转移酶、碱性磷酸酶等肝功能指标降至正常范围。

2. 好转　临床症状好转，肝功能指标较治疗前下降，并低于正常上限 2 倍以下。

3. 未愈　症状体征无改善，肝功能指标改善不明显或病情加重。

【预后评估】

绝大多数患者停药后可恢复，发生临床和组织学的改善，快的仅需几周，慢的需几年。少数发生严重和广泛的肝损伤，引起暴发性肝功能衰竭或进展为肝硬化，预后不佳。

【出院随访】

停药后随访肝脏临床和组织学变化数周到数年。

（刘思纯　张　敏）

第八节 脂肪肝

脂肪肝是各种原因引起的肝细胞内脂肪堆积过多的病变,当脂肪含量超过肝重的5%或显微镜下每单位面积1/3以上肝细胞脂肪变性时称为脂肪肝,其主要脂类是甘油三酯。发病率约占平均人口的10%,在肥胖症和糖尿患者口中约占50%,酗酒中约占57.5%。近年来,由于生活水平提高、饮食结构改变及预防性措施相对滞后,脂肪肝发病率日趋上升及低龄化,已成为危害我国人民健康的第二大肝病。

【病因、发病机制】

按病因,脂肪肝主要分为两大类,与饮酒有关的酒精性脂肪性肝病(AFLD)及与饮酒无关的非酒精性脂肪性肝病(NAFLD)。乙醇摄入和脂肪肝相关。英国皇家医学院定义安全饮酒:男<210 g/周,女<140 g/周;意大利前瞻性研究:<30 g/d;日本:50 g/d为习惯性饮酒,80 g/d为大量饮酒;我国标准:长期(大于5年),男大于40 g/d,女大于20 g/d,或2周内有大量饮酒(大于80 g/d)。NAFLD的病因包括代谢因素(肥胖、糖尿病、高脂血症)、某些药物(如糖皮质激素、雌激素、四环素、乙酰水杨酸、胺碘酮、某些抗肿瘤药及降血脂药等)、毒物(如四氯化碳、砷、汞、磷等)及妊娠。伴有脑病的急性脂肪肝称Reye综合征,以儿童多见,常以病毒感染为首发症状,伴有血糖降低。

肝脏是肌体脂肪代谢的枢纽,肝内脂肪主要来源于食物和外周脂肪组织。摄入脂肪过量;脂肪组织释放游离脂肪酸过多;肝内甘油三酯合成增加;肝细胞内游离脂肪酸清除减少;脂蛋白合成障碍等均可导致脂肪肝。但脂肪肝形成最主要的机制可能还是肝细胞脂肪酸氧化功能减低,常涉及线粒体功能障碍。

【诊断步骤】

(一)病史采集要点

1. 主要临床表现　起病隐匿,绝大多数脂肪肝患者无任何自觉症状,常在体检或其他疾病就诊时B超、CT提示可能存在脂肪肝,或发现ALT、AST、ALP轻度增高。少数患者自觉有右上腹轻度不适、隐痛或上腹胀痛等非特异症状。严重者可出现恶心、呕吐、黄疸及其他肝功能衰竭症状。

2. 既往病史　注意询问酗酒史、服药史,从代谢角度考虑需询问糖尿病、肥胖家族史及血脂情况,注意有无毒物接触史(如职业)。

(二)体格检查要点

注意营养状况,肥胖患者近半数有不同程度的脂肪肝。其他阳性体征很少。严重者可有黄疸、肝大、肝区叩痛甚至腹水体征。

(三)临床资料分析

1. 影像学检查　影像学对肝脂肪浸润诊断的敏感度仅约60%,随着肝内脂肪浸润程度的增加,其敏感度可上升到80%～90%。首选B超,可发现肝肿大,前场回声增强增多,光点细而密,呈"亮肝";后场回声衰减。但存在假阳性(需与肝硬化、弥漫性肝癌、血色病、糖原贮积病、血吸虫病等鉴别)和假阴性(难于检出小于33%的肝脂变)。CT检查准确性优于B超,提示肝密度减低,肝/脾CT值比<0.85。

2. 血液生化检查　通常轻度异常,最常见的是血清转氨酶(ALT、AST)、碱性磷酸酶(ALP)或γ-谷氨酰转移酶(GGT)轻度升高。白蛋白、胆红素和凝血酶原时间一般无变化。重度脂肪肝表现为各项指标的明显异常。酒精性脂肪肝的生化特点是AST升高显著,AST/ALT>2。禁酒后4周AST、ALT基本恢复正常,即在2倍正常上限以下,除非合并重症酒精性肝炎和肝癌。可作为诊断的线索之一。

(四)继续检查项目

B超引导下或腹腔镜直视下肝活检需严格掌握适应证。一般来说,主要用于:①患者有慢性肝病的征象(有明显症状,伴有肝酶升高超过6个月);②症状及肝脏检查结果进行性恶化;③欲明确脂肪肝病因、疾病严重程度;④弥漫性脂肪肝伴有正常肝岛及局灶性脂肪肝难与肝癌相鉴别。

镜下肝细胞内脂质沉积有两种形式:巨囊泡型和微囊泡型。一般代谢性、药物或毒物介导的脂肪肝常为巨囊泡型;而急性妊娠脂肪肝、Reye综合征和四环素所致的脂肪肝常为微囊泡型。酒精性脂肪肝囊泡类型无特异,但其分布呈小叶中心性,且常见Mallory小体。这些病理特征对病因诊断有一定帮助。根据肝组织内炎症、坏死的有无及纤维化的程度可分为单纯性脂肪肝、脂肪性肝炎、脂肪性肝硬化。

【诊断对策】

(一)诊断要点

1. 是否有脂肪肝。临床诊断脂肪肝常用的依据主要是 B 超等影像学结果。

2. 根据病史及体格检查,尽量明确病因(酒精性脂肪肝、非酒精性脂肪肝、药物与中毒性、自身免疫性、病毒性、先天性代谢性肝病),临床上几种病因可并存。

3. 根据实验室及肝组织学检查分为单纯性脂肪肝、脂肪性肝炎、脂肪性肝纤维化、脂肪性肝硬化。

4. 如是酒精性脂肪肝,注意有无合并的酒精性心脏病(酒精 125 ml/d,10 年以上应考虑)。

(二)临床类型

1. 酒精性脂肪肝(AFLD)　有长期饮酒史,一般超过 5 年,折合酒精量男性≥40 g/d,女性≥20 g/d;或两周内有大量饮酒史,折合酒精量>80 g/d。但应注意性别、遗传易感性等因素的影响。

2. 非酒精性脂肪肝(NAFLD)　包括肥胖、糖尿病、高脂血症、长期胃肠外营养等代谢因素和肝毒性物质(药物、毒性化合物)接触等导致的脂肪肝。

【治疗对策】

(一)治疗原则

目前尚无明确有效治疗脂肪肝的药物,脂肪肝的治疗原则主要是针对原发病、调整饮食结构等综合治疗。

(二)治疗计划

1. 病因治疗　酒精性脂肪肝戒酒。药物或毒物所致的脂肪肝避免或去除有害药物或毒物。糖尿病性脂肪肝的治疗主要纠正其代谢紊乱,补足所需的胰岛素。肥胖和高脂血症,控制饮食和适量运动是关键。营养不良性脂肪肝在供应充足热量时需给予高蛋白饮食。

2. 饮食及运动治疗　适当控制热量供给,避免剩余的热量转化为脂肪。摄入高蛋白饮食,但如果肝功能异常,蛋白质应以豆类或豆制品为主,需限制在肠内产氨较多的肉类食品。供给适量脂肪,因脂肪中的必需脂肪酸参与磷脂的合成,能使脂肪从肝脏中顺利运出,对预防脂肪肝有利;限制高胆固醇食物,如动物的内脏、油脂和皮,以及鱼子、蛋黄等。低糖饮食,因碳水化合物可刺激肝脏大量合成脂肪酸,特别要禁食蔗糖、果糖、葡萄糖和含糖多的糕点等食物。多食蔬菜、水果和蕈藻类,如芹菜、韭菜、竹笋、香蕉、木耳、蘑菇、海带、紫菜等。多饮茶,茶叶中的茶多酚有促进脂肪代谢、防治心血管疾病的功能,对防治脂肪肝也有好处。

辅以适量运动,每天步行 10 000 步,加上两次 20 分钟慢跑,对部分患者可能有效。

3. 药物治疗　可短期内适量补充常规剂量的维生素 B_6、维生素 B_{12}、叶酸或者复合维生素 B、维生素 C、维生素 E。许多降脂药物可能驱使血脂更集中于肝脏进行代谢,所以应慎重选用降血脂药物,酒精性脂肪肝或不伴有高脂血症的脂肪肝患者原则上不用降血脂药物;降脂药物主要用于高脂血症引起的脂肪肝或作为肥胖、糖尿病、应用皮质激素等引起的脂肪肝的辅助治疗。脂肪肝性肝炎伴血清转氨酶异常,可选用常规保肝药物,如水飞蓟素 77 mg tid。熊去氧胆酸具有膜稳定和细胞保护作用,15 mg/(kg·d)口服 3 个月～1 年,部分患者有效。

(三)治疗方案的选择

多数症状轻微,肝损害轻微的患者改变生活方式为主,不宜随便药物治疗。伴有明显肝功能损害时给予维生素、保肝药物。脂肪肝性肝硬化按肝硬化治疗。终末期可做肝移植,但复发率高。

【病程观察及处理】

1. 病情观察要点　应告戒患者,本病为慢性疾病,和多种病因及生活方式改变有关,疗效缓慢,观察应有耐心。
2. 疗效判断与处理　依靠血生化和影像学检查结果。

【预后评估】

除妊娠急性脂肪肝和 Reye 综合征病死率较高外,本病发展缓慢,预后良好。

【出院随访】

目前没有随访时限的研究。一般认为每半年至 1 年进行血生化及 B 超检查。出现肝硬化后按肝硬化要求随访。

(刘思纯　张　敏)

第九节 门脉高压症

门脉系统血流受阻和(或)血流量增加,导致门脉及其属支静水压升高,称为门脉高压症(portal hypertension,PHT)。正常门静脉压力一般为 0.67~1.33 kPa,门静脉压超过 1.33~1.60 kPa 称为门静脉高压症。

【诊断步骤】

(一)病史采集要点

1. 起病情况 多数起病缓慢,也有以上消化道出血和肝性脑病等并发症表现急性起病。

2. 主要临床表现

(1)门-体侧支循环 最主要的是食管胃底静脉曲张,是肝硬化上消化道出血的主要原因;其次是直肠静脉丛形成痔核,痔核破裂可导致便血和慢性失血性贫血。

(2)脾肿大和脾功能亢进 脾大是本病的主要临床表现之一,有时是临床最早发现的体征。但脾大小与门静脉高压的高低无明显的关系。由于脾内大量储血,脾内血流减慢,血细胞被单核-巨噬细胞吞噬,可出现血细胞减少。

(3)腹水 是门脉高压常见的表现,有些患者可出现肝性胸水。

(4)门静脉高压性胃肠血管病 是长期门脉高压所致胃肠黏膜血管病变,其发病部位依次为胃、小肠、大肠和直肠。病理改变为胃肠道微循环障碍、黏膜缺血。诊断主要依靠内镜。

(5)肝性脑病 门体侧支循环可使血氨增高,产生慢性肝性脑病。

3. 既往病史 有病毒性肝炎、血吸虫病、酒精性、药物性肝病、代谢性肝病,以及腹水、黄疸、肝性脑病史常可有助诊断。

(二)体格检查要点

可有脾大和腹水的体征,如有腹壁静脉曲张,应注意血流回流方向,正常为脐上往上,脐下往下。如脐下往上说明下腔静脉阻塞。

(三)继续检查项目

1. 实验室检查 血常规检查可呈全血细胞减少。肝功能检查白蛋白下降,球蛋白增高，白/球比例倒置。肝硬化活动期，转氨酶和胆红素常增高，凝血酶原时间延长。

2. 超声扫描　可发现脾大及扩大的门静脉、脾静脉、胃底静脉及其他侧支循环，以及腹水、门静脉海绵样变、门静脉血栓等。

3. 内镜和X线钡剂检查　内镜诊断食管胃底静脉曲张优于食管吞钡，可判断范围、大小、有无红色征。

4. CT检查　可显示肝大小、形态、边缘，脾大小及侧支循环情况，特别是孤立性胃底静脉曲张。

5. 门静脉造影　有经脾门静脉造影、经皮肝穿刺门脉造影，可显示门静脉高压的血流动力学变化。

6. 门脉血流动力学测定　肝静脉嵌入压及奇静脉血流量测定，以及经胃镜测定食管曲张静脉压力。

【诊断对策】

（一）诊断要点

1. 门静脉高压症的确立　门静脉高压症的三大临床表现：脾大、腹水、侧支循环的建立和开放，特别是侧支循环开放的证据。

2. 门静脉高压症的病因　应根据患者的病史及临床表现，进行必要的实验室及辅助检查。80%的门静脉高压是由肝硬化引起，在我国多为乙型病毒性肝炎肝硬化，但也应注意门脉高压症的其他原因。按门静脉高压发生部位可分为肝前型、肝内型和肝后型。

3. 门静脉高压症的程度及食管静脉曲张出血的危险性，可通过为胃镜检查、肝静脉压力梯度测量、门静脉系统血流动力学及彩色多普勒检查，以及肝功能检查来评估。

（二）鉴别诊断要点

1. 与脾大疾病鉴别　如慢性血吸虫病、疟疾、溶血性贫血、淋巴瘤、白血病、特发性血小板减少性紫癜、风湿性疾病等。

2. 与腹水为主要表现疾病鉴别　须与心源性、肾性、营养不良性、癌性及腹膜、妇科疾病等所致腹水鉴别，除腹水检查外，还需根据病史体征作其他相关检查。

3. 与上消化道出血疾病鉴别　如消化道溃疡、胃癌、食管癌等鉴别。

【治疗对策】

(一)治疗原则

门脉高压症病治疗大多相当困难,急性出血时止血及预防食管静脉曲张首次及再次出血以及针对其他并发症治疗是治疗主要目的。

(二)治疗计划

1. 急性出血期治疗

(1)非手术治疗　根据出血情况积极补充血容量,但注意避免输血和输液量过多或速度过快,以免短期内门脉压增高引起复发出血。尽早行急诊胃镜检查明确出血原因及部位,门脉高压急性上消化道出血的主要原因是食管静脉曲张破裂,但也可来自消化性溃疡、门脉高压性胃病,均应给予降门脉压治疗。此外静脉应用抑制胃酸分泌的药物,如 H_2 受体阻滞剂、质子泵抑制剂等,以控制胃黏膜糜烂及出血。

①药物治疗　a. 生长抑素:可减少内脏血流量、降低门脉压,副作用少。天然生长抑素(思他宁)首先缓慢静注 250 μg,然后以每小时 250 μg 持续静滴,维持5天。人工合成生长抑素(善宁)首先缓慢静注 0.1 mg,然后以每小时 25~50 μg 速度持续静滴,维持5天。b. 垂体后叶素:直接收缩内脏血管床的小动脉和毛细血管前括约肌,使内脏循环血容量减少,门脉血流量减少,减少侧支循环血流量。用法 0.2~0.4 单位/分钟持续静滴,与硝酸甘油联用,可有效克服相互副作用,加强降门脉压作用。三甘氨酰赖氨酸加压素效果优于垂体后叶素,副作用少,但价格昂贵。

②内镜下硬化剂注射或套扎治疗　此方法相对简单、安全,肝功能不良的患者也能用此法治疗,应作为食管静脉曲张出血治疗的首选方法。注射方法有静脉旁、静脉内注射及上述两者混合法,常用硬化剂有鱼肝油酸钠、乙氧硬化醇。硬化治疗的主要并发症有食管狭窄、溃疡形成、发热和胸腔积液,有时尚可发生异位栓塞如肺、肾栓塞。内镜下曲张静脉套扎术技术和设备要求高,但更加方便和安全,目前已广泛应用。

③三腔二囊管　一般不作为首选措施,往往作为手术和内镜治疗前的一种临时止血措施。

④经颈静脉肝内门体分流术　本方法技术要求高,价格昂贵,且存在肝性脑病及支架易堵塞等问题,目前已较少开展。

(2)手术治疗　大出血时有效循环血量减少,肝血流量减少,可导致肝功能进一步损害,患者对急症手术的耐受性低,应尽量选用非手术治疗法,如仍不能止血可作食管胃底静脉缝扎术或门奇静脉断流术,术后择期行脾切除加门奇静脉断流或分流术。

2. 非止血期的治疗

(1)降门脉压药物 主要有两类:血管收缩药和血管扩张药。缩血管药可减少门脉血流量,常用的非选择性 β-受体阻滞剂普萘洛尔;从小剂量开始,要求心率不低于 60 次/分,切忌突然停药。扩血管药可降低门脉系统血管阻力,常用的有哌唑嗪、可乐定、硝酸酯类、钙通道拮抗剂等。普萘洛尔加单硝酸异山梨酯可预防食管静脉曲张首次及再次出血,并可减少彼此副作用。利尿药可通过降低有效血容量,反射性引起内脏血管收缩,从而降低门静脉压。

(2)内镜治疗 对重度食管静脉曲张并有红色征者可选择内镜下套扎和(或)硬化剂注射以预防首次出血。

(3)手术治疗 对肝功能良好,存在脾功能亢进及食管静脉曲张严重者可考虑行脾切除加门奇断流术。

(4)介入治疗 如脾功能亢进明显,还可考虑经股动脉插管脾动脉栓塞治疗,也可行经皮经肝胃左静脉栓塞术(PTO)。

【预后评估】

与门脉高压的病因、肝功能及并发症有关,肝功能越差,并发症越多,其预后也越差。如有条件行肝移植手术,可改善门脉高压患者预后。

(任　明)

第十节　肝性脑病

肝性脑病(hepatic encephalopathy,HE)是由于各种急慢性严重肝病或门体分流引起的,以机体代谢紊乱为基础、中枢神经系统功能失调的综合征,其主要临床表现为行为、精神失常、智力减退、意识障碍甚至昏迷。临床上以慢性肝病,主要是肝硬化引起多见,门脉高压导致门腔静脉之间建立侧支循环,从而使大量的门静脉血绕过肝脏进入体循环,是脑病发生的病理生理基础。肝性脑病随着诱发因素的去除,大多可以恢复,但易反复发作。近年,更强调亚临床型肝性脑病的早期识别。

所谓亚临床型肝性脑病指无明显临床表现和生化异常,只能通过精细的心理测试和(或)电生理检测才能做出诊断的肝性脑病,现在主张称为轻微型肝性脑病。

【诊断步骤】

(一)病史采集要点

1. 起病情况　急性肝衰竭所致肝性脑病通常起病较急,发展较快;慢性肝病引起者多数缓慢起病,但可反复发作,又可分为发作性、持续性、轻微型肝性脑病;存在明显门体分流,但无肝病者少见,起病多数与门体分流量有关。

2. 主要临床表现　肝性脑病的临床表现因原有肝病的性质、肝功能损害的轻重以及诱因的不同而很不一致。急性肝性脑病常见于暴发型病毒性肝炎和药物性肝损伤,有大量肝细胞坏死和急性肝衰,诱因不明显,患者可无前驱症状,起病数日内即进入昏迷直至死亡。慢性肝性脑病多见于肝硬化患者,由于门体侧支循环和慢性肝衰所致,可反复发作,常有上消化道出血、感染、便秘、放腹水、进食高蛋白饮食、大量排钾利尿等诱因。肝硬化终末期肝性脑病逐渐加重,最后导致患者死亡。根据神经系统表现、意识障碍程度和脑电图改变,将肝性脑病分为 5 期:即 0 期(亚临床期),Ⅰ期(前驱期),Ⅱ期(昏迷前期),Ⅲ期(昏睡期),Ⅳ期(昏迷期)。实际各期之间常无明确界限,可重叠症状。详见表 5-20。

表 5-20　肝性脑病的分期

分期	症状	扑翼震颤	脑电图	心理测试诱发电位
0 期(亚临床期,或轻微 HE)	无神经、精神症状,可从事正常生活工作,操作性反应能力下降	无	正常	异常
Ⅰ期(前驱期)	轻度性格改变,行为异常,睡眠紊乱,注意力差,健忘	细震颤,少见	正常	异常
Ⅱ期(昏迷前期)	精神错乱,行为异常,睡眠障碍,轻微定向力障碍,共济失调	有,腱反射亢进	异常三相波	异常
Ⅲ期(昏睡期)	嗜睡,昏睡,精神思维错乱尚能唤醒,呈木僵状态	有,常见腱反射亢进	异常三相波	异常
Ⅳ期(昏迷期)	昏迷,不能唤醒,无反应	消失,去大脑强直	异常 δ 波	异常

3. 既往病史　注意有无药物、毒物接触史,有无代谢性肝病、病毒性肝炎、酒精性肝病史,有无门体分流手术史。

(二)进一步检查项目

1. 肝功能检查　肝功能明显损害,胆红素升高,胆酶分离,凝血酶原时间延长,低白蛋白。

2. 血氨　静脉血氨多升高,但急性肝性脑病血氨可以正常。血氨并不总与症状平行,所以连续监测血氨对诊断有帮助,属诊断所必需。

3. 其他生化检查　如血电解质、血糖、肾功能等。

4. 脑电图　肝性脑病患者脑电图节律变慢,正常α波减少,可出现三相波,但脑电图对轻微HE和Ⅰ期HE诊断价值不大,其改变特异性不强。

5. 心理智能测验　包括数字连接试验、连线试验、语言试验、韦氏成人智力量表等,对轻微HE有诊断价值。

6. 脑电诱发电位检测　包括脑干听觉诱发诱发电位、视觉诱发电位和体表诱发电位对轻微HE有诊断价值。

7. 影像技术　如CT、MRI、PET、磁共振光谱分析,对HE的诊断有一定作用,但费用贵。

【诊断对策】

(一)诊断要点

1. 严重肝病和(或)广泛门体侧支循环。
2. 临床表现有精神错乱,行为失常,意识障碍。
3. 肝性脑病的诱因。
4. 明显肝功能损害或血氨升高。

扑翼样震颤和典型的脑电图改变有重要参考价值。轻微型HE诊断依靠智能测试和诱发电位检查。

(二)鉴别诊断

对HE的诊断,必须排除代谢性脑病、颅内感染、脑血管意外、颅内占位病变等。

1. 精神病　以精神症状为惟一突出表现的HE易被误诊为精神病。因此遇到精神错乱而原因不明的患者,应警惕肝性脑病。

2. 其他昏迷性疾病

(1)代谢性脑病　如糖尿病酮症酸中毒、低血糖、尿毒症、低钠、高钠血症等。

根据基础疾病史,结合实验室检查易于鉴别。

(2)颅脑病变 各种脑血管意外、颅内肿瘤、脑炎、脑膜炎、脑脓肿,根据神经系统症状体征,结合头颅 CT、MRI 检查以及脑脊液检查,可明确诊断。

(3)中毒性脑病:因酒精中毒、戒酒、药物中毒、毒物及重金属中毒所致的脑病,根据相关病史,结合实验室检查可做出鉴别诊断。

【治疗对策】

(一)治疗原则

去除诱因,防治并发症。

(二)治疗计划

1. 消除诱因 出血、感染、低钾碱中毒、水电解质紊乱是肝硬化常见并发症,也是 HE 诱因,应及时预防及处理。原则上禁用吗啡、哌替啶等镇静镇痛药。如患者有烦躁不安或抽搐,可减量使用地西泮、组织胺 H_1 受体拮抗剂。

2. 减少肠源性毒物来源、生成及吸收

(1)饮食管理 禁食蛋白质,供给足够热能和维生素,神志恢复后,逐渐增加蛋白质摄入,植物蛋白含支链氨基酸较多,因此较动物蛋白好。

(2)清洁肠道、降低肠道内 pH 可减少肠内毒性代谢产物产生与吸收,口服轻泻剂、乳果糖、山梨醇、大黄可清除肠内积血及积粪,醋酸灌肠可降低血氨浓度。乳果糖在肠道内不吸收,可被肠道内细菌分解成乳酸和醋酸,使肠道 PH 降低,肠腔中 NH_4^+ 增加,氨吸收减少,同时血中的氨向 PH 低的肠腔渗透,形成 NH_4^+ 排出体外。乳果糖还有利于益生菌如双杆菌等生长,抑制分解蛋白细菌的生长,从而使肠道产氨减少。乳果糖使肠道渗透压增高,减少结肠内水分吸收,小分子酸可促进肠蠕动,从而引起腹泻,不利于氨和其他有害物质的吸收。乳果糖储存方式可采用口服和灌肠两种方法,口服剂量视个人情况调整,对不能口服的患者可采取灌肠。

(3)抑制肠道细菌口服新霉素、氟哌酸或甲硝唑可抑制肠菌生长,减少氨的生成。

3. 促进体内毒物消除 肝性脑病时,血氨大多升高,常用去氨药物有谷氨酸、精氨酸、门冬氨酸钾镁、乙酰谷氨酰胺等静脉滴注。

4. 苯二氮䓬(BZ)受体拮抗剂 氟马西尼是 BZ 受体拮抗剂,通过与中枢 BZ 受体结合,可有催醒作用,并且无明显不良反应。

5. 补充支链氨基酸 可纠正氨基酸失衡,减少进入脑内的芳香氨基酸,降低假性神经递质对大脑的抑制作用,纠正负氨平衡,促进蛋白合成。

6. **人工肝** 可代偿肝脏解毒和生物合成功能,稳定内环境,提供肝细胞再生的条件和时间,也可作为等待肝移植的过渡治疗手段。如血液滤过、血浆置换、生物透析吸附及生物人工肝支持系统。

7. **肝移植** 对无法逆转的肝性脑病,肝移植不失为一种有效的治疗方法。

【预后评估】

肝性脑病预后主要与原发病性质、程度及有无诱因,以及诱因能否去除有关。无诱因的暴发性肝衰及终末期肝病预后较差,随着移植手术技术的进步和抗排斥药物的发展,肝移植给肝性脑病的治疗带来了新希望,但价格昂贵及供体不足仍是目前主要困难。

(任 明)

第十一节 肝肾综合征

肝肾综合征(hepatorenal syndrome;HRS)是指慢性肝病患者出现进展期肝功能衰竭和门脉高压时,以肾功能损伤、血流动力学改变和内源性血管活性物质明显异常为特征的一种综合征。临床主要表现为进行性少尿或无尿,血尿素氮、肌酐升高等,但肾脏并无明显器质性病变。HRS是内科急症,在有腹水的肝硬化患者中,HRS发病率约为8%,在肝功能衰竭患者中发生率约为60%~80%。虽然近年来治疗上的进展显著改善了预后,但其死亡率仍然很高。

【病因及发病机制】

目前广泛接受的为"血管充盈不足学说"。门静脉高压和肝功能不全时,血循环中血管舒张因子,如胰高血糖素、胆酸等在肝脏中摄取和代谢减少;血管内皮生成的旁分泌血管活性分子,如一氧化氮、前列腺素生成增加,上述多因素作用使内脏血管显著扩张。内脏和外周血管扩张,导致有效循环血量不足,全身动脉血管极度低充盈,血管收缩系统(肾素-血管紧张素-醛固酮系统及交感神经系统)被激活。血管收缩系统对肾血管的作用并不能被肾脏的或全身的血管扩张物质所对抗,肾动脉收缩,肾血流和肾小球滤过率(GFR)下降,最终导致少尿、无尿、血尿素氮和肌酐升高。

肾内血流分布异常也起到十分重要的作用。参与滤过的肾单位主要分布在皮质，HRS患者皮质血管收缩、血流量减少，而深部髓质的血流量增多；肾动静脉之间形成短路，使肾灌注量进一步减少，从而GFR下降。多种相关活性物质如肾素-血管紧张素-醛固酮系统（RAAS）、前列腺素、心房利钠肽、内皮素、精氨酸血管加压素等参与了这一过程。

【诊断步骤】

(一)病史采集要点

1. 急、慢性肝病及其并发症如肝性脑病的症状。

2. 大多有门脉高压的症状，包括腹胀、消化道出血等。

3. 进行性少尿或无尿，着重了解有无明确的诱因(感染、剧烈利尿、大量放腹水、消化道大出血、休克、应用肾毒性药物等)。

4. 既往有无肾病史，有无肿瘤、慢性肝炎、结缔组织病、高血压等病史。

(二)体格检查要点

1. 肝功能衰竭的体征。

2. 门脉高压的体征。

(三)门诊资料分析

1. 小便常规　多数正常或尿比重增加。

2. 血肾功能检查　血肌酐、尿素氮及尿酸进行性升高；可能合并水电解质及酸碱紊乱，如高钾血症、代谢性酸中毒等。

3. 肝功能检查　多有低白蛋白血症，转氨酶可能正常或异常。

(四)进一步检查项目

1. 在监测肝功能的基础上，继续监测小便及肾功能的变化情况。

2. 其他主要为排除其他可能引起肾功能损害的病因。B超排除有无尿道梗阻及肾器质性病变。行肿瘤标志物检测等。

【诊断对策】

(一)诊断要点

HRS的诊断是基于肾小球滤过率（GFR）降低而无其他原因导致的肾功能衰竭，并没有特异性的检查方法。

HRS主要诊断标准：①急性或慢性肝病伴晚期肝衰竭和门脉高压；②低GFR，

血肌酐浓度＞130 μmol/L(1.5 mg/dl)，或 24 小时肌酐清除率＜40 ml/min；③排除其他病因(休克、感染、使用肾毒性药物、剧烈利尿或胃肠道丢失液体等)；④停利尿剂和扩容治疗(输入扩容剂 1.5 L)后，肾功能无持久改变［血肌酐水平降至 130 μmol/L(1.5 mg/dl)或更低，肌酐清除率升高至 40 ml/min 或更高］；⑤尿蛋白＜500 mg/d，超声检查无肾、尿路梗阻和实质损害等异常。

次要诊断标准：①尿量＜500 ml/d；②尿钠＜10 mmol/L；③尿渗透压＞血渗透压；④尿红细胞＜50 个/高倍视野；⑤血钠＜130 mmol/L。

确诊 HRS 应具备全部主要标准。次要标准非确诊必要但可支持诊断。

(二) 鉴别诊断要点

1. 休克后肾功能衰竭　肝硬化患者常伴有胃肠道出血和细菌感染而至休克，休克时间过长可导致急性肾小管坏死(ATN)而发生急性肾功能衰竭，这类患者的 ATN 特征与无肝病的 ATN 特征相似。但是，需要鉴别的是一些 HRS 后期患者由于肾血管的进一步收缩可致肾脏缺血而出现 ATN，所以，有无休克病史是鉴别的关键。大出血和感染性休克已足以导致 ATN，故不能称之为 HRS。

2. 细菌感染和肾毒性药物所致的肾功能衰竭　表明肝硬化患者出现自发性细菌性腹膜炎后，接近 1/3 发生于感染有关的肾功能损害。这类肾损害经过有效的抗感染治疗后有 1/3 是可以恢复的，因此，诊断 HRS 需要排除细菌感染。一些药物也可导致肾功能损害，其中最主要的是非甾体类消炎药、氨基糖甙类抗生素、利尿剂等。

3. 肾前性氮质血症　反复呕吐、严重腹泻、腹腔穿刺大量放腹水和过度利尿等均可导致有效循环血容量减少，肾小球滤过率降低，使血清肌酐浓度升高及 24 小时肌酐清除率降低，表现特点与 HRS 相似，但是，肾前性氮质血症经扩容后很快得到纠正。HRS 虽经扩容肾功能损害仍不能纠正，所以诊断 HRS 前，有必要停用利尿剂及应用 1.5 L 生理盐水扩容后了解肾功能有无改善，若尿量达 30 ml/h 以上或超过补液前 2 小时尿量，则考虑肾前性氮质血症，可继续补液。

4. 肾脏本身病变引起的肾功能损害　HRS 无明显的肾小球和肾小管损害，因此无蛋白尿。如果肝硬化患者出现明显的蛋白尿(尿蛋白＞500 mg/d)，提示肾功能损害是肾脏本身病变引起的，不能诊断 HRS。小便镜检见到红细胞、白细胞、管型也提示肾脏本身病变。值得注意的是，与肝病有关的肾小球疾病并不少见，例如慢性乙型肝炎病毒形成的免疫复合物沉着引起的肾炎，可有尿检异常。尿钠的重吸收与肾小管正常与否有关，尿钠浓度升高提示肾小管损害，HRS 患者无肾小管损害，故通常尿钠＜10 mmol/L。尿渗透压反应的是肾脏的浓缩功能，HRS 浓缩功能正常,故通常尿渗透压＞血浆渗透压。但是,HRS 患者血钠浓度常低于 130 mmol/L(稀释性低钠血症),这是 HRS 患者不同于其他肾脏损害的地方。

5. 同时累及肝脏和肾脏的疾病　如多囊性病变、心衰、结缔组织病、药物中毒等。多囊性病变超声检查可发现问题。慢性充血性心力衰竭患者,于急性肺水肿发作后数小时产生的具有肝脏损害和功能性肾脏损害,称为心源性肝肾综合征,根据病史可以鉴别。严重黄疸时,胆红素逐渐蓄积,使肾小管变性、坏死,病理上称之为黄疸肾,表现为小管损害,血清肌酐浓度可无变化。

其他疾病结合病史及临床检查可以鉴别。

(三)临床类型

根据起病急缓,HRS 分为两个临床亚型。

1. Ⅰ型　急进型,其特征是肾功能迅速进展恶化。在几天或 2 周内出现少尿,血肌酐、尿素氮迅速增加,通常在 2 周内血肌酐超过 221 μmol/L(2.5 mg/dl),24 小时肌酐清除率下降至＜20 ml/min,预后较差。此型多见于晚期肝衰竭,部分患者无明显诱因,另一些患者并发于感染特别是自发性腹膜炎、食管静脉曲张出血、腹腔穿刺大量放腹水而未补充胶体溶液。

2. Ⅱ型　渐进型,肾功能障碍进展较慢,可持续数周或数月,GFR 逐步下降,肾功能损害较Ⅰ型轻,预后较好。此型常见于严重肝病尚有一定程度的代偿功能且较稳定者,临床主要表现为对利尿剂有抵抗。

【治疗对策】

(一)治疗原则

加强原发病治疗,预防 HRS 的发生,恢复有效动脉血容量、改善肾脏血流灌注,肝移植是最确切有效的措施。

(二)治疗计划

治疗原发病,积极预防 HRS 发生。

1. 治疗肝脏基础疾病。

2. 改善或纠正低钾血症、低钠血症和酸碱失衡。

3. 注意预防和处理各种感染、上消化道出血,及时纠正引起肾前性肾衰的各种诱因。特别注意防治自发性腹膜炎,其措施包括:上消化道出血时要静脉使用抗生素;腹水白蛋白小于 1.0 g/dl 预防性使用抗生素。发生自发性腹膜炎时要静脉使用抗生素,并且需要长期口服预防再感染。还有研究指出治疗自发性腹膜炎时,抗生素联合白蛋白静滴,造成的继发肾损害和死亡率都明显低于单用抗生素组,从而提示抗生素治疗时,保证充足的血容量,可降低感染导致的肾损害和死亡率。

4. 避免肾毒性药物　氨基糖苷类药物可诱发肝硬化腹水患者急性肾小管坏死。非甾体抗炎药物也是诱发肾功能衰竭的重要因素,其机制可能是抑制肾内前列腺素合成,引起肝硬化腹水患者肾功能减退和水钠排泄障碍。

5. 治疗难治性腹水/张力性腹水。

难治性腹水/张力性腹水,是 HRS 前期或早期的先兆症候。在积极预防和治疗 HRS 的同时,临床上急需要解决难治性腹水/张力性腹水的治疗问题。

HRS 治疗首先以扩容为基础,加用小剂量血管收缩药及(或)肾血管扩张药;或 N-乙酰半胱氨酸;有条件者试用 V_2 型血管加压素受体拮抗剂。仍未能实施肝移植者,则考虑血液透析、腰交感神经节封闭,最后考虑经颈静脉肝内门体支架分流(TIPS)。见表 5-21。

表 5-21　HRS 的治疗对策

- 扩容＋小剂量血管收缩药及(或)肾血管扩张药
    扩容:新鲜冻干血浆 500～1 000 ml/d 或白蛋白 5～10 g/d
- 扩容＋N-乙酰半胱氨酸
- 扩容＋新型受体拮抗剂/激动剂
    V_2 型血管加压素受体拮抗剂、K-阿片样受体激动剂
- 腰交感神经节封闭
- 透析
- 经颈静脉肝内门体支架分流(TIPS)
- 肝移植

(三)治疗方案的选择

1. 扩容治疗　作为 HRS 的基础治疗,但不能根本解决系统循环及肾血流动力学的改变,应与其他治疗措施联合应用。较多采用新鲜冻干血浆 500～1 000 ml/d 或白蛋白 5～10 g/d,连续 4 天。

(1)肾血管扩张剂　如多巴胺和前列腺素。有报道,以 0.5～2.0 μg/(kg·min)小剂量多巴胺持续静滴 24 小时可增加肾血流量,长时间滴注可增加尿量和尿钠排出。但多数研究提示单用多巴胺无效,应与呋噻咪或小剂量血管加压素合用。

(2)血管收缩剂联合血浆扩容治疗　是目前最受关注也最有前景的治疗途径。血管收缩剂包括:①8-鸟氨酸加压素:为加压素衍生物,体循环及内脏缩血管作用

较强,冠状动脉、肾动脉收缩作用不明显。多项研究表明,HRS患者经鸟氨酸加压素(4.5~6.0 U/h,静脉缓慢持续4小时)治疗后,肾脏灌注增加,尿量增多,肾功能改善。但因其引起全身血管收缩可能引起如缺血性肠炎、缺血性舌炎等不良反应,使其应用受到限制。②特利加压素:为加压素的衍生物,作用与8-鸟氨酸加压素相同,但缩血管作用选择性更强,体内持续作用时间更长。特利加压素0.5 mg静脉给药,每4小时一次,对治疗没有反应者剂量可逐步加大(如每2~3天)至1 mg/4h,然后2 mg/4h。多项报道提示特利加压素对肝硬化HRS可在相当程度上改善了肾功能,无明显8-鸟氨酸加压素样不良反应,治疗HRS安全、有效。③甲氧胺福林:一种新型α受体激动剂,可使肝硬化腹水患者体循环血管收缩、肾灌注改善。和奥曲肽联合应用治疗HRS。④奥曲肽:为八肽生长抑素类似物,能选择性收缩内脏血管,降低门静脉压力,改善肾脏血流,可用于治疗HRS;但也有报道单用奥曲肽治疗HRS无明显疗效。Angeli等报道静脉滴注奥曲肽联合口服甲氧胺福林,奥曲肽初剂量:100 μg皮下注射tid,然后增加至200 μg tid;甲氧胺福林初剂量:7.5 mg tid,然后增至12.5 mg tid,口服;另50~100 ml白蛋白静脉滴注持续20天治疗HRS。可在10天后改善肾功能,20天后肾功能基本恢复正常。

2. 乙酰半胱氨酸　N-乙酰半胱氨酸抗氧化剂损伤作用可改善肾功能。Holt等报道12例HRS患者静脉注射N-乙酰半胱氨酸,开始剂量:150 mg/kg,静脉滴注,于2小时滴完后,继以维持量:100 mg/(kg·d),静脉连续用药5天,肾功能明显改善。

3. V_2型血管加压素受体拮抗剂及κ-阿片样受体激动剂　血管加压素(AVP)又称抗利尿激素(ADH),是神经垂体中一种重要的多肽激素,有加压和抗利尿作用,有助于细胞外液的容积和渗透压的维持。V_2型血管加压素受体拮抗剂可与肾集合管上皮细胞表面的AVP-V_2型受体结合,选择性地拮抗AVP的抗利尿作用,阻断水的重吸收。

κ-阿片样受体激动剂,可抑制神经垂体,减少AVP的释放;直接作用于肾集合管,抑制水的重吸收。

这是两种具有高度选择性的新型利尿剂,只促进水的排泄,对钠的排泄无作用或者作用甚微,且其排水作用呈剂量依赖关系,与扩容及缩血管药物联合应用,可使HRS逆转。

4. 大量腹腔穿刺抽液配合扩容

张力性腹水是指:大量腹水聚集,腹压升高,心、肺、肾功能被压抑。需紧急大量腹腔穿刺抽液,单次抽液4~6 L后,可恢复对利尿剂的敏感性。

难治性腹水是指：对限制性钠的摄入和大剂量的利尿剂（安体舒通 400 mg/d，联合双氢克尿噻 160 mg/d，持续 7 天仍无利尿反应者（可视为对利尿剂有抵抗）。在扩容的基础上，抽液 2~4 L/2 周，是比较安全的。

大量腹腔穿刺抽液可能诱导循环功能衰竭，所以应联合扩容治疗。推荐方式是当腹水去除量超过 5 L 时，使用白蛋白扩容，用量为每去除 1 L 腹水给 8 g 白蛋白，这接近于腹水中丢失的蛋白值，在放腹水后立刻输入一半剂量，剩下的一半于 6 小时后给予。而当腹水去除量低于 5 L 时，可以考虑使用较便宜的血浆、低分子右旋糖酐等。

值得提出的是，大量腹腔穿刺抽液仅作为 HRS 难治性腹水/张力性腹水的对症处理，并不能改善 HRS 的肾血流动力学及肾功能异常。

5. 腰交感神经节封闭　肾交感神经起始于脊髓，其节前纤维终于脊柱旁胸 11~腰 1 交感神经节，节后纤维随肾动脉入肾，沿肾血管分布，以调控肾血管的张力。交感神经在肾血管收缩的发病机理中起一定作用。进行腰交感神经节封闭，阻断交感神经对肾血管的收缩作用，有可能提高肾灌流量及改善肾功能。但此法临床研究较少，尚不能确定其疗效，有待进一步评价。

6. 血管净化治疗　是暂时性的支持疗法，虽然对急、慢性肾衰治疗有效，但对 HRS 的疗效尚未确定。一般而言：可逆性急性肝衰竭并发 HRS 时，采用持续性肾脏替代治疗（CRRT）治疗，使患者渡过肾衰竭危重阶段，待肝功能好转，HRS 会随之好转。终末期肝衰竭在接受肝移植的准备阶段，血液透析/持续性肾脏替代治疗（CRRT）可作为过渡治疗。

分子黏附再循环系统（MARS）是一种新的改良的血液透析系统，可以清除血浆白蛋白结合毒素以及过多的水份和水溶性毒素。可选择性用于部分急性肝功能衰竭或慢性肝病并发 HRS 等待肝移植的患者。

7. 经颈静脉肝内门体支架分流（TIPS）　近年来建立的经颈肝内门体分流术（TIPS）是一种门脉高压减压术，是应用介入放射学的方法在肝内的门静脉和肝静脉的主要分支之间建立分流通道。有报道指出，应用 TIPS 治疗能明显改善肾功能、GFR 和肾血浆流量。但由于 TIPS 存在术后一段时间常发生分流通道堵塞和大部分患者在术后 18 个月死亡，故仅作为晚期肝病患者等待肝移植期的过渡治疗，其疗效还需要进一步评价。

8. 肝移植　HRS 治疗成功的关键是基础肝病的恢复和逆转。但大多数慢性肝病晚期是不可逆的，肝移植是能治愈 HRS 的最有效方法。但肝移植从准备到实施约需 12~18 个月，晚期肝硬化并发 HRS 者中位生存率低于 10 周，因此，一旦确诊 HRS,能进行肝移植的机会已经很少。肝移植应在 HRS 发生前尽早实施。

【病程观察及处理】

(一)病情观察要点

1. 监测生命体征,监测小便量。

2. 治疗前需有评估内环境的检查结果,包括血清电解质、肾功能及肝功能结果。如果已经出现危及生命的紊乱,如严重的高钾血症或代谢性酸中毒等,应该立即抢救,纠正后再考虑治疗肾功能不全。

3. 使用血管活性药物或扩容治疗时要注意心功能不全可能,需更密切观察心率、血压、呼吸以及患者反应,危重患者需要心电监护和中心静脉压监测。

(二)疗效判断与处理

如上述,治疗 HRS 的方法有多种,但疗效确实的很少。患者对何种方案敏感需要个体化探索。一般根据患者当时的病理生理学特点,考虑最能拮抗这种紊乱的方案,同时注意患者的基础状态。所以,治疗前必须有各项观察指标的基线值。治疗后复查指标改善,且能够维持患者症状平稳,可认为治疗有效,继续使用与否取决于治疗拮抗紊乱是否还存在。如果治疗后无改善,或内环境的紊乱已经纠正考虑停药。停药时要注意,有的药物不能骤然停用,需要递减。

【预后评估】

肝肾综合征的发生常伴有严重的肝病,预后差。Ⅰ型肝肾综合征两周内死亡率高达80%。Ⅱ型肝肾综合征平均生存时间长于Ⅰ型患者,但预后仍差。

【出院随访】

随访肝功能、肾功能,注意尿量、体重、腹围改变。

(刘思纯　张　敏)

第十二节 肝脓肿

一、细菌性肝脓肿

细菌性肝脓肿是由化脓性细菌侵入肝脏所致。起病急骤,寒战、高热、肝区痛、肝肿大伴压痛,毒血症症状显著。如未能及时有效治疗,可发生脓肿破入胸腔或腹腔,形成胸、腹膜炎、膈下脓肿、败血症等严重并发症。

【病因、发病机制】

本病的致病菌主要为金黄色葡萄球菌和大肠杆菌。细菌可以下列途径进入肝脏:①胆道:胆道蛔虫症,胆管结石等并发化脓性胆管炎时,细菌沿着胆管上行,是引起细菌性肝脓肿的主要原因;②肝动脉:体内任何部位的化脓性病变,如骨髓炎、中耳炎、痈等,特别在发生脓毒血症时,细菌可经肝动脉进入肝脏;③门静脉:已较少见,如痔核感染、坏疽性阑尾炎、菌痢等,引起门静脉属支的血栓性静脉炎,脓毒栓子脱落进入肝内,即可引起脓肿;④其他:包括临近脏器化脓灶侵入、肝肿瘤坏死并发感染、肝外伤等。在机体抵抗力下降时发病。

细菌侵入肝脏后,即引起炎症反应,进而形成小脓肿,小脓肿逐渐扩大,互相融合成较大脓肿。来源于胆道的病变者,脓肿以左叶多见,且多与胆管相同,和肝内胆管病变相一致,呈节段性。来源于门静脉系统者,脓肿以右叶多见。

【诊断步骤】

(一)病史采集要点

细菌性肝脓肿多为继发性病变,但也可在原发疾病已经好转后独立存在。典型表现是在原发病的基础上骤起寒战、高热、大汗,肝区或右上腹痛并伴有厌食、乏力和体重减轻等。单个脓肿表现多不典型,起病隐匿,常有低热、不适、倦怠、腹胀、吸气后右上腹痛、恶心呕吐等,且通常病史超过15天,要求临床医生要有早期诊断的高度警惕性。口服类固醇激素、糖尿病、慢性酒精中毒和原因不明的出现右肺异常也应怀疑细菌性肝脓肿。

(二)体格检查要点

肝肿大和右上腹触痛是最常见的体征。肝肿大程度不一，有叩击痛或压痛，若脓肿在右肝下缘且较浅在，则右上腹有触痛及肌紧张。若肝脏病灶广泛或严重时，可出现黄疸和腹水。

（三）门诊资料分析

1. 血常规　白细胞计数及中性粒细胞增多，白细胞升高可达$(20\sim30)\times10^9/L$，50%出现贫血。

2. 肝功能试验可出现不同程度的损害，包括总胆红素升高、低蛋白血症、凝血酶原时间延长。

3. X线检查可见病侧膈肌抬高和固定，常有胸腔积液、右下肺炎和肺不张。

4. B超诊断符合率85%~96%，它可以了解脓肿部位及大小，其特征表现常与病程及脓肿的液化程度有关。是门诊最重要的筛查手段。

（三）进一步检查项目

1. CT对脓肿的检出率为90%~97%，其准确性不受肠道气体和体位的影响，能发现肝内直径小到0.5 cm的病变，还可标出脓肿空间的位置，指导穿刺和导管引流。

2. 磁共振（MRI）对小脓肿有早期诊断价值。

3. 选择性肝动脉造影，对直径<2 cm多发性小脓肿有诊断价值，有助于确定手术途径。

4. 诊断性肝穿刺抽脓，是确诊的重要手段。应在超声波探查引导下进行，通常在疼痛最明显部位进针。抽出的脓液应在严格无氧和微嗜氧条件下培养，检查需氧和厌氧菌及真菌。约1/3的化脓性肝脓肿是需氧菌感染，另有1/3是厌氧菌，余者为混合感染。

【诊断对策】

（一）诊断要点

1. 有潜在或原发疾病，如胆道疾病、败血症、腹部化脓性感染、恶性肿瘤、糖尿病、肝硬化、慢性酒精中毒、艾滋病、口服类固醇激素等，或是近期有介入治疗史。

2. 出现寒战、肝区痛及叩痛、肝肿大并有触痛等，及发热等非特异临床症状。

3. 原发病灶清除后持续发热，伴有右上腹痛或肝功能损害应排除并发肝脓肿可能。

4. 结合上述辅助检查，其中肝穿刺穿脓及细菌培养是确诊标准。

5. 明确诊断后注意探查膈下、心包以及胸膜腔和下肺，排除脓肿侵犯。

(二)鉴别诊断要点

1. **阿米巴性肝脓肿**　单纯阿米巴肝脓肿临床表现较缓和,肝区压痛较轻,黄疸少见,白细胞增加不显著且以嗜酸性粒细胞居多。脓液呈巧克力,可找到Charcot-Leyden晶体,具有鉴别意义。阿米巴血清检查间接血凝法阳性(1∶128为临界值,1∶32为阴性)。但目前单纯阿米巴脓肿并不多见,常伴有细菌感染,血培养阳性率为48%,脓液细菌培养阳性率为90%,可发现致病菌。

2. **结核性肝脓肿**　临床表现轻重不一,复杂多样,无特异性。和细菌性肝脓肿难以鉴别,有时需要依靠肝穿刺或腹腔镜直视下、肝组织学和(或)病原学检查才能确诊。结核性肝脓肿在抗结核药物治疗后2个月体温降至正常,6～9个月病灶可以消散,通过治疗也可协助诊断,但要有耐心并取得患者配合。

3. **肝癌坏死液化**　与脓肿相比,病程较慢,无急性感染表现。肝呈进行肿大坚硬、表面高低不平而无显著压痛。血清甲胎蛋白测定常呈阳性,超声波检查等有助于鉴别。但当肝癌并发高热或癌块坏死合并感染时,易导致误诊。

4. **临床类型**　细菌性肝脓肿的严重并发症是向膈下,腹腔、胸腔穿破以及胆源性肝脓肿引起胆道大出血。

【治疗对策】

(一)治疗原则

1. 重视一般支持疗法,输血、输液,纠正体液和电解质紊乱,补充各种维生素,合理应用抗生素;尤其要注意血浆白蛋白水平要尽可能维持正常。
2. 穿刺置管或手术切开引流。
3. 注意原发病的治疗,如胆结石等。

(二)治疗计划

1. **抗生素**　尽早应用大量有效抗生素是治疗本病的关键,常采用二种以上抗生素联合应用。在未证实病源菌前,脓液样本的革兰染色检查可以指导抗生素的选择。一般来说,可先选用针对大肠杆菌和金黄色葡萄球菌给药,待敏感试验报告后再调整抗菌药物。大肠杆菌所致之肝脓肿,用氨苄青霉素加庆大霉素或卡那霉素;或庆大霉素加氯霉素。近期使用的头孢菌素或喹诺酮类与之联用,效果更好。葡萄球菌所致肝脓肿,首选青霉素G,红霉素或第三代头孢菌素,次选庆大、卡那霉素。若有厌氧菌感染或同时并有阿米巴脓肿时加用灭滴灵,每日1.5～2 g静滴。

2. **对脓肿的处理**　单发性脓肿,首选穿刺,抽脓。穿刺抽脓时应尽量将脓液抽尽,若脓液稠厚,可用生理盐水或5%碳酸氢钠溶液反复冲洗。一般需每天或隔天抽脓一次。行置管引流时,应反复脓腔冲洗。

3. 手术切除引流　指征为:①巨大肝脓肿,抽脓困难或脓液不易抽出者;②脓肿已经穿破到胸、腹腔者;③肝左叶脓肿或肝右叶前下方脓肿,穿刺抽脓或置管引流困难者;④较大的多发性脓肿或已融合为较大脓腔者;⑤脓液黏稠或坏死组织堵塞针头或导管,引流不畅者;⑥穿刺抽脓不畅,药物治疗后脓肿不见减少者;⑦脓肿伴有腹膜炎体征者。

4. 治疗方案的选择

(1)单个脓肿　小脓肿可先内科抗感染治疗;较大脓肿在B超引导下穿刺置管引流。

(2)较大脓肿有穿破可能或已经穿破　手术切开引流。

(3)多发性肝脓肿　不适于手术治疗,应采用内科保守治疗,注意营养支持。

(4)慢性肝脓肿　手术切开引流。慢性局限性的厚壁肝脓肿可行肝叶切除。

(5)肝脓肿是消耗性疾病,营养支持很重要。

【病程观察及处理】

1. 病情观察要点　观察腹痛、体温和引流物的性状和体积。血常规及血生化检查,病程较长者注意白蛋白等营养指标,定期B超检查脓腔大小。如果腹痛突然好转而体温未降,警惕脓肿穿破可能。引流物计量时需减去冲洗脓腔所用的液体量。

2. 疗效判断与处理　腹痛好转、体温正常、脓性引流物逐渐减少是好转的指标。如果不再排脓,临床症状消失,B超下脓腔小于2 cm后,可将导管拔出。

【预后评估】

细菌性肝脓肿的预后,取决于脓肿数目、部位、细菌的种类和毒力,患者的一般状态、治疗开始早晚、是否彻底、有无并发症等因素。在同时应用抗生素、穿刺、导管或切开引流条件下,多发性细菌性肝脓肿死亡率为50%左右,单发性肝脓肿死亡率较低约20%左右。若伴有低蛋白血症、肾功能改变、胸腔渗出、梗阻性黄疸、脓毒性休克和贫血者,死亡率升高。

【出院随访】

随访注意脓腔是否完全消失,有无其他部位转移灶发展为脓肿。对巨大脓肿或多发性肝脓肿注意随访肝功能恢复情况,尤其是对本来已有肝脏疾病的患者。

(刘思纯　张　敏)

二、阿米巴肝脓肿

阿米巴肝脓肿是由阿米巴原虫所引起的肝脏感染性疾病,是最常见的肠外阿米巴病。主要表现为长期发热、右上腹或右下胸痛、全身消耗、肝肿大及压痛、血白细胞增高等。由于并发问题复杂多变,易造成误诊。

【病因及发病机制】

溶组织内阿米巴是引起人体阿米巴的病原体,有滋养体和包囊两种形态。滋养体为活动期,它以细菌及组织为食,在大肠的肠腔或黏膜内繁殖、寄生,有时侵犯组织和器官;有些滋养体在结肠腔内变为包囊并随粪便排至体外,污染食物、水源而再感染新的宿主。

当酗酒、饮食不当、营养障碍、肝区外伤及其他感染削弱人体抵抗力时,居于肠腔的阿米巴,借其伪足的机械作用和溶组织酶的化学作用而侵入肠壁组织,随血液进入门脉系统。首先到达肝脏,因肝小叶微静脉有过滤作用而停留在微静脉末端。若侵入肝脏的原虫数量不多,且人体抵抗力强,可将原虫消失而不造成损害;若机体抵抗力下降或肝脏内环境发生改变,侵入肝脏的阿米巴滋养体可引起微静脉及其周围组织的炎性反应,滋养体繁殖,形成微静脉栓塞,导致该处肝组织缺血、缺氧,滋养体从破坏的血管逸出,引起肝组织的灶性坏死、液化而成为微小脓肿,相近之脓肿互相融合,最后形成临床上的巨大脓肿。除经门静脉外,肠道阿米巴还可直接透过肠壁或经淋巴道侵入肝脏形成脓肿。

【诊断步骤】

(一)病史采集要点

1. 起病情况　本病起病多缓慢,急性者少见,常于酗酒、暴饮暴食、营养障碍、肝区外伤或其他疾病使抵抗力下降而诱发。

2. 主要临床表现　常见的症状为发热和肝区疼痛。发热呈弛张热或不规则发热,体温大多午后上升,傍晚达高峰,夜间热退时伴盛汗。肝区疼痛的性质和程度与脓肿距肝包膜之远近、脓肿发展之急缓以及患者的痛阈有关,和脓肿大小无平行关系。若脓肿位于膈下,则疼痛可位于右上腹、上腹、胸部或右肩部。

3. 既往史　半数以上肝脓肿患者病前有腹泻或痢疾的病史。阿米巴肝脓肿一般发生在腹泻发作后1个月,但也可早到和腹泻同时发生,或迟到痢疾已愈数月或数年、甚至数十年后发生。

(二)体格检查要点

肝脏往往呈弥漫性肿大,病变所在部位有明显的局限性压痛及叩击痛,肝脏下缘钝圆,有充实感,质中坚。部分患者肝区有局限性波动感。黄疸少见且多轻微,多发性脓肿的黄疸发生率较高。

(三)门诊资料分析

1. 血象检查 急性期白细胞总数中度增高,中性粒细胞80%左右,有继发感染时更高。病程较长时白细胞计数大多接近正常或减少,贫血较明显,血沉增快。

2. 粪便检查 少数患者可查获溶组织阿米巴。

3. 肝功能检查 碱性磷酸酶增高最常见,胆固醇和白蛋白大多降低。

4. 血清学检查 同阿米巴肠病,抗体阳性率可达90%以上。阴性者基本上可排除本病。

5. 肝脏显影 超声波探查无创伤,准确方便,成为诊断肝脓肿的基本方法。脓肿所在部位显示与脓肿大小基本一致的液平段,并或作穿刺或手术引流定位,反复探查可观察脓腔的进展情况。B型超声显像敏感性高,但与其他液性病灶鉴别较困难,需作动态观察。CT、超声造影、肝动脉造影、放射性核素肝扫描、磁共振均可显示肝内占位性病变,对阿米巴肝病和肝癌、肝囊肿鉴别有一定帮助,其中CT、超声造影尤为方便可靠,有条件者可选用。

6. X线检查 常见右侧膈肌抬高,运动受限,胸膜反应或积液,肺底有云雾状阴影等。左叶肝脓肿时胃肠道钡餐透视可见胃小弯受压或十二指肠移位,侧位片见右肋前内侧隆起致心膈角或前膈角消失。偶尔在平片上见肝区不规则透光液-气影,颇具特征性。

(四)进一步检查项目

B超定位下抽取脓液,是确诊的线索。

【诊断对策】

(一)诊断要点

确诊需从脓液中查到病原体。但由于各种原因,检出病原体十分困难,故临床上多用综合分析诊断本病。临床上有发热、右上腹疼痛、肝肿大,同时X线检查右侧膈肌抬高、运动减弱,或超声波检查显示肝液性暗区者,再具下述任何一项:

1. 肝穿刺抽脓呈巧克力色。
2. 脓液中找到阿米巴滋养体。
3. 经抗阿米巴治疗取得显著疗效或痊愈者,诊断可成立。

(二)鉴别诊断要点

1. 细菌性肝脓肿　常先有原发感染灶，发病急骤而重，伴明显脓毒症状（如畏寒发热，白细胞计数尤其中性粒细胞显著增高）。超声显示多为较小的多个脓肿，穿刺脓液呈黄白或黄绿色、有臭味，涂片或培养有菌，抗生素有效。但与继发细菌感染的阿米巴肝脓肿颇难鉴别。

2. 肝囊肿　慢性阿米巴肝脓肿，临床无明显炎症表现；或肝囊肿伴感染者亦需细心鉴别。超声显像与穿刺所得脓液的特征有助鉴别。

3. 肝包虫囊肿　疫区居住史与包虫皮试阳性是肝包虫囊肿的两个特征。通常不难鉴别，但若合并感染者宜细察。肝包虫病是穿刺禁忌，安排脓肿穿刺前应先排除。

4. 原发性肝癌　中心液化坏死伴癌性发热的肝癌患者宜细心鉴别，尤其是和阿米巴肝脓肿尚未完全成熟液化者，很难鉴别。对未完全液化的病灶，肝穿刺宜谨慎。若患者为老年，有肝炎或肝硬化史，血象白细胞正常或降低，肝功能慢性损害，AFP阳性，超声显像示占位性病变周围有晕圈，血管造影提示肿瘤血管及肿瘤染色，均提示原发性肝癌可能。氯喹治疗后热退，也不能完全排除肝癌，应仔细分析，有时需短期随访观察其动态变化。

(三)并发症

阿米巴肝脓肿可产生三类并发症，血源播散、继发细菌感染及脓肿穿破。

1. 血源播散　罕见，阿米巴原虫偶可侵入肝内血管，经肝静脉回流至右心，并随血流播散至全身而形成肺、脑、脾、胰、肾等处阿米巴病。

2. 继发细菌感染　发生率 4.1%～23.3%，阿米巴肝脓肿发生感染后持续高热，中毒症状明显。单纯抗阿米巴药物治疗无效，必须加用有效抗生素。大肠杆菌和金黄色葡萄球菌为最常见致病菌，其次为变形杆菌、产气杆菌等。不能单依靠脓液颜色判断是否发生继发性细菌感染。第一次抽脓时，均应常规细菌培养。

3. 穿破　发生率 23%～30.9%。脓肿穿破与病程较长、脓肿居肝脏边缘、脓肿较大、抽脓次数较多及腹压增高等因素有关。若脓肿穿破横膈进入胸腔，形成脓胸；穿破入肺引起肺脓肿；如和支气管相通时，导致肝-胸膜-肺-支气管瘘；若脓肿向腹膜穿破，可致急性腹膜炎。有时脓肿可穿破于胃、胆、肾等处，左叶脓肿还可向心包及纵隔穿破。发生脓肿穿破后，临床表现变得复杂多变，易致误诊。脓肿穿破到一些特殊部位后治疗困难，预后差，穿破至心包及腹腔者预后最差。

【治疗对策】

(一)治疗原则

内科治疗为主,关键在于合理而及时地应用抗阿米巴药物,酌情辅以肝穿刺抽脓。必要时行外科治疗。

(二)治疗计划

1. 内科治疗

(1)抗阿米巴治疗　选用组织内杀阿米巴药为主,辅以肠内杀阿米巴药以根治。多首选甲硝唑,剂量 1.2 g/d,疗程 10~30 天,治愈率 90% 以上。无并发症者服药后 72 小时内肝痛、发热等临床情况明显改善,体温于 6~9 天内消退,肝肿大、压痛、白细胞增多等在治疗后 2 周左右恢复,但脓腔吸收要延迟至 4 个月左右。第二代硝基咪唑类药物的抗虫活力、药代动力学特点与甲硝唑相同,但半衰期更长,疗效优于阿米巴肠病。东南亚地区采用短程(1~3 天)治疗,可取代甲硝唑。少数甲硝唑疗效不佳者可换用氯喹或依米丁,但前者有较高的复发率,后者心血管和胃肠道反应较多。治疗后期常规加用一疗程肠内抗阿米巴药,预防复发达到根治目的。

(2)肝穿刺引流　多数阿米巴肝脓肿已无穿刺的必要。对恰当的药物治疗 5~7 天,临床情况无明显改善,或肝局部隆起显著、压痛明显,有穿破危险者采用穿刺引流。穿刺最好在抗阿米巴药物治疗 2~4 天后进行。穿刺最好在超声引导定位下进行,部位常选右腋前线第 8 或第 9 肋间,或右中腋线上第 9 或 10 肋间或肝区隆起、压痛最明显处。穿刺次数视病情需要而决定,每次穿刺应尽量将脓液抽净,脓液量在 200 ml 以上者常需在 3~5 天后重复抽吸。脓腔大者经抽吸可加速康复。穿刺放置导管持续闭合引流,可免去反复穿刺、继发性感染之缺点,有条件者采用。

(3)抗生素治疗　有混合感染时,视细菌种类选用适当的抗生素全身应用。

2. 外科治疗　手术切开,置管闭式引流。

(三)治疗方案的选择

首选药物治疗和穿刺引流。

阿米巴肝脓肿需手术引流者一般<5%,适应证为:①抗阿米巴药物治疗及穿刺引流失败者;②脓肿位置特殊,贴近肝门、大血管或位置过深(>8 cm),穿刺易伤及邻近器官者;③脓肿穿破入腹腔或邻近内脏而引流不畅者;④脓肿中有继发细菌感染,药物治疗不能控制者;⑤多发性脓肿,使穿刺引流困难或失败者;⑥左叶肝脓肿易向心包穿破,穿刺易污染腹腔,也应考虑手术。

【病程观察及处理】

1. 病情观察要点　肝区疼痛、体温、血常规及血生化检查,病程较长者注意白蛋白等营养指标。定期 B 超动态观察脓腔大小。有闭式引流者需要记录引流量。有穿破危象者要高度注意邻近器官情况。

2. 疗效判断与处理　肝脓肿的治愈标准尚不一致,一般以症状及体征消失为临床治愈,肝脓肿的充盈缺损大多在 6 个月内完全吸收,10％可持续迁延至 1 年。少数病灶较大者可残留肝囊肿。血沉也可作为参考指标。

【预后评估】

阿米巴肝脓肿患者痊愈后具有一定的免疫保护力,很少发生再感染。

【出院随访】

随访注意脓腔是否完全消失,有无其他部位转移灶发展为脓肿。

（刘思纯　张　敏）

第6章 胆道、胆囊疾病

第一节 胆石症

胆石病是指胆道系统(包括胆囊与胆管)的任何部位发生结石的疾病,其种类及成分不完全相同,临床表现取决于结石是否引起胆道感染、胆道梗阻以及梗阻的部位和程度。西方国家尸检中发现有胆石者约5%~25%,其中胆固醇结石占70%~80%;我国胆色素结石占多数,胆固醇结石相对少见。

【病因及发病机制】

根据结石成分,胆结石分为三型:胆固醇结石,胆色素结石和混合性结石。各型的发病机制并不相同。

胆固醇结石肉眼外观呈白色,常为圆形或卵圆形,大多发生在胆囊内,其形成与代谢因素有关,涉及肝脏排泄胆固醇过多、胆囊动力降低、黏蛋白分泌增加以及小肠对胆盐代谢障碍等机制,此外,还与年龄、遗传、肥胖、性别、生育及饮食等因素均有关。胆色素结石大多以"胆红素钙"为主,其中的黑色素结石形成与结合型胆红素的高分泌代谢状态有关,增多的结合型胆红素转化成不溶的非结合型胆红素,以胆红素钙的形式聚合成结石,常发生在胆囊内;棕色结石形成的始动因素是胆管内异物的存在,炎症脱落的上皮、细菌寄生虫虫体及虫卵、残留缝线等构成核心,胆汁脂质降解后形成胆红素钙、棕榈酸或硬脂酸钙为主要成分,常发生在胆囊切除后的胆总管内。混合性结石的主要成分亦是胆固醇、胆色素以及钙盐,亦多发生在胆囊内。

在我国,肠道寄生虫和细菌感染是胆石病的主要原因。

【诊断步骤】

(一)病史采集要点

1. 有无症状　临床上大多数胆结石无症状,只有15%~20%的胆石有明显症状。过去认为的消化不良症状,如口苦、嗳气、嗳酸、腹胀及胃灼热等不应归因于胆结石。胆结石的基本症状为胆绞痛,一般在进食油腻食物后数小时内、腹部受到震动或夜间睡眠时发作,表现为位于右上腹和右季肋部的持续性剧烈疼痛,伴大汗淋漓、面色苍白、恶心及呕吐,可向背部、右肩及肩胛区放射,持续时间很少超过数小时,起病和消失均缓慢。

2. 有无合并疾病的症状　若出现急性或慢性胆囊炎、胆道梗阻、胆管炎、胰腺炎、胆囊小肠瘘、胆管癌等并发症时,临床症状应具体再参照其他相关章节。

(二)体格检查要点

阳性体征很少。但伴有并发症时,主要表现为并发症的体征,如发热、黄疸、Murphy征等。

(三)门诊资料分析

B超是胆石病基本检查方法,而且多数结石常为检查其他无关疾病时的意外发现,在超声图像上显示为可移动的回声物后带声影。B超检测胆囊结石的准确性一般达到90%以上;但对胆总管结石的诊断价值有限,但这一不足可通过发现胆管扩张来间接反映。

多数结石为射线可通透性的,腹部X线平片很少能检测到结石。因含钙量X线显影者不到25%。

(四)进一步检查项目

1. CT检查　CT在检测胆石症的作用有限。但是CT可以观测到或排除并发症,如胰腺炎、胆囊周围积液、穿孔及脓肿形成。

2. 经纤维十二指肠进行逆行胰胆管造影术(ERCP)　可对一般X线检查无阳性发现的胆石症、肝外和肝内梗阻性黄疸、胆道癌、胰腺癌等提供诊断和鉴别诊断依据,是诊断胆总管结石的金标准和处理胆总管结石的主要方法。但此侵入性操作具有胰腺炎的潜在危险。

3. 经皮肝穿刺胆道造影术　可清晰地显示各级胆管,有助于判断梗阻性黄疸特别是肝外梗阻的部位及原因,也是目前确诊肝内胆管结石的有效方法。

4. 口服法胆囊造影(OCG)　诊断结石过去曾广泛使用,如今已被B超取代。但行溶石治疗前,仍考虑用OCG去评价胆囊管通畅和结石中胆固醇的含量。静脉注射核素^{99m}锝标记的亚氨二醋酸衍生物后行放射性核素扫描或胆道闪烁显像,用于评价急性胆囊炎时的胆囊管梗阻和手术后胆瘘。内镜超声成像评估胆总管结石的敏感性和特异性超过 95%,在诊断胆囊小结石,尤其在肥胖患者,优于经皮超声,但是此检查非常依赖检查者,且在常规情况下不易实施。

【诊断对策】

(一)诊断要点

有典型胆绞痛症状或并发症表现,应疑有胆石的存在。但胆结石的确诊依赖上述影像学检查结果。

(二)鉴别诊断要点

在上腹痛发作的同时或其后出现发热和黄疸,并伴有白细胞的增多,ALP 和 GGT 明显增高,胆绞痛可能性大,应与以下疾病相鉴别。

1. 肾绞痛　常在腰部或胁腹部开始,向大腿内侧或外生殖器放射,伴有排尿困难及血尿(镜下血尿或肉眼血尿)等症状。

2. 肠绞痛　多呈弥漫性,在脐周尤为明显,多伴肠鸣音改变。

3. 铅中毒腹绞痛　患者的职业、齿龈铅线、血红细胞的嗜碱性点彩、尿棕色素及铅定量检查等为鉴别要点。

4. 急性胰腺炎　多呈上腹部持续性剧痛,常有束带状牵引痛,血清淀粉酶及其同工酶测定有助于诊断。

5. 胆道蛔虫症　常为突然阵发的剑下剧烈绞痛,可伴有钻顶感,间歇期可完全不痛,腹部柔软而疼痛不明显。

6. 心绞痛或急性心肌梗死的疼痛有时可放射至右上腹或中上腹,心电图是最简便易行的检查。

(三)临床类型

1. 胆囊结石　20%～40%患者可终生无症状,称静止性结石。也可出现胆绞痛或急、慢性胆囊炎。

2. 肝外胆管结石　指发生于左、右肝管汇合部位以下的胆管结石。病情视有梗阻程度和是否合并感染不同。常为不完全梗阻,梗阻易继发感染,感染也可加重梗阻。梗阻继发感染时出现 Charcot 三联症(腹痛、寒战高热和黄疸)。若脓毒血症毒素入血,可发生急性梗阻性化脓性胆管炎(AOSC),甚至急性重症型胆管炎(ACST),表现为 Reynolds 五联症(Charcot 三联症+休克、中枢神经系统受抑表现)。目前我国 AOSC 和 ACST 概念通用。

3. 肝内胆管结石　可弥漫存在,也可局限于肝叶或肝段。不对称肝大是其特点,黄疸发生较肝外胆管结石少。可合并肝外胆管结石存在。未合并肝外胆管结石者,多数症状轻微。合并感染易出现肝源性肝脓肿。

【治疗对策】

(一)治疗原则

对静止性胆囊结石,主要是随访观察。对于症状性胆石,行胆囊切除术,以及 ERCP 处理胆管结石。对手术风险较大或不愿手术患者,可考虑口服溶石疗法或体外冲击波碎石。若出现并发症,应积极处理结石。

(二)治疗计划

1. 饮食控制　急性发作期,禁食脂肪类食物,采用高碳水化合物流质饮食。富含胆固醇的食物如脑、肝、肾、鱼丸、蛋黄等,少食为宜。植物油脂有利胆作用,可不必限制。

2. 对症处理　消除胆绞痛及利胆治疗。

药物治疗,可选用阿托品 0.5 mg 或山莨菪碱 10 mg 肌肉注射。注意小便困难和青光眼可能。也可使用硝酸甘油 0.3～0.6 mg 或硝苯地平 10 mg 舌下含化。疼痛剧烈者可再加用哌替啶(度冷丁)50～100 mg 肌内注射,但有可能导致胆道痉挛发生。合用异丙嗪(非那根)25 mg 肌肉注射可加强镇痛作用。凝血功能异常或肝功能不全者使用维生素 K_1 也有镇痛作用。

餐后口服 50% 硫酸镁 5～10 ml,每日 3 次,硫酸镁有松弛奥狄括约肌的作用;在没有胆道梗阻、症状缓解期可餐后服用去氢胆酸片 0.25 g 或胆酸片 0.2 g,每日 3 次,刺激胆汁分泌冲洗胆道。

3. 对结石处理

(1)有症状的胆囊结石考虑胆囊切除术。腹腔镜是胆囊切除的首选方式。但可能术中由于病变、解剖变异或技术问题必须该行中转开腹手术,术前谈话应有交代。对于并发急性胆囊炎,何时采取手术还尚存争议,有人认为发作时进行会使手术死亡率提高,因此应延至发作缓解期后 6～8 周;也有研究主张早期手术,尤其对于糖尿病及老年患者。

(2)大多数情况下胆管结石首选内镜(ERCP)处理。针对同时存在的胆囊和胆总管结石,或胆囊结石存在和胆总管结石存在的可能性大时,建议腹腔镜手术前行 ERCP;但如果胆总管结石的可能性低,最好避免术前 ERCP。在术中发现未曾预料的胆总管结石时,可经过乳头放置导管、导丝或内置管,以提高术后 ERCP 的成功率。

(3)溶石治疗仅对15%的胆固醇结石有效。对一般情况好的非妊娠患者,结石直径<5 mm或单个、射线可通过时,且可考虑口服药物溶石治疗。在治疗前行OCG检查评估。每日睡前8~12 mg/kg熊去氧胆酸口服,治疗12~24个月,成功溶石之后继续治疗6个月。溶石开始后要求每隔3个月复查B超,若6个月后胆石体积仍未减小,应停止治疗;溶石若有效,一般以每月1~2 mm的速度缩小。

体外冲击波碎石是通过冲击波使较大结石变成对胆酸溶解理想的尺寸范围(<5 mm),实际上是口服溶石疗法的扩展,对胆囊内直径<20 mm的孤立胆固醇结石效果最好。也有一些结石经击碎后即使不溶解也能自行排出。

(三)治疗方案的选择

1. 胆囊结石　无症状者可观察。有症状和并发症者胆囊切除是首选方法。对已控制血糖的糖尿病患者和有心肺功能障碍但目前一般情况尚可的患者,急诊手术风险大,要考虑限期手术。

2. 肝外胆管结石　一般择期手术。有感染者控制感染后手术,除非病情继续恶化才立刻手术。手术以手术为主,胆石嵌顿于壶腹部者,尤其是已经行胆囊切除术者可经内镜下括约肌切开取石。

3. 肝内胆管结石　手术为主的综合治疗。解除胆道狭窄是手术关键。

【病程观察及处理】

(一)病情观察要点

无症状结石B超随访。

有胆绞痛症状出现,在解痉止痛的同时,注意观察有无并发症的出现。可能发生的并发症有胆源性胰腺炎、急性胆管炎以及由化脓性胆囊炎发展到坏疽性胆囊炎。观察恶心呕吐等伴随症状有无加重。有无发热、黄疸、腹部体征包括腹压痛、反跳痛、Murphy征及全身情况。检测血常规、胆红素、淀粉酶及肝功、B超、CT检查,尤其在症状不缓解的患者,注意复查。

(二)疗效判断与处理

胆绞痛症状缓解,无并发症,考虑内镜或手术。有并发症,按并发症处理,积极处理结石。

【预后评估】

胆结石的临床过程可分为三个阶段:无症状、有症状和并发症期胆石病。临床上大多数结石都是无症状的,可以伴随患者终身。只有15%～20%的胆石有明显症状,最初常表现为胆绞痛。症状性胆石的病程呈进展性,也就是说,一旦发生了胆绞痛或并发症,常会出现进一步的症状。

【出院随访】

随访胆结石有无复发、并发症发生情况等。

(刘思纯　张　敏)

第二节　胆囊炎

一、急性胆囊炎

急性胆囊炎是一种常见疾病,由于胆囊管梗阻、化学性刺激和细菌感染所引起的急性胆囊炎症性病变。其临床症状可有发热、右上腹疼痛和压痛、恶心、呕吐、轻度黄疸和外周血白细胞增多等。多见于中年以上女性,男女之比约为1∶2。B超对急性胆囊炎的阳性检出率和诊断符合率均很高,为首选的辅助检查方法。胆囊切除术是急性胆囊炎的根本治疗。

【病因及发病机制】

急性胆囊炎的主要病因是梗阻、感染和缺血。90%的梗阻是由于胆结石嵌顿所致。进食油腻食物后,十二指肠及上段空肠壁分泌的胆囊收缩素,使胆囊发生强有力的收缩,结石被推向胆囊颈、管部。此外,当患者平卧或左侧卧位时,胆囊颈、管部处于最低位置,结石可滚落至颈部,随着囊内黏液的分泌和压力的增加,结石嵌入颈、管部造成胆绞痛发作。这可解释胆绞痛常可由脂餐诱发,或在夜间睡眠时发作。若结石持续嵌顿,梗阻继续存在,胆囊黏膜吸收淤积胆汁中水分,胆汁浓缩。浓缩的胆汁酸盐刺激胆囊壁的黏膜上皮引起化学性炎症,使胆囊黏膜水肿和黏液分泌增加,囊腔内压力增高,囊壁的血管和淋巴管受压,致缺血和水肿加重。此外胆囊黏膜上皮细胞因受炎症损伤释放出磷脂酰,使胆汁中的磷脂酰胆碱(卵磷脂)变成有细胞毒的溶血卵磷脂,加重黏膜上皮损害。急性胆囊炎发病早期常为化学性炎症,但发病1周50%以上的患者可继发细菌感染。其病原大多为肠道细菌,以大肠杆菌最为常见。有时也可发生产气荚膜芽胞杆菌感染,使胆囊内积气,造成急性气肿性胆囊炎。

急性胆囊炎也可在胆囊内没有结石的情况下发生,称为非结石性胆囊炎。胆道感染后细菌逆行进入胆囊,常见于胆道蛔虫症;伤寒杆菌、布鲁杆菌及梨形鞭毛虫使胆囊胆汁感染,也可引起急性胆囊炎,但较少见;在胆囊排空障碍(如长时间胃肠外营养)、胆汁淤积的基础上,身体其他部位的感染,通过血运播散到胆囊,此种情况常见于严重创伤和大手术后;某些神经与精神因素的影响:如疼痛、恐惧、焦虑、迷走神经切除后等,胆囊排空障碍,胆汁淤积,囊壁受到化学性刺激引起胆囊炎。

【诊断步骤】

(一)病史采集要点

1. 起病情况 起病呈急性。

2. 主要临床表现 急性胆囊炎常以腹痛起病,和单纯胆绞痛相比,疼痛持续时间更长,同时伴有恶心、呕吐和畏寒、发热。

(二)体格检查要点

多呈急性痛苦病容,严重呕吐者可有失水和虚脱征象。约20%的患者有轻度黄疸,严重黄疸是胆总管结石梗阻的重要征象。严重病例可出现周围循环衰竭征象。

腹部检查可见右上腹稍膨胀,腹式呼吸受限,右肋下胆囊区有腹肌紧张、压痛、反跳痛、Murphy征阳性。有1/4~1/3的患者在右上腹可扪及肿大的胆囊和炎性包块(胆囊炎症累及网膜及附近肠管而形成的包块)。胆囊触诊要轻柔。若胆囊化脓或坏疽而致局限性腹膜炎时,则肌紧张、压痛、反跳痛更显著,呈腹肌强直表现;当腹痛、压痛、反跳痛及腹肌强直扩延至腹部其他区域或全腹时,则提示胆囊穿孔,或有急性腹膜炎、出血坏死型胰腺炎等并发症存在。少数患者有腹部气胀,严重者出现肠麻痹。

(三)临床资料分析

1. 血常规 白细胞及中性粒细胞计数均增高。白细胞总数和病变的严重程度及有无并发症有关,若白细胞计数$>20\times10^9$/L,且有显著核左移,应考虑并发胆囊穿孔或坏死的可能。

2. B超检查 是首选的辅助检查方法。除可探及结石回声和声影外,并可观察结石是否在颈部嵌顿。胆囊壁水肿,出现"双边征"。胆囊大小测量结果常可提示急性胆囊炎时腔内压力增高,胆囊被动增大。

3. 血生化检查主要用于鉴别诊断　急性胆囊炎可有轻度黄疸,但在胆石病或胆管炎患者血清胆红素、转氨酶、碱性磷酸酶、γ-谷氨酰转肽酶升高明显。并发急性胰腺炎时,血清淀粉酶常≥500 Somogyi 单位,要注意淀粉酶升高的时间性。

(四)进一步检查项目

1. CT 检查　对胆囊周围积液,并发脓肿和穿孔、急性胰腺炎诊断价值较大,对诊断胆囊肿大、囊壁增厚、胆管梗阻和周围淋巴结肿大等征象有一定帮助。

2. X 线检查　X 线平片多无阳性发现,少于 25% 的病例胆囊区可见结石阴影或胆囊壁钙化影。在气肿性胆囊炎时于胆囊区可见积气和液平段。对黄疸不严重、肝功能无严重损害者,可施行静脉胆道造影检查:静注 30% 胆影葡胺 20 ml,如胆管及胆囊均显影,则可排除急性胆囊炎;胆管显影而经 4 小时后胆囊仍不显影时,可诊断急性胆囊炎;若胆管、胆囊均不显影,多数为急性胆囊炎。因注射造影剂有一定副作用,目前渐少采用。

3. 放射性核素扫描　静脉注射核素 ^{99m} 锝标记的亚氨二醋酸衍生物后行放射性核素扫描或胆道闪烁显像,如有正常肝、肝胆管显像,肠道排泄相正常,而胆囊持续不显影,强烈支持本病的诊断。本检查不受黄疸影响,假阴性罕见,但在胰腺炎、胃肠外营养和胆囊纤维化的患者可出现假阳性,应注意鉴别。

【诊断对策】

(一)诊断要点

本病多见于 40 岁以上,女性较多;右上腹痛,可向右肩放射;伴随恶心呕吐等消化道症状;胆囊区触压痛;触及肿大的胆囊和 Murphy 征阳性是有诊断意义的体征;结合 B 超等检查,诊断一般不难。

(二)鉴别诊断要点

1. 右下肺炎或胸膜炎　疼痛和呼吸有关,伴有咳嗽咳痰等呼吸道症状。肺部叩诊、听诊异常。X 线有助于鉴别,但要注意胸膜炎渗液量少时才有疼痛,X 线检查应安排多角度透视。

2. 高位阑尾炎　腹痛为转移性,恶心呕吐等消化道症状较胆囊炎轻;典型阑尾炎出现腹膜刺激征时间较早;尽管压痛部位高,仍可能有结肠充气征(Rovsing 征);B 超可能发现肿大阑尾或脓肿。

3. 上消化道溃疡穿孔　既往溃疡病史;上腹痛发生突然,疼痛剧烈;疼痛后很快出现腹膜刺激征,不同于胆囊穿孔有发展过程;有膈下游离气体。注意,部分患者不能提供既往史,胃后壁溃疡向小网膜囊穿孔者没有游离气体。

4. 急性胰腺炎　B超也可能发现胆囊结石,但结石没有梗阻,胆囊未肿大,囊壁缺乏炎性改变。血淀粉酶有助于鉴别。

5. 急性肝炎及肝脓肿　发病相对缓慢。发病前可伴有乏力,纳差等症状,检查发现肝肿大。肝炎病毒标志物、血生化及B超检查有助于鉴别。

(三)临床类型

急性胆囊炎有无结石的发病情况和处理不同,临床按此分型分结石性胆囊炎和非结石性胆囊炎。

【治疗对策】

(一)治疗原则

手术治疗是根本。根据患者情况为手术准备条件。

(二)治疗计划

1. 非手术疗法　禁食、输液、纠正水电解质和酸碱紊乱;选用抗菌谱覆盖革兰阴性、阳性细菌及厌氧菌的抗生素;解痉对症处理为手术作准备。

2. 手术治疗　病情允许时考虑胆囊切除术以根除病变。高危患者或局部因炎症解剖关系不清楚者,应选用胆囊造口术减压引流。

(三)治疗方案的选择

1. 评估是有无急诊手术指征　急诊手术指征为:①发病48~72小时内;②非手术治疗无效且病情恶化;③胆囊穿孔或弥漫性腹膜炎、急性化脓性胆管炎以及急性坏死性胰腺炎等并发症;④患者情况可耐受手术。

2. 有手术指征的选择手术方式　病情允许直接行胆囊切除术。患者手术耐受力低,但病情急,有急诊手术指征,可先胆囊造口,病情稳定后(一般需3个月)再行胆囊切除术。一般情况差的患者造口术后是否再行胆囊切除术有争议。能耐受全身麻醉,腹腔内解剖结构清楚的患者可以考虑腹腔镜手术,但术中可能中转开腹手术。

3. 无手术指征的保守治疗,为择期胆囊切除时创造条件。

【病程观察及处理】

(一)病情观察要点

观察腹痛及恶心呕吐等消化道症状,观察体温和腹部体征。出现胆囊穿孔及腹膜炎症状的要注意血压、呼吸及腹部移动性浊音。动态观察血常规、血生化及淀粉酶、B超检查。

(二)疗效判断与处理

有效的保守治疗后,腹痛好转,消化道症状缓解;体温逐渐正常。B超复查胆囊壁水肿减轻,体积缩小。血常规和血生化检查正常。

【预后评估】

急性胆囊炎经过积极治疗一般于12～24小时后症状可得到改善,经3～7天后症状消退。如有胆囊积脓,则症状持续数周。若急性胆囊炎反复迁延发作,则可转为慢性胆囊炎。

【出院随访】

未行胆囊切除术者出院后定期随访,择期胆囊切除术。

二、慢性胆囊炎

慢性胆囊炎是胆囊的慢性炎症性病变,可由结石、慢性感染、化学刺激、急性胆囊炎反复迁延发作所致。在病理学上表现为胆囊壁增厚,纤维化和囊腔萎缩,在临床上可无症状,也可表现为上腹部隐痛、消化不良,或者反复出现胆绞痛的症状。

【病因及发病机制】

约70%慢性胆囊炎患者胆囊内存在结石;合并细菌、病毒和肠道寄生虫等感染;化学刺激如胰液反流、胆汁排泌障碍使胆盐浓缩;急性胆囊炎反复迁延发作。由于上述因素的刺激,胆囊壁有不同程度的炎性细胞浸润,纤维组织增生,囊壁增厚,囊腔缩小,与周围组织粘连等慢性炎症表现。病变严重者,胆囊壁瘢痕形成甚至穿孔,胆囊发生不同程度的萎缩,完全失去功能。

【诊断步骤】

(一)病史采集要点

临床上可无症状。主诉有胃肠道非特异症状患者,如饱胀不适、上腹部、灼热、嗳气、反酸、厌油腻食、食欲不振等,应注意询问是否于进食油腻多脂食物后加重。典型疼痛特点为晚上和饱餐后发作,多位于右上腹或中上腹部,并向右肩胛下区放射。发作剧烈时,呈急性胆囊炎或胆绞痛的典型症状。

(二)体格检查要点

右上腹压痛,发生急性胆囊炎时可有胆囊触痛或 Murphy 征阳性。当胆囊膨胀增大时,右上腹可扪及囊性包块。

(三)门诊资料分析

1. 血常规　白细胞总数及中性粒细胞可有增高。部分患者可出现肝功能的异常。

2. B超　是诊断简便有效的方法。慢性胆囊炎可出现胆囊萎缩,胆囊壁不光滑,囊壁厚度常在 3.5 mm 以上,排空功能减退。胆囊内常可伴有结石影像。

(四)进一步检查项目

1. CT 检查　胆囊通常缩小、萎缩。胆囊壁出现钙化则为慢性胆囊炎特征性改变。CT 检查对慢性胆囊炎及结石的诊断并不优于 B 超。

2. 胆囊造影　可发现胆结石,胆囊形态变化,胆囊缩小或变形。口服胆囊造影表现为胆囊显影淡薄或不显影,收缩功能减退。

3. 放射性核素胆系扫描　常选用^{99m}TcEHIDA(二乙基乙酰苯胺亚氨基二醋酸)作胆道扫描,胆汁排泄时间延长。

4. 胆囊收缩素试验　口服胆囊造影剂使胆囊显影后,静脉注射胆囊收缩素,在 15 分钟内分次连续摄胆囊片。如果胆囊收缩幅度小于 50%,提示胆囊收缩不良,同时出现胆绞痛,为阳性反应,提示慢性胆囊炎。

5. 十二指肠引流　这项检查有助于诊断胆囊有无炎症,如有细菌是何种细菌,对哪些药物敏感,还可帮助发现有无胆囊管梗阻。慢性胆囊炎胆汁中黏液增多,白细胞增多,甚至成堆,可检查出细菌或寄生虫。如果引流不能获得胆汁,说明胆囊收缩功能不好,或胆囊管有梗阻,仍有诊断意义。

【诊断对策】

(一)诊断要点

由于症状为非特异性,因此辅助检查对于慢性胆囊炎的诊断是关键。对高脂饮食不能耐受、腹胀及反复发作的餐后上腹部胀痛不适,经超声检查显示胆囊结石、囊壁增厚、胆囊萎缩者,可确诊为慢性胆囊炎。

(二)鉴别诊断要点

需与消化道溃疡、慢性胃炎、慢性肝炎,食管裂孔疝,非溃疡性消化不良,慢性胰腺炎等疾病进行鉴别。

【治疗对策】

(一)治疗原则

内科治疗采取利胆为主,消炎为辅的治疗原则。部分患者有效,但很难根治。多需外科治疗。

(二)治疗计划

1. 内科治疗　慢性胆囊炎患者,宜采用低脂饮食。因为高脂饮食能促进胆汁分泌,胆囊收缩,增加胆绞痛发生。

内科治疗主要是服用利胆药,如硫酸镁或中药,使胆道经常保持通畅,特别是那些经B超检查胆囊壁厚、粗糙的患者,可经常服用利胆药。溶石药物,熊去氧胆酸或鹅去氧胆酸,主要溶解以胆固醇为主的结石,故在治疗前,一般要了解胆石性质、胆石成分,再选用药物。

慢性胆囊炎如没有急性发作,可不必服用消炎药物。服用消炎药很少能预防急性发作,其消炎效果也甚微。对那些慢性肝炎、肝硬化合并胆道B超改变的更没有必要用消炎药物。

若急性发作,按急性胆囊炎处理。

2. 手术治疗　对于反复发作胆绞痛、胆囊无功能、伴有胆囊壁钙化、尤其是有结石者,应手术治疗。80%的胆囊癌并有慢性胆囊炎胆石症,手术可起到预防胆囊癌的作用。

手术的时机,最好不要选择急性发作期,而应选择在发作缓解后,作择期手术。如果并发肝炎,应在肝炎病情稳定,谷丙转氨酶恢复正常至少半年以上,再施行手术。

(三)治疗方案的选择

有胆石者均应行胆囊切除术。无胆石、症状轻,影像学显示胆囊无萎缩者并有一定功能者,可先内科治疗。手术耐受差者可考虑内科治疗。

【病程观察及处理】

(一)病情观察要点

内科治疗注意观察:症状及体征;影像学检查胆囊大小及排泄功能。

B超检查标准:①炎症改善:胆囊、胆管壁毛糙消失,胆壁厚度变薄及胆囊肿大消退;②结石数目减少、体积缩小>5 mm,或胆石消失;

(二)判断与处理

1. 治愈　临床症状、体征消失,实验室检查正常,影像诊断显著改善。
2. 显效　临床症状缓解、体征消失,实验室检查正常,影像诊断提示有改善。
3. 有效　临床症状、体征基本缓解,实验室检查基本正常。
4. 无效　临床症状、体征无缓解。

【预后评估】

重度慢性胆囊炎是胆囊癌的高危人群。

【出院随访】

随访消化道症状、B超等。手术后要注意随访胆囊术后综合征发生可能。

(刘思纯　张　敏)

第三节　急性梗阻性化脓性胆管炎

急性梗阻性化脓性胆管炎是由于胆管梗阻、胆汁引流不畅,并发细菌感染而导致的胆管急性化脓性炎症。由于胆管梗阻、胆管内压力升高,脓性胆汁返流入血引起脓毒血症、内毒素血症和高胆红素血症,临床上以腹痛、发热、黄疸为主要表现,严重者出现休克、意识障碍。本病具有发病急、病情重、进展快、死亡率高等特点。

【诊断步骤】

(一)病史采集要点

1. 起病情况　本病起病急、病情发展迅速、临床症状典型。
2. 主要临床表现

(1)腹痛　为突发性剑突下或右上腹痛,胆总管结石多为剧烈的绞痛,胆道蛔虫症为钻顶样痛,胆管狭窄、胆道肿瘤梗阻可为右上腹、肝区的剧烈胀痛,并发胰腺炎、胆囊炎时可引起腰背部疼痛。

(2)发热　体温常在39~40℃伴有寒战,呈弛张热型。

(3)黄疸　多数患者出现黄疸,但由于部分肝胆管阻塞可仅出现轻度黄疸或不出现黄疸。

(4)休克　病情严重时在腹痛高热后出现,患者常有烦躁不安、脉搏增快、呼吸急促、神志恍惚、血压进行性下降、少尿或无尿,意识障碍可发生于休克前或休克后,表现为嗜睡、谵妄或昏迷。

3. 既往病史　有无胆道结石史、胆道蛔虫史、胆道肿瘤及胆管狭窄史。

(二)体格检查要点

患者多数有皮肤、巩膜黄染。腹部检查右上腹、上腹部压痛,严重者可有反跳痛及肌紧张,并有肝脏肿大、压痛及肝区叩击痛;合并急性胆囊炎时可触及肿大的胆囊,严重者有血压下降和意识障碍。

(三)继续检查项目

1. 血常规　白细胞计数及中性粒细胞分类明显升高,白细胞可高达 $20\times10^9/L$ 以上。

2. 血清学检查　血清胆红素、转氨酶、碱性磷酸酶、谷氨酰转肽酶升高,以直接胆红素升高为主。合并胰腺炎时,血清淀粉酶可不同程度升高。

3. 血培养及胆汁培养　尽早检查并做药物敏感试验,寒战时留取标本可提高阳性率。

4. 超声检查　可观察胆管扩张、胆管内及胆管周围病变,以及肝脏、胰腺情况,简便、快捷,对本病有很大诊断价值,应列为首选。

5. CT 检查　可更好了解梗阻部位、程度、病因及肝脏、胰腺情况。

6. ERCP 或 PTC 检查　ERCP 适用于胆总管下端或壶腹部梗阻的病因诊断,更主要的是在检查的同时可行内镜下治疗解除梗阻或行鼻胆管引流。如无法行 ERCP 可考虑经皮肝穿刺胆汁引流(PTC)并行胆汁培养。

【诊断对策】

(一)诊断要点

急性起病,出现上腹或右上腹痛、高热寒战、黄疸症状,结合实验室检查、腹部 B 超、CT 等辅助检查,可明确诊断。如有收缩压低于 70 mmHg,或有下列两项以上:①精神症状;②脉搏大于 120 次/分;③血白细胞大于 $20\times10^9/L$;④体温 > 39 ℃或 < 36 ℃;⑤血培养阳性;⑥手术见胆汁呈脓性,可诊断为重型急性梗阻性化脓性胆管炎。

(二)鉴别诊断要点

急性胆囊炎、胆囊结石可有腹痛、发热,但一般无黄疸、血压下降,体检墨菲征阳性,腹部 B 超检查有助鉴别。消化性溃疡穿孔可有腹痛、发热,但无黄疸,检查有腹膜炎体征,腹部 X 线平片可发现膈下游离气体。肝脓肿可出现右上腹痛、发热,但一般无黄疸、血压下降,B 超、CT 检查肝内外胆管无扩张,但肝内可有 1 个或多个密度减低区。

【治疗对策】

(一)治疗原则

尽早解除胆管梗阻,控制胆道感染及败血症。

(二)治疗计划

1. 内科治疗

(1)一般治疗　患者应禁食,休息,静脉补液,注意纠正水、电解质平衡紊乱,加强支持治疗。

(2)解痉止痛　可予33%硫酸镁20～30 ml 口服,山莨菪碱 10 mg 或解痉灵肌注解痉止痛。

(3)抗休克治疗　积极补充血容量,必要时使用升压药物及糖皮质激素,维持血压稳定,积极防治多脏器衰竭。

(4)抗感染治疗　胆管炎的致病菌多为革兰阴性杆菌,部分合并厌氧菌感染,因此应联合应用抗生素,如头孢三代及喹诺酮类加甲硝唑,有条件时行胆汁培养及药物敏感试验,根据结果选择敏感及胆汁中药物浓度高的抗生素。

2. 十二指肠镜下胆道治疗　适用于各种病因引起的急性梗阻性化脓性胆管炎,尤其对于病情危重不能耐受外科手术的患者。通过 ERCP 明确病因,根据病因和患者一般情况选择乳头括约肌切开取石、鼻胆管胆汁外引流术、金属或塑料支架内引流术。建议患者首选该方法治疗,尽早解除胆道梗阻。

3. 经皮肝穿刺胆汁外引流术　在 X 线或 B 超引导下,通过肝穿将导管入肝内胆管,将胆汁引流至体外,该方法简单但具有一定的创伤性,而且不能去除病因,多数需二次手术治疗。因此在不具备手术及十二指肠镜下治疗条件下才选择该治疗。

4. 外科手术治疗　患者经积极内科治疗,病情稳定,全身情况好转,可行择期手术治疗;若病情仍不稳定,仍有腹痛、发热、血压偏低,不具备微创治疗的条件,应考虑急诊手术治疗。由于此时手术风险大,一般采用胆总管探查加"T"管引流以解除梗阻,待病情稳定后,再次行手术治疗,去除病因。

【预后】

该病属于急危重症,如救治不及时,死亡率较高。近年随着内镜下微创技术发展,明显提高了治愈率,降低了死亡率。患者就诊时间、采取的治疗方式、时机、病因、患者的基本情况及并发症直接影响患者的预后。

(任 明)

第四节 胆道蛔虫病

胆道蛔虫病是肠道蛔虫病最常见的并发症之一,因蛔虫从肠道上行钻入胆道所引起。蛔虫一般寄生在小肠中下段,当其生活环境改变时活动性增强,向上移行,蛔虫有钻孔癖好,因此进入十二指肠的蛔虫常经胆总管开口钻入胆道,Oddi 括约肌受刺激痉挛,引起剧烈腹痛。进入胆道的蛔虫可退出胆道,未退出者,大多数死于胆道内,部分残骸、虫卵停留于胆管内,可成为胆石的核心,形成继发结石。

【诊断步骤】

(一)病史采集要点

1. 起病情况　胆道蛔虫症多发生于儿童和青壮年,多数急性起病,可反复发作。

2. 主要临床表现

(1)腹痛　常位于中上腹,呈阵发性钻顶样剧烈绞痛,患者坐卧不安、大汗淋漓,常采取屈膝弯腰体位,一般疼痛持续数分钟后缓解,因蛔虫退出胆道或完全进入胆道,缓解期患者可无任何症状。腹部绞痛时,常伴恶心、呕吐、干呕,一部分患者可吐出蛔虫,部分病例蛔虫进入胆管患者不感腹痛。

(2)无或轻度黄疸　因虫体圆滑活动,不易完全阻塞胆道。若因蛔虫将肠道细菌带入胆道内引起胆管炎症,引起胆管梗阻时可伴有明显黄疸。

(3)发热　胆道蛔虫可引起化脓性胆管炎、胆管周围炎、蛔虫性肝脓肿,因此发病 24 小时后可出现发热。

(4)其他并发症　少数患者可并发急性胰腺炎,因 Oddi 括约肌痉挛或蛔虫钻入胰管,少数可有胆道出血。

3. 既往病史　大多数患者有肠道蛔虫症、吐蛔虫或排蛔虫史。部分患者有近期驱蛔虫治疗,蛔虫因药物刺激而沿肠道上移。

(二)体格检查要点

1. 血常规　血白细胞轻度升高,嗜酸粒细胞增多,若白细胞升高明显,提示合并感染。

2. 寄生虫检查　大便集卵可查到蛔虫卵,患者的十二指肠引流液可找到蛔虫卵。

3. B超检查　可见胆总管内条形管腔影,内部回声不均匀,还可见到虫体蠕动,如蛔虫已死或钙化,则为条索样强回声影。

4. ERCP　可明确胆管内蛔虫及其位置、形态和数量,还可在内镜直视下进行取虫。

【诊断对策】

(一)诊断要点

1. 右上腹或上腹部阵发性绞痛,常为"钻顶样痛",而缓解期如正常人。

2. 症状重体征轻,仅在剑突下和右季肋部压痛。

3. 部分患者有吐蛔虫或排蛔虫史。

4. 超声检查可见胆管内有条状虫体。

5. ERCP显示胆道蛔虫,或内镜直视下见十二指肠乳头有蛔虫嵌顿。

(二)鉴别诊断要点

应注意与胆囊炎、胆道结石、急性胰腺炎、消化性溃疡穿孔等鉴别。

【治疗对策】

(一)治疗原则

缓解疼痛,驱蛔治疗,防治并发症。

(二)治疗计划

1. 非手术治疗

(1)解痉止痛　可用山莨菪碱、颅痛定、哌替啶或维生素K_3肌注。

(2)抗生素　对并发感染者选用针对革兰阴性菌敏感的抗生素。

(3)驱蛔治疗　常用麻痹蛔虫的驱虫药,如甲苯咪唑100 mg,每日2次,连续2~3天。肠虫清口服400 mg,左旋咪唑成人1次100~200 mg,睡前顿服。

(4) 内镜治疗　十二指肠镜下可用圈套器或网篮套住蛔虫随镜身一起退出。如虫体完全进入胆管,行 ERCP 检查,可将网篮植入胆总管取虫,用气囊将虫体取尽或置鼻胆管引流。

2. **手术治疗**　适应证:①胆道大出血;②胆道坏死、穿孔、腹膜炎;③肝蛔虫症包括蛔虫性肝脓肿,肝内胆管蛔虫嵌塞;④合并胆道结石、胆管梗阻、急性梗阻性化脓性胆管炎,经积极的内科治疗和内镜下治疗无效,或怀疑合并有胆道肿瘤者。

手术方式为探查肝脏、胆囊、胆总管和胰腺,切开胆管引流;胆囊内有蛔虫做胆囊切除;有肝脓肿、胆道出血者给予相应处理。

【预后评估】

胆道蛔虫病多数预后良好,如出现严重并发症如胆道大出血、重症胰腺炎、急性化脓性胆管炎等时可预后不良。

（任　明）

第五节　原发性硬化性胆管炎

原发性硬化性胆管炎(primary sclerosing cholangitis,PSC)　原发性硬化性胆管炎是一种病因不明的肝内、外胆管广泛的炎性狭窄所致的慢性胆汁淤积性肝脏疾病。发病机制可能与自身免疫功能紊乱有关,其特征为病变胆管狭窄的近端扩张,胆管造影显示为串珠状表现,病理组织学显示肝内和肝外胆管的炎症、增生和纤维化,最终发展为胆汁性肝硬化。本病最早于 1924 年法国学者 Delbet 提出的,在 1970 年以前,认为本病罕见,自从内镜逆行胆胰管造影(ERCP)后,现认为本病可能并不少见,但流行病学资料不详,据估计,美国人的患病率为 6.3/10 万人口,真正的患病率可能要高。我国原发性硬化性胆管炎的发病情况不详。本病男性成人多见,约 70% 患者为男性,平均年龄为 40 岁,主要临床表现是黄疸,可伴有皮肤瘙痒、腹痛和发热等,最典型的是约 75% PSC 患者伴有炎症性肠病(IBD)。本病尚无特异性有效的治疗措施,主要是对症治疗和延长寿命,病程常呈缓慢进展,晚期可发展为淤胆型肝硬化,出现门脉高压症、肝功能衰竭,胆管癌发生率也较高。

【病因和发病机制】

本病病因未明,可能是一种由遗传背景和多种环境因素引起的自身免疫相关的胆道疾病。

1. 遗传易感性　PSC存在家族成员共同患病的现象提示本病存在遗传易感性。研究发现,HLA B8、DR3与PSC关系最为密切,HLA DRw52a,DR2,DR4F等基因型也是本病的易感人群。

2. 免疫紊乱　本病认为是一种自身免疫相关性胆道疾病,自身免疫功能紊乱在本病的发病机制中有非常重要的地位。PSC患者有以下的免疫异常:

(1)本病常重叠多种其他自身免疫性疾病,而且本病患者多种自身免疫性抗体,如p-ANCA,抗结肠抗体(anti colon antibodies),抗中性粒细胞核抗体等检出频率较高。

(2)高丙种球蛋白血症,患者常有高免疫球蛋白血症,尤其是血清IgM升高。

(3)胆管有淋巴细胞浸润和破坏。

(4)循环免疫复合物。

(5)补体C3低下。

(6)经典补体系统的激活。

细胞免疫也起一定的作用,汇管区的T细胞增加,T细胞对胆管上皮抗原的移动抑制增强,汇管区T细胞的自身免疫反应性增高,胆管上皮细胞的MHC第Ⅱ类抗原表达异常以及有Ⅰ型黏附分子表达。这些免疫异常似乎不是PSC的起始病因,而是继发于胆管阻塞后的结果。

3. 细菌毒素的损伤　本病常合并炎症性肠病,尤其是溃疡性结肠炎,提示细菌毒素可能在PSC发病机制中具有一定的意义。肠道细菌在降解胆汁酸过程中,可能导致病变肠道黏膜通透性增加,肠道细菌产生的毒素,以及门脉系统吸收的胆汁酸水平的升高,激活Kupffer细胞产生肿瘤坏死因子α(TNFα),TNFα导致肝胆道的炎症及损伤,进而引起门脉和胆管纤维化和PSC。动物实验提示,细菌的毒性产物可能是一类促炎症因子。但是进一步的研究表明,在溃疡性结肠炎作结肠切除术时,未能证实有门脉的菌血症或门静脉炎,也未能确定有肠菌作用而产生的毒性胆汁酸,而且肝脏组织病理学显示门脉炎症常常不明显,PSC的发生发展与IBD的病情严重程度无关,均提示细菌毒素不是PSC的独立发病因素。

4. 胆管小动脉损伤　各种因素损伤胆管周围的小血管,导致胆管缺血坏死,继而引起肝胆管的纤维化和PSC。

5. 其他 如病毒感染（巨细胞病毒感染等）、吸烟等因素也可能对PSC的发生发展有影响。

【诊断步骤】

（一）病史采集要点

1. 起病情况 起病隐匿，发病初期绝大多数患者无症状，往往在化验时发现肝功能异常而引起注意，特别是碱性磷酸酶（ALP）和γ-谷氨酰转肽酶（γ-GT）增高，甚至有的患者临床上虽无症状，但胆道造影和肝活检已为进展期。患者出现临床症状的平均年龄40岁左右，但也可见于1～90岁患者，约2/3发生在45岁以下男女之比为2∶1。

2. PSC常见临床症状（表6-1） 大多数患者的首诊症状是无痛性的反复皮肤巩膜不同程度的黄疸，黄疸初期呈间歇性加重，后期呈慢性持续性梗阻性黄疸，常伴瘙痒及间歇性发热、寒战、右上腹疼痛、恶心呕吐、腹泻、乏力、体重减轻等。

表6-1 原发性硬化性胆管炎的常见临床表现

症状	频率(%)
反复黄疸	30～70
皮肤瘙痒	28～69
右上腹疼痛	24～72
体重减轻	29～79
乏力	65～66
发热/胆管炎	13～45
无症状	7～44
体征	
肝肿大	55
脾肿大	35
皮肤色素沉着/脱落	25/21
其他	
脂黄瘤	
腹水/浮肿	
肝硬化及其并发症	

3. 晚期患者可进展为肝硬化,出现肝硬化及其并发症相应的症状(参见"肝硬化"一节)因此,询问病史时应注意有肝硬化及其无其他并发症的症状。患者常死于终末期肝硬化其并发症或肝功能衰竭。另外,PSC 也可合并多种并发症(见表3)。

4. 重叠其他疾病时可能出现相应的临床表现　PSC 常同时重叠其他多种疾病,如炎症性肠病(如溃疡性结肠炎、Crohn 病)、其他自身免疫性疾病(如 SLE,系统性硬化症,干燥综合征,类风湿性关节炎自身免疫性溶血等)。

(二)体格检查要点

1. 一般情况　大多数患者诊断时一般情况良好,部分患者可出现发热,慢性病面容,精神萎靡和贫血。

2. 皮肤黏膜　部分患者出现巩膜和皮肤不同程度的黄染,常为暗绿色。皮肤可见色素沉着、搔痕、脱落,部分患者发现脂黄瘤。

3. 肝脾　少数患者出现肝脾轻度到中度肿大,晚期出现肝硬化(如腹水、门脉高压症)等表现及其并发症的体征。

4. 其他　如出现相应的并发症和重叠其他疾病(表 6-2、表 6-3),可出现相应的体征。PSC 伴随的相关疾病,主要为自身免疫性疾病,其中最为常见者是炎症性肠病(IBD),据报道 PSC 患者伴随 IBD 的发病率为 25%～100%；PSC 伴随的 IBD 中,以溃疡性结肠炎(ulcerative colitis, UC)最常见,高达 70% 以上,Crohn 病约 13%(几乎均有结肠病变)。

表 6-2　PSC 常见重叠疾病

腹腔疾病
类风湿性关节炎
甲状腺炎
干燥综合征(Sjögren 综合征)
系统性红斑狼疮狼疮性肾炎
慢性胰腺炎
腹膜后纤维化
系统性硬化症
Peyronien 病
自身免疫性溶血性贫血

续表

免疫性血小板减少性紫癜

膜性肾病

组织细胞增生症 X

囊性纤维化

血管母细胞性淋巴腺病

腹腔内腺体疾病

血管炎

眼眶假性肿瘤

胆囊相关疾病(胆石症等)

表 6-3 PSC 常见并发症

并发症	发生率
胆管癌	+
胆管狭窄	++
胆汁瘀积或胆石症	+++
胆管炎	++
肝功能衰竭	++++
门脉高压	++++
肝性骨病	+++
脂溶性维生素缺乏	+++
胰腺炎	+

(三)实验室辅助检查

1. 血常规 常无异常。偶见贫血,5%患者出现嗜酸性粒细胞增多。出现脾功能亢进时出现白细胞和血小板的减少。

2. 尿、粪检查 尿常规及大便常规常正常,部分患者尿胆红素阳性或强阳性,尿胆原减少或缺如。粪胆原减少或缺如。粪便中脂肪酸及脂肪酸钙增多。

3. 肝功能试验

(1)血清碱性磷酸酶(ALP)和 γ-谷氨酰转肽酶(GGT)升高是 PSC 常见的血清生化学异常,常合并血清转氨酶轻度至中度升高。血清碱性磷酸酶(ALP)和 γ-谷氨酰转肽酶(GGT)在黄疸出现前即升高的现象有助于本病的早期诊断;血清胆红素,尤其是直接胆红素(结合胆红素)升高较为常见,但常有波动。PSC 的早期,血清蛋白可无明显改变;至病程晚期,肝功能严重受损时,出现血清白蛋白降低、球蛋白升高,白、球蛋白比值下降,甚至倒置。血清蛋白电泳分析显示,$α_2$、β 球蛋白增高,γ 球蛋白正常或中度增高。

(2)血浆凝血酶原时间及活动度异常　由于维生素 K 缺乏,凝血酶原时间常延长,活动度降低,但给予维生素 K 注射,可使之恢复正常。晚期因肝功能衰竭所致凝血功能障碍,注射维生素 K 无效。

(3)高脂血症　胆固醇酯可有不同程度的升高。

4. 免疫学检查

(1)自身抗体　PSC 患者的血清中也可检出多种自身免疫性抗体,成年患者中 AMA、ANA、ASMA 检出率分别为 5%,6%,11%;儿童患者 pANCA、ANA、AMA 检出率分别为 69%,69%,72%。

(2)免疫球蛋白　30% 患者出现高 γ 球蛋白血症,其中 40%~50%PSC 患者血浆 IgM 升高,其他如 IgG 升高。66% 儿童患者出现高 γ 球蛋白血症,其中 23%PSC 儿童患者血浆 IgM 升高,70% IgG 升高。

5. 肝穿刺活组织检查　PSC 患者的肝脏组织病理学改变并无特异性。典型的 PSC 肝脏组织病理学改变为肝外胆管和肝内大胆管上皮细胞的坏死,胆管壁纤维增生增厚,胆管狭窄、不规则扩张,胆管数量减少,胆管周围有较多的炎症细胞浸润。但在疾病早期,病变常局限,假阴性率可高达 5%~10%。

(1)肝外胆管的改变(多为手术标本所见)　纤维增生,瘢痕形成,管壁增厚,在胆道腺体周围,有炎性细胞呈群集样浸润,这些变化为非特异性的,与手术创伤引起的术后胆道狭窄无明显区别。

(2)肝内胆管的改变　肝内大胆管的改变与肝外胆管所见相似,胆管纤维化呈节段性分布,狭窄与扩张交替出现,在胆管造影图片上呈串珠样改变;肝内小胆管的典型改变为有的汇管区胆管增生,有的汇管区胆管减少,另一些汇管区则呈水肿,常伴有纤维性胆管炎(fibrous cholangitis)及胆管周围炎。这些组织学所见并不能确立 PSC 的诊断,需结合临床表现才能确诊。在肝组织学上偶见胆管转化为一条实心的纤维索,此为 PSC 特征性改变,几乎可以确诊 PSC,但阳性率不高,仅见于少数(<5%)PSC 患者。

(3)肝实质细胞的改变　PSC 患者肝活组织学检查显示,早期病变仅限于胆管,不累及肝实质,随着疾病的进展以及毒性胆汁酸的淤积,在中、晚期可分别出现碎屑样坏死,桥接状坏死,肝实质的改变不是诊断 PSC 的依据,但对 PSC 的分期及预后有重要意义。

(4)组织学分期　PSC 的分期与 PBC 相似,亦根据肝实质受累的情况、纤维化程度以及肝硬化的有无分为Ⅰ~Ⅳ期。Ⅰ期:即门脉期(portal stage),病变仅累及门脉区胆管,不影响门脉周围的肝实质,没有或极少有门脉周围肝实质炎症及纤维化,故亦称门脉肝炎(portal hepatitis),汇管区不扩大。Ⅱ期:即门脉周围期(periportal stage),病变累及门脉周围,门脉周围纤维化,可伴有或不伴有肝炎,汇管区明显扩大,可见新形成的界限板,但此期尚难以辨识出胆汁性或纤维化引起的碎屑样坏死。Ⅲ期:即纤维隔形成期(septal stage),纤维化及纤维隔形成及(或)桥接状坏死;肝实质还表现胆汁性或纤维化所致的碎屑样坏死,伴有铜沉积。胆管严重受损或消失。Ⅳ期:即肝硬化期(cirrhotic stage),具有胆汁性肝硬化特征,肝实质变化一般较Ⅲ期更明显,胆管常消失。

6. 腹部 B 超检查　B 超检查发现,患者胆囊增大,餐后胆囊收缩功能不良,胆结石常见,胆总管不规则扩张。

7. 内窥镜下逆行胆管造影(ERCP)、经皮肝穿刺胆道造影(PTC)(图 6-1,图 6-2)　ERCP 和 PTC 曾被认为是确诊 PSC 的金标准,不仅可明确诊断,还可作为内镜治疗的依据。首选 ERCP,PTC 仅在 ERCP 不成功时考虑。原发性硬化性胆管炎的典型胆管造影改变是肝内外胆管狭窄与扩张相间而呈串珠状改变;病变胆管狭窄,但表面光滑,向下逐渐变细;狭窄病变可以是局限性、弥漫性,也可为节段性的;狭窄近端胆管扩张;病变常累及肝内胆管使肝内分支减少并僵硬。

8. 磁共振胆道造影(MRCP)(图 6-3)　近年应用 MRCP 作为一种非创伤性的胆道造影检查。PSC 的放射影像学特点为肝外和肝内胆道的多个局灶性狭窄和扩张;或弥漫性的胆管狭窄,间隔着正常胆管的扩张,形成典型的串珠状表现。15%患者的胆囊和胆囊管亦有累及。

9. 其他检查　其他检查的目的主要为了解是否有并发症、伴随疾病及排除其他疾病:如其他多种自身免疫性抗体、骨密度检查、胃镜和病毒性肝炎标志物等。

【诊断对策】

(一)诊断要点

诊断 PSC 的主要依据:

1. 临床症状、体征,结合既往病史　缓慢起病的持续性或反复无痛性黄疸,可伴低热、瘙痒、消瘦及神志淡漠及炎症性肠病等的表现;查体可见黄疸,肝脾肿大、贫血,晚期出现肝硬化及其并发症的体征。

2. 血清生化学指标改变　血清碱性磷酸酶(ALP)和γ-谷氨酰转肽酶(GGT)升高,常伴有血清胆红素(尤其是直接胆红素)、转氨酶升高,凝血酶原时间延长。

3. 胆管造影或MRCP检查显示,有硬化性胆管炎的典型改变　肝内、外胆管不规则的狭窄与扩张相间而呈串珠状改变,对PSC的诊断就有非常重要的意义。

4. 部分患者需依靠免疫学(免疫球蛋白升高,尤其是IgM升高)和典型的PSC肝脏组织病理学改变。

5. 除外引起硬化性胆管炎的其他病因(其他胆系肿瘤、结石、创伤、手术史、先天性胆管发育异常)。

对于转氨酶明显升高,且ANA、SMA等自身抗体阳性、肝组织学检查可见明显碎屑样坏死者,应考虑PSC与AIH重叠综合征。PSC诊断思路见图4。

(二)鉴别诊断

1. 继发性胆管炎　包括胆管结石或胆管狭窄时的慢性细菌性胆管炎,各种原因引起的缺血性胆管损伤,艾滋病相关感染性胆管炎,胆道手术后的胆管病变,先天性胆管异常和胆管恶性肿瘤等。鉴别诊断的要点包括:继发性胆管炎常可寻找到原发性疾病,同时缺乏PSC的相应的胆管造影或MRCP的典型改变;PSC常合并炎症性肠病及免疫学改变。但不典型PSC在临床上有时与继发性胆管炎无法区分。

2. 需与其他胆汁淤积性疾病鉴别　原发性胆汁性肝硬化,特发性成人胆管减少症,药物性淤胆,慢性活动性肝炎,酒精性肝病,自身免疫性肝炎(AIH)等。特别是有些不典型的PSC患者,其血清ALP仅轻度升高,而ALT/AST却明显升高,极易误诊为AIH。主要的鉴别点在于,其他胆汁淤积性疾病胆管造影常显示,肝外胆管树显影无明显的异常,其他鉴别要点包括:如酒精性肝病患者有大量酗酒史、药物性肝炎患者有肝损药物使用时等,其他自身免疫性肝脏疾病血清学检查有特异性自身抗体阳性或慢性病毒性肝炎患者相应的病毒性肝炎标记物阳性等均有助于鉴别。

3. 胆管消失综合征(vanishing bile duct syndrome,VBDS)　是近年新提出的疾病,主要指多种病因导致的肝内胆管树破坏而致肝胆管局灶或弥漫性消失,临床上出现胆汁淤积症候群,肝内胆汁淤积,但仍保留肝细胞功能。所以,VBDS诊断主要是两点:患者出现黄疸;ERCP检查肝内胆管消失征,即X片上显示大片肝脏影没有胆管树分支,左右肝管仅有少许分支。其次是AKP和黄疸指数升高为辅助依据,B超和CT检查价值不大,而PTC检查又难以进行,唯有依靠ERCP检查显示肝外胆管造影常正常。确诊常需要依靠肝活检,病理组织学特点是胆管树消失,肝内胆管减少,肝外胆管直径多属正常。VBDS 的肝内胆管消失远比 PSC 的肝内胆管纤细、僵直、狭窄的病损程度更重、结局更差。两者的主要的鉴别在于:PSC 常有肝外胆管病变,VBDS 仅有肝内胆管病变,PSC 仅累及肝内胆管时很难与 VBDS 鉴别。

4. 同时还应注意,PSC 常重叠其他多种肝胆疾病。

【治疗对策】

(一)治疗原则

1. 早诊断,早治疗。

2. 治疗的目标主要是延缓或逆转病程发展,减轻患者的症状,改善生活质量,提高患者的寿命。

3. 治疗的靶点是改善胆汁淤积和胆管狭窄、阻塞。

4. 充分、全面了解病情,结合患者的具体情况制定合理的治疗方案:由于 PSC 的病因和发病机制均未明了,目前尚缺乏有效的治疗。目前的治疗手段主要是经验性,尚缺乏循证医学证据。虽然有些药物被单独或与其他药物联合用于 PSC 的临床治疗,但其疗效有待进一步评估。内镜下治疗是常用的治疗 PSC 的手段之一。手术治疗:对于肝外节段性炎症患者,狭窄近端扩张者可行胆管空肠 Roux-en-Y 吻合术;弥漫性病变者仅能行"T"管持续引流,术后可经"T"管滴注上述药物。晚期患者可选用断流术或分流术以治疗门脉高压症。肝移植对于晚期 PSC 患者的疗效较为肯定。

5. 积极对症支持治疗,减轻患者的痛苦。

6. 及时防治并发症。

7. 仔细寻找可能的重叠疾病,并给予治疗。

8. 定期随访,严密观察病情的变化,及时调整治疗方案。

(二)治疗计划

1. 药物治疗(表 6-4)

(1)熊去氧胆酸(UDCA) 熊去氧胆酸的作用机制参见"原发性胆汁性肝硬化"一节。UDCA 是目前临床研究认为可能较有效和临床上最常用的药物。多项临床研究发现,单独应用小剂量 UDCA 可改善 PSC 患者的血清生化学指标,但不能减轻患者的临床症状,也不能改善患者肝脏组织病理学病变和延长患者的寿命;提高 UDCA 的剂量[13~15 mg/(kg·d)或以上],可有效地改善症状,使

ALP、γ-GT降低，但似乎仍然不能改善组织学的进展和降低肝移植率。有研究发现，进一步提高UDCA剂量26～30 mg/(kg·d)，可能疗效更好。如在早期应用UDCA，可能有较好的效果。推荐剂量为13～15 mg/(kg·d)或以上。

表6-4 治疗PSC药物及其收益

无确切疗效或可能出现严重毒副作用的药物	可能改善PSC患者预后的药物
抗生素	熊去氧胆酸
硫唑嘌呤	
消胆胺	
秋水仙碱	
皮质激素	
环孢霉素	
D-青霉胺	
甲氨蝶呤	
FK506	

UDCA也可与其他免疫抑制剂联合应用治疗PSC。研究发现，UDCA(650 mg/d)与强的松龙开始剂量1 mg/(kg·d)，逐步增加到5～10 mg/(kg·d)及硫唑嘌呤1～1.5 mg/(kg·/d)组成三联治疗方案治疗PSC，检测患者的血清生化学、肝脏组织病理学指标和逆行胆管造影，发现均有所改善。但其效果还有待更大规模的临床研究进行证实。

UDCA的主要的副作用：偶见腹泻、便秘、过敏、头痛、胃痛、胰腺炎和心动过速等。

(2)皮质激素和多种免疫抑制剂 本病的发病机制与自身免疫功能紊乱有关，因此，临床上曾应用皮质激素和多种免疫抑制剂治疗PSC，但没有一种免疫抑制剂或皮质激素治疗可改变PSC的自然病程。鉴于本病的病程缓慢，常伴有自发性的加重和缓解，造成对药物疗效评估的困难。皮质激素应用之初可能改善患者的生化学指标，但长期疗效争议很大，而且长期应用毒副作用大，尤其是可加速骨质疏松，增加自发性骨折的发生率，目前大多认为皮质激素应用治疗PSC可能弊大于利。临床上也曾应用多种免疫抑制剂治疗PSC，但多是经验用药，疗效难以评估。有研究发现，甲氨蝶呤(MTX，0.25 mg/kg·W)及他克莫司(tacrolimus，FK506)

可改善患者血清生化学指标；硫唑嘌呤和环孢菌素 2.5～3 mg/(kg·d)也曾用于 PSC 治疗，但单用似乎无效，与 UDCA 合用或许可增加临床疗效。其他如秋水仙碱、青霉胺类药物均无明显疗效。

(3)防治并发症及对症治疗　主要是治疗慢性胆汁淤积导致的症状和并发症，参见"原发性胆汁性肝硬化"一节。

(4)抗生素的应用　合并细菌性胆管炎可用抗生素治疗。

2. 内镜治疗　对于出现进展性黄疸、严重的皮肤瘙痒以及反复胆管炎的患者，宜采用更为积极的内镜下治疗胆管狭窄，尤其是肝外胆管有病变的患者，约 20%PSC 患者肝外胆管有明显的狭窄。内镜下治疗的效果与胆管狭窄的部位有关，由于 PSC 患者胆管病变部位常较为广泛，而且常累及肝内小胆管，内镜下治疗的效果受到一定的影响，因此，如胆管造影提示病变广泛，尤其病变累及肝内小胆管；或终末期继发胆汁淤积肝硬化患者，慎用内镜下治疗。

治疗的方案包括：可以用经内镜的气囊或导管扩张（可逐渐扩张到直径 8 mm）；在狭窄部位植入支架（植入支架的最常见并发症是梗阻，常于 3～4 个月后出现，须再次行 ERCP 术取出）；ERCP 术放置鼻胆管引流管等。术后的影像学改变和肝功能可得到改善，目前被认为是一种有一定价值的除药物治疗 PSC 外的补充治疗手段。少数可发生胆管炎，术前需给予抗生素，预防继发细菌性胆管炎。经 PTC 途径进行治疗的措施因并发症多而已少用。

3. 手术治疗　近年来由于肝移植技术已经日益成熟，同时 PSC 行胆管外科手术的并发症较多，手术效果不满意，目前已经很少开展。在部分基层医院可能还有开展。既往常采用的手术方式包括手术切除明显狭窄的胆管段及肝管分流术，常同时行近端肝内胆管的扩张术、胆总管空肠吻合术或肝管空肠吻合术。部分患者可在狭窄胆管处放置胆管支架。

4. 肝移植　在 PSC 的终末期，肝移植为唯一的选择。肝移植的适应症为进展期 PSC 肝硬化出现以下情况：①出现门脉高压症，尤其是并发食管静脉曲张、门脉高压性胃病引起的出血，以及顽固性腹水；②肝脏合成功能已经明显受损（明显的低白蛋白血症，凝血功能明显障碍）；③反复发作的胆管炎伴有明显的胆汁淤积症状，内科治疗及其他治疗手段无效者。虽然大多数患者有黄疸，但是只有黄疸而无其他肝衰竭的征象，不是肝移植的绝对适应证。肝移植的 3～5 年存活率可高达 85%～92%，而且大多数患者肝移植后生活质量得到很大的改善。伴有 IBD 的患者，在移植成功后，其肠病的症状可见改善。PSC 患者行肝移植后常见的问题是移植肝的胆管发生狭窄，常见好发原因包括：既往胆管手术史，肝移植供受体之间

ABO 血型不相容,肝动脉阻塞,慢性排斥反应,手术(尤其是 Roux-en-Y 吻合术)相关的细菌性胆管炎,以及复发性 PSC 等,在既往有过胆管重建术的患者中发生率更高。有报道发现,PSC 合并溃疡性结肠炎患者,肝移植后增加发生结肠癌的风险。

【病情观察和随访】

由于本病缺乏特异、有效的治疗措施,疾病常呈慢性进展性发展,最终发展为终末期肝硬化。因此,宜随访观察病情的发展,定期复查肝功能和行 B 超检查,必要时定期行 MRCP 检查,以了解病程进展程度,及时调整治疗方案。但由于没有一种药物或其他治疗措施可逆转病情,而且病程进展程度也因人而异,因此随访复查间隔时间也有所差异。一般认为,肝功能血清生化学检查 3~6 个月复查一次,影像学检查 6~12 个月复查一次。病情反复,进展较快者,宜增加复查频率;而病情相对稳定,进展缓慢者可酌情延长两次复查之间的时间。

【预后评估】

影响 PSC 的预后的因素包括(表 6-5):① 诊断时机:早期 PSC 患者可能无任何的临床症状,可于体检时发现有肝功能异常或行肝穿刺活组织检查时被发现,病情在数年,甚至更长时间内无明显的恶化,患者出现临床症状,提示病情有进展。②治疗情况,包括治疗时机、治疗方案制定和调整,随访情况以及患者治疗的依从性:早期、及时合理的治疗可能会延缓 PSC 病情进展。确诊后,PSC 患者的平均生存时间约为 9~17 年,确诊后经治疗的儿童患者平均生存时间是 12.7 年,若合并自身免疫性肝炎,生存时间更短。③患者的病情轻重:临床表现、血清生化学和肝脏组织病理学改变不仅为制定 PSC 治疗措施(包括评估肝移植术时机)提供依据,也是预测患者预后的重要指标。④病程早晚及并发症:终末期 PSC 患者或合并门脉高压症、肝功能衰竭,胆管癌等并发症患者,预后不良。⑤重叠疾病:PSC 重叠其他疾病的患者预后较差。

表 6-5 PSC 预后影响因素和评估模型

研究	与死亡相关的变量
单因素分析	
Gross 等	肝铜和尿铜升高
Lebovics 等	总胆红素>4 倍正常上限

续表

研究	与死亡相关的变量
Aaland 等	肝脏组织病理学显示广泛的碎屑样坏死
多因素分析	
Helzberg 等	总胆红素>25 μmol/L
	肝脏肿大
Wiesner 等	年纪大、胆红素升高、肝脏组织学分期
	贫血
	重叠炎症性肠病
Farrant 等	年纪大、ALP升高
	肝脏组织学分期
	肝脾肿大
Broome 等	年纪大、胆红素升高
	肝脏组织学分期

（王锦辉）

第六节 胆囊及Oddi括约肌功能障碍

胆囊功能障碍（functional disorder of the gallbladder，GB）是一种由原发性动力异常或代谢异常引起的胆囊动力障碍。Oddi括约肌功能障碍（sphincter of Oddi dysfunction，SO）可分成胆道括约肌动力障碍和胰管括约肌动力障碍。GB和SO所导致的疼痛性质类似，诊断主要是基于临床症状的排除性诊断。GB指临床症状酷似胆囊结石，但辅助检查胆囊内未发现有结石，B超或核素扫描提示胆囊运动功能障碍的患者。诊断由影像学检查发现胆囊收缩运动降低，排空功能下降，而在进行胆囊切除术后疼痛消失为诊断依据。常见的病因有：原发性胆囊平滑肌病变；由慢性胆囊炎或胆汁改变引起的继发性胆囊平滑肌病变；神经或激素调节异常；血循环中抑制性物质和激素的作用。部分患者可表现为胆囊有慢性炎症存在，但无急性炎症表现，由于胆囊排空迟缓，可同时存在胆汁成分改变，出现胆盐沉积物,这可能是这些患者最终形成胆囊结石的原因,同时胆盐沉积物阻塞胆囊管可诱发非结石性胆绞痛。SO 指 Oddi 括约肌运动异常致患者胆汁、胰液排出受阻,使胆管、胰管内压升高,临床上表现为胆源性腹痛、梗阻性黄疸、胰源性腹痛或急性胰腺炎。Oddi 括约肌器质性病变及功能紊乱均可致其运动功能障碍。但目前很难在组织学水平研究人体 Oddi 括约肌,同时对 Oddi 括约肌轻度的组织学改变亦无明确的标准,因此很难将功能性紊乱与器质性改变区分开。诊断 SO 仍以判断主观症状为主,加上临床上各种检查方法的选择和应用存在很大差异,目前仍难以确定其发病率,一个来自英国的报道称,在连续 451 例行胆囊切除术后发生上腹痛的患者中,有 9% 被确诊为 SO。从病因分类上可分为继发性 Oddi 括约肌功能障碍和原发性 Oddi 括约肌功能障碍两类。前者主要的病因为胆管结石。结石或含结石的胆汁可直接作用于 Oddi 括约肌,使其运动功能障碍;胆固醇沉积和胰腺炎致十二指肠乳头纤维化;壶腹部结石嵌顿或排出结石过程损伤 Oddi 括约肌,发生炎症反应,甚至纤维化;感染胆汁致十二指肠乳头炎;此外,经手术或经内镜取石亦可损伤十二指肠乳头。其他的病因有胆管手术、内镜下十二指肠乳头切开术、克罗恩病、慢性胰腺炎、壶腹部肿瘤及纤维肌性狭窄、异位胰腺等先天性疾病。后者常无胆管结石等明确病因,Oddi 括约肌狭窄或其运动功能紊乱为主要病因。十二指肠乳头纤维化、腺体或平滑肌增生、平滑肌肥厚均可致 Oddi 括约肌狭窄。Oddi 括约肌基础压力升高,静注胆囊收缩素或其他平滑肌松弛剂,压力下降,常提示 Oddi 括约肌紧张性增高;Oddi 括约肌基础收缩频率加快,逆行性收缩增加,提示存在神经肌肉协调性紊乱;而对胆囊收缩素出现矛盾反应,则说明存在神经分布缺陷,使其仅表现为对平滑肌组织的直接兴奋作用。这些均为 SO 的表现。

【诊断步骤和诊断标准】

(一)临床表现

本病主要症状为上腹部或右上腹阵发性绞痛,疼痛可向背部或肩胛下放射,部分患者可伴恶心、呕吐,患者常不断改变体位。疼痛可因进食油腻食物后诱发,常持续 24 小时,用解痉剂后症状缓解。体检仅发现上腹部或右上腹部局限性压痛,无局限性腹膜炎表现。该病多见于女性,SO 患者常因胆囊结石而行胆囊切除术,术后症状常可改善,但常于术后 5 年发病,腹痛与胆囊切除术前相似。疼痛常位于上腹部或右上腹部,并可向肩背部放射,同时伴恶心、呕吐。每次发作可持续 3~4 小时,用解痉剂可减轻症状,约几周或数月发作一次。部分患者可表现为持续性上腹不适,在此基础上伴发急性发作。腹痛用鸦片类镇痛药无效,甚至可加重发作。

急性发作时,体检可发现患者辗转不安,不停更换体位,以求减轻腹痛,腹部触诊常无阳性发现,有时可在右肋缘下触及肿大的胆囊,有轻度压痛,无局限性腹膜炎表现。少数患者可有巩膜轻度黄染。

(二)实验室检查

1. GB 白细胞计数及分类,肝、肾功能,血淀粉酶均正常。

2. SO 白细胞计数及分类正常,发作后3～4小时部分患者可出现血清丙氨酸氨基转移酶,血胆红素或碱性磷酸酶升高。

(三)影像学检查

1. 腹部超声脂餐法 腹部超声可较准确计算胆囊容积,脂餐后胆囊收缩,观察胆囊容积改变,就可间接反应胆囊运动功能。因脂餐影响因素较多,条件许可时可静注胆囊收缩素八肽后观察胆囊容积改变。正常情况下,脂餐或静注胆囊收缩素八肽后胆囊排空指数可达70%以上,如小于40%则为异常。正常情况下脂餐或静注胆囊收缩素后,Oddi括约肌松弛排出胆汁,胆管直径减少或无扩张,否则说明存在SO。

2. 逆行胰胆管造影(ERCP) ERCP不能用来检查胆囊运动功能,其检查目的是除外上消化道器质性病变及胆道或胰腺病变,同时ERCP术可引流胆汁观察有无胆汁成分改变,除外胆盐沉积,可直视十二指肠乳头,除外乳头炎、乳头癌和壶腹周围器质性病变、注入造影剂除外胆道和胰腺器质性病变。SO患者ERCP可见:①十二指肠乳头开放、关闭运动减弱或消失;②因乳头狭窄致插管困难;③管腔扩张,胆总管直径大于12 mm,胰管头部大于6 mm,体部大于5 mm;④造影剂排空时间延长,胆总管排空大于45分钟,胰管排空大于9分钟;⑤胆总管下端狭窄。

3. 核素扫描 常用^{99m}Tc标记的二氨基乙酰乙酸(^{99m}TcDIDA)来检测胆囊运动功能,该法为目前检测胆囊排空最准确方法。正常人静注胆囊收缩素八肽20 ng/(kg·h)45分钟后,胆囊区放射性核素排空指数于停止注药后15分钟达高峰,若小于40%则为异常。胆囊切除术后患者,静注^{99m}TcDIDA,若45分钟后肝脏清除率小于63%则为异常。而肝脏、十二指肠放射性核素转运时间延长亦是判断SO的有效指标。

(四)Oddi括约肌测压

Oddi括约肌测压是目前诊断SO最有价值的检查方法,通过该项检查可了解:①胆管或胰管内压;②Oddi括约肌基础压;③Oddi括约肌时相性收缩的幅度、收缩频率与收缩间期;④Oddi括约肌时相性收缩传播方式;⑤逆行性收缩≥50%。

1. 狭窄 该类患者Oddi括约肌测压见基础压明显升高至40 mmHg以上。

其原因可能是 Oddi 括约肌肥厚或纤维化,后者可能继发于排石或手术损伤。也可能是长期运动功能异常而致局部反复发生炎症。该类患者是 SO 中最严重的一类,部分患者 ERCP 可查见胆管或胰管扩张,急性发作时还可伴血丙氨酸氨基转移酶或血淀粉酶升高。

2. Oddi 括约肌运动功能紊乱　该类患者可表现为多种测压异常,目前尚无精确方法将它们完全区分,因此统称为 Oddi 括约肌运动功能紊乱。

(1) 时相性收缩频率过快　测压表现为 Oddi 括约肌阵发性自发性收缩频率增快,其发生与正常胃肠生理性移行性运动复合波无关。发作时患者可出现腹痛。测压发现收缩频率每分钟超过 7 次即为异常,但必须除外插管刺激引起的收缩频率增快。

(2) 间歇性基础压升高　测压表现为 Oddi 括约肌基础压间歇性升高,且常伴有收缩频率增快。与 Oddi 括约肌狭窄不同,这种基础压升高可被硝酸甘油阻断,不发作时基础压可降至正常。

(3) 逆行性收缩过多　Oddi 括约肌时相性收缩的传播方式以顺行性或自发性为主,如逆行性过多,则可影响胆汁排出。测压表现为靠近 Oddi 括约肌开口部位的测压导管首先感知 Oddi 括约肌时相性收缩。在 Oddi 括约肌测压所有指标中,该项指标重复性较差,重要性较低,因此,不能单凭该项指标而作出 SO 诊断。

(4) 胆囊收缩素矛盾反应　正常情况下,胆囊收缩素通过刺激非肾上腺素能、非胆碱能抑制性神经纤维,抑制 Oddi 括约肌运动功能,使 Oddi 括约肌基础压降低,基础收缩频率减慢。SO 患者由于抑制性神经纤维的损伤或缺失,可致胆囊收缩素直接作用于平滑肌而起兴奋性作用。测压发现静注胆囊收缩素后,Oddi 括约肌基础压升高,时相性收缩频率增快。

【诊断标准】

根据罗马Ⅲ标准,GB 和 SO 的诊断标准为上腹部及右上腹部剧烈疼痛,同时伴有下列全部症状:①每次症状发作至少持续 30 min,两次发作之间症状完全缓解;②症状反复发作,每次发作疼痛程度相似,间隔时间不等;③疼痛中到重度,影响患者日常生活或导致患者就医;④疼痛不能被进食、排便或服用制酸剂缓解;⑤无可以解释患者症状的器质性原因可查辅助诊断标准:伴有以下 1 项或更多项辅助诊断标准时,支持诊断:①疼痛伴发恶心呕吐;②疼痛向背部及右肩胛下区放射;③疼痛影响夜间睡眠。

【诊断分类】

SO可根据患者的临床表现分为胆道型和胰腺型两类,每类根据症状轻重又分为Ⅰ、Ⅱ、Ⅲ型,分述如下:

1. Ⅰ型　患者具备:①胆源性腹痛;②AST及ALT大于正常值上限的2倍,且结果能重复测得两次以上;③行ERCP后造影剂排出延迟,大于45分钟;④胆总管扩张,直径大于12 mm。此型患者被确诊为SOD的几率为85%,且行Oddi括约肌切开术后,约90%～95%的患者腹痛可缓解,未被诊断SO的人群中行Oddi括约肌手术仍有90%～95%的人术后无腹痛发作。

2. Ⅱ型　患者除有胆源性腹痛外,仅有上述Ⅰ型②、③、④中的1～2个。此型患者发现SO的几率为55%,行括约肌切开术后有85%的人腹痛缓解,非SO的患者手术效果不佳,仅有35%的人因手术摆脱了反复发作的上腹痛。

3. Ⅲ型　患者仅有胆源性腹痛而无其他异常,此型SO的发生率仅有25%,行括约肌切开术后缓解率为55%～60%,其余非SO的本型患者手术后只有不到10%的人受益。

【鉴别诊断】

患者就诊时,常拟诊为胆囊结石、胆道或胰腺器质性病变,最简单有效的方法是行腹部B超检查,如B超未见明显异常,则应进一步除外胃肠道病变,如消化性溃疡、慢性胃炎并需与功能性消化不良、肠道易激综合征等胃肠功能性疾病相鉴别。

1. 胆囊结石　胆囊结石常见的症状为胆绞痛,部分患者可在饮食过量后诱发,也可在毫无诱因情况下突然发作并持续加重,15～60分钟达到顶点,随后常可持续1小时左右方可逐渐缓解,疼痛多位于上腹、右季肋部或上腹正中及心前区。约半数患者感觉疼痛放射至肩胛区及后背,少数放射到右肩。疼痛剧烈者辗转不宁,不少患者合并呕吐和出汗,呕吐后疼痛有一定缓解,常无明显体征。通常一次发作缓解后,又可再发,间隔期从数周至数年不定。SO患者症状发作时与胆囊结石患者胆绞痛发作非常相似,仅当胆囊结石患者合并急性胆囊炎时,患者出现全身中毒症状,局部出现腹膜炎体征,从临床表现易于鉴别。诊断不明时,可进行腹部B超检查,胆囊结石患者可很快明确诊断。SO患者常见于胆囊切除术后,因此对胆囊切除术后症状复发患者应高度怀疑SO的可能。

2. 胆管结石　肝外胆管结石患者,常表现为胆绞痛、寒战或发热、梗阻性黄疸三联症。虽然 SO 患者可有典型的胆绞痛发作,严重患者可有发热、甚至黄疸,但患者黄疸常较轻、发热亦多为低热,表现为典型的三联症患者少见。但部分胆管结石患者可无发热、黄疸,此时应进行相应的辅助检查,腹部 B 超检查两者共同的表现为胆管轻度扩张,一部分胆总管结石患者可发现胆管内结石。B 超仍不能明确诊断者,应进行磁共振胆管、胰管显影术(MRCP),胆管结石患者常可查见结石影。少数患者 MRCP 仍不能明确诊断,可进行 ERCP 检查。肝内胆管结石临床表现依结石的部位及合并症的情况而异,当结石向肝外胆管排出引起结石梗阻时,情况同肝外胆管结石。

3. **慢性胃炎** 慢性胃炎临床症状缺乏特异性,两者从症状上较难鉴别。但慢性胃炎患者腹部 B 超无胆囊体积及胆囊运动功能改变。此外,胃镜检查可发现患者胃黏膜炎症及其类型。

4. **功能性消化不良** 功能性消化不良是一组目前尚无器质性原因可查的慢性复发性或持续性的消化不良症候群,其主要症状包括:上腹胀满、餐后饱胀、早饱、嗳气、上腹疼痛、厌食、恶心、呕吐等。功能性消化不良症状多集中在上腹正中,而胆囊运动功能障碍腹痛多位于右上腹并有肩背部放射的特点。从症状上可以初步鉴别,需明确诊断时则应进行腹部 B 超检查以判断胆囊收缩功能。

5. **急性胰腺炎** 急性胰腺炎是胰酶在胰腺内被激活而发生胰腺自身消化的化学性炎症。临床上通常具有急性上腹痛和血清胰酶升高。95%的急性胰腺炎患者腹痛是首发症状。常突然起病,程度轻重不一,可为钝痛、钻痛或刀割样痛,呈持续性,可有阵发性加剧,不能为一般解痉剂缓解。多数位于中上腹部,也可位于左右上腹部,并向腰背部放射。进食可加剧疼痛。急性水肿性胰腺炎患者,从症状上很难与 SO 鉴别,重症胰腺炎患者全身炎症反应综合征表现明显时不难与 SO 鉴别。虽然 SO 胰腺型患者发作时可有血淀粉酶升高,但胰腺炎的表现不明显,症状缓解较快。近年来亦有学者认为 SO 可能为部分不明原因特发性胰腺炎患者病因之一。因此临床上鉴别特发性胰腺炎与 SO 常较困难。必要时需进行内镜下 Oddi 括约肌测压。

6. **慢性胰腺炎** 慢性胰腺炎是胰腺实质、胰管慢性进行性炎症、破坏和纤维化的病理过程,常伴有钙化、假性囊肿及胰岛细胞减少或萎缩,导致胰腺内、外分泌功能不全。主要临床表现为反复发作或持续腹痛、消瘦、腹泻或脂肪泻等。腹痛是最常见症状。疼痛轻重不一,常甚剧烈,多呈钝痛,轻者仅有压迫感或烧灼感,重者需用麻醉剂方可止痛。多位于上腹正中或左、右上腹,可放射至背部、两肋、前胸等处。疼痛多因饮酒、饱食、高脂肪餐或劳累诱发。疼痛和体位变换有关,平卧时加重,前倾坐位或弯腰、侧卧蜷腿时可减轻。当存在胰腺外分泌功能明显不足时患者常伴有腹泻,典型的腹泻为脂肪泻,粪便量大、味酸臭,表面有油腻感。慢性胰腺炎患者以腹痛为主要表现时需与 SO 进行鉴别,有时两者在腹部 B 超检查时可无明显异常,必要时可进行腹部平片检查,仍不能明确诊断时可进行腹部 CT 或 MRI 检查。

7. 胰腺癌 约 70% 的胰腺癌患者可出现腹痛,腹痛常位于中上腹部,可为持续或间断性钝痛,部分患者餐后加重并与体位有关,仰卧位与脊柱伸展时疼痛加剧,蹲位、弯腰坐位可使腹痛减轻。与 SO 患者相比,其疼痛无阵发性发作的特点,常持续发生。由于胰腺位置较深,腹部 B 超检查可因胃肠气体干扰而显示不清。如患者伴有胰腺癌其他表现,如体重减轻、黄疸及转移症状时,常不难与 SO 鉴别,对于仅表现为腹痛的患者,必要时应进行胰腺 CT 或 MRI 检查。

【治疗方案】

传统治疗方法是通过外科手术行 Oddi 括约肌切开术,但这一方法只适用于通过 Oddi 括约肌测压证实 Oddi 括约肌基础压 >40 mmHg 的 GB 和 SO 功能障碍患者,这部分患者行括约肌部分切开术后,85% 的患者腹痛缓解,而如果对压力正常患者行手术治疗,则只有 25%～40% 的患者可摆脱反复发作的腹痛。治疗导致复发性胰腺炎发作的 SO 功能障碍,最理想的方法是近期开展内镜治疗技术,通过内镜下分离胰管和胆管括约肌,并以电热疗法分离胰管和胆管之间的隔膜,从而彻底分离 SO。使胰液和胆汁经由不同的通道进入十二指肠。术后常需放置临时支架防止 ERCP 术后并发症的发生。该疗法近期治疗效果类同于外科手术,但远期疗效尚不明确。有研究认为肉毒杆菌毒素对治疗 SO 功能障碍有效,但效果短暂难以维持,同样,放置胰管支架也未显示具有长期疗效。

(彭 穗)

第7章 胰腺疾病

第一节 急性胰腺炎

急性胰腺炎是多种病因引起的胰腺急性炎症性过程,主要表现为中上腹部剧烈的疼痛,伴或不伴有其他器官功能的改变,通常有血淀粉酶和脂肪酶升高达正常值3倍或以上。尽管确切的发病机制尚未明确,但大多数病例的起病与饮酒或胆结石有关。大多数情况下本病表现为良性病程;20%~30%的患者病情凶险;总体死亡率为5%~10%。

【病因及发病机制】

1. 胆道结石及其他原因所致壶腹部机械性梗阻　壶腹部的机械性梗阻可由胆道结石等多种病因诱发。研究显示,胆道结石行经壶腹部所致梗阻仍是诱发急性胰腺炎最常见的病因,胆囊切除术和胆总管取石术后可预防本病复发证实了它们之间的因果关系。其机制可能是:①胆石经过时,短暂的壶腹部梗阻致胆汁反流进入胰管;②胆石或胆石经过时引起组织水肿致壶腹部梗阻。尽管35%的胰腺炎急性发作由胆石引起,但仅3%~7%的胆结石病例罹患急性胰腺炎。有报道显示性别和结石的大小可能是胆结石致胰腺炎的危险因素;男性胆结石患者更易发生急性胰腺炎;微小结石(直径小于5 mm)行经胆囊管时更易引致壶腹部梗阻。

胆汁淤积时胆囊内胆汁黏稠胶滞并混有微小结石。胆汁淤积多见于长期禁食、远端胆管梗阻或全静脉营养的患者,大多数无症状。在无明显诱因的急性胰腺炎病例中常可发现胆汁淤积,但两者的确切关系还有待证实。

其他致壶腹部梗阻的病因包括胆道蛔虫病、壶腹周围憩室、胰腺及胰周的肿瘤。胰腺管内乳头状粘蛋白赘生物正引起人们的关注,该病偶可以急性胰腺炎发病,特别是老年、男性、非酒精性胰腺炎的患者。

2. 饮酒　近10%的慢性酒精中毒者可发作急性胰腺炎。酒精可促进胰腺腺泡细胞合成大量消化酶和溶酶体酶或过度刺激腺泡合成促胰酶素从而引发急性胰腺炎。既往有研究认为酒精可引起慢性胰腺炎,嗜酒者在慢性胰腺炎基础上发病。然而对急性酒精性胰腺炎患者的长程随访研究发现,并不是所有的患者都进展为慢性胰腺炎,即使是持续酗酒者,提示部分患者的病程可能是非进展性的。另外遗传和环境因素亦影响酒精性胰腺炎的发病,但确切机制仍未知。

3. 高甘油三酯血症　尽管发病机制未明,但血清甘油三酯含量超过11 mmol/L即可诱发急性胰腺炎,占急性胰腺炎的病因的1.3%～3.8%。在遗传性脂蛋白代谢障碍患有严重高脂血症患儿胰腺炎的发病率为:Ⅰ型35%,Ⅱ型15%,Ⅴ型30%～40%。这些患儿发病年龄小,降低血清甘油三酯含量至2.2 mmol/L可预防急性胰腺炎的发作。

正常人群中血清甘油三酯高于11 mmol/L的发生率低于1/5 000,血清呈乳白色,由极低密度脂蛋白升高所致;更高浓度时血清呈牛乳状,由高乳糜微粒血症引起。大多数成人高甘油三酯血症的病例本身已是轻型Ⅰ型或Ⅴ型遗传性高脂血症的患者,在多种可促发血脂升高的因素共同作用下形成高脂血症:如嗜酒、肥胖、糖尿病、甲状腺功能减退、妊娠、雌激素或他莫昔芬治疗、过度使用糖皮质激素、肾病综合征及使用β-受体拮抗剂。

4. 高钙血症　尽管并不多见,但任何原因所致高钙血症均可导致钙在胰管内沉积并激活胰蛋白酶原,诱发急性胰腺炎。有报道甲状旁腺功能亢进可引起急性胰腺炎,但发病率较低,仅为0.23%～0.4%。

5. 遗传因素　急性胰腺炎遗传背景的研究近年来取得巨大成就。研究发现某些基因变异的外显率相当高,如22及122号密码子编码的阳离子胰蛋白酶原基因,而其他外显率较低的基因(如,16、22、223号密码子编码的阳离子胰蛋白酶原基因的变异)或在普通人群中频率较高的基因突变(丝氨酸蛋白酶抑制剂 Kazal 1型,SPINK1)可能是疾病的调控因子。另外,囊性纤维化基因的某些突变也可能与急性胰腺炎有关。因此有人推测胰腺炎可能是常染色体显性遗传、或常染色体隐性遗传亦或多基因异常的疾病,以急性胰腺炎起病却逐渐进展为慢性胰腺炎。但临床工作中,除非有明确的家族史或起病年龄小于35岁,并无必要对患者进行遗传学的监测。

6. 药物　药物性胰腺炎较少见,国外报道仅为0.3%～1.4%。判断药物性胰腺炎的标准包括：①在药物治疗期间发作急性胰腺炎；②排除其他病因；③停药后胰腺炎缓解；④再次用药胰腺炎再发。以下药物证实可引起急性胰腺炎：①艾滋病治疗药物：地达诺新、喷他脒；②抗生素：甲硝唑、葡萄糖酸锑盐、磺胺类药物、四环素；③利尿剂：呋塞米、噻嗪类利尿剂；④炎症性肠病治疗药物：柳氮磺胺吡啶、5-ASA；⑤免疫抑制剂：门冬酰胺酶、硫唑嘌呤；⑥神经精神类药物：丙戊酸；⑦抗炎药：舒林酸、水杨酸制剂；⑧其他：钙剂、雌激素、他莫昔芬等。药物性胰腺炎的发生与个体的特异性反应（如 6-巯嘌呤、磺胺类药物、氨基水杨酸等）或药物的直接毒性作用有关（如利尿剂、磺胺类药物）。药物性胰腺炎无特异的临床表现，详细询问病史有助诊断，但有些药物（如丙戊酸、地达诺新、喷他脒）可能累积数月后才致病发，因此再次用药时应密切监测用药和疾病发生的关系。

7. 感染　研究证实以下众多病原微生物的感染可致急性胰腺炎：①病毒：如麻疹病毒、柯萨奇病毒、乙型肝炎病毒、巨细胞病毒、水痘带状疱疹病毒、单纯疱疹病毒；②细菌：支原体、军团杆菌、钩端螺旋体、沙门氏菌属；③真菌：曲菌；④寄生虫：弓形体、隐孢子虫病、蛔虫。不推荐临床常规检查上述传染性病因。

8. HIV 感染　研究发现急性胰腺炎可能与 HIV 感染有关，并可能是初发型 HIV 的临床表现的一部分，但多数情况下是由抗 HIV 或治疗机会感染的药物引起。

9. 创伤　钝击伤或穿透伤均可损伤胰腺。损伤可致胰腺导管破裂并形成胰源性腹水；胰管损伤的愈合可致主胰管疤痕形成及缩窄，最终导致梗阻性胰腺炎。

10. 血管病变　胰腺缺血性损伤是罕见的病因，可见于下述情况：血管炎（SLE 和结节性多动脉炎）、动脉粥样硬化栓塞、术中低血压、出血性休克。此型病例大多病情轻微。

11. 妊娠　妊娠期急性胰腺炎罕见，有报道与胆结石、高脂血症有关，或为特发性胰腺炎。

12. ERCP 后胰腺炎　ERCP 术后 35%～70% 的患者回出现无症状的高淀粉酶血症，如患者出现持续剧烈的上腹痛、恶心、呕吐即应诊断为胰腺炎。发生率因 ERCP 目的不同而异：诊断性 ERCP 后为 3%，治疗性 ERCP 后为 5%，Oddi 括约肌测压后高达 25%。

13. 其他　其他罕见的病因包括十二指肠炎、乳头硬化等。仍有 15%～25% 的急性胰腺炎病因不明，称为"特发性胰腺炎"。

【诊断步骤】

(一)病史采集要点

1. 起病情况　多为急性起病,常在饱食、脂餐或饮酒后发生,部分患者可无明显诱因。临床表现和病情轻重取决于病因、病例类型及诊治是否及时。

2. 主要临床表现

(1)腹痛　几乎所有病例起病时均有急起的上腹部疼痛,常位于中上腹或右上腹,程度轻重不一,可持续数小时至数天。疼痛可为钝痛、刀割样痛、钻痛或绞痛,持续性,可阵发性加剧,可向腰背部呈腰带状放射。仰卧位时疼痛加剧,前倾位、弯腰屈膝位可部分缓解疼痛。疼痛常于进食后加剧。5%~10%患者可以是无痛性的,可见于:术后的患者(特别是肾移植术)、接受腹膜透析者、军团杆菌感染的患者。

(2)恶心、呕吐　近90%的病例伴有恶心、呕吐,持续数小时之久,呕吐物为食物和胆汁,呕吐后腹痛不能减轻或缓解。

(3)发热　多数患者有发热,持续3~5天。发热超过一周,或热度渐高、伴有中性粒细胞升高时应注意继发感染,如胰腺脓肿。

(4)出血　罕见,部分患者可出现Grey-Turner征(胰腺坏死致腹膜后出血)。出血亦可流入假性囊肿的囊内或胰管内。

(5)局部并发症　重症胰腺炎起病2~3周后,因胰腺及胰周组织坏死并继发感染形成脓肿,患者可再发高热、腹痛和中毒症状,上腹部可扪及痛性包块。假性囊肿常在起病后3~4周形成,是由漏出的胰液和液化坏死的组织被胰腺或其周围组织包裹所致。

(6)全身并发症　重症患者可出现心动过速、低血压或休克;肺不张、胸腔积液和呼吸衰竭,有研究指出胸腔积液的出现与急性胰腺炎的严重程度有关,常提示预后不良;少尿和急性肾功能衰竭;耳鸣、复视、谵妄、语言障碍及肢体僵硬、昏迷等,可发生于疾病早期或恢复期。

3. 既往病史　发现致病原因和诱因对指导治疗、预防复发、判断预后有重要的意义。如既往的类似发作史、胆结石病史、长期嗜酒、高脂血症、高钙血症、家族史、用药史、传染病接触史、外伤手术史等。

(二)体格检查要点

轻症患者可仅有上腹部轻压痛,且常与主诉的疼痛程度不相符。重症患者可出现腹膜刺激征,腹肌紧张、全腹压痛和反跳痛。可出现腹水,且多为血性,腹水中淀粉酶显著升高。少数患者可出现 Grey-Turner 征或 Cullen 征。有的患者可因脾静脉栓塞出现门静脉高压,脾脏肿大。罕见横结肠坏死。胰周脓肿或假性囊肿时上腹部可触及肿块。其他可有相应并发症的体征。

(三)进一步检查项目

1. 白细胞计数　多有白细胞计数增高及中性粒细胞核左移。

2. 血清酶学测定　血清淀粉酶起病 6～12 小时后开始升高,48 小时开始下降,持续 3～5 天,血清淀粉酶活性≥正常值上限 3 倍可确诊急性胰腺炎。血清脂肪酶常在起病后 24～72 小时开始升高,持续 7～10 天,升高超过 1.5 U,有助于起病后较晚就诊的急性胰腺炎患者的诊断,且特异性较高。

需强调血清淀粉酶的临床意义,尿淀粉酶的测定仅作为参考。血清淀粉酶持续升高应注意病情反复、并发假性囊肿或脓肿、疑有结石或肿瘤、肾功能不全、巨淀粉酶血症等。应注意鉴别其他急腹症引起的血清淀粉酶升高。血清淀粉酶的活性与病情的严重程度不相关,患者是否开放饮食或病情严重程度的判断不能只依赖血清淀粉酶是否降至正常,应综合判断。血清脂肪的活性亦与疾病严重程度无关。

3. 血清标志物　推荐使用 C 反应蛋白(CRP),发病 72 小时后大于150 mg/L,常提示胰腺组织广泛坏死。动态测定血清白介素-6 水平,如增高则提示预后不良。

4. 生化检查　暂时性血糖升高常见,持久的空腹血糖高于 10 mmol/L 提示预后不良。部分患者胆红素、AST、LDH 可升高。血清白蛋白降低亦提示预后不良。急性胰腺炎的患者常伴暂时性低钙血症,血钙持续低于 1.75 mmol/L 以下提示重症。PaO_2 低于 60 mmHg 时需注意合并急性呼吸窘迫综合征。

5. 影像学检查　发病初期 24～48 小时行 B 超检查,可初步判断胰腺组织形态学变化及有无胆道疾病,缺点是易受胃肠道积气的影响,不利于准确判断急性胰腺炎。

推荐 CT 平扫作为诊断急性胰腺炎的标准影像学方法,必要时行增强 CT 或动态增强 CT 检查。根据炎症的严重程度分为 A～E 级。利用 CT 严重指数(CTSI)可以从形态学上准确划分急性胰腺炎的严重程度(表 7-1)。如果 CT 严重指数≥3 分,临床上可考虑为重症急性胰腺炎。

6. 其他　病毒测定,自身免疫标志物测定,肿瘤标记物测定(癌胚抗原、CA19-9);ERCP/磁共振胰胆管造影,超声内镜检查,壶腹乳头括约肌测压(必要时),胰腺外分泌功能检测等。

表 7-1　急性胰腺炎 CT 分级和 CT 严重指数

CT 分级	评分
A 级	正常胰腺 0
B 级	胰腺局灶性或弥漫性增大 1
C 级	胰腺腺体异常伴有轻度的胰周炎症改变 2
D 级	单个胰周积液,通常局限于肾前间隙 3
E 级	有 2 个或多发的积液,胰腺内或胰周有气体 4
坏死区域	评分
无	0
1/3	2
1/2	4
>1/2	6

CTSI＝CT 分级评分＋坏死评分(0~10 分)

【诊断对策】

(一)诊断要点

根据持续中上腹痛等典型的临床表现、血清淀粉酶增高、影像学改变,排除其他疾病,可以作出诊断。诊断流程见图 7-1。临床上应注意一部分胰腺炎患者从轻症转化为重症的可能,因此必须加强监护,对病情进行动态观察。临床上用于评估病情严重程度的指标,除常的 Ranson 指标、APACHE-Ⅱ指标外,其他有价值的判别指标有:体重指数超过 28 kg/m^2;胸膜渗出,特别是双侧胸腔积液;72 小时后 CRP>150 mg/L 并持续升高。

Ranson 指标共 11 条,主要针对入院时及入院后 48 小时的情况进行评估:入院时年龄≥55 岁,血白细胞计数≥16×10^9/L,血糖≥11 mmol/L,血清 LDH>350 U/L,血清 AST>250 U/L;入院后 48 小时内血球比积下降>10%,BUN 上升>1.8 mmol/L,血钙<2.0 mmol/L,PaO$_2$<60 mmHg,碱缺失>4 mmol/L,液体丢失>6 L。判定标准:阳性指标少于 3 个为轻症;阳性指标≥3 个为重症;阳性指标≥5 个提示预后不良(表 7-2)。

APACHEⅡ诊断标准≥8 分者提示预后不良。

表 7-2 APACHE Ⅱ 修正的多器官功能衰竭诊断标准（Knaus，1985）

系统或器官	标准（存在下列每一类一项以上）
循环系统 （符合 1 项以上）	心率≤54min 平均动脉压≤49 mmHg（动脉收缩压≤60 mmHg） 发生室性心动过速或室颤 动脉血 pH 值≤7.24，伴动脉血二氧化碳分压（$PaCO_2$）≤40 mmHg
呼吸系统 （符合 1 项以上）	呼吸频率≤5/min 或≥49/min， $PaCO_2$≥50 mmHg 呼吸机依赖或需应用持续气道内正压（CPAP）
肾脏 （符合 1 项以上）	尿量≤479 ml/24 h 或≤159 ml/8 h 血尿素氮≥100 mg/dl（≥36 mmol/L） 血肌酐≥3.5 mg/dl（＞310 μmmol/L）
血液 （符合 1 项以上）	白细胞≤$1×10^9$/L 血小板≤$20×10^9$/L 红细胞比容≤20%
中枢神经系统	格拉斯哥昏迷评分≤6 分
肝脏 （符合 1 项以上）	胆红素＞6 mg/dl 凝血酶原时间延长 4s（全身性抗凝除外）

(二)鉴别诊断要点

注意与以下可引发急腹症的疾病的鉴别：

1. 急性消化性溃疡穿孔　常有典型的溃疡病史，腹痛突然加剧，腹肌呈板样硬，肝浊音界消失，X 线透视见膈下游离气体。

2. 急性胆囊炎和胆石症　疼痛多位于右上腹，程度剧烈而持久，有阵发性加剧，常放射至右肩，约半数患者可伴有黄疸，Murphy 征阳性，B 超及 X 线可发现肿大的胆囊和结石征。

3. 急性肠梗阻　特别是高位绞窄性肠梗阻，可有剧烈的腹痛、呕吐、休克，但腹痛多位阵发性绞痛，早期伴有肠鸣音高亢、气过水声、肛门停止排气排便。腹部 X 线平片可见液气平面。

4. 急性心肌梗死　有冠心病史，突然发病，疼痛有时可局限于右上腹并伴恶心、呕吐，但血清淀粉酶不高，血清心肌酶学升高及异常的心电图改变有助于诊断。

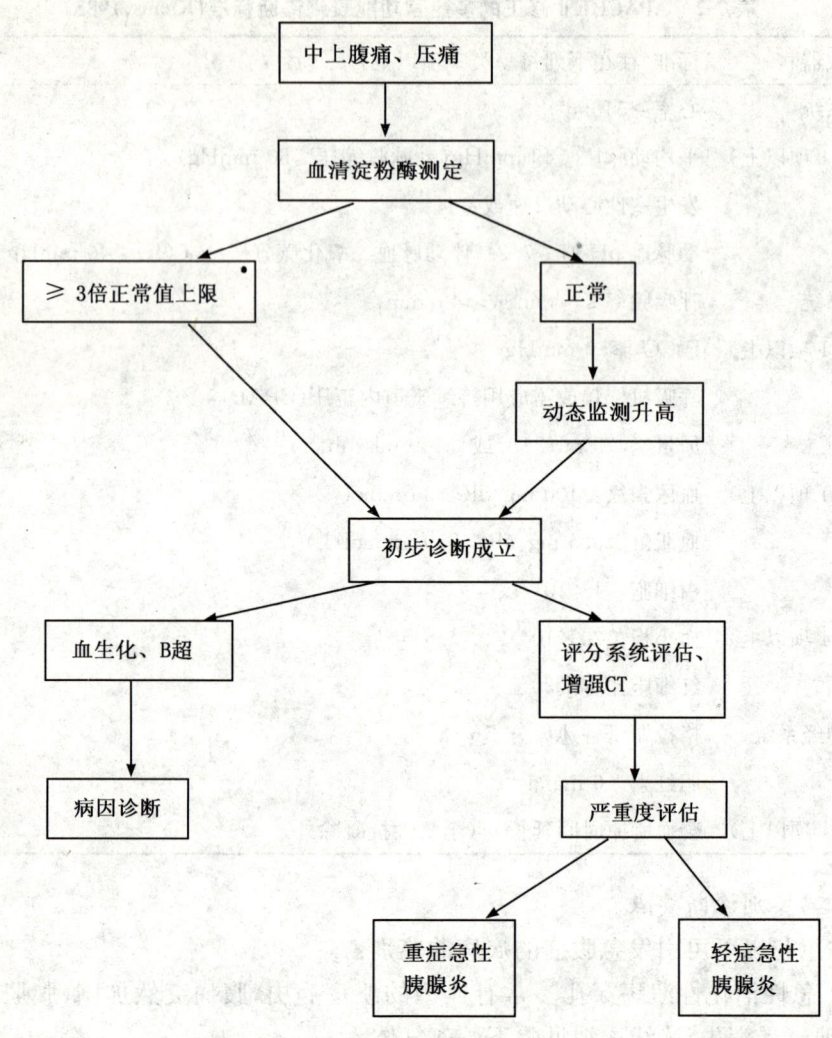

图 7-1 急性胰腺炎诊断流程图

5. 其他 需注意与肠系膜血管栓塞、脾破裂、异位妊娠破裂等疾病鉴别。

(三)临床类型

1. 急性胰腺炎(AP) 临床上表现为急性、持续性腹痛(偶无腹痛),血清淀粉酶活性增高≥正常值上限 3 倍,影像学提示胰腺有或无形态改变,排除其他疾病者。可有或无其他器官功能障碍。少数病例血清淀粉酶活性正常或轻度增高。

2. 轻症急性胰腺炎(MAP) 具备 AP 的临床表现和生化改变,而无器官功能障碍或局部并发症,对液体补充治疗反应良好。Ranson 评分<3,或 APACHE Ⅱ 评分<8,或 CT 分级为 A、B、C。

3. 重症急性胰腺炎(SAP)　具备 AP 的临床表现和生化改变,且具下列之一者:局部并发症(胰腺坏死、假性囊肿、胰腺脓肿);器官衰竭;Ranson 评分≥3;APACHE Ⅱ 评分≥8;CT 分级为 D、E。

【治疗对策】

大多数急性轻症胰腺炎患者经 3～5 天的积极治疗可治愈。急性重症胰腺炎患者须必须密切观察,采取综合治疗措施。2003 年中华医学会消化病学分会胰腺疾病学组颁布了"中国急性胰腺炎诊治指南",详细阐述了急性胰腺炎治疗计划及治疗方案的选择。

1. 发病初期的处理和监护　目的是纠正水、电解质紊乱,支持治疗,防止局部及全身并发症。内容包括:血、尿常规测定,粪便隐血、肾功能、肝脏功能测定;血糖测定;心电监护;血压监测;血气分析;血清电解质测定;胸片;中心静脉压测定。动态观察腹部体征和肠鸣音改变。记录 24 小时尿量和出入量变化。上述指标可根据患者具体病情作相应选择。常规禁食,对有严重腹胀,麻痹性肠梗阻者应进行胃肠减压。在患者腹痛减轻或消失、腹胀减轻或消失、肠道动力恢复或部分恢复时可以考虑开放饮食,开始以碳水化合物为主,逐步过渡至低脂饮食,不以血清淀粉酶活性高低作为开放饮食的必要条件。

2. 补液　补液量包括基础需要量和流入组织间隙的液体量。应注意输注胶体物质和补充微量元素、维生素。

3. 镇痛　疼痛剧烈时考虑镇痛治疗。在严密观察病情下,可注射盐酸哌替啶(度冷丁)。不推荐应用吗啡或胆碱能受体拮抗剂,如阿托品,654-2 等,因前者会收缩壶腹乳头括约肌,后者则会诱发或加重肠麻痹。

4. 抑制胰腺外分泌和胰酶抑制剂应用　生长抑素及其类似物(奥曲肽)可以通过直接抑制胰腺外分泌而发挥作用,主张在 SAP 治疗中应用。H_2 受体拮抗剂和质子泵抑制剂可通过抑制胃酸分泌而间接抑制胰腺分泌,除此之外,还可以预防应激性溃疡的发生,主张在 SAP 时使用。蛋白酶抑制剂主张早期、足量应用,可选用加贝酯等制剂。

5. 血管活性物质的应用　由于微循环障碍在 AP、尤其 SAP 发病中起重要作用,推荐应用改善胰腺和其他器官微循环的药物,如前列腺素 E_1 制剂、血小板活化因子拮抗剂、丹参制剂等。

6. 抗生素应用　对于非胆源性MAP不推荐常规使用抗生素。对于胆源性MAP或SAP应常规使用抗生素。胰腺感染的致病菌主要为革兰阴性菌和厌氧菌等肠道常驻菌。抗生素的应用应遵循：抗菌谱为革兰阴性菌和厌氧菌为主、脂溶性强、有效通过血胰屏障等三大原则。推荐甲硝唑联合喹诺酮类药物为一线用药，疗效不佳时改用其他广谱抗生素，疗程为7～14天，特殊情况下可延长使用时间。要注意真菌感染的诊断，临床上出现无法用细菌感染来解释发热等表现时，应考虑到真菌感染的可能，可经验性应用抗真菌药，同时进行血液或体液真菌培养。

7. 营养支持　MAP患者，只需短期禁食，故不需肠道或肠外营养。SAP患者常先施行肠外营养，待病情趋向缓解，则考虑实施肠内营养。肠内营养的实施系指将鼻饲管放置Treitz韧带远端，输注能量密度为4.187 J/ml的要素营养物质，如能量不足，可辅以肠外营养，并观察患者的反应，如能耐受，则逐渐加大剂量。应注意补充谷氨酰胺制剂。对于高脂血症患者，应减少脂肪类物质的补充。进行肠内营养时，应注意患者的腹痛、肠麻痹、腹部压痛等胰腺炎症状和体征是否加重，并定期复查电解质、血脂、血糖、总胆红素、血清白蛋白水平、血常规及肾功能等，以评价机体代谢状况，调整肠内营养的剂量。

8. 免疫增强剂应用　对于重症病例，可选择性应用免疫增强制剂。

9. 预防和治疗肠道衰竭　对于SAP患者，应密切观察腹部体征及排便情况，监测肠鸣音的变化。及早给予促肠道动力药物，包括生大黄、硫酸镁、乳果糖等；给予微生态制剂调节肠道细菌菌群；应用谷氨酰胺制剂保护肠道黏膜屏障。同时可应用中药，如皮硝外敷。病情允许下，尽早恢复饮食或实施肠内营养对预防肠道衰竭具有重要意义。

10. 中医中药　单味中药，如生大黄，复方制剂，如清胰汤、柴芍承气汤等被临床实践证明有效。中药制剂通过降低血管通透性、抑制巨噬细胞和中性粒细胞活化、清除内毒素达到治疗功效。

11. AP（胆源型）的内镜治疗　推荐在有条件的单位，对于怀疑或已经证实的AP（胆源型），如果符合重症指标，和（或）有胆管炎、黄疸、胆总管扩张，或最初判断是MAP、但在治疗中病情恶化者，应行鼻胆管引流或内镜下括约肌切开术（EST）。

12. 并发症的处理　急性呼吸窘迫综合征是AP的严重并发症，处理包括机械通气和大剂量、短程糖皮质激素的应用，如甲基泼尼松龙，必要时行气管镜下肺泡灌洗术。急性肾功能衰竭主要是支持治疗，稳定血流动力学参数，必要时透析。低血压与高动力循环相关，处理包括密切的血流动力学监测，静脉补液，必要时使用血管活性药物。弥散性血管内凝血时应使用肝素。AP有胰液积聚者，部分会发展为假性囊肿。对于胰腺假性囊肿应密切观察，部分会自行吸收，若假性囊肿直径≥6 cm，且有压迫现象和临床表现，可行穿刺引流或外科手术引流。胰腺脓肿是外科手术干预的绝对指征。若合并上消化道出血，可应用制酸剂，如 H_2 受体拮抗剂、质子泵抑制剂。

13. 手术治疗　坏死胰腺组织继发感染者在严密观察下考虑外科手术。对于重症病例，主张在重症监护和强化保守治疗的基础上，经过72小时，若患者的病情仍未稳定或进一步恶化，是进行手术治疗、或腹腔冲洗的指征。

【病程观察及处理】

(一) 病情观察要点

早期诊断 SAP 很重要，以便尽早实施更有力的治疗措施。Ranson≥3 提示预后不佳，但需 48 小时才能评估；APACHE≥8 分提示并发症和死亡率较高，可在 24 小时内及以后每天进行评估；CT 严重指数≥8 分提示并发症和死亡率均较高。体重指数(kg/m^2)＞30，年龄＞70 岁的患者死亡率较高。若出现血液浓缩，即红细胞压积(男性＞43％，女性＞39.6％)对 SAP 有较高的阳性预测价值。48 小时 CRP＞150 mg/L 常预示 SAP 病情严重，而 48 小时后则提示 SAP 进行性发展。

SAP 起病 2～3 周后，因胰腺及胰周组织继发感染可形成胰腺脓肿，此时患者表现为高热、腹痛、出现上腹部包块和中毒症状。胰腺假性囊肿常在起病后 3～4 周形成，由胰液和液化的坏死组织在胰腺内或其周围包裹所致，多位于胰体尾部，大小为数毫米至数十厘米不等，可压迫邻近组织引起相关的症状，囊壁穿破可致胰源性腹水。

(二) 疗效判断与处理

见治疗计划及方案的选择。

【预后评估】

从多中心研究资料看，需住院治疗的急性胰腺炎病死率约11％，急性重症胰腺炎死亡率约 30％～50％，也有报道高达 60％～90％者，随着近年对急性胰腺炎认识的深入，治疗水平的提高，死亡率有所下降。约 2％～3％患者呈暴发经过，发病后 48 小时内迅速死亡；约 6％～8％呈迁延或波动经过，在 2～6 周内相继累及多脏器，最后死于败血症、出血、手术和全身衰竭；少数患者出现并发症迁延，可达数月，但在急性期过后，致死者甚少；绝大部分(85％)患者无并发症，在 3～7 天内迅速恢复。

(高　翔)

第二节 慢性胰腺炎

慢性胰腺炎是由多种病因引起的胰腺慢性、进行性炎症，造成胰腺实质持续性的、不可逆的破坏，并最终导致胰腺内分泌和外分泌功能永久性的受损。胰腺内部呈斑片状、局灶性病变，以单核细胞浸润和纤维化为特征。临床症状无特异性，轻症者可无症状，多数表现为腹痛、腹块或表现为无痛性的胰腺功能不足。血清淀粉酶和脂肪酶均趋正常。

由于慢性胰腺炎在世界各国和地区的病因不尽相同，其发病率也各异。尸解中所占比例为0.18%～2.8%。欧美国家慢性胰腺炎的发病率为8.2/10万人口～27/10万人口，在我国尚无全国性的调查报告。2000年中国10家医院的调查显示，住院患者慢性胰腺炎患病率为0.014%～10%，平均1.29%。北京协和医院的回顾资料也显示，我国CP患病率在逐渐增加。慢性胰腺炎多见于中老年人，以40～60岁多见，男性与女性患者比例为2.7∶1。

【病因及发病机制】

慢性胰腺炎的病因多样，包括：嗜酒、遗传因素、胰管梗阻、热带胰腺炎、系统性疾病累及自身免疫性胰腺炎、特发性胰腺炎等。资料表明我国与欧美国家不同，胆道系统疾病可能是其主要病因之一。

1. 嗜酒　欧美国家的慢性胰腺炎中70%～80%与长期嗜酒有关。但长期嗜酒者中仅5%～10%发病，提示其他因素，如极高蛋白或高脂饮食等可能参与其中。亦有假设认为是酒精等毒物作用于遗传易感人群而致病发。

2. 胆道系统疾病　资料显示我国的慢性胰腺炎患者中与胆道系统疾病相关者占36%～65%。胆结石、胆囊炎、胆管狭窄等致胰腺腺泡、胰管反复损伤，胰腺弥漫性纤维化，导致慢性胰腺炎。

3. 遗传性胰腺炎　遗传性胰腺炎少见，为常染色体显性遗传，外显率为80%。大多数20岁前起病，部分5岁前即起病。遗传性胰腺炎定位于7q3.5，是阳离子糜蛋白酶原基因所在，已发现多个基因位点的突变与慢性胰腺炎有关，如：R122H、N29I、A16V等。这些变异干扰过早激活的胰蛋白酶的灭活，造成胰腺发生自身消化和炎症。

4. 胰管梗阻　外伤、假性囊肿、结石或肿瘤等所致胰管梗阻均可导致慢性胰腺炎。Oddi's 括约肌功能不良亦与部分慢性胰腺炎病例有关。胰腺破裂是否为慢性胰腺炎的病因，目前仍存争议。

5. 热带胰腺炎　病因不明，多见于南印度等热带地区，是当地最常见的慢性胰腺炎的病因。患者多为儿童，常因内分泌和外分泌功能障碍而死于成年早期。部分患者发现有丝氨酸蛋白酶抑制因子基因 SPINK1 变异。

6. 系统性疾病　某些系统性疾病，如囊性纤维化、系统性红斑狼疮、高甘油三酯血症、原发性甲状旁腺功能亢进等可能与慢性胰腺炎有关。胰管钙化是其特征。

7. 特发性胰腺炎　约有 10%～30% 的病例病因不能明确，称特发性慢性胰腺炎，部分病例可能与囊性纤维化基因和胰蛋白酶原基因的变异有关。

【诊断步骤】

(一) 病史采集要点

1. 起病情况　起病多隐袭，病史常超过数年。症状轻重不一，轻者可无明显症状，重者可有持续、剧烈的腹痛、消瘦及胰腺分泌功能不足的各种表现。

2. 主要临床表现

(1) 腹痛　是慢性胰腺炎最突出的症状，60%～90% 的病例有不同程度的腹痛。初为间歇性，随着病程进展而逐渐发展为持续性。腹痛常因饮酒、饱食、高脂肪餐或劳累而诱发。典型的腹痛位于上腹部，常放射至背部，偶伴恶心、呕吐，坐位或前倾位可缓解，多在进食 15～30 分钟后加剧。

(2) 胰腺功能不全的症状　胰腺外分泌功能降至正常 10% 以下时，临床上才会出现脂肪、蛋白质吸收不良的症状。脂肪泻的发生通常早于蛋白质营养不良，表现为大便稀烂、油腻、恶臭，可伴有脂溶性维生素吸收障碍。慢性胰腺炎患者常有糖耐量的异常，但通常直至病程晚期才表现为显性糖尿病。

(3) 并发症　包括急性胰腺炎、假性囊肿、胆管或十二指肠梗阻、胰源性腹水或胸腔积液、脾静脉栓塞、假性动脉瘤、胰腺癌等。

(4) 既往病史　注意患者有否长期（10 年以上）嗜酒史或胆道疾病史、类似的家族史、系统性红斑狼疮、高甘油三酯血症、原发性甲状旁腺功能亢进等。

(二) 体格检查要点

可有轻度压痛。当并发巨大假性囊肿时可扪及包块。当胰头显著纤维化或假性囊肿压迫胆总管下段，可出现黄疸。由于消化吸收功能障碍导致消瘦。少数患者可出现腹水、胸水、消化性溃疡、上消化道出血、多发性脂肪坏死、血栓性静脉炎或静脉血栓形成及精神症状。

(三)进一步检查项目

1. 实验室检验　急性发作期可见血清淀粉酶升高,如合并胸、腹水,其胸、腹水中的淀粉酶含量往往明显升高。血清胆红素和碱性磷酸酶升高提示胰腺内胆管受压。ESR、IgG4、类风湿因子、ANA、抗平滑肌抗体滴度升高提示自身免疫性胰腺炎。血糖测定及糖耐量试验可反映胰腺内分泌功能。慢性胰腺炎也可出现血清CA19-9增高,但升高幅度一般较小,如明显升高,应警惕合并胰腺癌的可能。

2. 影像学检查

(1)腹部平片　30％慢性胰腺炎的患者呈现胰管钙化。

(2)腹部CT、MRI、B超　根据胰腺形态与回声及胰管变化可作为慢性胰腺炎的初筛检查,但诊断的敏感性仅60％～70％,特异性80％～90％。慢性胰腺炎显示胰腺增大或缩小、轮廓不规则、胰腺钙化、胰管不规则扩张或胰周胰腺假性囊肿等改变,CT诊断慢性胰腺炎的敏感性和特异性分别为75％～90％及85％。MRI对慢性胰腺炎的诊断价值与CT相似,但对钙化和结石逊于CT。

(3)内镜逆行胰胆管造影术(ERCP)和磁共振胰胆管成像术(MRCP)　是诊断慢性胰腺炎的重要依据。轻度慢性胰腺炎:胰管侧支扩张/阻塞(超过3个),主胰管正常;中度慢性胰腺炎:主胰管狭窄及扩张;重度慢性胰腺炎:主胰管阻塞,狭窄,钙化,有假性囊肿形成。

(4)超声内镜(EUS)　对慢性胰腺炎的诊断优于腹部B超,诊断敏感性达80％。声像图表现主要有胰实质回声增强、主胰管狭窄或不规则扩张及分支胰管扩张、胰管结石、假性囊肿等。

3. 胰腺外分泌功能试验　胰腺外分泌功能检查是诊断慢性胰腺炎的重要依据,但目前国内外开展的各种试验敏感性较差,仅在中、重度慢性胰腺炎才有变化,因而临床价值有限,仅有胰腺外分泌功能改变,不能诊断为慢性胰腺炎。

(1)直接试验　有促胰泌素试验和促胰液素-胆囊收缩素刺激试验,均在刺激胰腺后通过十二直肠液或胰液测定胰腺分泌功能。

(2)间接试验　通过测定血、尿、粪中胰酶或胰酶分解产物间接反应胰腺功能,包括Lundh试餐试验、BT-PABA试验等。

脂肪泻可通过大便苏丹红染色定性诊断,或通过测定每24小时每100 g大便的脂肪含量定量诊断。定量试验通常进行72小时,每日粪脂排泄量超过7 g可诊断脂肪吸收不良,慢性胰腺炎伴脂肪泻的患者每日粪脂排泄量通常超过20 g。

粪便弹性蛋白酶的测定有助于评估胰腺外分泌功能障碍。在众多胰腺功能试验中,弹性蛋白酶测定的敏感性和特异性最高,特别是在胰腺功能障碍的早期。测定值不受胰酶替代治疗的影响。

【诊断对策】

(一)诊断要点

慢性胰腺炎的表现多样且缺乏特异性,造成诊断的困难。目前尚无诊断的确切标准。《2005年慢性胰腺炎诊治指南》(2005年,南京)建议在排除胰腺癌的基础上,将下述4项作为慢性胰腺炎的主要诊断依据:①典型的临床表现(腹痛、胰腺外分泌功能不全症状);②病理学检查;③影像学上有慢性胰腺炎的胰腺改变征象;④实验室检查有胰腺外分泌功能不全依据。第1项为诊断所必须,第2项阳性可确诊,1+3可基本确诊,1+4为疑似患者。

慢性胰腺炎诊断流程如图7-2所示:对有典型症状的患者,应尽可能作胰腺(或胰管)的影像学检查和外分泌功能检查,力求达到基本确诊水平。对疑似患者应作影像学检查,影像学检查阴性的患者,有条件的单位可作病理检查。

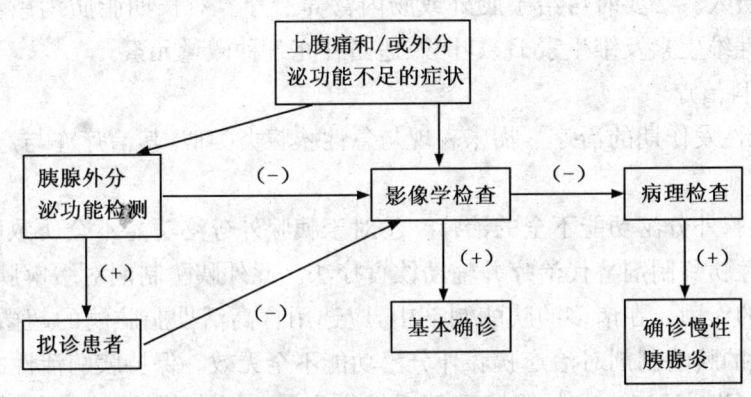

图 7-2 慢性胰腺炎诊断流程图

(二)鉴别诊断要点

1. 胰腺癌 慢性胰腺炎与胰腺癌关系密切,临床特点有较多相似之处,所以临床上两者的鉴别是最重要的也是最困难的。两者均可表现为上腹痛、消瘦、黄疸。临床上对以下考虑为慢性胰腺炎的患者应高度怀疑胰腺癌:高龄、嗜酒史、体重下降、症状持续并出现恶液质的症状。ERCP显示胰管狭窄段长于10 cm支持胰腺癌的诊断。血清血指标CA19-9和CEA阳性有利于胰腺癌的诊断,但阴性亦不能排除。

2. **急性胰腺炎** 急性胰腺炎在发作期血清淀粉酶显著增高，胰腺分泌功能试验多正常，腹部平片一般阴性，在缓解期后，不遗留组织学或胰腺功能上的改变，预后良好。

3. **消化性溃疡** 慢性胰腺炎反复上腹痛与溃疡病的鉴别有赖于病史，胃镜检查可确诊。

【治疗对策】

根据《2005年慢性胰腺炎诊治指南》。

(一)治疗原则

慢性胰腺炎以控制症状、改善胰腺功能和治疗并发症为重点，如病因明确，应进行病因治疗。

(二)治疗计划治疗方案的选择

1. **一般治疗** 慢性胰腺炎患者须绝对戒酒、避免暴饮暴食。发作期间应严格限制脂肪摄入。必要时可给予肠外或肠内营养治疗。对长期脂肪泻患者，应注意补充脂溶性维生素及维生素B_{12}、叶酸，适当补充各种微量元素。

2. **内科治疗**

(1)急性发作期的治疗 临床表现与急性胰腺炎类似，其治疗亦与急性胰腺炎大致相同。

(2)胰腺外分泌功能不全的治疗 ①对于胰腺外分泌功能不全所致腹泻，主要应用外源性胰酶制剂替代治疗并辅助饮食疗法。此外胰酶制剂对缓解胰性疼痛也具有重要的作用。在诸多的胰酶制剂中，应选用含高活性脂肪酶的超微粒胰酶胶囊，低活性的胰酶制剂对治疗胰腺外分泌功能不全无效。保持胰酶活性的最佳pH值应>6.0(当pH<4.0时，脂肪酶等活性会失活)。故在服用胰酶同时可给予质子泵抑制剂、H_2受体拮抗剂等抑酸药，以增强胰酶制剂的疗效，并加强止痛效果。②患者应限制脂肪摄入并提供高蛋白饮食，脂肪摄入量限制在总热量的20%~50%以下，一般不超过50~75 g/d 严重脂肪泻患者可静脉给予中长链三酰甘油。

(3)伴糖尿病的患者，按糖尿病处理原则处理。

(4)疼痛的治疗 ①一般治疗:对轻症患者，大多数情况下戒酒、控制饮食便可使疼痛减轻或暂时缓解。②止痛药物:使用抗胆碱能药物对轻者可能达到止痛效果。疼痛严重者可用麻醉镇痛药。③抑制胰酶分泌:胰酶制剂替代治疗能缓解或减轻腹痛。生长抑素及其类似物，H_2受体拮抗剂或质子泵抑制剂对减轻腹痛有一定疗效。④抗氧化剂:对于酒精性慢性胰腺炎患者,应用抗氧化剂(如维生素 A、维生素 C、维生素 E、硒、蛋氨酸)后可缓解疼痛。⑤对于顽固剧烈疼痛,药物治疗无效者,可在 CT、EUS 诱导下作腹腔神经丛阻滞治疗。对并有胰管狭窄、胰管结石者可在内镜下作相应治疗。⑥如上述方法无效时,应考虑手术治疗。

3. 内镜治疗　慢性胰腺炎的内镜治疗主要用于胰管减压,缓解胰性疼痛、提高生活质量。有胰管结石者,可切开取石;并发胰腺假性囊肿者可作内镜下的引流术或置入胰管支架。

4. 外科治疗　手术治疗分为急诊手术和择期手术。

(1)急诊手术适应证　假性囊肿出现并发症时,如感染、破裂及出血。

(2)择期手术适应证　①顽固性疼痛经内科治疗无效者;②并发胰腺假性囊肿、胰瘘或胰管结石者内镜治疗无效或不能实施内镜治疗者;③伴有可手术治疗的胆道疾病,如结石、胆管狭窄;④慢性胰腺炎引起难以消退的阻塞性黄疸;⑤不能排除胰腺癌者。手术方法有胰管内引流、胰腺远端切除术、胰十二指肠切除术、全胰切除术、胰腺支配神经切断术及针对病因的有关手术等。

【预后评估】

积极治疗可改善患者的症状、提高患者的生活质量,但不能根治。慢性胰腺炎预后不良,诊断确立后 20～25 年的死亡率达 50%。15%～20% 的患者死于并发症,大约 4% 的患者并发胰腺癌。

(高　翔)

第三节　胰腺癌

胰腺癌主要指胰腺外分泌肿瘤,是最常见的胰腺恶性肿瘤,约占全身恶性肿瘤的 1%～4%,占消化道肿瘤的 8%～10%。近年来,胰腺癌发病率正逐渐增高,美国、英国、日本的数据显示,近 20～30 年胰腺癌发病率增加了 3 倍,中国上海市的统计资料显示 1963—1982 20 年间胰腺癌的发病率上升了近 6 倍。胰腺癌起病隐匿,症状缺乏特异性,早期诊断困难,当出现典型的临床症状时已属晚期。

胰腺癌患者以男性多见,男女比例约 1.3∶1。任一年龄均可发病,但平均起病年龄为70~80岁。胰腺癌可发生于胰腺的任一部位,但以胰头最多见,约占2/3。约90%的胰腺癌为起源于胰管上皮的中等分化粘液腺癌,仅5%起源于胰岛细胞。

【病因及发病机制】

胰腺癌病因至今未明,国内外研究提示可能与慢性胰腺炎、吸烟、糖尿病、遗传易感性等众多因素有关。

1. 遗传因素 遗传因素可直接或间接诱发胰腺癌,如遗传性慢性胰腺炎。遗传相关的胰腺癌患者中,5%~10%患者的一级亲属有胰腺癌病史;发病年龄较轻;吸烟似是促发疾病的危险因素。遗传性慢性胰腺炎所致胰腺癌只占少数,但受累家庭成员70岁时患病的危险性高达40%,如果父亲患病,儿子患病的累积危险度达75%。在某些无遗传性胰腺炎的家族中亦有胰腺癌聚集现象,家族中可发现致癌基因,如$BRCA_1$、$BRCA_2$和$CDKN_2A$。家庭肿瘤综合征的患者亦有罹患胰腺癌的危险,如:Peutz-Jeghers综合征、家族性非典型痣恶性黑色素瘤(FAMMM)、运动失调性毛细血管扩张症等。

2. 非遗传性慢性胰腺炎 国际胰腺炎研究组织的随访资料显示,非遗传性慢性胰腺炎的患者10年后罹患胰腺癌的危险性达1.8,20年后的危险性达4%。

3. 糖尿病 糖尿病患者的胰腺癌发病率是健康人群的2~4倍。另有资料显示,约23%的胰腺癌患者在获得确诊的2~3年前已患糖尿病,提示糖尿病继发于胰腺癌,其机制可能是肿瘤产生胰岛淀粉样多肽,降低了胰岛素的敏感性,手术切除肿瘤后糖尿病常可得到改善。即使患者尚未出现糖尿病的症状,长期的葡萄糖的代谢异常、胰岛素浓度过高、胰岛素抵抗均与胰腺癌的发生有关。

4. 吸烟 不少研究表明吸烟与胰腺癌的发病密切相关,而且危险性随吸烟量的增加而升高,对于谷胱甘肽 S 转移酶基因($GSTT_1$)同合子缺失的患者尤甚。戒烟后患病的危险性逐年降低,美国的统计显示戒烟可使胰腺癌死亡率降低25%。

5. 肥胖和运动 一项长程随访研究发现肥胖与胰腺癌的发病相关,体重指数(BMI)达 30 kg/m^2 或以上时患病危险性显著升高;适当的运动可降低胰腺癌的发生。

6. 饮食 大多数研究指出"西化"的饮食习惯,如大量摄入脂肪和/肉类,特别是烟熏和腌制的肉类与胰腺癌的发病有关。部分研究显示血清番茄红素和硒的水平降低与胰腺癌有关。

7. 阿司匹林和 NSAID 的使用 实验室研究数据提示阿司匹林和其他

NSAIDs 药物可抑制胰腺癌的发生,但流行病学的研究尚存争论。

8. 手术史　有研究报道胃部分切除术后 15～20 年胰腺癌的患病危险性增加 2～5 倍,胆囊切除术后胰腺癌的发病亦有增加。可能与术后血清中胆囊收缩素含量增高,促进胰腺腺癌细胞株的生长。

9. 幽门螺杆菌　有报道幽门螺杆菌感染及长期高酸状态与胰腺癌相关,特别是 CagA 菌株感染的患者。

10. 基因突变　胰腺癌病例中可发现多种基因联合突变,包括致癌基因的激活(如 K-ras 突变)、抑癌基因的失活、DNA 错配修复基因缺失。K-ras 致癌基因的突变是胰腺癌的标志,超过 90% 的肿瘤有该基因的突变。表皮生长因子(EGF)家族参与构成的自分泌环在 K-ras 效应通路中起重要作用。研究已发现胰腺癌中有数个抑癌基因的国内缺失,特别是 CDKN2A、p53、DPC4、BRCA2。在其他肿瘤中罕见的 CDKN2A 和 K-ras 联合突变是胰腺癌的分子标签。少于 5% 的胰腺癌的病例中发现 DNA 错配修复基因缺失突变,如 MLH1 和 MSH2,病变组织呈特征性的髓样变。

【诊断步骤】

(一)病史采集要点

1. 起病情况　胰腺癌的临床表现多样,因癌肿部位、病程早晚、胰腺受侵犯的程度及有无转移而不同。本病早期症状隐匿而无特异性,当患者因胰管或胆管阻塞出现黄疸等症状时,已是晚期。一般而言,胰头部肿瘤症状出现较早,胰体、胰尾较迟。

2. 主要临床表现　大多数胰腺癌患者表现为腹痛、体重减轻或黄疸。

(1)腹痛　80%～85% 的进展期患者主诉腹痛,通常位于上腹部,钝痛,向后背放射,可表现为间歇性腹痛,进食可加重症状。腹痛通常是由于癌肿使胰腺肿大,压迫胆管或胰管所致;当癌肿压迫或侵犯腹腔神经丛时,可出现剧烈而顽固的上腹痛或腰背痛。

(2)体重减轻　体重可在短期内急速下降,可能与厌食、饱胀、腹泻或脂肪泻等因素有关。

(3)黄疸　黄疸时通常伴有皮肤瘙痒、白陶土样大便、浓茶样小便。近一半局灶不能切除病变的患者表现为痛性黄疸,而也有近一半可切除的肿瘤患者表现为无痛性黄疸。

患者的初发症状随肿瘤部位不同而异。胰体或胰尾部肿瘤通常表现为腹痛和体重减轻,胰头癌则主要表现为脂肪泻、体重减轻和黄疸。部分患者起病时可表现为近期出现的不典型的糖尿病症状、近期出现的无其他原因可以解释的血栓性静脉炎或胰腺炎。

3. 既往病史　胰腺癌早期症状无特异性,约60%的患者在症状出现3~6个月后才就诊,进一步检查时已发展至晚期,因此就诊时间较迟常是早期诊断率低的重要原因,强调临床医生应对患者的非特异性症状提高警惕。对40岁以上近期出现下述情况者,应考虑胰腺癌的可能:①体重减轻伴不明原因的上腹痛;②放射至背部的顽固性上腹痛,夜间加重,躯体前倾或坐位可减轻疼痛;③进行性加深的胆汁淤积性黄疸和顽固性腰背痛;④上腹痛或背痛伴多发性静脉血栓形成或血栓性静脉炎;⑤上腹痛或背痛伴新近出现的不典型的糖尿病症状者。应短期内密切观察有关生化指标或影像学的检查,早期诊断或排除胰腺癌。

(二)体格检查要点

1. 一般情况　早期可无明显异常,延至晚期可出现消瘦、身目黄染、萎靡、恶液质等体征,约10%的患者在病程中出现发热,可为低热、高热、间歇或不规则热。

2. 腹部体征　20%的的胰腺癌患者可扪及腹部包块或出现腹水征。梗阻性黄疸的患者在右肋缘下可看见或触及肿大的胆囊(Courvoisier征)。左侧锁骨上窝可触及肿大的淋巴结(Virchow's node)。病程晚期,当胰体或胰尾部癌肿压迫腹主动脉或脾动脉时,可在脐周或左上腹出现收缩期动脉血管杂音。如有下肢深静脉血栓形成,可出现患侧下肢水肿;门静脉血栓形成时,则可引起食道下段静脉曲张或腹水。少部分患者可出现皮下结节性脂肪坏死。

(三)继续检查项目

胰腺癌的辅助诊断措施多种多样,敏感性和特异性各不相同,但没有一项检查可以确诊或排除。生化检查常见血清胆红素浓度和碱性磷酸酶活性增高,多伴有轻度贫血。胰腺癌的诊断主要依赖影像学和组织病理学检查。

1. 影像学检查　包括腹部B超或超声内镜(EUS)、CT、逆行胰胆管造影(ERCP)、MRI、MRCP。

(1)腹部B超　对黄疸的患者通常首选腹部B超检查。发现胆管扩张或胰头部肿块提示可能为胰腺癌。诊断的敏感性和特异性分别为75%~89%和90%~99%。但实际效果有赖于检查者的经验、患者是否有胆管阻塞及肿瘤的大小。

(2)CT及CT血管造影术　CT检出胰腺癌的敏感性及特异性高于腹部B超,分别为85%~90%及90%~95%,特别适合无黄疸表现及腹部B超检查时较多肠气干扰的患者。CT可见胰管及胆管扩张,胰腺内的肿块影及胰腺外肿瘤扩散所造成的改变,如肝脏或淋巴结的转移征象及腹水征等。螺旋 CT 增强扫描可显示大血管的情况,如门静脉、肠系膜上静脉、肠系膜上动脉,有助于判断肿瘤能否切除。螺旋 CT 的不足之处在于可能低估肝脏或淋巴结受累的程度:有时肿瘤已经转移但淋巴结还是正常大小,而且 CT 常常漏掉<1 cm 病变。另外,CT 发现的胰周肿大淋巴结可能是良性的,与肿瘤是否转移无关,亦不影响存活率的判断。

(3) ERCP 已广泛用于胰腺癌的诊断,敏感性和特异性均达到 90%～95%。特别适合于 CT 或腹部 B 超未能发现病变的患者或需要与慢性胰腺炎鉴别诊断的患者。ERCP 出现以下征象提示胰腺癌:"双管征"(胆管、胰管同时显示狭窄或梗阻)、胰管的狭窄长度超过 1 cm、无慢性胰腺炎的特征性改变。ERCP 亦有一定的局限性,如不能直接显示胰腺癌浸润的程度,易漏诊钩突部、副胰管及胰尾部的肿瘤,需进行胰管造影。对于伴有胆管炎或需减轻胆管梗阻症状的患者可通过 ERCP 予以治疗。

(4) EUS 是同时应用内镜及腔内 B 超检查的一种诊断方法。目前临床应用最广泛的是扇形扫描超声内镜,是将微型超声探头安装在内镜顶端,随内镜置于胃和十二指肠腔内观察胰腺病变的一种方法。胰腺癌的 EUS 图像各异,多为低回声病变,肿瘤内也可出现等回声、强回声或杂乱的混合回声病灶,边缘不规则,呈伪足样改变。EUS 可清晰显示胰腺实质和胰管,特别适合于小于直径 2～3 cm 的肿瘤的诊断。EUS 亦能清楚显示淋巴结和大血管(除肠系膜上动、静脉)受侵犯的情况,从而判断肿瘤有无手术切除的可能。但 EUS 检查结果的准确性也是有赖于检查者的经验和熟练程度,其应用价值只能是针对当地的专家而言。

(5) MRI 和 MRCP 其优势在于:非侵袭性,无并发症,且无需造影剂,即使在胰胆管炎时也可进行;可判定梗阻性黄疸的梗阻部位,梗阻部位以上的胰胆管亦可显影,同时可观察周围结构的改变,有助于综合诊断。MRCP 较适合梗阻性黄疸的病因诊断,对患者不能进行 ERCP 检查,如胆-肠吻合术后的患者、ERCP 失败后、以及完全梗阻无法判定病变范围时,可作为候选方法之一。其缺点是无法收集胰液进行细胞学检查。

(6) 经口胰管镜(POPS) 20 世纪 90 年代初期开始应用于临床,其临床意义在于实现了可视下全程观察主胰管的结构与形态,并可直接获得胰液和组织进行病理学检查,使得良、恶性的鉴别更加准确,尤为适用于经常规影像学技术难以明确的、起源于主胰管的病变,对早期癌或小胰腺癌有较高的检出能力。该法的局限在于仅能观察主胰管的情况,操作需要一定的技巧。

(7) 胰管内超声(IDUS) 此技术是将 B 超探头经逆行方式插入主胰管中进行

观察。不同频率的探头可清楚探查胰管内、胰腺实质或胰周病变的情况。

(8)正电子发射断层扫描(PET) 此技术应用范围广泛,不仅可用于肿瘤的诊断、微小转移灶的检测,而且可用于疗效的评价和预后的判断。PET 诊断胰腺癌的敏感性和特异性均高达93%,优于CT。

2. 肿瘤标志物检测 各种途径获得的体液均可进行肿瘤标志物的检测,如胰液、囊肿穿刺液、腹水、活检组织提取液等。已用于临床的标志物有:①肿瘤相关抗原:CEA、CA_{19-9}、胰腺癌胚抗原(POA)、CA_{242}、CA_{50}等;②酶类:淀粉酶、弹力蛋白酶;③激素测定:睾酮/双氢睾酮;④分子标志物 P_{53}。CA_{19-9}是临床应用最广泛的肿瘤标志物,敏感性和特异性高达80%~90%。血清 CA_{19-9}的水平与肿瘤的大小和分级显著相关。极高的 CA_{19-9} 水平(如>1 000 U/ml)常提示肿瘤已无法手术切除且预后极差。

3. 细胞学检查 B超或CT引导下经皮穿刺细针活检组织细胞学检查可明确诊断,敏感性和特异性受限于肿瘤的大小和操作者的经验,分别为80%~90%及98%~100%。EUS引导下细针穿刺可作为胰腺癌诊断和分级的手段,因是通过肠壁进行活检,所以不易造成肿瘤的腹腔内播散。另外,ERCP的同时可以抽取胰液和细胞刷检进行细胞学检查,该法敏感性很低,但特异性达100%。

【诊断对策】

(一)诊断要点

迄今为止,胰腺癌的早期诊断仍是临床十分棘手的问题。重视临床症状是早期诊断的基础,影像学检查是早期诊断的主要手段,胰腺癌标志物和癌基因的研究是今后提高早期诊断水平的方向,可作为细胞学检查的补充。总之,只有综合应用多种检查方法才能提高早期诊断的水平。基本诊断流程是:对高危人群(如近期出现糖尿病的患者、慢性胰腺炎患者)和上腹部不适的就诊者进行筛查,包括肝功能、HBsAg、胃镜、B超、CA_{19-9}、CA_{242}、K-ras(大便)等,发现可疑者可进一步选择 EUS、IDUS、ERCP 或 CT 等检查明确诊断;如诊断基本成立,患者有手术切除的可能时可在术前行选择性腹腔动脉血管造影,以上措施均未能明确诊断者可予手术探查。

诊断依据:

1. 症状 上腹痛、消化不良、黄疸、消瘦。

2. 实验室检查 CA_{19-9}>70,并有进行性升高,大便或穿刺组级中发现 K-ras 突变。

3. 影像学检查 B超提示胰腺低密度区,胰管和胆总管扩张,胆囊肿大;CT

提示胰腺局部增大和占位性病变；ERCP 提示胰管截然中断、断端变钝或有双管征；EUS 提示胰腺低密度占位；MRCP 示胰管狭窄、管壁僵硬、不规则或中断，远端胰管扩张，或同时伴有胆总管近端狭窄，远端胆管扩张，胆囊肿大；选择性腹腔动脉血管造影示胰腺内肿瘤血管征或胰外血管受侵犯。

4. B 超或 EUS 下穿刺发现肿瘤细胞。

（二）鉴别诊断要点

1. 各种慢性胃部疾病　当胰腺癌以上腹部饱胀、隐痛不适等症状为主诉时，常易误诊为慢性胃炎或消化性溃疡。慢性胃部疾患的病程为非进行性的，无明显的体重减轻和食欲减退，腹痛多与饮食有关，黄疸少见；胰腺癌病程进展较快，体重下降迅速，伴厌食。胃镜检查不难作出鉴别，但应注意胰腺癌浸润胃肠壁时可出现类似于溃疡或新生物的表现。

2. 病毒性肝炎　初起两者易混淆，但有肝炎接触史，肝炎病毒标志物阳性，血清转氨酶增高，黄疸多在 2~3 周后逐渐消退，血清碱性磷酸酶多不高。肝炎患者腹部 B 超无肝内外胆管扩张的表现。

3. 胆石症、胆囊炎　胰腺癌以腹痛、黄疸、发热为主要临床表现时易与胆道疾病混淆。胆石症的腹痛通常呈阵发性绞痛，黄疸常在腹痛 48 小时内出现，急性发作时常有发热和白细胞增高，黄疸多在短期内消退或有波动，无明显体重减轻，右季肋部常有压痛和/或反跳痛。ERCP 有确诊价值。

4. 原发性肝癌　常有肝炎或肝硬化病史、血清甲胎蛋白阳性，先有肝肿大，黄疸在后期出现，腹痛不因体位改变而变化，B 超和 CT 可发现肝占位性病变。

5. 急慢性胰腺炎　急性胰腺炎多有暴饮暴食史，病情发作急骤，血淀粉酶升高。慢性胰腺炎可以出现胰腺肿块（假囊肿）和黄疸，酷似胰腺癌，而胰腺深部癌压迫胰管也可以引起胰腺周围组织的慢性炎症。腹部 X 线平片发现胰腺钙化点对诊断慢性胰腺炎有帮助但有些病例经各种检查有时也难鉴别，可在剖腹探查手术中用极细穿刺针作胰腺穿刺活检，以助鉴别。

6. 壶腹周围癌　壶腹周围癌比胰头癌少见，病起多骤然，伴黄疸、消瘦、皮肤搔痒、消化道出血等症状。而壶腹癌开始为息肉样突起，癌本身质地软而有弹性，故引起的黄疸常呈波动性；腹痛不显著，常并发胆囊炎，反复寒战、发热较多见。壶腹癌的切除率在 75% 以上，术后 5 年存活率较胰头癌高。但两者鉴别困难，ERCP 对诊断有重要帮助。

【治疗对策】

(一)治疗原则

一旦确立诊断应积极采取手术治疗,适当放宽外科剖腹探查指征可为外科根治提供机会。外科手术中或术后辅以放疗或化疗有助提高术后生存率。对无法手术的晚期患者可采取内镜治疗、化学治疗、放射治疗、减症治疗等,以期提高生存率或生存质量。

(二)治疗计划及治疗方案的选择

1. 外科手术　仍是目前治疗胰腺癌最主要和最有效的方法。胰腺癌手术治疗的目的有:①通过手术达到肿瘤的根治目的;②通过手术延患者的生命;③通过手术改善及提高患者的生存质量;④缓解及减轻患者的痛苦。具体手术方式的选择有赖于肿瘤的部位、有无远处转移及胆道消化道的梗阻、全身状况及合并症、综合医疗条件及手术者的经验及能力。具体手术方式有:

(1)胰腺癌根治术　①胰十二指肠切除术:分为标准的胰十二指肠切除术和改良的胰十二指肠切除术(保留幽门的胰十二指肠切除术);②胰体尾切除术:适应证为直径小于2 cm胰体尾癌、无胰胞膜侵犯、无胰周淋巴结转移、无远处转移。

(2)扩大的胰腺癌根治术:包括区域性胰十二指肠切除术及区域性全胰切除术。扩大切除术是否能改善远期的生存,还需积累经验。

(3)胰腺癌联合脏器切除术。

2. 内镜或腹腔镜治疗　对于无手术切除条件的晚期患者,为解除或减轻症状可采用内镜或腹腔镜治疗,如经内镜在胆管、胰管、肠道内放置内支架;经腹腔镜行胆肠吻合、胃肠吻合等方法以缓解患者的黄疸、十二指肠梗阻等症状。

3. 化学治疗　胰腺癌对化学治疗不敏感,以5-氟尿嘧啶(5-FU)为基础的联合化疗是治疗的首选。单一药物治疗胰腺癌有效率大于10%的药物有5-FU、丝裂霉素(MMC)、表阿霉素(E-ADM)、链脲霉素(STZ)、健择、紫杉醇(taxol)、泰索帝(taxotere)、希罗达(capecitabine)等。方案举例:

(1)FAM　5-FU 300 mg/m^{2}静滴,第3、5、10、12天;ADM 30～40 mg/m^{2}静注,第1天;MMC 4～6 mg/m^2,第1、8天。21天为一周期,3周期为1疗程。

(2)FSM　5-FU 600 mg/m^{2}静滴,第1、第8、第29、第36天;STZ 1.0/m^{2}静注,第1、第8、第29、第36天;MMC 10/m^{2}静注,第1天。56天为1疗程。

健择毒性低,副作用小,目前已成为国外治疗胰腺癌的一线用药。以健择为基础的一线化疗方案有:

(1) GP 健择 1 000 mg/m² 静滴 30 分钟,第 1、第 8、第 15 天;DDP 50 mg/m² 静滴水化,第 1、第 15 天,28 天为 1 疗程。

(2) GCF 健择 1 000 mg/m² 静滴 30 分钟,第 1、第 8、第 15、第 22 天,CF 200 mg/m² 静滴 2 小时;5-Fu 750 mg/m² 静滴 24 小时,第 1、第 8、第 15、第 22 天。6~8 周为 1 疗程。

区域性动脉灌注介入治疗局部可达到高浓度,克服肿瘤的耐药性;疗效较肯定,主要通过腹主动脉、肝动脉以及门静脉给药,可以使高浓度化疗药物直接作用于肿瘤区域,且全身副作用明显减小;还可较好地抑制肝转移。

4. 放射治疗 放疗可使 30%~50% 的患者腹痛和背痛得到缓解,并在一定程度上抑制肿瘤的发展。术中放疗可降低肿瘤的局部复发率,并延长患者的无瘤生存期;术中放疗和术后放疗相结合可进一步提高疗效。

5. 放疗+化疗 某些化疗药物及其衍生物有放射增敏作用,而放疗改变了血胰屏障的通透性,增加了化疗的效果。根治性切除加辅助性的术后放化疗将成为可切除的胰腺癌术后治疗的标准治疗方案。而术前的放化疗亦有以下的优点:放疗对载体有氧供应的肿瘤更有杀伤力;术前放化疗对癌细胞的杀伤作用可减少术中手术操作导致的肿瘤种植;可增加手术切缘阴性的可能性;可加快术后恢复;增加肿瘤切除的可能性,但是临床上还需进一步验证。

有文章报道以下的治疗方案:放疗 4 000~6 000 Gy/4~6 周;5-FU 300~500 mg/m² 静滴,每周 2 次,共 6 周;或 FT207 200~300 mg,每日 3 次口服,共 6 周;或 UFT 2~4 片,每日 3 次口服,共 6 周。

6. 生物治疗 常用的抗肿瘤生物制剂有胸腺肽转移因子、干扰素、白介素-2、肿瘤坏死因子等,但未见单独应用有效的报告。

7. 内分泌治疗 目前认为在胰腺癌组织和正常组织细胞中存在雌激素受体。因而有关内分泌激素治疗胰腺癌的报道日渐增多,最常用的药物为他莫西芬。有报道称他莫西芬、氟他胺可使晚期胰腺癌平均生存期延长。除性激素以外,生长抑素(善得定)亦具有抗增殖功效,主要通过抑制血管生成和抑制生长激素的分泌起作用,也可直接作用于肿瘤细胞产生疗效。目前,其长效替代药 RC-160 及 SMS-201995 也已进入临床试验。

8. 基因治疗 近年来,基因治疗在治疗胰腺癌的领域里有着长足的进步,目前采用的靶基因有可分为自杀基因、反义基因、抑癌基因和免疫基因。基因转入肿瘤细胞的方法包括病毒介导和物理介导的基因转移方法,病毒转移方法因有高的转导效率而被更广泛地应用。基因前体药物活性治疗目前研究很多,单纯疱疹病毒胸苷激酶基因系统是目前众多肿瘤基因治疗方案中技术上较为成熟的一种。胞嘧啶脱氨酶基因转染入细胞后，可产生胞嘧啶脱氨酶，后者将氟胞嘧啶转化为活性形式的 5-Fu，使肿瘤局部 5-Fu 浓度显著提高，从而增强对肿瘤细胞的杀伤作用。K-ras 基因在胰腺癌中突变率高而成为令人注目的基因疗法的靶点，有研究用反义 K-ras 基因来抑制含突变 Kras 基因的胰腺癌细胞株。亦有报道将反义结构周期蛋白 U1 转染 Panc1 人胰腺癌细胞系，发现癌细胞生长受到抑制，化疗敏感性增强。

9. 对症治疗　支持治疗对晚期及术后患者均十分重要，可予高能静脉营养和氨基酸输注改善营养状况；给予多种维生素及胰酶制剂改善消化不良的症状。上腹部及腰背部疼痛剧烈者，可给予镇痛剂及麻醉剂。对少数顽固性疼痛的患者可推荐使用癌症疼痛治疗的三阶梯疗法，对晚期剧痛者，为改善其生活质量，可每日定期服用吗啡缓释片 30 mg，每日 2 次。还可采用内脏神经丛或腰交感神经节阻滞疗法，或腹腔神经切除术，达到长期止痛的效果。

【预后评估】

胰腺癌进展迅速，预后极差，外科手术是唯一可能的根治疗法，但由于早期诊断困难，临床确诊者达多已属中、晚期，因此仅 15%～20% 的患者有机会行胰腺切除术，且术后 5 年的存活率仅占手术病例的 10%～30%。美国的统计资料显示，2006 年约有 33 730 例新发胰腺癌病例，而预计死亡病例数则高达 32 300。因此如何提高早期确诊率、早期治疗、提高治愈率，仍是亟待解决的课题。

（高　翔）

第四节　胰腺内分泌肿瘤

胰腺内分泌肿瘤是一类起源于胰腺附近的神经内分泌肿瘤，85% 的肿瘤可通过分泌生物活性物质产生特异的临床综合征。胰腺内分泌肿瘤可分为功能性和非功能性两大类（表 7-3）。功能性内分泌肿瘤包括胃泌素瘤、胰岛素瘤、血管活性肠肽瘤、胰高糖素瘤、生长抑素瘤和生长激素释放因子瘤，由于每种肿瘤分泌的激素不同形成各种临床综合征，表现多种多样。非功能性胰腺内分泌肿瘤具有胰腺内分泌肿瘤的组织学特征,但无血浆激素水平的升高,亦不产生相应的临床综合征。所有胰腺内分泌肿瘤均为Ⅰ型内分泌腺瘤病(MENI)一部分。

表7-3 胰腺内分泌肿瘤

	肿瘤种类	发病率(新病例/百万人口·年)	恶性率(%)	部位(%)	症状或综合征	定性诊断
功能性胰腺内分泌肿瘤	胃泌素瘤	0.5~1.5	60~90	胰腺(30~60)、其他(10~20)	高胃酸、消化性溃疡	胃泌素
	胰岛素瘤	1~2	<10	胰腺	低血糖	胰岛素、血糖
	VIP瘤	0.05~0.2	>60	胰腺(90)、肾上腺、神经节	水泻、低血钾、低/无胃酸、皮肤潮红	VIP
	胰高糖素瘤	0.01~0.1	50~80	胰腺(79)	游走性红斑、疱疹性皮炎、糖尿病、腹泻	胰高糖素
	生长抑素瘤	罕见	>70	胰腺(56)、上段小肠(44)	糖尿病、胆石症、腹泻/脂肪泻	生长抑素
	GRF瘤	不详	>30	胰腺(33)、肺(53)、小肠(10)、其他(7)	肢端肥大、腹痛	GRF、生长激素
	ACTH瘤	不详	>95	肺(60)、甲状腺(25)、胰腺(<15)	库兴综合征	ACTH
非功能性胰腺内分泌肿瘤	胰多肽瘤	0.5~1.0	>60	胰腺	腹痛、黄疸	胰多肽、铬粒素A

功能性胰腺内分泌肿瘤的总体发病率很低,国外报道约每年1/10万人口,而尸检中发现其发病率略高,为0.5%~1.5%。迄今尚无我国胰腺内分泌肿瘤的发病率的数据。非功能性胰腺内分泌肿瘤或胰多肽瘤大约占所有胰腺内分泌肿瘤

的15%。

绝大多数胰腺内分泌肿瘤能产生多种胃肠道激素,而临床上只出现一种或不出现临床综合征,原因尚不清楚,可能是释放的多肽量少而不足以引发症状,亦有可能肿瘤释放多肽的生物学特性发生改变,很快失活,无法产生症状;另外,也有可能同时存在其他相互拮抗的多肽。

【病因及发病机制】

胰腺内分泌肿瘤的发病机制至今未明,有研究报道与MEN-Ⅰ基因(11q13)、p16/MTS1、DPC4/Smad4基因的缺失或突变有关;原癌基因HER-2/neu过度表达、1号染色体丢失及3号染色体上抑癌基因的出现亦与肿瘤的发生有关。

【诊断步骤】

(一)病史采集要点

1. 起病情况　胰腺内分泌肿瘤的症状,尤其是早期症状往往不典型,极易漏诊;肿瘤分泌激素不同,临床表现亦多种多样,因此提高对本病的认识是获得诊断不可或缺的条件。

2. 主要临床表现

(1)胰岛素瘤　肿瘤起源于胰腺的小管/腺泡,分泌大量的胰岛素,引发高胰岛素血症,导致肝糖输出减少。好发年龄20~75岁,60%为女性。胰岛素瘤可为单发或多发,大多为良性。美国的一份统计资料显示,87%的胰岛素瘤是单发的良性肿瘤,7%是多发且良性的,仅6%是恶性的。

胰岛素瘤的患者多于空腹或运动时发病,典型的症状是空腹低血糖及神经精神症状,伴或不伴前驱交感神经兴奋症状。神经精神症状表现为精神恍惚、神志不清、视物模糊、举止失常;交感神经兴奋症状包括面色苍白、心悸、出汗、手足震颤。多数患者可出现健忘症。为避免低血糖发作,患者常频繁进食,40%病例出现超重。本病病程较长,常被误诊为神经官能症、自主神经功能紊乱、癫痫等,55%的病例从症状出现至确诊的平均时间为1.5~5年。

(2)胰高糖素瘤　起源于胰腺的α细胞,主要分布于胰尾部,呈结节状,大小从2 cm至25 cm不等,包膜完整,质地坚硬,由聚集呈索状或巢状、分化良好的胰岛细胞构成,可分泌胰高糖素。绝大多数胰高糖素瘤是恶性的,易发生转移。胰高糖素瘤较罕见,发病年龄多在50~60岁,男女发病率相当。极少数病例属于MEN1,这些患者通常有垂体、胰岛细胞或甲状旁腺肿瘤的家族史。

胰高糖素瘤的典型症状包括松解坏死型游走性红斑(NME)、唇炎、糖尿病、贫血、低氨基酸血症、体重减轻、静脉血栓形成及神经精神症状。NME 和体重减轻是最常见症状(65%～70%)。NME 初起时是红色的斑丘疹,可见于面部、会阴及肢端,7～14 天后皮损扩大并融合,中央红斑消退,变成铜色且硬结的病变,周边呈水疱、结痂及鱼鳞样改变。病变区域通常有搔痒和痛楚。75%～95%的胰高糖素瘤患者有糖尿病症状,但血糖只是轻度升高,易通过饮食、口服降糖药或胰岛素控制,不易发生糖尿病酮症酸中毒。30%的病例伴有静脉血栓形成。相关的神经系统症状包括:共济失调、痴呆、视神经萎缩及近端肌无力。

(3)血管活性肠肽瘤(VIP瘤) 是一种神经内分泌肿瘤,80%～90%起源于胰腺,75%的肿瘤位于胰尾部,通常为单发,肿瘤体积较大。37%～68%为恶性,且在诊断或手术时已发生转移。平均诊断年龄为 50 岁,54%～66%的患者为女性。

VIP瘤可分泌大量的血管活性肠肽(VIP),可促进肠道分泌大量的水和电解质、刺激胰液分泌、扩张肠道血管等。临床主要症状如下:①大量分泌性腹泻,可呈阵发性,大便呈淡黄色水样便,每日大便量多达 1～3 升,禁食及空腹的情况下仍有持续的腹泻。②显著的低钾血症:常低至 2.5 mmol/L,出现肌无力、嗜睡、恶心呕吐,可伴有发作性四肢瘫软或低钾性肾病。③90%～100%的患者伴有脱水。④其他:头部或躯干皮肤潮红、高钙血症、高血糖。

(4)生长抑素瘤 罕见的神经内分泌肿瘤,起源于胰腺(50%～75%)和小肠。胰腺的生长抑素瘤多位于胰头部,也可见于胰尾部,较少发生于胰体部。大多数肿瘤为单发,直径 1.5～10 cm 不等。84%的肿瘤为恶性,诊断时已转移至肝脏和/或淋巴结。发病年龄多在 40～60 岁。66%的胰腺生长抑素瘤病例为女性。肿瘤分泌大量的生长抑素,引起一系列特异的临床症状,包括:糖尿病、胆石症、腹泻、脂肪泻、低氯血症、低胃酸分泌、体重减轻、轻至中度贫血等。

(5)生长激素释放因子瘤(GRF瘤) 可起源于胰腺(30%,且多位于胰尾)、肺(53%)、小肠(8%)及肾上腺。体积较大,1～25 cm 不等。约 39%为恶性,常转移至局域淋巴结。发病年龄 15～66 岁,以女性为主(73%～78%)。临床症状分为 3 大类,即生长激素分泌过多所致肢端肥大症、其他激素所引起的症状(如,库兴综合征、高胰岛素血症性低血糖症等)及肿瘤本身引起的局部症状。

(6)胰多肽瘤(PP瘤) 肿瘤起源于胰腺,分泌大量的胰多肽,但临床症状与激素无关,完全是由肿瘤本身引起的局部症状。肿瘤体积较大,72%直径大于 5 cm。多为单发性,绝大多数位于胰头部。本病恶性程度高,易发生转移。发病年龄 40～60 岁,男女比例相当。主要症状有腹痛(36%)、梗阻性黄疸(28%)及肿瘤引起的局部症状。从症状出现至确诊的平均时间为 0.5~2.7 年。

(二)体格检查要点

不同类型的肿瘤有不同的临床特点,体征亦各不相同。临床症状与激素分泌相关的肿瘤,可能出现某种激素分泌过多时的体征,如,胰岛素瘤患者发病时出现面色苍白、心动过速、皮肤湿冷、手足颤动等交感神经兴奋的体征;也可出现某些特异性的改变,如胰高糖素瘤患者出现松解坏死型游走性红斑(NME)或血栓性静脉炎所致下肢肿胀等。临床症状与激素分泌无关的肿瘤主要表现为肿瘤局部浸润、压迫或转移所致改变,如身目黄染、腹部包块等。

(三)进一步检查项目

1. 实验室检查

(1)特异性激素的测定　多数内分泌肿瘤可分泌多种激素,而其中一种激素与临床症状有关。由于激素的水平随着病情发生、发展而变化,因此可作为检测病程、评价治疗效果的手段。临床上可直接测定血清中激素的浓度;对于血清浓度不高而临床高度怀疑的病例可行激发试验。另外,部分肿瘤分泌的激素本身存在结构的异常,无法用传统方法检测,近来出现的 PIA(processing independent assay)法可对激素中间产物进行测定,提高了诊断的特异性。

1)胰岛素瘤

①血糖:大多数患者症状发作时及空腹血糖<3.92 mmol/L。

②空腹胰岛素/血糖比值:体重正常的健康人中,当血糖水平降至 40 mg/dl (2.24 mmol/L)时,血清胰岛素水平亦降至 6 μU/ml,胰岛素/血糖比值<0.3。当胰岛素/血糖比值>0.3 时有诊断意义。

③血清 C-肽测定:胰岛素瘤患者血清 C-肽水平升高,半衰期长,较少波动,不受外源性胰岛素的影响,可用于鉴别胰岛素瘤或使用外源性胰岛素所致低血糖;胰岛素瘤患者血清 C-肽水平正常或升高,而使用外源胰岛素的患者血清胰岛素水平升高、C-肽水平下降。但血清 C-肽测定不能用于鉴别口服降糖药所致低血糖,因两者均表现为低血糖、高胰岛素血症及 C-肽水平升高。

2)胰高糖素瘤　应用放射免疫分析法测定血清胰高糖素的水平,正常值上限为 150~200 pg/ml。

3)VIP 瘤　健康人空腹 VIP 水平 0~170 pg/ml,空腹血浆 VIP>200 pg/ml 有诊断意义。

4)生长抑素瘤　血清生长抑素正常值为 0~200 pg/ml,多数胰腺内生长抑素瘤患者的生长抑素水平升高,但应与其他可引起生长抑素水平升高的肿瘤,如甲状腺髓样癌、小细胞肺癌、嗜铬细胞瘤等鉴别。十二指肠和小肠生长抑素瘤的水平通常正常,目前尚未有特异性较好的激发试验以资鉴别。

5)生长激素释放因子瘤　正常人 GRF 为 190 pg/ml,当 GRF＞300 pg/ml,或血清生长激素男性＞5 μg/ml,女性＞10 μg/ml 时应高度怀疑 GRF 瘤。

6)胰多肽瘤　正常人胰多肽＜1 000 pg/ml。胰多肽测定对诊断胰多肽瘤无特异性,主要用于鉴别胰腺内分泌肿瘤与胰腺非内分泌肿瘤。

2. 影像学定位检查

(1)胰岛素瘤　因为即使在手术中也很难扪及胰岛素瘤,所以需要通过影像学检查定位并选择手术方案。检查方法包括螺旋 CT、动脉造影、腹部 B 超、超声内镜,及喷曲肽铟显像。腹部 B 超敏感性低,平均 33%,但简单方便,是为首选。CT 的敏感性与 B 超相似。因为瘤体表达的生长抑素 2 型受体较少,因此喷曲肽铟显像对胰岛素瘤的漏诊率达 40%。上述非侵入性诊断有困难时可选择超声内镜和选择性动脉造影。选择性动脉内钙注射定位很敏感,可正确定位胰岛素瘤。具体做法是:经股动脉插管,标准胰腺动脉造影,自动脉导管内注入少量葡萄糖酸钙,钙刺激肿瘤细胞分泌胰岛素,注钙后 30s、60s、120s 时从右肝静脉取血样测定胰岛素水平,凡在 30s 或 60s 血样中胰岛素水平身高 2 倍者为阳性。

(2)胰高糖素瘤　一旦确诊应尽早进行肿瘤定位,并明确是否已转移,以便制定治疗方案。由于诊断时肿瘤体积通常已较大,因此腹部 CT 是首选。超声内镜可检出 2~3 mm 的肿瘤,判断肿瘤局部浸润的情况,并可通过细针进行穿刺活检,有报道起敏感性为 82%,特异性为 95%。

1)VIP 瘤、生长抑素瘤　诊断时肿瘤直径通常超过 3 cm,可通过腹部 B 超、CT、MRI 等进行定位。

2)生长激素释放因子瘤　常伴有肺癌、交感神经结癌和嗜铬细胞瘤,B 超和 CT 可确定上述肿瘤的大小和范围。诊断时胰腺内肿瘤直径亦常超过 3 cm,可通过腹部 B 超、CT、MRI 等进行定位。头颅 MRI 或 CT 可判断是否存在垂体肿瘤。

3)胰多肽瘤　本病诊断时已有 64%~92% 的病例出现转移。尽早进行影像学检查可避免没有必要的手术。瘤体通常较大,CT 可检出大多数的肿瘤并确定是否转移。

【诊断对策】

(一)诊断要点

1. 胰岛素瘤　典型的空腹或运动后低血糖发作,发作时血糖＜3.92 mmol/L,

胰岛素水平显著高于正常具有诊断价值,胰岛素/血糖>0.3更有意义。非侵入性影像学定位敏感性较低,有困难时可选用 EUS 或选择性动脉造影等方法。

2. 胰高糖素瘤 多以皮炎作为首发症状,随之出现糖尿病、低氨基酸血症、体重减轻、贫血、静脉血栓栓塞、腹泻及精神症状。胰高糖素>200 pg/ml 有诊断意义。腹部 CT 是首选定位方法,EUS 可检出 2~3 mm 的肿瘤,并进行细针穿刺活检。

3. VIP 瘤 水泻、低血钾为特征,可伴有面色潮红、高钙血症、高血糖。空腹血浆 VIP>200 pg/ml 有诊断意义。首选 B 超、CT 作为定位诊断方法。

4. 生长抑素瘤 以糖尿病、胆结石、腹泻、脂肪泻、低氯血症、低胃酸分泌、体重减轻、轻至中度贫血等为特征。血清生长抑素>200 pg/ml 有意义。B 超、CT 可作为定位诊断方法。

5. 生长激素释放因子瘤 肢端肥大症、生长激素增多为主要临床表现。生长激素与生长激素释放因子水平均升高。腹部 B 超、CT 等可进行定位。

6. 胰多肽瘤 无激素相关症状,常表现为腹痛、腹块、梗阻性黄疸。胰多肽>1 000 pg/ml 可排除胰腺内分泌肿瘤。CT 可准确定位并判断有无转移。

(二) 鉴别诊断要点

1. 胰岛素瘤 常被误诊为神经官能症、自主神经功能紊乱、癫痫、脑瘤等。胰岛素瘤主要表现是低血糖和高胰岛素血症,应排除内源性胰岛素生成或转化异常、糖的摄入不足、利用或丢失过多以及药物性因素。另外,还应注意排除 3 种与胰岛素瘤的生化改变极为相似的罕见疾病:家族性持续性高胰岛素低血糖症、原发性胰岛细胞增生(胰岛母细胞增生症)、胰源性低血糖症(非胰岛素素瘤性)。

2. 胰高糖素瘤 某些疾病可出现 NME 或 NME 样皮损,需与鉴别,如缺锌、糙皮病、恶性营养不良症、终末期肝病、中毒性表皮坏死溶解、天疱疮及脓疱性牛皮癣等。另外还需与其他可引起胰高血糖素分泌过高的神经内分泌疾病鉴别。

3. VIP 瘤 应与其他原因引起的分泌性腹泻鉴别,如胃泌素瘤、甲状腺髓样癌、类癌、嗜铬细胞瘤、寄生虫及感染性疾病等。

4. 生长抑素瘤 对于某些无家族史的糖尿病患者,伴有胆石症、胰腺肿块和不明原因腹泻的糖尿病患者,均应警惕本病,检测血清生长抑素并行 B 超或 CT 等检查。

5. 生长激素释放因子瘤 伴有肢端肥大的胰腺或肠道肿瘤应怀疑生长激素释放因子瘤,确诊有赖血清 GRF 和生长激素的测定。

6. 胰多肽瘤 胰多肽瘤的诊断主要依赖血浆胰多肽水平的测定和免疫组化

检查。血清中胰多肽水平增高还可见于：非内分泌性胰腺肿瘤、伴有胰多肽增高的其他胰腺内分泌肿瘤，如胰岛素瘤、胰高糖素瘤、胃泌素瘤；其他疾病或状况，如老年人、肠切除后、酗酒、感染期间、慢性肾功能衰竭、糖尿病、慢性胰腺炎、慢性非感染性炎症、急性腹泻、低血糖应加以鉴别。

【治疗对策】

（一）治疗原则

不同胰腺内分泌肿瘤的恶性发生率相差较大，但生长均缓慢，这为及时治疗提供了条件。

（二）治疗计划及治疗方案的选择

1. **胰岛素瘤** 手术切除是治疗首选，常见术式有：摘除术、胰尾部分切除术、瘤体摘除术＋胰腺部分切除术、Whipple 术、全胰腺切除术，定位准确的单发小胰岛素瘤可进行腹腔镜下切除。手术并发症的发生率约为 10%。无法手术、拒绝手术、已转移者以及手术探查无法发现病灶的患者应予内科治疗，防止症状性低血糖。二氮嗪能直接减少胰岛素的分泌，加强胰腺外糖原分解，具有很强的升高血糖作用，用量可达 1 200 mg/d。主要的不良反应是水肿和多毛症。大剂量生长抑素奥曲肽可抑制 TSH、胰岛素和胰高糖素的分泌，降低血清胰岛素水平，控制低血糖和控制症状，可用于持续性低血糖的患者。维拉帕米和苯妥英钠亦对部分患者有效。

对于已转移的病例应扩大手术切除的范围，除切除原发灶，还应切除孤立的肝转移病灶，如已发生肝脏广泛转移，可行肝移植术。虽然大多数患者不能通过手术治愈，但由于肿瘤生长缓慢，因此手术切除瘤体也可延长患者的生存期。对肝转移瘤可采用手术、射频消融和冷冻消融术等方法。

2. **胰高糖素瘤** 少数病例在诊断时尚未发生转移，切除局部瘤体即有望治愈。50%～100%的病例诊断时已发生转移，最常见的转移部位是肝脏，其次为局部淋巴结、骨、肾上腺、肾脏和肺。根据肿瘤的部位和范围可选择局部摘除术、部分胰腺切除术、或 Whipple 术。肿瘤切除后高血糖症和 NME 可迅速缓解，但术后完全治愈率仅 30%。因为胰高血糖素瘤患者长期处于分解代谢状态，营养支持是整体治疗的重要环节。如需进行肿瘤切除，术前应予全静脉营养。其他情况可予肠道营养。间断输注氨基酸和脂肪酸可使 NME 长期缓解。

胰高糖素瘤如发生转移，需将原发肿瘤及肝内的孤立转移灶一并切除，如为肝内广泛转移则需行肝移植。大多数情况下手术并不能使本病治愈，但由于胰高糖素瘤生长缓慢,因此可延长患者的生存期。手术切除肿瘤后,血清中胰高糖素浓度显著下降,某些严重的 NME 可完全缓解。肝内转移灶还可采用射频消蚀术和冷冻消融术。目前尚未有充分的资料判断原位肝移植是否可治愈本病。

生长激素的拟似物奥曲肽可抑制包括胰高糖素瘤在内的多种内分泌肿瘤的激素分泌,是无法手术的症状性胰高糖素瘤综合征患者的首选。奥曲肽可降低血清胰高糖素水平,改善 NME、糖尿病、腹泻及神经症状。初始剂量 50 μg 皮下注射,每日 3 次,逐渐增加剂量至症状控制,最大剂量 500 μg 每日 3 次。疗效可持续 2 个月至 3.5 年。亦可选用长效制剂。α-干扰素可改善 40%～50% 胰腺内分泌肿瘤患者的激素高分泌症状,使 20%～40% 的肿瘤稳定,15% 患者的肿瘤体积缩小。对于奥曲肽抵抗或单药治疗无效的病例可采用 α-干扰素和奥曲肽联合治疗。

肝内的转移灶依赖于肝动脉的血供,肝动脉栓塞治疗可使转移灶坏死,对正常肝实质的损伤最小。对胰岛细胞瘤的肝内转移灶,肝动脉栓塞治疗或联合选择性肝动脉滴注化疗可减轻患者的症状、使瘤体缩小,但无法延长生存期。全身化疗对转移的胰岛细胞瘤,包括胰高糖素瘤,疗效甚微。药物选择包括链唑霉素和阿霉素。药物的毒性反应包括恶心、持续骨髓抑制、肾功能衰竭。

3. VIP瘤 首先应在严格的监控下予补充足够的液体和电解质,患者需每日输入 5 升或更多的液体,补钾量应多于 350 mEq/d。肾功能衰竭合并低钾血症、充血性心力衰竭常是死亡的诱因。

强的松(60～100 mg/d)、可乐定、吲哚美辛、吩噻嗪、锂剂、心得安、甲氧氯普安、咯哌叮安、血管紧张素Ⅱ和肾上腺素等药物可通过促进近端小肠钠的吸收或抑制分泌不同程度地减少腹泻量。生长抑素类似物,如奥曲肽,可降低 80%～89% 患者血浆中 VIP 的浓度,并可有效地控制 VIP 瘤患者的腹泻症状,有效率达 85%～87%。对于无反应或症状再发的患者可加用糖皮质激素联合治疗。

无发生转移的 VIP 瘤可通过手术切除瘤体。

4. 生长抑素瘤 有体重减轻、贫血等严重营养不良症状的患者需纠正其营养状态,可予静脉补充高营养。糖尿病的症状通常较轻,可通过口服降糖药或小剂量胰岛素控制。

暂无特殊的药物治疗,主要通过手术切除或联合应用细胞毒性药物。

5. 生长激素释放因子瘤 尚未发生肝转移的患者应予手术切除。术前或已无法手术切除的患者可通过药物治疗降低血浆中生长激素的水平。虽然溴隐停已被广泛应用于治疗肢端肥大症,但不能降低生长激素释放因子瘤患者血浆中生长激素的水平。奥曲肽是目前治疗的首选,可使大多数患者垂体缩小、血浆生长激素和 IGF-1 水平降低甚至恢复正常。手术只能减轻一小部分患者的症状。

6. 胰多肽瘤　手术切除是主要治疗方式,可行 Whipple 术、部分或全胰腺切除术。

【病程观察及处理】

1. 病情观察要点　胰岛素瘤是罕见的胰岛细胞肿瘤,大多数为散发病例,部分伴发 MEN-Ⅰ综合征。典型的临床表现为空腹低血糖及神经精神症状。大多数胰岛细胞瘤是单发、良性肿瘤。低血糖时血清胰岛素浓度的异常升高可以确立诊断。CT、腹部超声、超声内镜及 ^{111}In-喷曲肽成像有助于肿瘤的定位。

2. 疗效判断与处理　良性、单发的胰岛素瘤建议手术切除,手术方法和手术范围取决于肿瘤的部位。多发的胰岛素瘤建议尽可能切除胰头部的病变并行远端胰腺的次全切除。如患者术后仍出现持续性低血糖者建议再次手术。手术探查仍无法确定肿瘤的部位、不宜或拒绝手术者建议予二氮唑治疗。转移性胰岛素瘤应一并切除原发灶和肝内转移灶。其他治疗方法包括生长抑素拟似物、α-干扰素、化疗栓塞及化疗。

【预后评估】

胰岛素瘤术后部分患者会复发,复发率 10 年为 6%,20 年为 8%。伴 MEN 1 者更易复发,复发率达 21%。胰岛素瘤患者的总体存活率与正常人无异,但恶性者及老年患者较差。

胰高糖素瘤生长缓慢,但诊断时通常已至晚期。肿瘤一旦转移即难以治愈,但经上述治疗后许多患者的生存期均得以延长。最近一项研究资料显示 21 例患者中仅 9 例死亡,在发现转移性病灶后患者的平均生存期可达 4.9 年,其余患者仍存活,平均随访期 3.7 年。

无转移的 VIP 瘤手术后治愈率达 30%~33%。

60% 生长抑素瘤患者诊断后的生存期为 6 个月~5 年。

尚无生长激素释放因子瘤患者治疗后的长程随访资料。

胰多肽瘤的 3 年生存率为 60%,5 年为 44%,治愈率相当低。

(高　翔)

第8章 腹膜疾病

第一节 结核性腹膜炎

结核性腹膜炎（tuberculous peritonitis）由结核分枝杆菌引起。本病在欧美国家已不多见，主要见于肝硬化、艾滋病、糖尿病、恶性肿瘤及腹膜透析等免疫力下降的患者。我国虽没有详细流行病学资料，但临床实践中结核性腹膜炎并不少见，临床医生应该引起足够的重视。

结核杆菌主要通过以下两条途径感染腹膜：

1. 直接蔓延　是主要的感染途径。绝大多数患者在肺结核感染多年之后，原先少量血行播散受累的腹腔内结核灶再次活动所致。腹腔内肠系膜淋巴结、小肠或盲肠、输卵管等复燃的活动性结核病灶直接蔓延累及腹膜引起结核性腹膜炎。大多数患者在结核性腹膜炎发作时肺部已无活动性结核病灶。

2. 血行播散　活动性肺结核或体内其他部位结核病灶经全身血行播散累及腹膜所致。这类患者常伴有肺部浸润、淋巴结肿大、结核性胸膜炎等活动性结核的证据。由血行播散引起的结核性腹膜炎临床上已很少见。

【病理】

结核性腹膜炎常有两种基本病理类型，即渗出型及增殖型，若两种同时存在，称为混合型。干酪型已十分罕见。

1. 渗出型　又称为腹水型。病变早期腹膜充血、水肿及纤维素渗出。随着病程发展，腹膜可变为黄色或灰白色，表面粗糙，血管分布不均，散布黄白色粟粒状小结节，也可融合成黄豆大小的结节。腹腔内可见草黄色腹水，可形成局限性包裹积液。组织病理学的典型病变是结核性干酪样坏死肉芽肿样改变。

2. 粘连型　腹膜除糜粒样小结节改变外，可见广泛纤维素渗出、粘连、增厚，腹膜与网膜、肠管广泛粘连，固定形成团块，临床上可引起粘连性肠梗阻。

干酪型为上述两型病变进展恶化的结果，出现以干酪坏死性渗出物为中心的多房性粘连包块。干酪坏死可穿透肠管或腹壁，形成内瘘或外瘘。此型预后差，但临床上十分罕见。

【临床表现】

由于结核性腹膜炎病理类型不同，机体反应性不一，临床表现差异很大。最常见的临床表现或就诊原因是由于腹膜炎引起腹痛、腹胀，患者往往以"腹水"原因不明被收入院进一步检查。也有患者因为"肠梗阻"就诊才被诊断。

1. 腹胀、腹痛　为结核性腹膜炎最常见的症状。约 2/3 的患者腹胀及（或）腹痛症状，与腹膜炎症、腹水增多、肠胀气有关。呈弥漫性，呈隐性或钝痛，累及全腹。若因粘连性不完全性肠梗阻所致，则腹痛可固定于脐周或某一部位，餐后加重。若出现剧烈的绞痛，伴有恶心、呕吐，应注意完全性粘连性肠梗阻。

2. 其他消化道症状　可有腹泻或便秘。少数人表现为腹泻、便秘交替，多为肠功能紊乱所致。

3. 结核中毒症状　发热为最常见的全身症状，可为不规则低热、中度热，高热较少见，伴有盗汗。其他全身表现还有食欲不振、体重下降、贫血等。

4. 体征

（1）腹部膨隆，移动性浊音阳性。

（2）腹部柔韧感　部分患者可有此体征，腹部触诊如揉面团样，也称揉面感。值得注意的是，腹部柔韧感并非结核性腹膜炎特有体征，血性腹水、腹膜转移癌也可有此体征。

（3）腹部压痛　部分患者可有腹部压痛，局限性或弥漫性，程度可轻可重，但通常不伴有腹肌紧张及反跳痛。

（4）腹部包块　多见于粘连型。包块质地中等，可有触痛，包块固定为粘连的肠管、网膜形成的团块所致。

【实验室及影像学检查】

1. 血象　部分患者可有轻到中度正细胞正色素性贫血。白细胞计数通常在正常范围，也可偏高或偏低。

2. 血沉　大多数患者血沉增快,可作为活动性病变的简易指标。经治疗病情好转后血沉或趋于正常。部分患者血沉可在正常范围。

3. 结核菌素试验　强阳性对本病的诊断有帮助,但阴性则不能排除本病。

4. 腹水检查　是诊断本病的重要手段。腹水通常呈渗出性,蛋白浓度通常超过 30 g/L,血清-腹水白蛋白梯度低于 1.1 g/L。腹水白细胞计数升高,通常在 $150 \sim 4\,000 \times 10^6/L$ 之间,以淋巴细胞升高为主。但腹膜透析患者合并结核性腹膜炎者则以中性分叶核白细胞升高为主。腹水抗酸杆菌染色阳性率极低,结核杆菌培养阳性率也低于 20%,且需 4~6 周,耗时较长,上述两项检查临床上基本不用。腹水腺苷脱氨酶(ADA)升高对本病的诊断有很高的敏感性与特异性。但值得注意的是,由于免疫功能下降,肝硬化患者合并结核性腹膜炎时,腹水 ADA 阳性率明显降低。细胞学检查有助于排除癌性腹水,可作为常规检查项目。

5. 腹腔镜检查　可直观观察到腹膜、网膜及内脏表面的灰白色结节,浆膜失去正常光泽,腹腔内纤维渗出,网膜及肠管粘连。可在直视下行组织学活检,对本病有确诊价值。对诊断有困难的病例,特别是与癌性腹水无法鉴别时可行此检查。但如腹膜有广泛粘连者则不宜行腹腔镜检查(图 8-1)。

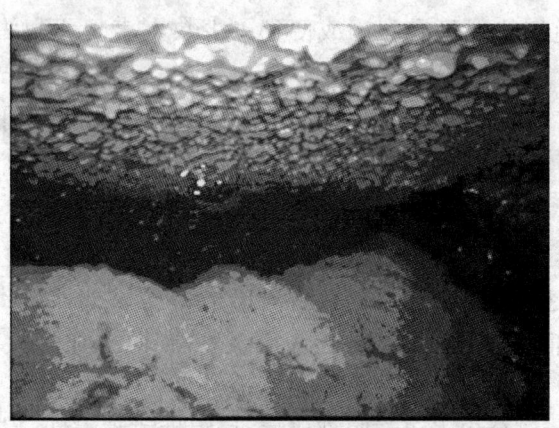

图 8-1　结核性腹膜炎腹腔镜所见:
腹腔内见草黄色腹水,腹膜上满布白色粟粒样小结节

6. B 超检查　通常用于腹水量的检查及腹腔穿刺抽液的定位,对于包裹性积液的穿刺定位尤为重要。对腹部包块性质的鉴别有一定的参考价值。

7. X 线检查　腹部平片有时可见到钙化灶,提示钙化的肠系膜淋巴结结核。X 线全消化道钡餐检查在粘连型患者可发现肠袢粘连、肠管固定等。CT 检查主要用于腹部包块的鉴别诊断,排除腹腔肿瘤。

【诊断】

结核性腹膜炎临床表现多种多样,有时易于误诊。

有下列表现者应怀疑结核性腹膜炎:①腹胀、腹痛、腹水征阳性,腹水呈渗出性质,腹水细胞分类以淋巴细胞为主,ADA明显升高;②有结核中毒症状,如发热、盗汗、贫血;③结核菌素试验强阳性,血沉增快;④有肺结核等腹腔外结核病灶证据。如临床高度怀疑结核性腹膜炎,或不能排除结核性腹膜炎,而又没有抗结核治疗的禁忌证,可行抗结核试验性治疗,若为结核性腹膜炎通常患者在2~4周内症状有好转,主要表现为体温下降、腹痛、腹胀好转,腹水量减少。但也有部分患者短时间内腹水量减少不明显。症状有好转者可继续抗结核治疗。

诊断不明确或与癌性腹水无法鉴别时,建议行腹腔镜检查,取得病理学证据,明确诊断。

【鉴别诊断】

(一)以腹水为主要表现者

1. 与癌性腹水的鉴别　腹腔及盆腔内器官的恶性肿瘤侵犯至器官包膜或转移至腹膜、原发性腹膜间皮瘤等可出现腹水。患者可有腹胀、腹痛、发热、消瘦等表现,体征可有腹壁柔韧感、腹部包块,腹水性质也是渗出液性质,蛋白质浓度升高,渗出的炎性细胞以淋巴细胞为主,与结核性腹膜炎的临床表现非常相似,临床上有时难以区别。有下列征象者应考虑癌性腹水的可能:①血性腹水,腹腔抽出液呈红色或洗肉水样,显微镜检发现大量红细胞;②腹水LDH浓度升高,高于血中浓度;③腹水肿瘤标记物浓度升高,如CEA、CA19-1、CA50等。如腹水沉渣涂片找到癌细胞,可以诊断为癌性腹水。如果经过上述检查仍无法鉴别,应尽早行腹腔镜检查并取活检,以明确诊断。

2. 与肝硬化腹水的鉴别　单纯的肝硬化腹水为漏出性质,与结核性腹膜炎鉴别并不困难。但当肝硬化合并自发性腹膜炎时,临床上可出现发热、腹胀、腹痛等表现,腹水性质也可变为渗出性质或介于渗出与漏出性质之间。有下列情况应注意肝硬化合并原发性腹膜炎:①有肝硬化或慢性肝病病史;②腹水中白细胞数升高,以中性粒细胞为主;③周围血白细胞升高,若原有脾功能亢进而白细胞减少者,则在原来基础有上所增加。中性粒细胞比例增高,有核左移现象;④腹水细菌培养阳性可确诊;⑤抗生素治疗有效。

值得注意的是,肝硬化患者由于免疫功能低下,易于合并结核性腹膜炎,临床表现不典型,有时诊断较为困难。腹水 ADA 浓度升高有利于结核性腹膜炎的诊断。必要时可行腹腔镜检查以确诊。

(二)腹部包块的鉴别诊断

1. 腹腔肿瘤　腹腔内器官肿瘤或肿瘤腹膜转移时出现腹部包块需与结核性腹膜炎粘连型及干酪型形成的粘连包块鉴别。恶性肿瘤包块生长速度快,质地硬,患者一般情况恶化快。而结核性腹膜炎引起的粘连包块则患者一般较年轻,病程缓慢,全身状况相对较好,包块质地较柔软。B 超或 CT 检查显示结核性腹膜炎引起的包块为炎性粘连包块,非实质性,包块中有气体反射或肠管图像。鉴别有困难时可行穿刺吸取细胞行细胞学检查。

2. 炎性包块　克罗恩病引起的肠粘连或内瘘、急性阑尾炎穿孔引起的包裹性积液需与结核性腹膜炎的腹部包块鉴别。需根据各病的临床特点及辅助检查资料仔细分析。有时需剖腹探查才能确诊。

【治疗方案】

结核性腹膜炎的诊断确定后,应及早予以治疗。治疗原则与肺结核相同,具体可参阅有关章节。这里只谈结核性腹膜炎的几个特殊问题。

1. 肾上腺皮质激素的使用　一般情况下不使用。对结核中毒症状重且病程短的患者,有人主张短期使用糖皮质激素可控制结核中毒症状,减少炎症渗出,预防或减轻腹腔粘连,但应在联合、足量抗结核治疗的前提下使用。具体用量为泼尼松 30 mg/d,连续 1~3 个月。

2. 肝硬化合并结核性腹膜炎　这是一个复杂的临床问题,因为多数抗结核药物有肝毒性。应充分了解肝功能状况,慎用抗结核药物,并尽量避免合用肝毒性大的药物。同时加用保肝药,定期复查肝功能。

3. 腹水的治疗　结核性腹膜炎患者的腹水量通常为少至中量,不需腹腔穿刺排液。少数患者若腹水量大且产生压迫症状,可行腹腔穿刺放液。若抗结核治疗有效腹水量逐渐减少。

4. 外科治疗　外科治疗只限于出现并发症时。粘连性不完全性肠梗阻可先行内科保守治疗,若症状不能缓解,影响患者生存质量,或出现完全性肠梗阻,则应及时手术治疗。

(陈旻湖)

第二节 腹膜肿瘤

腹膜肿瘤临床分为原发性和转移性。原发性腹膜肿瘤组织学分类为原发性腹膜浆液性乳头状交界瘤及癌、间皮肿瘤、平滑肌肿瘤、来源不明肿瘤和上皮肿瘤(如生殖道内膜异位)。腹膜肿瘤发病率低,一些肿瘤细胞来源仍有争议。腹膜肿瘤手术难度大,预后差,综合治疗可能改善生存质量并延长生存期。良性的腹膜肿瘤如平滑肌瘤、绝经后的腹膜子宫内膜异位等不需要治疗。本节主要介绍恶性生物学性质的腹膜肿瘤。

【病因及发病机制】

腹膜是一层连续性浆膜,表面为间皮,覆盖着盆腔器官的表面。腹膜还具有和卵巢表面上皮同源的细胞,来源于胚胎时期的苗勒系统。胚胎发育过程中男、女均发生过苗勒管,男性成年后退化并逐渐消失,所以女性比男性更易发生腹膜肿瘤,尤其原发性肿瘤。

间皮瘤好发于男性,和石棉接触等因素有关。

腹膜广泛覆盖腹腔和盆腔脏器,癌细胞可通过多种途径脱落于腹腔内,形成复发的"种子";由于手术剥离等机械性创伤,使腹膜间皮下组织裸露,即形成所谓的"土壤",因此腹膜是恶性肿瘤转移的常见部位。最常见的胃肠和卵巢。

腹膜假性黏液瘤是少见的腹膜转移性肿瘤,为阑尾假性黏液瘤的转移所致。

【诊断步骤】

(一)病史采集要点

患者以顽固性腹胀为特点,常需多次腹水减压。消化道肿瘤可先于腹水出现消化道症状,如消瘦、呕吐宿食、便血及大便改变等。注意有无石棉接触史、腹部肿瘤手术史。阑尾假性黏液瘤可能误诊为"阑尾炎",要注意有无阑尾手术史,术后有无病理结果。

(二)体格检查要点

腹水征明显,病程长者可有恶病质貌。检查腹壁手术瘢痕是否和患者提供手术史吻合。寻找腹部包块和肿大的浅表淋巴结,肛门指检,必要时妇科检查可能为发现原发癌肿提供线索。

(三)门诊资料分析

B超能发现大多数成包块性生长的腹膜肿瘤,并可引导下活检。多数腹膜肿瘤伴有腹水。腹部超声对提示腹膜假性黏液瘤很有价值,表现为流动性差的液性暗区,其中有丝状或条状絮状物提示有黏液性碎片。腹水不随体位改变而移动。

(四)进一步检查项目

1. **腹水检查** 要进行常规、生化、多次细胞病理学检查。腹水多为混浊或血性。除了常规腹水生化,需要做腺苷脱氢酶检查,必要时检查CA125及透明质酸。腹水离心浓缩后查找癌细胞是最简单有效诊断腹膜肿瘤的方法。

2. **影像学** B超及CT检查。一个目的是发现腹膜包块,但有时早期发现困难,伴有严重粘连时难以区分包块来源。另一个目的是寻找原发灶和其他转移部位。螺旋CT要优于普通CT。怀疑结直肠肿瘤时,可钡灌肠排除。

3. **腹腔镜** 穿刺不能获得病理标本或上述方法不能明确病变类型时应行腹腔镜检查加活检。结节型或肿块型者诊断无困难,炎症型和粘连型较易误诊。多处腹膜活检和免疫组织化学检查,有助提高诊断准确率。

【诊断对策】

(一)诊断要点

症状缺乏特异性,腹痛和顽固性腹胀为突出表现,结合影像学发现腹膜包块可以发现腹膜肿瘤。B超对腹膜假性黏液瘤有提示作用,如果有阑尾病史时要高度怀疑。其他类型无法判断肿瘤性质。由于腹膜肿瘤涉及多种性质肿瘤的可能,全面的病史和影像学检查必不可少。可按消化道、妇科恶性肿瘤腹膜转移逐步排除,没有转移性肿瘤依据时考虑原发性腹膜肿瘤。确诊必须依靠病理学检查,可通过腹水离心后涂片、B超引导下经皮穿刺或腹腔镜活检进行,标本应进行免疫组化检查。腹膜假性黏液瘤细胞病理学可能是良性,但可出现顽固性腹水,表现为恶性生物学行为。

(二)鉴别诊断要点

1. 先排除炎症性和转移性肿瘤再考虑原发性。

2. **和炎症性疾病鉴别** 主要和腹膜没有形成明显包块的腹膜间皮瘤和结核性腹膜炎鉴别。后者腹水多为粘连组织分隔,多数无大量游离腹水。结核性腹膜炎可能有其他部位结核提示,消化道症状较明显,伴有结核中毒症状。PPD试验强阳性,腹水常规、生化和腺苷脱氨酶活性有助于诊断。典型表现可以临床诊断结核性腹膜炎,不典型病例需要行腹腔镜活检。

3. 排除炎症性疾病后可以考虑腹膜肿瘤可能。要进一步明确肿瘤性质来源,需要结合全面检查和病理学结果。按不同类型肿瘤特点鉴别,见下文。

4. 特殊临床类型

(1)原发性腹膜肿瘤 原发性腹膜浆液性乳头状交界瘤及癌苗勒管来源的肿瘤,主要发生于女性。表现和来源类似卵巢肿瘤,要证明为腹膜原发性需要手术发现卵巢正常或病变晚于腹膜。CA125可以升高,和对化疗反应度呈正相关。

(2)间皮瘤 多为良性,男性较多,我国石棉接触史低于国外报道。部分腹膜间皮瘤不形成包块,结节状沿腹膜匐行生长,腹水量多少不一,也有不产生腹水者。B超表现为片样增厚或不规则结节。间皮瘤细胞具有活跃的产生透明质酸的功能,患者血清或腹水中透明质酸水平升高有助于诊断。早期影像学检查难以发现,误诊率很高。

(3)转移性腹膜肿瘤。

(4)腹膜假性黏液瘤 继发于阑尾假性黏液瘤破裂后种植。阑尾假性黏液瘤可发生阑尾炎,一些基础单位没有术后病理检查,或者手术时包膜已经破裂而忽略了本病。黏冻样腹水是本病特点,故X线透过差,腹部平片腰大肌影模糊不清或有肠梗阻表现。CT可显示多发性低密度肿瘤,网膜呈饼样增厚或弧形钙化。本病的细胞病理学是良性的,但由于出现顽固性腹水,生物学性质却是恶性的。

【治疗对策】

(一)治疗原则

腹膜肿瘤难以完全清除,治疗目的主要是延缓病情发展,减轻腹胀症状,改善生活质量及延长生存时间。

(二)治疗计划

1. 手术

(1)反复放腹水 是对症的姑息治疗。长期频繁进行可能导致营养不良。

(2)肿瘤细胞减瘤术 即切除肉眼能见的肿瘤,通常指1 cm以上肿块。目的是减轻患者腹胀症状,成功的减瘤术可以延长生存期。但手术难度大,耗时长,技术要求高。

2. 化疗

(1)围手术期腹腔内化疗 由于存在腹膜-血屏障,腹腔内化疗允许使用大剂量化疗药物,丝裂霉素等大分子量药物可较长时间滞留于腹腔,因而反应率较高。术前腹腔置管给予诱导性化疗。术中将化疗药物加入腹膜透析液中,通过加热器回流灌注,保持腹腔内温度在 41.5～43 ℃,持续 90 分钟。肿瘤细胞较正常细胞不耐温热,加热可提高化疗的疗效。手术可能造成腹腔内播散,术后开始化疗可以防治腹腔内肿瘤的腹膜种植。对晚期腹膜转移瘤者腹腔内化疗较静脉化疗疗效更佳。

(2)腹腔内化疗治疗顽固的恶性腹水 经腹壁穿刺放置导管后给药。

(3)静脉全身化疗 由于药物渗透到腹膜局部少,疗效不理想。

(三)治疗方案的选择

1. 原发性腹膜肿瘤 肿瘤切除术,不能彻底切除者行减瘤术,力争残余瘤在 2 cm 以内,同时双侧卵巢切除,以观察卵巢病变情况。术后系统化疗,方案参照卵巢癌治疗。

2. 腹膜间皮瘤 良性选择肿瘤切除。恶性间皮瘤治疗困难,没有统一方案。肿瘤切除或减瘤术后可选用腹腔内化疗。

3. 腹膜假性黏液瘤 主要方法是手术切除。由于诊断时肿瘤常已广泛播散,所以最常用的术式是减瘤。术后易复发,病理较良性者手术范围应积极扩大;而病理呈恶性者,则手术范围可是姑息性的。可术中辅助腹腔内化疗。大多数病例还不能根治,可能需要多次手术。

4. 其他腹膜转移瘤 腹腔内化疗。

【病程观察及处理】

1. 病情观察要点 观察腹痛腹胀改善和腹水消长情况。对有腹腔粘连的患者,判断腹水量困难,可观察体重。慢性和晚期肿瘤患者要注意营养不良,容易发生水电解质和酸碱失衡。化疗后注意对比化疗前后 CA125 等肿瘤标志物变化。

2. 疗效判断与处理 CA125 升高多为化疗敏感的标志,化疗后降低是反应好的指标。体重下降而腹痛腹胀没有改善时,要鉴别是消瘦还是消化道不全梗阻所致。患者可能有下肢浮肿,尤其是营养不良后,一般不用处理,不要盲目利尿。

【预后评估】

由于腹膜肿瘤发生少,临床报道例数有限,报道的预后差别大。但总的来说,腹膜肿瘤预后不佳。预后和肿瘤的恶性程度相关。腹膜假性黏液瘤的恶性度目前没有评估指标。

【出院随访】

同病情观察要点。

（刘思纯　张　敏）

第9章 幽门螺杆菌感染的诊断与治疗

幽门螺杆菌(*Helicobacter pylori*,Hp)是定植于胃黏膜上皮表面的一种专性微需氧革兰阴性菌。1982年澳大利亚学者Marshall和Warren首先从人胃黏膜中分离培养出幽门螺杆菌,并证明其与胃十二指肠疾病,尤其是慢性胃炎和消化性溃疡的发病相关。此后的20多年,全世界范围内大量的研究结果进一步证明了幽门螺杆菌对慢性胃炎和消化性溃疡的致病性,而且这种细菌与胃腺癌和胃黏膜相关淋巴组织淋巴瘤(mucosa-associated lympho id tissue lymphoma,MALT)发病也密切相关。Warren和Marshall因为他们对幽门螺杆菌的发现并证明该细菌感染会导致胃炎和消化性溃疡,赢取了2005年诺贝尔生理学或医学奖。诺贝尔奖评审委员会评价说,Warren和Marshall的先驱性发现,使消化性溃疡从原先人们眼中的慢性病,变成了一种"采用短疗程的抗生素和酸分泌抑制剂就可治愈的疾病";发现幽门螺杆菌"加深了人类对慢性感染、炎症和癌症之间关系的认识。"

【流行病学】

流行病学资料表明,幽门螺杆菌在全球自然人群中的感染率超过50%,但各地差异甚大,发展中国家幽门螺杆菌感染率明显高于发达国家。我国不同地区、不同民族的人群胃内幽门螺杆菌检出率约30%~80%。年龄、种族、性别、地理位置和社会经济状况都是影响幽门螺杆菌感染率的因素。在慢性胃炎、胃溃疡和十二指肠溃疡患者,幽门螺杆菌的检出率显著超过对照组的自然人群,分别约为50%~70%、70%~80%以及90%。

【致病机制】

感染幽门螺杆菌后,机体难以自身清除之,往往造成终身感染。幽门螺杆菌通过其独特的螺旋形带鞭毛的形态结构,以及产生的适应性酶和蛋白,可以在胃腔不利的酸性环境定植和生存。定植后的幽门螺杆菌可产生多种毒素和有毒性作用的酶破坏胃十二指肠黏膜屏障,它的存在还使机体产生炎症和免疫反应,进一步损伤黏膜屏障,最终导致一系列疾病的形成。需要指出的是虽然人群感染幽门螺杆菌相当普遍,但感染后的结局却大相径庭—大多数感染者终生均无症状,仅部分表现为慢性胃炎、消化性溃疡,极少数发展为胃癌或 MALT 淋巴瘤。目前认为引起这种临床表现的巨大差异的原因包括:①宿主因素如年龄、遗传背景、炎症和免疫反应的个体差异等;②环境因素如亚硝胺、高胃酸分泌、高盐饮食、吸烟和非甾体抗炎药(non-steroidal anti-inflammatory drugs,NSAIDS)等与幽门螺杆菌感染的协同作用;③幽门螺杆菌本身的因素,包括不同菌株的毒力、感染的不同阶段对感染者出现何种临床表现均有影响。

【与胃肠疾病的相关性】

1. 慢性胃炎　幽门螺杆菌感染是慢性胃炎的最常见病因。这一结论基于以下事实:①临床上大多数慢性胃炎患者的胃黏膜可检出幽门螺杆菌;②幽门螺杆菌在胃内的定植与胃炎分布基本一致;③健康志愿者的研究发现服幽门螺杆菌菌液后出现上腹不适和胃黏膜急性炎症过程,动物实验进一步证实灌胃幽门螺杆菌后实验动物出现胃黏膜急性炎症到慢性活动性炎症的动态变化;④根除幽门螺杆菌后胃黏膜炎症消退。幽门螺杆菌相关性胃炎以胃窦为主,炎症呈弥漫性分布。急性炎症以中性粒细胞浸润为主,慢性炎症以淋巴细胞、浆细胞为主,也见散在的单核细胞和嗜酸性粒细胞,淋巴滤泡常见。

2. 消化性溃疡　确定幽门螺杆菌感染是消化性溃疡的主要病因无疑是消化性溃疡病因学和治疗学上的一场重大革命。幽门螺杆菌感染是消化性溃疡主要病因的依据包括:①大多数消化性溃疡患者都存在幽门螺杆菌感染,特别在十二指肠溃疡患者中幽门螺杆菌感染率甚至可高达90%以上;幽门螺杆菌感染是消化性溃疡发病的危险因子;②根除幽门螺杆菌可显著降低消化性溃疡的复发率。

在此需要指出非甾体抗炎药(NSAIDS)相关性溃疡与幽门螺杆菌感染的关系。目前认为NSAIDS的应用与幽门螺杆菌感染是消化性溃疡发生的两个重要的独立危险因素。单纯根除幽门螺杆菌本身不足以预防NSAID相关性溃疡,初次使用NSAIDS前根除幽门螺杆菌可降低NSAID相关性溃疡的发生率,但在使用NSAID过程中根除幽门螺杆菌不能加速NSAID相关性溃疡的愈合。

3. 胃癌　胃癌的发生是一个多步骤过程,从慢性胃炎经过萎缩、肠化生和不典型增生,最后到胃癌。胃癌的发生是幽门螺杆菌感染、宿主因素和环境因素共同作用的结果。幽门螺杆菌主要与肠型胃癌的发生有关:①幽门螺杆菌可增加胃癌发生的危险性；②幽门螺杆菌根除后可阻断或延缓萎缩性胃炎和肠化的进一步发展，但是否能使两种病变逆转尚需进一步研究；③幽门螺杆菌根除后可降低早期胃癌术后的复发率；④目前尚未发现明确与胃癌发生相关的幽门螺杆菌毒力基因。

4. MALT 淋巴瘤　幽门螺杆菌是 MALT 淋巴瘤重要的致病因素，表现在：①幽门螺杆菌感染是 MALT 淋巴瘤产生的重要危险因素。幽门螺杆菌感染后，胃黏膜出现淋巴细胞浸润乃至淋巴滤泡，这种获得性的黏膜相关性淋巴样组织的出现，为淋巴瘤发生提供了活跃的组织学背景。幽门螺杆菌感染对局部炎症系统的持续刺激作用，增加了淋巴细胞恶性转化的可能性。②胃 MALT 淋巴瘤在幽门螺杆菌高发区常见、多发。③根除幽门螺杆菌可以治愈早期的胃 MALT 淋巴瘤。

5. 胃食管反流病（gastroesophageal reflux disease，GERD）　幽门螺杆菌与 GERD 的关系仍没有肯定的结论。对常规治疗疗效不好的 GERD 患者可考虑根除幽门螺杆菌治疗。根除幽门螺杆菌与多数 GERD 发生无关，一般也不加重已存在的 GERD。

6. 功能性消化不良（functional dyspepsia，FD）　幽门螺杆菌感染与功能性消化不良的关系仍未明确。有活动性幽门螺杆菌感染的 FD 患者胃黏膜组织学检查几乎均有不同程度的慢性活动性胃炎，根除幽门螺杆菌可使绝大多数患者胃黏膜炎症消退，并降低胃癌前期病变发展成胃癌的危险性，但仅能使少部分患者的消化不良症状得到缓解。个别报道显示，胃黏膜炎症程度重或溃疡型 FD 根除幽门螺杆菌后症状缓解率较高。

【诊断对策】

1. 诊断方法　根据是否需要通过胃镜检查取胃黏膜组织进行检测，幽门螺杆菌的诊断方法分为侵入性方法和非侵入性方法（表 9-1）。侵入性方法主要包括活检组织快速尿素酶试验（rapid urease test，RUT）、病理组织学检查和细菌培养；非侵入性方法主要有血清学检测抗幽门螺杆菌抗体、^{13}C 或 ^{14}C 尿素呼气试验（^{13}C or ^{14}C-urea breath test，$^{13}C/^{14}C$-UBT）和粪便幽门螺杆菌抗原检测。除血清幽门螺杆菌抗体检测外其余方法均可诊断幽门螺杆菌现症感染。各种诊断方法均有其应用条件，同时存在各自的局限性，临床和科研要求诊断标准也不尽相同，因此在实际应用时应该根据不同的条件和目的，对上述方法作出适当选择。表 1 归纳了常用的幽门螺杆菌检测方法特点及其应用。需要注意的是近期应用抗生素、质子泵抑制剂、铋剂等药物对幽门螺杆菌可有暂时抑制作用，会使除血清抗体检测以外的检查出现假阴性。

表 9-1　常用的幽门螺杆菌检测方法特点及其应用

检测方法	特点	应用
侵入性方法		
*快速尿素酶试验	简便、快速、价廉	侵入性检查的首选方法，用于现症感染的诊断
病理组织学检查	可直接观察细菌和胃黏膜病变	用于现症感染的诊断
细菌培养	诊断的金标准，但对培养技术要求高	可用于现症感染的诊断，但主要用于科研
非侵入性方法		
*^{13}C 或 ^{14}C-尿素呼气试验	简便、快速、准确，但价格较昂贵	非侵入性检查的首选方法，用于现症感染的诊断以及根除治疗后复查
粪便幽门螺杆菌抗原检测	简便、准确、价廉	用于现症感染的诊断，准确性与呼气试验相近
血清幽门螺杆菌抗体检测	简便、准确	不能判断是现症还是过去感染，多用于人群感染情况的流行病学调查

注：*快速尿素酶试验和 ^{13}C 或 ^{14}C-尿素呼气试验均属于尿素酶依赖性实验，其主要原理都是利用幽门螺杆菌尿素酶对尿素的分解来检测细菌的存在。前者是通过尿素被分解后试剂的 pH 变化引起颜色变化来判断细菌的感染状态；后者则通过让受试者口服被 ^{13}C 或 ^{14}C 标记的尿素，标记的尿素被其胃内的幽门螺杆菌尿素酶分解为 ^{13}C 或 ^{14}C 标记的二氧化碳后从肺呼出，检测呼出气体中 ^{13}C 或 ^{14}C 标记的二氧化碳含量即可诊断幽门螺杆菌感染。

2. 诊断标准　幽门螺杆菌感染诊断标准原则上要求可靠、简单，以便于实施和推广。根据我国 2003 年发布的对幽门螺杆菌若干问题的共识意见，幽门螺杆菌感染诊断标准如下：①临床诊断：任一项现症感染诊断方法阳性可诊断为幽门螺杆菌感染。②科研诊断：细菌培养阳性或其他任两项阳性。血清学检查单独可用于大样本的流行病学调查。③幽门螺杆菌根除疗效判断：为避免假阴性，应在幽门螺杆菌根除治疗结束至少 4 周后进行复查，建议选用非侵入性的尿素呼气试验、粪便抗原检查或侵入性的快速尿素酶试验。内镜下活检应该同时在胃窦、胃体各取 1 块黏膜送检。

【治疗方案】

(一)治疗的适应证

幽门螺杆菌感染了世界上超过一半的人群,但最终出现相关胃肠道疾病的只有其中一小部分,考虑到治疗药物的不良反应、滥用抗生素可能引起的细菌耐药以及经济-效益比率,因此幽门螺杆菌感染的治疗首先需确定适应证。关于幽门螺杆菌根除治疗的适应证,国内外都有大致相似的共识意见。我国最新的共识意见对幽门螺杆菌感染按如下3个等级处理:

1. **必须治疗** 包括:①消化性溃疡(不论溃疡活动或静止、有无并发症,均需根除治疗);②胃炎伴明显黏膜异常者(指合并糜烂,中-重度萎缩,中-重度肠化生,轻-中度不典型增生);③低度恶性 MALT 淋巴瘤;④早期胃癌术后。

2. **支持进行治疗** 包括:①计划长期使用非甾体抗炎药者;②部分功能性消化不良;③部分胃食管反流病;④有胃癌家族史。需要指出的是尽管在新的共识意见中已将 FD、GERD 及 NSAIDS 使用者列入幽门螺杆菌感染治疗适应证,但对这三类患者到底是否应给予幽门螺杆菌根除治疗,至今国内外仍然存在争议。

3. **不明确是否需要治疗** 包括:①个人强烈要求治疗者;②胃肠道外疾病。

(二)常用治疗幽门螺杆菌感染的药物

多种抗生素,抑酸剂和铋剂均用于幽门螺杆菌感染的治疗。现将常用的抗幽门螺杆菌药物介绍如下:

1. **抗生素**

(1)阿莫西林(amoxicillin,A) 为 β-内酰胺类杀菌性抗生素。在酸性环境中较稳定,但抗菌活性明显降低,当胃内 pH 升至 7.0 时杀菌活性明显增强。药物不良反应主要为胃肠道不适如恶心、呕吐和腹泻等,其次为皮疹。幽门螺杆菌对阿莫西林的耐药比较少见。

(2)克拉霉素(clarithromycin,C) 为抑菌性大环内酯类抗生素。在胃酸中较稳定,但抗菌活性也会降低。根除治疗方案中凡加用克拉霉素者可使根除率提高 10% 以上。该药有恶心、腹泻、腹痛或消化不良等不良反应。现发现对本药的原发性耐药约 10% 左右,继发耐药率则可高达 40%。

(3)甲硝唑(metronidazole,M) 为硝基咪唑类药物。在胃酸性环境下可维持高稳定性和高活性。甲硝唑的不良反应有口腔异味、恶心、腹痛、头痛、一过性白细胞降低和神经毒性反应等。随着临床广泛应用,对甲硝唑耐药的幽门螺杆菌株大量出现,部分地区已高达 80%~90%。

(4) 四环素(tetracycline, T)　属广谱抗生素,抗幽门螺杆菌效果较好。在补救治疗措施中,四环素是常被选用的抗生素之一。但近年对四环素耐药的幽门螺杆菌株也已经开始出现。

(5) 呋喃唑酮(furazolidone, F)　属硝基呋喃类广谱抗生素,已确认其对幽门螺杆菌有抗菌作用,且不易产生耐药性。长期用药可致末梢神经炎。

(6) 其他抗生素　在目前幽门螺杆菌对克拉霉素、甲硝唑等常用抗生素耐药率越来越高的情况下,其他抗生素如新一代大环内酯类抗生素阿齐霉素(azithromycin)、新一代喹诺酮类抗生素如左氧氟沙星等也开始试用于幽门螺杆菌感染的治疗。

2. 抑酸剂　包括传统的组胺 H_2 受体拮抗剂(H_2 receptor antagonist, H_2RA)(如雷尼替丁、法莫替丁等)和新型的质子泵抑制剂(proton pump inhibitor, PPI)(如奥美拉唑、雷贝拉唑等)。质子泵抑制剂通过抑制壁细胞胃酸分泌终末步骤的关键酶 H^+-K^+-ATP 酶,发挥强大的抑制胃酸分泌的作用。抑酸剂本身并无杀灭幽门螺杆菌的作用,在根除幽门螺杆菌的治疗方案中主要与抗生素合用,以产生协同作用,提高根除率。其作用机制可能为:①提高胃内 pH,增加某些抗生素的抗菌活性;②胃内 pH 提高后影响幽门螺杆菌定植。

3. 铋剂　铋剂(如果胶铋、枸橼酸铋钾等)在保护胃黏膜的同时有明显抑制幽门螺杆菌的作用,且不受胃内 pH 影响,不产生耐药性,不会抑制正常肠道菌群,因此常与抗生素合用,治疗幽门螺杆菌感染。有一种新型的铋剂称为雷尼替丁枸橼酸铋(ranitidine bismuth citrate, RBC)是雷尼替丁与枸橼酸铋在特定条件下反应生成的新的络合物,它兼有铋剂和 H_2 受体拮抗剂的生物活性。

(三) 常用治疗方案

由于大多数抗生素在胃内低 pH 值环境中活性降低和不能穿透黏液层到达细菌,因此幽门螺杆菌不易根除。迄今尚无单一药物能有效根除幽门螺杆菌,目前幽门螺杆菌的根除推荐以抑酸剂或/和铋剂为基础加上两种抗生素的联合治疗方案。实施幽门螺杆菌根除治疗时,应选择根除率高的治疗方案。一个理想的治疗方案应该满足如下条件:①根除率=90%;②溃疡愈合迅速,症状消失快;③患者依从性好;④不产生耐药性;⑤疗程短,治疗简便;⑥价格便宜。实际上,目前任何一个治疗方案都很难同时达到以上标准。

我国 2003 年的共识意见推荐根除幽门螺杆菌的第一线治疗方案是抑酸剂或铋剂+两种抗生素,疗程 7 天。其中抗生素主要包括阿莫西林(A)、克拉霉素(C)、甲硝唑(M)、四环素(T)及呋喃唑酮(F)等,而 PPI 或 RBC+A+C 的方案被推荐为首选的治疗方案,例如用奥美拉唑 20 mg 或 RBC400 mg＋阿莫西林 1g＋克拉霉素 0.5g,2 次/天,共 7 天。以 H_2 受体拮抗剂替代 PPI 的治疗方案根除率可能会有所降低。一线治疗失败的患者,进入二线治疗。二线治疗方案主要包括 PPI＋铋剂＋两种抗生素的四联疗法,疗程 7~14 天。二线治疗中的抗生素建议主要采用 M、T 和 F 等。PPI＋铋剂＋M＋T 的方案被推荐为二线治疗的首选方案,例如用奥美拉唑 20 mg＋枸橼酸铋钾 240 mg＋甲硝唑 0.4g＋四环素 0.75g,2 次/天,共 7~14 天。

（四）根除失败的主要原因及补救措施

临床上即便选择最有效的治疗方案也会有 10%~20% 的失败率。对于治疗失败后的患者再次进行治疗称为补救治疗或者二线治疗。幽门螺杆菌根除治疗失败的原因有多方面,包括:①细菌本身的因素,如产生耐药性、不同菌株的毒力因子不同、不同基因型菌株的混合感染等;②宿主因素,如宿主的年龄、性别、基因型和免疫状态,宿主对治疗的依从性等;③医源性因素,包括不规范根除治疗或没有严格按照根除治疗适应症进行治疗。其中细菌对抗生素产生耐药性和患者的依从性差是导致根除失败的两大最重要原因。流行病学资料显示幽门螺杆菌对甲硝唑的耐药非常普遍,在我国已高达 50%~100%;对克拉霉素的耐药也在逐年增加,目前约为 10%~40% 左右;但对阿莫西林耐药率尚低。

避免根除治疗失败以及失败后的补救措施包括:①严格掌握幽门螺杆根除的适应证,选用正规、有效的治疗方案;②联合用药,避免使用单一抗生素;③加强对医生幽门螺杆菌治疗知识的普及与更新;④提高患者依从性。告知患者治疗的重要性,选择副作用较小的药物治疗,降低治疗费用,均有利于提高患者的依从性。⑤对根除治疗失败的患者,有条件的单位再次治疗前先做药物敏感试验,避免使用幽门螺杆菌已耐药的抗生素;⑥对一线治疗失败者,改用补救疗法时,在甲硝唑耐药高发地区尽量避免使用甲硝唑,应改用其他药物,如呋喃唑酮、四环素等;⑦寻找新的不易产生耐药的抗生素及研究幽门螺杆菌疫苗。

（陈　洁）

第10章 获得性免疫缺陷综合征的消化道表现

获得性免疫缺陷综合征(acquired immunodeficiency syndrome, AIDS),是由人类免疫缺陷病毒(human immunodeficiency virus, HIV)感染引起的高致死性传染病,又称为艾滋病。HIV 病毒是一种逆转录病毒,它可特异性地侵犯并破坏 CD_4^+ 辅助性 T 淋巴细胞,从而严重削弱机体对外来抗原的免疫应答、破坏机体对各种病原感染的免疫保护作用,以及对肿瘤抗原的免疫监督作用,患者晚期常因免疫力衰竭导致各种机会性感染及发生恶性肿瘤而死亡。

【流行病学】

自 1981 年在美国男同性恋者中发现首例艾滋病患者以来,全球有超过 5 000 万人感染 HIV,已有约 3 000 万人因艾滋病而死亡。我国于 1985 年发现首例艾滋病患者,到 2003 年有 HIV 感染者约 84 万,艾滋病患者约 8 万,分布在全国各地,遍布社会各阶层。目前全球 HIV 感染者呈逐年递增趋势。

HIV 感染者均为传染源,病毒存在于 HIV 感染者的血液、体液甚至尿液中,因此血液传播、性传播和母婴传播是艾滋病传播的三大途径。在中国,大多数感染者通过血液传播途径感染艾滋病。同时经性传播和母婴传播的比例也在逐年增长。人群对 HIV 病毒普遍易感,15~49 岁青壮年人群发病率高,无性别差异,男性同性恋者、多性伴侣者、静脉吸毒者、反复接受血液或血制品治疗者属高危人群。

【临床分期及分型】

HIV 感染后的典型临床过程分为四期:①急性感染期,感染后 2~4 周开始,部分感染者出现 HIV 病毒血症和免疫系统急性损伤,临床表现为流感样症状,发热最为多见,此外也可出现嗜睡、咽痛、盗汗、恶心、呕吐、腹泻、全身淋巴腺病、皮疹、关节痛、神经系统症状等。大多数感染者临床症状轻微,持续 1~3 周后缓解。

此期在血液中可检出 HIV-RNA 和 P24 抗原，HIV 抗体在感染后数周才出现。$CD4^+T$ 淋巴细胞计数一过性减少，部分感染者可有轻度白细胞和血小板减少或肝功能异常。②无症状期，持续时间为数月至数年不等。其时间长短与感染病毒的数量、型别，感染途径，机体免疫状况，营养条件及生活习惯等有关。③AIDS 前期，感染者出现一些非特异性临床症状或全身淋巴结持续肿大。④AIDS 期，感染者出现典型艾滋病表现包括：①严重的细胞免疫缺陷，$CD4^+T$ 淋巴细胞计数明显下降，多$<200/mm^3$，而血液中 HIV 病毒载量明显升高；②发生各种致死性机会感染，特别是卡氏肺孢子菌肺炎（*Pneumocystis carini* pneumonia，PCP）；③发生各种肿瘤，特别是卡波济肉瘤（Kaposis sarcoma，KS）。此期主要临床表现视机会性感染的病原或肿瘤而定，由于多个器官和系统的累及，临床表现多种多样。根据某种突出的临床表现，AIDS 又分为肺型、中枢神经系统型、胃肠型和不明原因发热型。

【消化道表现】

由于消化道与外部环境的直接接触以及胃肠黏膜免疫系统在机体免疫防御中的重要性，消化道成为 HIV 感染过程中易受侵犯的系统之一。胃肠黏膜免疫系统也是 HIV 病毒持续存在和复制的主要场所。HIV 进入人体后可引起消化系统的原发和继发损害，侵犯从口腔到肛门的各段消化道及肝胆、胰腺等消化腺体。HIV 感染导致消化系统损害的发病机制包括：①病毒直接破坏胃肠黏膜免疫系统中的 $CD4^+T$ 淋巴细胞，使黏膜免疫保护屏障受损；②病毒感染后可能通过某种机制直接影响胃肠黏膜上皮细胞的功能，导致吸收与营养不良；③免疫系统严重受损导致消化道各种机会性感染或者恶性肿瘤发生。临床上获得性免疫缺陷综合征的消化道表现多种多样，既有腹泻、腹痛、吞咽困难等各种消化道症状，又常伴随发热、消瘦、浅表淋巴结肿大等艾滋病的共同特征。根据累及消化器官的不同以及机会性感染的病原或合并肿瘤的不同分述如下：

1. 口腔 主要表现为各种口腔机会性感染。常见的机会性感染病原为白色念珠菌与单纯疱疹病毒（herpes simplex virus，HSV），其他的少见病原有：巨细胞病毒（cytomegalovirus，CMV）、组织胞浆菌、EB 病毒（Epstein-Barr virus，EBV）等。念珠菌感染可引起口腔念珠菌炎，临床出现咽部不适、咽痛、吞咽困难、吞咽疼痛、畏食等症状，可以出现鹅口疮。HSV 感染引起唇沿和口角密集小水疱，破损形成溃疡，大而深，疼痛明显，病程较长。

2. 食管 主要表现为原发 HIV 感染或各种机会性感染导致的食管炎、食管溃疡,常见机会性感染病原包括白色念珠菌、巨细胞病毒、单纯疱疹病毒等。临床症状有食管炎、食管溃疡导致的吞咽困难、吞咽疼痛、烧灼感或胸骨后疼痛等。部分患者可出现食管动力异常如食管下括约肌(lower esophageal sphincter, LES)压力升高伴松弛障碍、胡桃夹食管等。偶见溃疡穿孔、大出血、食管梗阻等并发症。

3. 胃　原发 HIV 感染可导致低胃酸症。各种机会性感染可导致胃炎或胃溃疡。常见机会性感染病原包括巨细胞病毒、白色念珠菌、隐孢子虫、利什曼原虫、分枝杆菌、荚膜组织胞浆菌等。主要临床表现为恶心、呕吐、厌食、上腹痛等。偶见溃疡合并梗阻、穿孔、出血。

4. 肠道　超过半数以上的 HIV 感染者可有肠道病变,各段肠道均可累及。腹泻是 HIV 感染者最常见的临床症状,见于原发 HIV 感染或者各种机会性感染引起的急性或慢性肠炎。原发 HIV 感染引起的腹泻,称为艾滋病性肠病,其特点为慢性腹泻,程度轻、次数少,能自行痊愈,但反复发作。其他机会性感染病原包括空肠弯曲菌、分枝杆菌、沙门氏菌、志贺氏菌、溶组织阿米巴、隐孢子虫、贾第鞭毛虫及 HSV、CMV 等。根据病原的不同和肠道累及部位的不同,临床上除腹泻外还可有腹痛、腹胀、里急后重、脓血便、吸收不良等肠道症状,以及发热、消瘦等全身症状,部分患者甚至出现中毒性巨结肠、肠套叠、肠穿孔、出血等严重并发症。HIV、HSV、CMV 感染还可以导致直肠肛门溃疡、肛周脓肿。

5. 肝脏和胆道　由于 HIV 与乙肝病毒(hepatitis B virus, HBV)和丙肝病毒(hepatitis C virus, HCV)有共同的传播途径,临床上 HIV 与 HBV 或 HCV 的合并感染极为常见;由于 HIV 感染导致的细胞免疫功能削弱,使得 HBV 或 HCV 不易被清除,从而可引起更为严重的肝功能损害。此外 HIV 感染者同样容易发生肝脏和胆道的各种机会性感染,常见的致病原包括分枝杆菌特别是鸟型结核杆菌、隐球菌、组织胞浆菌、隐孢子虫、小孢子虫、CMV、HSV、EBV 等,临床表现为各种肝炎、肝肉芽肿、肝脓肿、急慢性胆囊炎或胆管炎等,并出现上腹或右上腹痛、恶心、呕吐、发热、黄疸、体重减轻等相应的临床症状。

6. 胰腺　主要临床表现为隐孢子虫、弓形体、CMV、分枝杆菌等机会性感染致病原所导致的急性、慢性胰腺炎,胰腺脓肿或坏死等。也有部分患者虽有胰腺的组织学改变但临床上可无任何症状。

7. 卡波济肉瘤与非霍奇金淋巴瘤　HIV 感染者容易发生各种肿瘤,其中最常见的两种肿瘤是卡波济肉瘤和非霍奇金淋巴瘤。卡波济肉瘤是一种血管内皮肿瘤,在男性同性恋人群高发。卡波济肉瘤主要累及皮肤,但也常常累及胃肠道,可同时累及胃、十二指肠,或仅累及一个部位。80%有皮肤进行性损害者均有胃肠道病变,范围广泛者还可侵及口腔、食管、肝和胰腺。胃肠卡波济肉瘤临床表现较为隐匿,视累及部位的不同表现为口腔色斑、消化道梗阻、出血、穿孔、腹泻、腹部肿块、腹痛、体重下降等。非霍奇金氏淋巴瘤常常侵犯淋巴结外器官,胃肠道、肝脏均可受累,从而表现相应的症状,如腹痛、腹泻、腹部肿块、黄疸、发热、进行性消瘦等。

【辅助检查】

辅助检查包括 AIDS 的实验室检查和针对消化系统的各项检查。

(一)AIDS 的实验室检查

包括 HIV 的病原学检测和免疫缺陷检测。

HIV 的病原学检测方法主要有三类:①HIV 抗体检测。目前常采用酶联免疫吸附试验(enzyme linked immunosorbent assay,ELISA)、明胶颗粒凝集试验、乳胶凝集试验等方法进行 HIV 抗体的初筛检测,初筛阳性者进一步采用免疫印迹法(Western blot)、免疫荧光法、条带免疫实验、放射免疫沉淀实验等进行确认。②检测 HIV 病毒核酸或抗原。如定量 PCR(polymerase chain reaction,PCR)技术用于检测病毒 RNA 或前病毒 RNA,目前测定血浆中的 HIV-RNA 拷贝数是监测病程进展与治疗效果的重要方法;针对 HIVP24 蛋白抗原的检测主要用于感染早期的检测。③HIV 分离培养,要求较高的检测条件,主要应用于科研。

针对免疫缺陷的检测主要是 $CD4^+$ T 淋巴细胞计数,这也是十分重要的检测手段,可用于了解机体免疫状态,监测病程进展,确定疾病分期和治疗时机及治疗效果的判断。

(二)针对消化系统的各项检查

包括常规的血液检测、粪便检测,各种影像学检查,组织活检以及对机会性感染的病原学诊断等。

血液检测可以了解血细胞的计数,检测各种机会性感染病原的血清抗体等。粪便检测可以发现有无白细胞、红细胞,也可以检测各种寄生虫卵、真菌等病原体。影像学检查包括吞钡 X 线透视、B 超、CT、磁共振成像(magnetic resonance imaging,MRI)以及各种内镜检查。影像学检查可以直接观察消化道的各种病变,内镜检查时还可以直接取病变组织进行相应的检测,如病理检测、组织培养等,对各种合并肿瘤的确诊,以及某些机会性感染的病原体检测具有重要意义。

第10章 获得性免疫缺陷综合征的消化道表现

【诊断对策】

因消化道症状首次就诊的患者,如果表现难于控制的口腔溃疡、吞咽痛、腹泻、体重下降、发热等,而难于用其他病因解释时,应警惕 HIV 感染的可能,需进行详细的病史追踪,寻找是否有特殊的血液或性接触史,并进行相关的筛查。已经感染 HIV 的患者如果出现消化道症状,则应积极寻找机会性感染的病原学证据,或者相关肿瘤的病理学依据,结合病史、临床表现、辅助检查尽快做出诊断。

【治疗方案】

获得性免疫缺陷综合征相关消化道疾病的治疗包括 AIDS 本身的治疗和相关消化道疾病的治疗两个方面。

AIDS 本身的治疗主要是抗 HIV 的治疗和增强机体免疫功能的治疗。抗 HIV 治疗基本策略包括:①抑制逆转录酶,阻断病毒的复制;②抑制 HIV 蛋白酶,减少病毒的复制;③干扰 HIV 与宿主细胞的黏附融合。与之相应目前有四类抗病毒药物,分别为核苷类逆转录酶抑制剂(nucleoside analogue reverse transcriptase inhibitors,NRTIs)、非核苷类逆转录酶抑制剂(non-nucleoside analogue reverse transcriptase inhibitors,NNRTIs)和蛋白酶抑制剂(protease inhibitors,PIs)及融合抑制剂(fusion inhibitors,FIs)。高效抗逆转录病毒治疗(highly active antiretroviral therapy,HAART)指以上述药物为基础的三联或四联治疗,作用于逆转录病毒复制的不同环节以抑制 HIV 复制,是目前抗 HIV 最有效的治疗手段。但抗病毒治疗也存在费用昂贵、药物副作用大、停药反弹、耐药以及患者依从性差等问题,目前提倡在条件允许时,进行治疗前抗病毒药物敏感试验,治疗进程中进行药物浓度监测,提高治疗成功率。增强机体免疫功能的治疗可使用一些免疫调节药物,如干扰素、白细胞介素 2 和丙种球蛋白等。

相关消化道疾病的治疗包括对各种病原引起的机会性感染的治疗以及合并肿瘤的治疗。机会性感染需要根据不同的病原选择相应的药物,如抗真菌药、抗结核药、抗生素或抗病毒药等,所有这些药物均应在 HAART 基础之上使用。各种合并肿瘤的治疗则根据肿瘤的不同选用手术、化疗、放疗等方法。

【预防和预后】

HIV 感染人群的平均发病周期是 6~10 年,现阶段还没有可以完全清除 HIV 病毒的药物,因此 AIDS 患者的最终死亡率几乎为 100%。对 AIDS 的预防重点是控制传染源，切断传播途径。具体措施包括加强对已经感染 HIV 的人群的监控，对于 HIV 感染者积极治疗，对于患者的血液、排泄物消毒，加强对母婴垂直传播的阻断，加强对职业暴露的保护，加强性安全教育，推广安全套的使用，制定严格的献血章程等。目前世界各国正在努力进行 HIV 疫苗的研制，这将是人类最终能够战胜 AIDS 的希望所在。

（陈　洁）

第11章 消化系统遗传性疾病

第一节 糖原贮积病

糖原贮积病(glycogen storage disease,GSD)是与糖原分解或合成有关的酶缺陷所致的一组先天性隐性遗传性疾病,主要累及肝脏,少数累及肾、心脏、肌肉、红细胞、白细胞等。按照酶的缺陷不同,GSD可分为12型,主要为分解糖原的酶缺陷,导致糖原异常沉积。饮食营养治疗对酶缺陷引起的低血糖和生化异常有效。

一、Ⅰ型糖原贮积病

【病因及发病机制】

Ⅰ型糖原贮积病,又称von Gierke病,系由于肝内缺乏葡萄糖-6-磷酸酶,不能将6-磷酸-葡萄糖水解成葡萄糖,导致餐后出现严重低血糖。因糖酵解增多,脂肪合成增加致血脂升高,磷酸戊糖途经增加致尿酸增加。

【诊断步骤】

临床上有下列特征:

1. 患儿出生后即出现低血糖症状,两次喂养间隔较长会引起更严重低血糖,伴有高乳酸血症和代谢性酸中毒。患儿烦躁不安、多汗、惊厥甚至昏迷,长期频发低血糖脑细胞受损,以致智力低下、生长迟缓。

2. 肝脏肿大,脾不肿大。

3. 高脂血症,长期低血糖促使脂肪分解增多,脂肪酸在肝脏中形成甘油三酯增多,形成高甘油三酯血症和高脂肪酸血症,沉积于肢端伸侧及臀部出现黄疣。

4. 伴有酮症和乳酸性酸中毒及高尿酸血症。

5. 由于肾脏糖原积聚,肾脏也增大,近曲小管上皮细胞中糖原沉积,导致葡萄糖、磷酸盐、氨基酸再吸收减少而排出增多,称 Fanconi 综合征。

【诊断对策】

对反复低血糖、高脂血症,尤其是合并酮症、酸中毒、高尿酸血症、肝肾肿大的患者,应注意本病。确定酶缺陷的最简单方法是一次口服葡萄糖负荷(1.75 g/kg)后抽 6 小时血标本进行葡萄糖、乳酸、酮体、尿酸和游离脂肪酸测定。餐后 4～6 小时或口服葡萄糖后血糖和乳酸对胰高糖素(30 μg/kg,最大 1 mg 肌肉或静脉注射)的反应,胰高糖素很少或不增加血糖浓度,而血乳酸可进一步增加。肝活检标本中检测葡萄糖-6-磷酸酶活力(GSD-Ⅰa 型)可确诊。GSD-Ⅰb 型由于葡萄糖-6-磷酸酶微粒体转移酶缺乏导致 6-磷酸-葡萄糖向肝微粒体内转运障碍,而葡萄糖-6-磷酸酶活力正常,因此应检测肝的微粒体葡萄糖-6-磷酸酶活力来帮助诊断 GSD-Ib。

【治疗对策】

1. 急性发作期立即快速静脉输入葡萄糖(0.5～1.0 g/kg),逐步减慢输入速度,根据血糖浓度调整给糖量。

2. 维持治疗　为防治低血糖,可 2～3 小时进食一次,其中碳水化合物约占 60%,尽可能减少含半乳糖和果糖,宜进食玉米淀粉,并予低脂高蛋白饮食,必要时可持续胃内输注葡萄糖。

3. 对持续性高尿酸血症的年长患儿,给予别嘌呤醇 10 mg/(kg·d)每 8～12 小时给药。

4. 预防感染。

二、Ⅱ型糖原贮积病

【病因及发病机制】

GSD-Ⅱ是溶酶体 α-1,4 葡萄糖苷酶即酸性麦芽糖酶缺乏,以致糖原及麦芽糖不能转化为葡萄糖,全身组织均有糖原沉着,包括脑和视网膜。本病不伴有低血糖、酮症、高脂血症。肝脏和其他脏器含有空泡状细胞,电镜显示空泡系富含糖原而增大的溶酶体。

【诊断步骤】

本病可分为婴儿型、青少年型和成年型。婴儿型临床表现为骨骼肌张力低,心脏明显扩大,舌增大和肝肿大。糖原广泛沉积于中枢神经系统和肌肉而出现全身进行性无力,并可累及延髓,患儿常死于心脏和呼吸衰竭。青少年型表现为进行性肌营养不良,患者有步态异常,但无心脏表现。成年发病者仅表现骨骼肌无力。

【诊断对策】

依据以上临床表现,以及肝、肌肉、皮肤活检,或血白细胞缺乏 α-1,4 葡萄糖苷酶可确诊本病。肝、肌肉组织电镜检查示糖原颗粒沉积较多。早期妊娠时可从羊水中细胞直接找糖原颗粒伴溶酶体膜。应注意排除其他原因的进行性肌营养不良等神经系统疾病。

【治疗对策】

至今尚无有效治疗措施。采用黑色曲菌(*Aspergillus niger*)的 α-糖苷酶注入大白鼠腹腔,可使肝、心及肌肉糖原减少,将其试用于患者,仅能使肝糖原暂时下降,目前尚不能广泛应用于临床,属研究阶段。

三、Ⅲ型糖原贮积病

【病因和发病机制】

因糖原脱支酶缺陷,糖原由磷酸化酶分解成临界糊精后不能进一步分解而最后形成葡萄糖,使临界糊精在受累组织内积聚,因此又称临界糊精病。属常染色体隐性遗传性疾病。ⅢA 型累及肝和肌肉,ⅢB 型只累及肝脏。

【诊断步骤】

在婴儿和儿童期,有肝肿大、伴酮症的空腹低血糖、高脂血症和生长障碍。血清转氨酶在儿童可以增加,但青春期下降,成人可以正常,由于糖异生和酵解途径正常,血乳酸和尿酸正常,高脂血症相对不显著。部分患儿可发展为肝纤维化和肝硬化。累及肌肉者 30～40 岁才表现为进行性肌无力,一些患者可出现心肌病。

【诊断对策】

肝或肌肉活检,可用碘测定有无糊精存在(呈紫色反应),还可用血红、白血胞试验。本病患者亲属中携带杂合子基因者可从血红、白细胞中测定糖原脱支酶活性,仅为正常人的50%。

【治疗对策】

同 GSD-Ⅰ型。愈后较 GSD-Ⅰ好。

四、Ⅳ型糖原贮积病

【病因和发病机制】

因糖原分支酶缺陷,支链淀粉沉积于肝脏,可刺激肝脏发生肝硬化,临床上又称支链淀粉病。

【临床表现】

常见于出生后2~3个月的婴儿,临床表现为肝肿大,肌张力低,生长障碍,逐渐发展为肝硬化,常于2岁左右死亡。

【诊断对策】

婴儿有肝硬化者应怀疑为本病。肝活检用碘试验此淀粉,呈淡紫色者为阳性。

【治疗对策】

此型无特殊疗法,预后差。

五、Ⅴ型糖原贮积病

【病因和发病机制】

由于肌肉中磷酸化酶缺乏,肌糖原不能分解供能,表现骨骼肌受累症状。

【临床表现】

一般于青少年发病,表现为中度运动后肌肉酸痛,四肢僵硬,咀嚼后也有肌痛,肌力常减弱,不能坚持运动或劳动。肌电图显示无生物电,多数患者有肌红蛋白尿,可发生肾功能衰竭。

【诊断对策】

除上述临床表现外可做下列试验:

1. 束臂运动试验 将血压带扎于患者上臂,打气使压力达收缩期血压以阻断血流,让患者伸展手指运动1分钟,于运动前后测该上肢血乳酸。正常人运动后往往增高,而本症患者血乳酸不升高。

2. 肌活检特殊染色鉴定是否缺乏磷酸化酶。

【治疗对策】

无特殊疗法。宜避免疲劳及剧烈运动,运动前给予葡萄糖或果糖备用。

六、Ⅵ型糖原贮积病

【病因和发病机制】

由于肝磷酸化酶缺乏,肝糖原不能分解,肝糖原积聚。

【临床表现】

与 GSD-ⅢB 相似,但相对较轻,以肝大为特征,代谢性酸中毒少见,低血糖症较轻或不发生。

【诊断对策】

依据:①空腹及餐后注射胰高血糖素血糖均不上升;②肝活检示糖原含量增多及磷酸化酶活力减低,也可用白细胞鉴定此酶活力。

【治疗对策】

本症病情较轻,愈后较好。为防止低血糖症,可予高蛋白饮食,少食多餐,避免饥饿。

七、Ⅶ型糖原贮积病

【病因和发病机制】

由于缺少肌肉磷酸果糖激酶,葡萄糖不能分解供能。磷酸果糖有两种不同基因形式,一是肌肉中的,二是细胞中的。

【临床表现】

本病表现类似 GSD-Ⅴ,呈运动后肌肉酸痛、痉挛,伴肌红蛋白尿。由于血红细胞寿命短,乳酸产生受损,可出现轻度非球形红细胞性溶血性贫血。

【诊断对策】

可用束臂运动试验,见 GSD-Ⅴ。肌肉活检与从红细胞中检测此酶活性可确诊。

【治疗对策】

无特殊疗法。

八、Ⅸ型糖原贮积病

【病因和发病机制】

由于肝磷酸酶激酶缺乏,糖原不能分解成葡萄糖供能。该酶由不同亚单位组成,为伴性染色体隐性遗传,也有常染色体隐性遗传报告。

【临床表现】

此病相对较轻,男性患者表现为肝肿大,偶有空腹低血糖,一些患者生长迟缓,所有患者皆可在青春期自行缓解。女性患者表现轻度肝肿大。

【诊断对策】

依赖肝细胞或白细胞、红细胞的特异性酶测定。

【治疗对策】

低血糖或发育迟缓者宜少食多餐,碳水化含物约占 60%,宜进食玉米淀粉,以及高蛋白饮食,补充足够量的葡萄糖。

(任 明)

第二节 半乳糖血症

半乳糖血症是指因半乳糖代谢过程中某些酶的缺乏,引起半乳糖代谢障碍,半乳糖增高的临床代谢综合征称半乳糖血症。半乳糖主要来源于乳糖,经乳糖酶水解后成为半乳糖和葡萄糖,再经肠道吸收入血循环。血浆半乳糖经过肝脏代谢,转化成葡萄糖,其中三种酶先天性缺陷可致半乳糖血症:①半乳糖-1-磷酸尿核苷酰转移酶缺陷,较常见;②半乳糖激酶缺陷,较为罕见;③尿苷二磷酸半乳糖-4-表异构酶缺陷,罕见。半乳糖-1-磷酸尿核苷酰转移酶的变异型较多,该酶活性受累程度不一。半乳糖血症为常染色体隐性遗传。

【诊断步骤】

半乳糖血症的临床表现视病情及病程有较大差异,轻者可无临床症状,严重者呈暴发型。

1. 急重型 多数患儿在出生后数天,因哺乳或人工喂养牛乳中含有半乳糖,出现拒乳、呕吐、恶心、腹泻、体重不增、肝大、黄疸、腹胀、低血糖、蛋白尿等。并可出现白内障及精神发育障碍。

2. 慢性型 随年龄增长逐渐出现发音障碍、白内障、智力障碍及肝硬化等。卵巢功能低下可在青春期女孩出现,部分酶缺陷的患者可存活至成年。

【诊断对策】

主要根据临床症状及相关酶活性测定。患者血、尿半乳糖水平增高,高氯性酸中毒,蛋白和氨基酸尿,低血糖和肝功能异常。半乳糖代谢相关酶测定可帮助确诊。产前诊断可通过羊水细胞培养和相关酶水平测定。

【治疗对策】

目前主要治疗限于饮食控制,即禁食含乳糖饮食,如奶类和奶制品,常可使急性症状缓解。红细胞内 1-磷酸半乳糖水平测定可监测患者饮食治疗是否恰当。随着年龄增大,某些患者对半乳糖的耐受性增加,原因不明。对无症状杂合子的母亲,因胎儿可能为纯合子,也要禁止含半乳糖饮食。

(任 明)

第三节 尿素循环障碍

尿素循环障碍是指当尿素循环中某一种酶有先天性缺陷时,氨合成尿素发生障碍,游离的氨蓄积体内,形成高氨血症,临床上表现为严重的脑功能障碍。尿素循环必须有六种酶参与:氨甲酰磷酸合成酶(CPS)、精氨酸琥珀酸合成酶(AS)、精氨酸琥珀酸裂解酶(AL)、精氨酸酶(ARG)、N-乙酰谷氨酸合成酶(NAGS)缺陷,属常染色体隐形遗传。鸟氨酸氨甲酰基转移酶(OTC)缺陷,属于 X 连锁遗传,是最常见的尿素循环障碍。

急性期以脑水肿为主,脑内有广泛星形细胞肿胀,肝的线粒体呈多形性。慢性期可有脑皮质萎缩,脑室扩大,髓鞘生成不良、海绵样变性。

【诊断步骤】

尿素循环障碍类疾病的临床表现主要是高氨血症的毒性表现。临床症状严重程度与酶缺陷程度相对平行。完全酶缺陷症状严重,起病早,病儿初生时正常,哺乳后出现高氨血症,数日内开始嗜睡、拒哺乳、呕吐。随血氨蓄积增多,出现过度换气、呼吸性碱中毒,体温不升,呼吸暂停,肌张力低下或增高。可有惊厥发作,常有昏迷,进行性脑干功能减弱,颅内压增高,多在婴儿期死亡。部分性酶缺乏时,多在生后数月起病。儿童期起病的高氨血症,症状较轻,呈间歇性出现。对蛋白质不耐受,在食入较多蛋白或感染时血氨明显升高,出现急性呕吐、厌食、头痛、共济失调,可有嗜睡、神志模糊及昏迷。有时表现行为异常,易激惹多动。慢性症程,可有发育不良,进行性脑变性症状,智力落后。

【诊断对策】

首先应检查血氨以及血、尿中氨基酸含量,然后进行其他生化检查。

1. 血氨　本病时血氨常为 348～587 μmol/L，昏迷时血氨可高达 352.2～1 526.2 μmol/L。

2. 氨基酸定量分析　检查血、尿氨基酸、作谷氨酸、谷氨酰胺、丙氨酸、瓜氨酸、精氨酸和精氨酰琥珀尿的定量分析，以鉴别尿素循环的酶缺陷。

3. 蛋白负荷试验　给蛋白 1 g/kg，观察血氨及血、尿中氨基酸和乳清酸的变化，每 2 h 测 1 次，共 3 次。

4. 酶活性测定　可分别测定肝细胞、红细胞、皮肤成纤维细胞的尿素循环 6 种酶的活性。

5. 基因分析　可以用分子遗传学进行 DNA 诊断的有氨甲酰磷酸合成酶缺乏和鸟氨酸氨甲酰基转移酶缺乏。

6. 产前诊断　羊水细胞或绒毛做基因分析，可早期诊断 OTC 缺乏。测羊水细胞或绒毛酶活性，可诊断 AL 和 AS 缺乏。测羊水中特殊的氨基酸水平，可助诊断。

7. 杂合子检出　可根据家系分析，蛋白质负荷试验，基因分析，或酶活性检查。

【治疗对策】

(一) 急性高血氨治疗

1. 禁蛋白质摄入，静脉输注葡萄糖和胰岛素，减少体内蛋白分解。如出现脑水肿，应给予甘露醇 0.25～1.0 g/(kg·4 h)进行脱水治疗。

2. 透析　当出现严重高血氨伴无法控制酸中毒或严重的神经系统症状时，应进行血液透析迅速清除氨。度过急性期后，可做腹膜透析。婴儿每次灌注 50～100 ml/kg 的 1.5% 葡萄糖透析液。24～48 小时后可降低血氨 85%，在放置长期的腹腔引流管或中心静脉管前，换血疗法对纠正凝血障碍可能有帮助。

3. 如果血氨超过 1 000 μmol/L，应静脉给予苯甲酸钠和苯乙酸钠 0.25 g/(kg·d)。它们通过选择性肝脏酶途径清除氨，苯甲酸钠与甘氨酸结合形成马尿酸，它以与肾血流量相同的速率从尿中排出，苯乙酸钠与谷氨酰胺结合，以苯乙酰谷氨酰胺从尿中排出。

4. 给予 10% 精氨酸(0.8 g/kg)，以缓解精氨酸水平低下(精氨酸酶缺乏者除外)，并促进 N-乙酰谷氨酰胺合成。维持治疗，用精氨酸 0.2～0.8 g/(kg·d)及苯甲酸钠 0.25～0.50 g/(kg·d)。

(二) 长期治疗

1. 饮食疗法 患者非昏迷状态,且血氨低于 100 μmol/L,可以 0.25 g/(kg·d)逐渐开始供给蛋白质,并逐渐增加直至达到最高耐受量。必须以其他非蛋白质食物为患者提供足够热量。

2. 年龄较大的儿童,胃肠道是氨的重要来源,可使用乳果糖 2～3 ml/(kg·d),使患者每天大便 2～3 次。乳果糖还能改变肠道 pH 抑制氨的吸收。口服新霉素 30～40 mg/(kg·d),可抑制肠道菌群,减少氨的生成。

3. 避免感染加剧高氨血症。有惊厥者,避免用丙戊酸,因可能诱发高氨血症。很多患者缺乏肉碱,应予补充。

4. 对于 CPS 缺乏和 OTC 缺乏反复发作造成神经系统损害者可考虑肝移植。

(任 明)

第四节 遗传性高胆红素血症

一、Crigler-Najjar 综合征 I 型

Crigler-Najjar 综合征 I 型是指因肝细胞葡萄糖醛酸转移酶完全缺乏导致非结合胆红素显著升高并伴核黄疸的综合征。

本病属常染色体隐形遗传。由于肝细胞微粒体内葡萄糖醛酸转移酶缺如,非结合胆红素不能形成结合胆红素,造成高非结合胆红素血症。患者葡萄糖醛酸转移酶活性为零或接近零,对血清胆红素的清除能力为正常人的 1‰～2‰。

【诊断步骤】

(一)临床表现

本症罕见。婴儿出生后 1～3 天即出现黄疸,并逐渐加重,血清非结合胆红素可达 342～855 μmol/L 易并发核黄疸,出现角弓反张、肌肉痉挛和强直等表现,大多数死于新生儿期或婴儿期。

(二)实验室检查

1. 肝功能试验 血清非结合胆红素显著升高,血清总胆红素在 20～50 mg/dl,结合胆红素≤10%,尿胆红素阴性。

2. **胆汁中胆红素成分分析** 胆汁呈无色或淡黄色,仅含微量胆红素,其中非结合胆红素约占90%。

3. **口服胆囊造影** 胆囊显影良好。

4. **肝活检组织检查** 肝活检组织学属正常,有时可见毛细胆管内有胆栓。

【诊断对策】

依据出生后出现严重黄疸和核黄疸,血清非结合胆红素显著升高可作出诊断。

【治疗对策】

1. **苯巴比妥和其他酶诱导剂** 对本病治疗无效。

2. **换血或血浆置换** 可暂时降低血清胆红素水平,减少核黄疸发生。适用于血清胆红素超过 20 mg/dl 或核黄疸者。

血液的选择:换血时,可先取上层血浆后再取下层血细胞,因血浆中白蛋白先与游离的非结合胆红素结合,可换出更多的胆红素,而换血结束时新换入的血细胞可减少术后贫血的发生。若在换血前 1 小时静注白蛋白 1 g/kg,可能胆红素换出量增加 40%,但会使血容量暂时增加,因此在充血性心衰和严重贫血者不易使用。血液应选用新鲜血,使温度接近体温后应用。

换血的途径:①脐静脉,作脐静脉插管;②中心静脉,可采用肘前窝的中心静脉;③必要时也可作大隐静脉切开,通过股静脉插入导管至下腔静脉。

换血量及速度:换血量通常为全部血容量的 2 倍,每次交换量不能超过总换血量的 10%。

并发症:①库血未经复温立即输入,可引起心血管功能障碍;②脐静脉插管引起脐静脉破裂出血;③换血过程中空气和凝血块注入;④肝素用量过大,引起出血;⑤败血症感染。

换血后处理:①换血后脐带可以无菌纱布,用 1:5 000 呋喃西林液保持湿润;②患儿可光疗,密切观察病情;③术后情况良好者,可进行正常喂养;④术后 3 天内,用抗生素预防感染。

3. **光疗** 胆红素能吸收光线,波长 450~460 nm 的光线对胆红素的作用最强。蓝光和绿光是人工照射的最好光源。光疗对非结合胆红素比对结合胆红素的的作用大 2~3 倍,光疗可使非结合胆红素发生变化,变成水溶性经胆汁排泄到肠腔,或从尿中排出,从而降低血清胆红素。3~4 岁后由于皮肤增厚,色素增加和皮肤相对面积减少,疗效欠佳,且随着儿童活动量增加,对光疗耐受性降低。

方法：①单面光疗法：用 20 W 或 40 W 蓝色或绿色荧光灯 6～8 只,呈弧形排列于上方,灯管间距为 2.5 cm,灯管距患儿正面皮肤 35 cm,患儿裸睡于中央。天冷可睡于暖箱内照光,天热可睡于木床上照光。患儿周围温度应控制在 30 ℃ 左右,尿布垫在肛门后至耻骨上方。②双面光疗：患儿睡在无色透明的有机玻璃上,在患儿上下方均有蓝色或绿色荧光灯,下方距离玻璃板可缩短至 20 cm。

不良反应：光疗相当安全,虽有不良反应,通常无危险。主要不良反应有：①发热,体温常达 38～39 ℃；②腹泻：大便稀薄呈绿色,每日 4～5 次；③皮疹：有时为瘀点,可持续到光疗结束；④核黄素缺乏与溶血,光疗超过 24 小时,可造成机体内核黄素缺乏。故光疗时应补充核黄素,5 mg 口服,每日 3 次,直到光疗结束,改为每日 1 次,连服 3 日；⑤青铜症：当血清胆红素高于 4 mg/dl 且有血清丙氨酸转氨酶、碱性磷酸酶升高时,光疗可使皮肤呈青铜色,应停止光疗；⑥低血钙；⑦眼充血、角膜溃疡等,故光疗时必须用黑布保护眼睛。

4. 减少肠壁对非结合胆红素的吸收　可口服 10％活性炭溶液 5 ml,每小时 1 次,或琼脂 125～250 mg,每日 4～6 次口服。

5. 减少游离的非结合胆红素　1 g 白蛋白可与 16 mg 胆红素结合,可预防核黄疸发生。可用白蛋白 1 g/kg 加葡萄糖 10～20 ml 静脉滴注,心衰者禁用。若无白蛋白则可用血浆 25 ml/次,静脉滴注,每日 1～2 次。

6. 肝移植　对光疗效果不佳,或年龄较大的患儿,可考虑肝移植。

7. 其他　肝细胞移植和针对葡萄糖醛酸转移酶基因的基因治疗尚在探索阶段。

二、Crigler-Najjar 综合征 II 型

Crigler-Najjar 综合征 II 型是指由于葡萄糖醛酸转移酶严重缺乏,导致非结合胆红素显著升高的综合征。

肝细胞内葡萄糖醛酸转移酶严重缺乏,其活性平均低于正常人的 10％,肝细胞对胆红素结合功能不良,造成高非结合胆红素血症。本病属常染色体隐形遗传。

【诊断步骤】

(一) 临床表现

黄疸程度较 I 型轻,血清非结合胆红素常在 6～25 mg/dl,多在 1 岁以内起病,部分患者黄疸出现较晚,很少发生核黄疸。轻型患者可存活至成年,智力与发育均正常。

(二)实验室检查

1. 肝功能试验　血清总胆红素一般在 102.6~427.5 μmol/L(6~25 mg/dl)，结合胆红素≤10%。尿胆红素阴性，粪中粪胆原减少。

2. 胆汁中胆红素成分分析　胆汁中的胆红素主要为结合胆红素，约占 70%，非结合胆红素占 30%。

3. 口服胆囊造影　胆囊显影良好。

4. 肝活组织检查　肝活检组织学正常。

【诊断对策】

可依据：①1 岁内出现严重黄疸而无核黄疸；②除血清非结合胆红素显著升高外，其他常规肝功能试验无异常；③苯巴比妥治疗后血清胆红素显著下降(≥26%)。

【治疗对策】

1. 苯巴比妥酶诱导剂　可增加肝细胞膜通透性，进而增加肝细胞摄取非结合胆红素能力。苯巴比妥每日 5 mg/kg，分次口服，可使血清胆红素降至 51.3~85.5 μmol/L，但不能降至正常。对血清胆红素低于 170 μmol/L 者无需特殊治疗。

2. 光疗　对婴幼儿也可使用光疗，预防核黄疸发生。

三、Gilbert 综合征

1902 年由法国医师首先描述，以慢性、间歇性、非溶血性、非结合性高胆红素血症为特点，而其他肝功能正常。本病为常染色体显性遗传。

本病是因肝细胞对胆红素的摄取和结合能力下降所致。患者肝脏对血清非结合胆红素的亲和力约为正常人的 1/3，肝细胞内尿嘧啶核苷二磷酸葡萄糖醛酸转移酶(UGT)活性降低，对胆红素的结合能力仅为正常人的 20% 左右。但引起上述异常的分子遗传机制尚未完全阐明。

【病理】

肝活检为正常肝组织，偶可见少量脂肪性变。电子显微镜检查，可见到肝细胞内的粗面内质网及其上的蛋白微粒均显著减少，滑面内质网则增加及肥大。

【诊断步骤】

(一)临床表现

发病率为3‰~7‰,男性多见,男女比为1.5~7.3:1;患者自幼年起有长期间歇性黄疸,多数低于51.3 μmol/L,多无明显症状,部分患者可有腹部或肝区不适,与血清胆红素水平无关。黄疸呈波动性,可因劳累、应激、饮酒、感染或饥饿状态而加重。体检肝脾常不肿大,预后好。

(二)实验室检查

1. 肝功能　血清非结合胆红素升高,血清胆酸正常,尿胆红素阴性,粪中尿胆原量正常。血清胆红素多低于51.3 μmol/L,少数可为102.6 μmol/L,结合胆红素≤10%。

2. 血液系统检查　无贫血,网织红细胞不高,红细胞脆性试验正常。

3. 胆囊造影　良好。

4. 肝活检　无异常。

5. 胆红素清除试验　用放射性核素标记的胆红素作示踪物,静脉滴注4小时后测定潴留率,正常人为10%,而患者为24%~33%。

6. 饥饿试验　每日摄入1 674 kJ(400 kcal)食物,持续48小时,血清非结合胆红素可升高1~2倍,而在溶血、其他器质性肝病,则无明显增高。

【诊断对策】

可依据:①慢性间歇性黄疸,血清非结合胆红素轻度升高,患者一般情况良好;②肝功能除非结合胆红素轻度升高外,无异常;③无溶血依据;④肝活检组织属正常以及饥饿试验阳性。

【治疗对策】

预后良好。一般不需要治疗,但应注意避免导致黄疸加重的诱因,如感染、疲劳、应激、饮酒等。UGT活性诱导剂苯巴比妥可显著减低血清胆红素浓度,每次0.03 g,每日3次。糖皮质激素也可通过提高肝细胞对胆红素的摄取和(或)贮存能力而降低血清胆红素水平,但一般不推荐使用。

四、Dubin-Johnson综合征

Dubin-Johnson综合征是一种以慢性、间歇性高结合胆红素血症和肝色素沉着

为特征的良性疾病。遗传方式为常染色体隐性遗传。

肝细胞胆汁分泌器对结合胆红素、靛青绿等有机阴离子呈先天性排泌功能缺陷，致结合胆红素转运和向毛细胆管排泌障碍。近年来认为由肝细胞毛细胆管膜的多药耐药相关蛋白的异常引起，已证实患者毛细胆管膜完全缺乏该蛋白的表达，而这种异常由其基因突变所致。

【病理】

肝脏组织外观为褐色，镜下为肝细胞浆内含有大量特异的黑褐色颗粒，以肝小叶中心区的肝细胞浆内最多，且多集中在毛细胆管周围，而 Kupffer 细胞内很少。电子显微镜下可见该颗粒位于毛细胆管周围的溶酶体内，滑面内质网增加而粗面内质网减少。

【诊断步骤】

（一）临床表现

长期慢性或间歇性黄疸，青少年发病多见。主要表现为右上腹隐痛、乏力、恶心或呕吐，饮酒、感染、妊娠或避孕药可诱发或加重黄疸，有些患者无明显症状。体检肝脾可轻度肿大，轻压痛。

（二）实验室检查

1. 肝功能试验　血清胆红素不同程度升高，多数在 85.5 μmol/L 以下，其中结合胆红素占 60% 左右。胆红素水平呈波动性，有时可降至正常。尿胆红素阳性，尿胆原可增加。ALT、AST、碱性磷酸酶及胆汁酸均正常。

2. 尿中粪卟啉测定　尿中粪卟啉总量正常，但粪卟啉Ⅰ与粪卟啉Ⅲ所占比例明显改变，前者＞80%（正常人约占 25%），后者＜20%（正常人占 75%）。

3. 胆囊造影　口服胆囊造影不显影，静脉胆囊造影显影延迟。

【诊断对策】

可依据：①长期轻度高结合胆红素血症，患者一般情况良好；②口服胆囊造影不显影；③尿中粪卟啉Ⅰ＞80%；④肝活检时肝细胞内有黑褐色颗粒。

【治疗对策】

本病预后好，不需要特殊治疗。但要注意避免以下导致病情加重的诱因，如过度疲劳、饮酒、感染、妊娠及口服避孕药。

五、Rotor 综合征

Rotor 综合征是由于肝细胞对胆红素等有机阴离子的摄取和（或）排泄障碍，导致高结合胆红素血症。遗传方式为常染色体隐性遗传。

由于肝细胞摄取游离胆红素和排泄结合胆红素先天性缺陷，对非结合胆红素和结合胆红素两者的清除时间均延长。

【病理】

肝外观正常，肝活检时肝细胞浆内无黑褐色颗粒，肝组织基本正常。

【诊断步骤】

（一）临床表现

本病罕见，常在 20 岁前发病。大多无症状，偶有乏力、右上腹不适，肝脾不肿大。黄疸可因疲劳、精神紧张或感染而加重，妊娠时反可减轻。

（二）实验室检查

1. 肝功能试验 血清胆红素绝大多数低于 171 μmol/L，结合胆红素约占 60%，尿胆红素阳性，血清胆汁酸常有升高。
2. 胆囊造影 口服胆囊造影显影良好。
3. 尿中粪卟啉测定 尿中粪卟啉总量显著增多，粪卟啉 I 比例约占 65%。

【诊断对策】

可依据：

1. 长期轻度高结合胆红素血症，患者一般情况良好。
2. 口服胆囊造影正常。
3. 尿中粪卟啉增加，但粪卟啉 I <80%；
4. 肝活检正常。

【治疗对策】

本病对健康无明显损害，预后良好，无需特殊治疗。

（任　明）

第五节 肝卟啉病

一、急性间歇性卟啉病

急性间歇性卟啉病是指由于胆色素原（PBG）脱氨酶缺乏，引起卟啉代谢异常，PBG 增多，导致患者表现为间歇性腹痛，植物神经功能失调和神经精神症状。为常染色体显性遗传。

胆色素原脱氨酶的基因缺陷引起 PBG 酶的缺乏，使血红素生成减少，负反馈调节肝内 δ-氨基 γ-酮戊二酸（ALA）合成酶活力增加和卟啉的合成增多，结果 ALA、PBG 和卟啉在体内过多而引起临床症状。

【诊断步骤】

起病常在 20～40 岁，女性多见。腹痛为最常见病症，常为剧烈绞痛，常伴恶心、呕吐或便秘，癔病也可有肝损害。患者常有神经精神病变，分为：①周围神经感觉运动障碍；②脑病变；③自主神经失调；④精神症状。表现为肌无力、周围性瘫痪、意识障碍、癫痫性抽搐、颅神经损害、血压改变、心动过速、精神错乱、抑郁等。患者可死于呼吸衰竭。发作期尿可呈红色，或经阳光暴晒或酸化煮沸后转为红色。

【诊断对策】

依据患者腹痛、神经病变和（或）皮肤损害，尿 ALA 和 PBG 阳性，发作时尿色红，或经阳光暴晒，酸化煮沸后转为红色可做出诊断。注意与腹型癫痫、癔病等鉴别。

【治疗对策】

1. 去除诱因　避免饥饿、饮酒、感染、创伤和精神刺激，女性发病可与月经、妊娠有关。一些药物可诱发发作，如巴比妥类、磺胺、苯妥英钠等。

2. 高糖饮食　高碳水化合物对肝 ALA 合成有抑制作用，因此可防止和治疗此病。急性发作时，每小时静脉滴注 10% 葡萄糖 100～150 ml 连续 24 小时，配合高糖饮食，可迅速缓解症状。每日饮食中应至少含有 400g 葡萄糖，如不能口服，可予鼻饲。

3. 正铁血红素　给予外源性正铁血红素可抑制肝ALA合成酶活性,若患者经葡萄糖滴注治疗24～48小时无效,应主张给予正铁血红素hematin治疗。在美国商品名为Panhematin,在欧洲,该药名为血红素精氨酸盐(hemearginate)。正铁血红素3～4 mg/(kg·d),静脉输注,每日1次,连续4日或每日2次,连续3日,能使血清和尿ALA、PBG迅速下降。有人报道对101例患者用该药治疗,167例次发作,161例次发作得到缓解,中枢神经系统症状改善是治疗危重患者的有效手段。该药治疗最常见并发症是血栓性静脉炎,宜选择较粗静脉输注。正铁血红素的分解产物可引起暂时性血液凝固,为避免此并发症,要求该药在溶于蒸馏水后尽快输注。

4. 激素　少数患者发作与月经周期有明显关系,应用雄激素、雌激素或口服避孕药有较好效果,但用药宜个体化,因有些患者的发作可能与之有关。

5. 对症治疗　氯丙嗪对减轻腹痛及缓解神经精神症状有效,从小剂量开始,一般每次12.5 mg,每日2～4次,如病情需要,也可肌肉注射25 mg。有时可采用冬眠疗法。伴有烦躁不安、抽搐者可用副醛5～10 mg,肛门内使用。癫痫发作时,巴比妥类和苯妥英钠可诱发急性发作,应给予小剂量氯硝基安定,地西泮10 mg静脉注射,或硫酸镁0.5～1.0 g/h静脉输注。

二、遗传性粪卟啉病

遗传性粪卟啉病是指由于粪卟啉原氧化酶缺乏,导致尿ALA、PBG和粪卟啉,粪中卟啉增多。引起腹痛、神经功能失常和皮肤病变。属常染色体显性遗传。

【临床表现】

可见于任何年龄男女患者。症状同急性间歇性卟啉病相似,但较轻,少数患者可有皮肤症群,如皮肤暴露部位额、鼻、耳、手等处出现红斑,继而变为疱疹,甚至溃烂,结痂后常遗留疤痕,引起畸形和色素沉着。皮疹可为湿疹、荨麻疹、痒疹和多形红斑。

【实验室检查】

尿色可红色或酸化煮沸后变红。尿ALA、PBG和粪卟啉增多,粪中卟啉增多。

【诊断对策】

依据临床表现和实验室检查可作出诊断。

【治疗对策】

见急性间歇性卟啉病。

三、变异型卟啉病

变异型卟啉病是指由于原卟啉原氧化酶缺乏，导致尿 ALA、PBG 和粪卟啉增多，粪中粪卟啉和原卟啉均升高。引起腹痛、神经病变和皮肤病变。属常染色体显性遗传。

【临床表现】

见遗传性粪卟啉病。

【实验室检查】

尿 ALA、PBG 和粪卟啉增高，粪中粪卟啉和原卟啉升高。尿色可红色或酸化煮沸后变红。

【诊断对策】

依据临床表现和实验室检查可作出诊断。

【治疗对策】

同急性间歇性卟啉病。

四、迟发型皮肤卟啉病

迟发型皮肤卟啉病（PCT）是指由于肝内尿卟啉原脱羧酶缺乏，导致尿中尿卟啉、粪中粪卟啉增加，引起皮肤损害，而无神经系统和腹部症状。

【诊断步骤】

常在 40 岁以后发病。男性多见，家族性病例则可在儿童期发病，大多数病例为散发性。病情隐匿，直至肝实质铁含量过多时才发病，常因饮酒、服用铁剂、巴比妥类、磺胺类、口服避孕药和雌激素诱发本病。

PCT 发病过程中,可伴发许多疾病,如系统性红斑狼疮,类风湿性关节炎、干躁综合征等。近年来发现本病和慢性丙肝常合并存在。病程长的病例,PCT 可合并肝细胞癌。

本病主要表现为光敏性皮肤损害,症状明显者常伴有肝损害,肝活检在紫外灯下显示红色荧光,铁染色显示肝内含铁量增多,见含铁血黄素沉着。

【诊断对策】

依据迟发型皮肤损害,尿中尿卟啉、粪中粪卟啉增加,可做出诊断。

【治疗对策】

1. 去除诱因　患者应避免暴露于日光下,荧光灯照射也应避免。患者应戒酒,停用避孕药,不进食含铁食物,避免接触卤化芳烃。

2. 放血疗法　本病肝内常有铁质沉着,去除铁可使肝病逆转。铁引起肝损害的机制可能为:①体外研究显示铁能抑制尿卟啉原脱羧酶或尿卟啉原Ⅲ合成酶;②铁诱导 ALA 合成酶活性;③促进血红素被肝血红素氧化酶或其他氧化途径分解;④增加各种卟啉原的氧化;⑤铁可能与尿卟啉或 7-羧卟啉结合,形成能干扰尿卟啉原脱羧酶活性中心的化合物。因此,清除体内铁对 PCT 具有治疗作用。每 2~3 周放血 1 次,每次 300~500 ml,总量常需 2 000~8 000 ml。当尿卟啉排出显著减少或血红蛋白降至 110 g/L 时停止放血。可使症状改善 6~9 个月,生化改善 12~24 个月。

3. 氯喹　本药肝细胞内与卟啉和铁结合,从尿中排出,该药对肝有损害作用,故初始剂量宜小,每次口服 125 mg,每周 2 次,当尿中尿卟啉排出低于每日 100 μg 时,停止使用。疗程可达数月至数年。缓解期至少持续 20 个月,复发后重复用药仍然有效。

4. 其他疗法　合并慢性丙型肝炎者,可予干扰素治疗。但应首先放血治疗。如存在肝硬化,可予对症处理。

(任　明)

第六节 原发性成年型低乳糖酶症

乳糖酶活性在新生儿时最高,以后至成年人可降至其最大量的10%,大多数成人均呈低乳糖酶状态。成人由于乳糖酶缺乏而导致乳糖吸收不良称为原发性成年型低乳糖酶症。本症属于常染色体隐性遗传。

非白种人低乳糖酶症的发生率为50%～90%,而白种人为5%～30%。我国汉族成人中本症发生率高达75%～92.3%。乳糖酶能使乳糖分解为半乳糖和葡萄糖,由于乳糖酶缺乏,患者进食乳糖后仅有少量乳糖吸收,其余进入小肠下段。肠腔细菌使双糖发酵产生乳糖等有机酸及二氧化碳和氢气。未吸收的双糖使肠腔内渗透压升高,肠道水分吸收减少引起腹泻。有机酸增多排出酸性粪便,由于产气过多,引起腹胀及肠鸣。

【临床表现】

患者进食牛奶和各种乳制品(含乳糖),可出现腹鸣、腹痛、腹部不适,腹泻重者粪便呈水样,酸臭有泡沫。停服含乳糖食物后症状消失。

【实验室检查】

1. 粪便检查 酸性粪便,pH 5.0～6.0。
2. 乳糖耐量试验 乳糖50 g溶入400 ml温水空腹服用,试验前及试验后15、30、60、90及120分钟抽血测试血糖,血糖升高＞1.4 mmol/L为正常,＜1.1 mmol/L者为异常,在1.1～1.4 mmol/L之间为可疑。患者如为乳糖吸收不良,常出现腹痛、腹泻、腹胀。
3. 乳糖氢呼气试验 口服乳糖50 g,测定2小时后呼气内氢气含量,高于0.02 ml/min表示乳糖吸收不良,乳糖在肠腔内发酵产生过多氢气。
4. 小肠黏膜活检 空肠上段黏膜活检测定乳糖酶活力低下。

【诊断对策】

根据临床表现应怀疑本病,确诊依赖乳糖耐量试验或乳糖氢呼气试验及肠黏膜乳糖酶活性测定。也可根据治疗反应做出诊断,禁食乳糖后症状即可缓解。

【治疗对策】

应限制饮食,禁食牛奶和各种含有乳糖的食物。轻者少量多次或在进餐时饮用,重者禁食牛奶,但可改食酸奶。

(任 明)

第七节 麦胶过敏性肠病

麦胶过敏性肠病又称乳糜泻,非热带脂肪泻,是对麦胶不耐受所致的吸收不良综合征。

【病因和发病机制】

1. 毒性学说 麦粉(大麦、小麦、燕麦、黑麦)含有 10%～15% 的麦胶,麦胶可被酒精分解为麦胶蛋白及麦谷蛋白,前者电泳可分为 α、β、γ 和 ω 四个部分,α-麦胶蛋白证实有毒性,可抑制肠上皮细胞成熟,使刷状缘的碱性磷酸酶、双糖酶和肽酶等含量减少。

2. 遗传系统 本病与遗传有关,亲属之间的发病率远高于一般人群,HLA-DQ 分子 DQ2 的 DQ 等位基因见于 95% 患者,同胞兄弟之间 HLA 的一致性为 30%,孪生兄弟之间高达 90%。遗传使肠黏膜缺乏特殊酶,不能分解麦胶而发病。

3. 免疫系统 患者小肠固有层内 TCD8 淋巴细胞增加 2～6 倍,循环中有抗麦胶蛋白抗体,免疫球蛋白 IgA 增高。麦胶蛋白含有 8 个氨基酸的序列与人肠道腺病毒的 EIB 蛋白的序列相同,两者有共同抗原性。临床上血清学也证实患者感染腺病毒的百分率很高。因此,服麦胶蛋白后数小时即出现过敏反应,发生腹泻。

4. 酶缺乏学说 正常小肠黏膜层中有一种特殊的多肽水解酶,可以水解麦胶蛋白使其分解成更小的分子而失去毒性。而本病该酶活力不足,不能将其分解,造成对肠黏膜的损害。当患者发病时,此酶减少,但经过治疗病情好转后,此酶可恢复正常,再发病时又可减少,因此两者的关系需要进一步研究。

【病理】

病理变化主要限于小肠黏膜，以十二指肠、空肠最明显，严重者可涉及全部小肠。重症患者其他器官有继发性改变，如造血系统、骨骼、肌肉、神经系统、内分泌和皮肤。镜检小肠黏膜扁平，光镜下无可辨绒毛结构，隐窝代偿性伸长。吸收细胞由柱状变为立方状或鳞状，胞质嗜碱性增加，刷状缘稀少，固有膜内大量淋巴细胞、浆细胞、嗜酸性细胞和肥大细胞浸润。组织化学染色显示消化吸收的酶减少，如双糖酶、肽酶、脂酶、碱性磷酸酶等，而溶酶体酶活性增加，明显降低了吸收细胞的功能。

【诊断步骤】

1. **症状** 表现取决于受累小肠的长度。在婴幼儿主要表现为生长迟缓、体重下降、呕吐、腹泻、腹痛、腹胀。成人常表现为乏力、消瘦、恶心、厌食、腹胀、腹泻。限于近端小肠病变者仅出现贫血而无其他症状。脂肪泻者，每日排便10余次，量多、色淡、稀烂、多泡、油腻状及有恶臭。吸收不良引起的代谢障碍可影响其他系统，维生素K缺乏可引起皮肤、胃肠、阴道、鼻腔及肾出血，维生素D和钙吸收障碍引起骨质疏松，表现下背部、肋骨和骨盆等处骨痛，钙镁缺乏可致感觉异常、肌肉痉挛甚至手足搐搦。此外，偶见肌无力、感觉障碍、共济失调、夜盲、闭经、阳痿和不育症等。

2. **体征** 体重下降常在10 kg以上。可有贫血、失水、水肿、色素沉着、毛囊角化过度、皮炎、唇炎、舌炎、口腔溃疡及杵状指等。

3. **并发症**

(1) 淋巴瘤和其他恶性肿瘤，尤其是食管癌、胃癌和直肠癌，发生率约13%。

(2) 发展为难治性口炎性腹泻。

(3) 小肠溃疡和狭窄。

【实验室检查】

1. **粪便检查** 苏丹Ⅲ染色做脂肪定性，定量测定以van de Kamer化学法最可靠，如粪便脂肪定量>6 g/d，可以认为脂肪吸收不良。

2. **血液检查** 小细胞或大细胞贫血，血清铁下降，凝血酶原时间延长，注射维生素K后可迅速好转。维生素B_{12}吸收试验可测定远端小肠是否受累。血清钾、钠、钙、镁、磷均可降低，血浆白蛋白、球蛋白、胆固醇降低。

3. D-木糖吸收试验　空腹口服木糖5 g,收集服后5小时尿测定木糖排出量,排出量<3 g为小肠吸收不良。

4. X线检查　胃肠钡餐可显示小肠扩张,病变肠段黏膜皱壁增粗或消失,呈节段性分布雪花状钡斑,钡剂通过小肠时间延长。

5. 小肠黏膜活检　内镜下取材的标本较小,影响诊断。应用特殊的小肠活检管,在透视下可迅速定位,一次可得到2~4块较大的黏膜标本,结果较满意。位于Treitz韧带处十二指肠与空肠连接处必须作活检,因该处常受累,位置固定,便于治疗前后对比。

【诊断对策】

对于发育迟缓的婴幼儿或合并吸收不良综合征的患者,尤其是进食面制品后出现脂肪泻的患者,应高度警惕本病。进一步根据粪便、X线及小肠黏膜活检可以初步作出诊断,经麦胶饮食试验最后确定诊断,但需与其他吸收不良鉴别。

【治疗对策】

1. 饮食治疗　是本病的主要治疗方法。严格禁止一切含麦胶食物,如将面粉中面筋去掉,剩余的淀粉患者可以食用。面粉是食品工业常用的填充辅料,掺入多种食品,如冰淇淋、速溶咖啡、调味品、汤料、肉糜、番茄酱、罐头制品、香肠等,应仔细辨认食品成分,严格挑选,保证治疗无误。开始治疗时牛奶制品也应限制,因有继发性乳糖酶缺乏,好转后适当放宽。玉米、大米、豆类、土豆、小米、红薯、水果、肉类均可以食用。经饮食治疗多数患者1~2周内临床症状及实验室检查迅速好转,4周内体重增加。但小肠黏膜病变的组织学改善较慢,一般需数月甚至1年以上,故患者的饮食治疗常需坚持1~2年。

2. 对症及支持治疗　给予高蛋白高营养饮食,补充各种维生素。贫血患者应补充铁剂、叶酸和维生素B_{12},必要时输血。纠正水电解质失衡,严重营养不良,应予胃肠内、外营养。

3. 激素治疗　对重症患者,饮食治疗反应不好及不耐受饮食治疗患者,可考虑使用肾上腺皮质激素治疗。开始每日予强的松30~40 mg口服,症状改善后逐渐减量至小剂量维持。如仍无效,要考虑是否伴有其他病变或严重并发症,并给予相应治疗。

(任　明)

第八节 遗传性多发性肠息肉综合征

一、Peutz-Jeghers 综合征

Peutz-Jeghers 综合征即黑色素斑-胃肠多发息肉综合征,是伴有黏膜、皮肤色素沉着的全胃肠道多发性息肉综合征。为常染色体显性遗传,可能通过单个显性多效基因遗传。男女均可得病,外显率很高,患者子女中 50% 发病,临床上半数病例有家族史。

为错构瘤性息肉病,具有非肿瘤性但有肿瘤样增殖的特征。以小肠最多见(64%~96%),大肠息肉占 30%~50%,胃息肉占 25%,偶可发生于食管、鼻腔、膀胱及支气管等。息肉多数不超过 100 个。

【诊断步骤】

皮肤及黏膜的黑色素斑点在出生后不久即可出现,以后逐渐增多,但不被注意。斑点平坦,呈黑色或棕黑色,边缘清楚,直径 1~2 mm。组织学为真皮基底内黑色素细胞数量增加和黑色素沉着。黑斑好发于口唇及其周围、颊部、面部、手指、足趾皮肤。偶见于肠黏膜,也有色素沉着局限于躯干及四肢者。极少数患者仅有肠息肉而无色素沉着。色素斑至青年期最明显,年长后口唇部色素斑可逐渐消退,但颊黏膜的色素斑多不消退。

临床表现多为小肠息肉引起慢性肠套叠症状,如反复发作的陈发性腹痛、不完全肠梗阻症状,也可出现消化道出血、贫血,以及腹泻及蛋白丢失性肠病等。

【诊断对策】

依据本病具有三大特征:①多发性胃肠道息肉,尤其是错构瘤性息肉;②特定部位的皮肤及黏膜的黑色素斑点;③遗传性;可作出诊断。需注意本病亦可癌变,癌变发生于错构瘤中的腺瘤成分。本病并发癌的发生率比一般人群高 18 倍,包括胃肠道癌及非胃肠道癌,死于各种癌的危险性比一般人群高 9 倍。

【治疗对策】

由于本病病变广泛,而且可癌变以及合并胃肠道内、外的恶性肿瘤,因此应长期随访,定期复查。

对大肠、胃息肉可在胃肠镜下分次行圈套电灼切除。对小肠息肉有条件者可行小肠镜检查并在镜下行活检,以及圈套电灼切除。小肠息肉出现不能控制的出血、肠套叠或肠梗阻时应开腹手术切除病变肠段。如由于息肉较广泛,可在术中切开小肠行内镜检查全小肠,尽量用圈套电灼切除较大息肉,甚至全部息肉。

二、Gardner 综合征

Gardner 综合征是一种伴有骨和软组织肿瘤的肠息肉病。一般认为由常染色体显性遗传引起,男女具有相同遗传性,有病家族成员之子代 50% 可患此病。

大肠出现很多广基或有蒂息肉,病理多为管状腺瘤,亦可有绒毛状腺瘤,大小自数毫米至 5 cm 以上,远端大肠为多。骨瘤多发生于下颌骨及颅骨,常为多发性,皮肤病变包括表皮样囊肿、纤维瘤、脂肪瘤及皮脂腺囊肿,常发生于面部、背部及四肢。50% 可发生胃十二指肠息肉,为囊性扩张的胃底腺,不发生癌变。90% 可有十二指肠腺瘤,并随年龄增长而数量增加,癌变发生率 10%。此类患者青年期甲状腺癌的发生率比一般人群高 22~160 倍,Vater 壶腹周围癌的发生率比一般人群高 100 倍。

【诊断步骤】

出现息肉之平均年龄为 15 岁,20 岁后就有大量息肉出现,30 岁后开始出现症状。本病主要危险性是癌变,在息肉发生的头 5 年内癌变率为 12%,在 15~20 年则大于 50%,65 岁时大于 95%。癌变为多中心性,死亡平均年龄为 42 岁。大多数患者无症状,出现的主要症状为腹泻、腹痛、便血、贫血和肠梗阻,如有明显症状时肠息肉常常已发生癌变。

【诊断对策】

主要依据结肠镜检查,发现肠道息肉,活检为腺瘤。如对患者家族成员主动进行检查,约 3/4 患者可以在 30 岁以前发现肠道息肉并做出诊断。

【治疗对策】

发现本病后,应将可能发生癌变的大肠进行预防性全部切除,手术后硬纤维瘤可发生于肢体、腹壁、肠系膜,可造成肠梗阻、输尿管梗阻等。

对年龄<30岁,直肠内无或仅有少量腺瘤,尚无大肠癌形成,无直肠癌家族史者全结肠切除加回肠直肠吻合术。对其他患者宜选择全结肠切除及直肠黏膜切除加回肠肛管吻合。

术后应定期复查,对保留直肠者,每年复查1次肠镜,术后复查还应注意上消化道,如有腺瘤予内镜下圈套切除。以及注意术后硬纤维瘤的发生。

对腺瘤性结肠息肉病基因突变者,宜每年进行结肠镜检查。对有双侧先天性视网膜色素上皮肥厚(眼底镜检出),如出现4个以上双侧病变,为无症状高危家庭成员,其敏感性为78%~86%,特异性为95%~99%。骨和软组织肿瘤可根据肿瘤大小和临床表现给予手术切除或临床随访。

(任 明)

第九节 囊性纤维化

囊性纤维化是常染色体隐性遗传性疾病,表现为上皮细胞氯化物运送缺陷,稠的浓缩的分泌物阻塞支气管、胰腺导管和胆道系统、消化道等,引起器官病变和功能障碍。

囊性纤维化基因又称囊性纤维化跨膜传导调节物(cystic fibrosis transmembrane conductance regulator,CFTR),编码CFTR的基因突变是产生该病的原因。CFTR是上皮细胞内cAMP调节的氯离子通道,囊性纤维化时,胰腺、汗腺、呼吸道组织的上皮细胞,氯离子转运有缺陷,钠离子吸收增加,使分泌的液体浓缩黏稠,阻塞相关器官引起器官病变。

【病理】

1. 胰腺 胰腺导管被堵塞,引起胰腺纤维化及外分泌障碍,胰腺常缩小,形状不规则,可含有囊肿。

2. 呼吸道　引起反复肺部感染、支气管扩张、阻塞性肺气肿。

3. 肝胆道　肝内胆管可见嗜酸物质积聚并阻塞胆管，产生局灶性胆汁性肝硬化，并可进一步发展为多小叶性胆汁性肝硬化。胆石常见。

4. 生殖器官　睾丸管道系统阻塞可失去生育能力。

【诊断步骤】

囊性纤维化最常见于白种人，2500例新生儿中约有1例，该病无性别差异。主要表现为胰腺、肝胆道、消化道、呼吸道的症状。80%2岁以下患者有吸收不良、脂腹泻、低蛋白血症，少数患者有复发性胰腺炎。部分表现为新生儿胆汁淤积或新生儿肝炎，有胆石者可表现为胆绞痛。发展至胆汁性肝硬化门脉高压症，可出现肝脾肿大、曲张静脉出血。25%患儿有胎粪性肠梗阻，大龄患儿可因肠内黏稠分泌物引起远端小肠梗阻，还可伴肠扭转、肠套叠。部分患者引起反复肺部感染，甚至引起支气管扩张、阻塞性肺气肿

【诊断对策】

出现胰腺、肝胆、肠和肺的症状和体征提示此诊断。汗液中 Na^+ 和 Cl^- 含量是该病的标准诊断试验，氯化物超过60 mmol/L符合此诊断。如汗液中氯化物为40～60 mmol/L，则需做促胰液素试验。

【治疗对策】

1. 胰酶治疗　约85%的囊性纤维化患者有胰腺外分泌功能不全，需补充胰酶，采用肠溶胰酶微粒型制剂，效果较好。可避免胃内酸性胃蛋白酶灭活，并在高位小肠释放。得每通(Creon)，每日3次，每次1～2粒，餐中服用。对年幼儿童不能吞服者，可与果汁混合服用。同时服用抑酸剂如雷尼替丁，法莫替丁效果更好。

2. 营养治疗　目标使囊性纤维化患者正常生长发育，防治营养不良改善预后。可予要素饮食、肠内营养、胃肠外营养，补充脂溶性维生素和盐类。

3. 其他并发症的治疗

(1)胆汁性肝硬化　对食管静脉曲张出血，根据情况可选择套扎或硬化剂治疗，以及断流或分流手术。对少数肝功能衰竭而肺功能相对良好者可考虑肝移植术。

(2)远端肠梗阻　行胃肠减压术及用盐水灌肠，如果有粪团存在，可注入聚乙二醇清洁肠道。应注意有无肠套叠、肠扭转。

4. 基因治疗 将 CFTR 基因转导入支气管上皮细胞及肝内胆管上皮细胞,可纠正氯离子转运缺陷。可望能预防相关并发症。

(任 明)

第十节 戈谢病

戈谢病(Gaucher 病)是常染色体隐性遗传性疾病,由于溶酶体酶 β 葡萄糖脑苷酶基因 1q21 的变异引起酶活性下降,致使葡萄糖脑苷脂沉积在单核巨噬系统细胞内,常引起肝脾肿大、造血异常、骨骼病变和功能障碍。

正常人的葡萄糖脑苷脂主要来源于红细胞膜的分解代谢,由 β 葡萄糖脑苷酶所水解,最后成为葡萄糖和神经酰胺。戈谢病患者因遗传缺陷先天缺乏 β 葡萄糖脑苷酶,使葡萄糖脑苷脂不能降解,大量沉积于单核巨噬系统细胞。

【病理】

本病的病理学特点是在单核巨噬系统出现戈谢细胞。戈谢细胞直径 20~100 μm,圆形或多角形,胞浆无空泡而呈网状结构,用过碘酸-雪夫染色呈强阳性反应。

【诊断步骤】

可发生于任何年龄,越早发病病情往往更严重,临床表现为肝脾肿大、贫血、血小板减少或骨痛。患者因单核巨噬细胞功能缺陷而易发生感染。

1. Ⅰ型戈谢病 儿童或成年发病,以青春期最为常见。肝脾先后肿大,三系减少,暴露部位及下肢皮肤可有褐色色素沉着,角膜两侧结膜可见黄色楔形斑,内可找到戈谢细胞。大多数患者有骨骼受累的 X 线征,包括股骨远端锥形烧瓶样畸形,有骨病症状的人,其长骨、肋骨和骨盆可发生溶骨性损害,年龄很小即可出现明显的骨硬化。脾明显肿大的儿童,由于脏器肿大导致能量消耗增加,常身材矮小。

2. Ⅱ型戈谢病 又称急性婴儿型,出生后 1 月至 1 岁出现神经系统三联征,即斜视、牙关紧闭、头后屈,患儿进一步出现癫痫发作、强直状态、吞咽困难和锥体外系症状,常在 2 岁以内死亡。

3. Ⅲ型戈谢病（亚急性型） 在婴儿期或儿童期发病。除脏器肿大和骨受累外也存在慢性进展的神经病变，如进行性肌强直、孤立性核上凝视性麻痹等。

【诊断对策】

对有不能解释的脏器肿大，易于发生皮下血肿和（或）骨痛的患者进行鉴别诊断时应考虑戈谢病。骨髓检查常可发现戈谢细胞。分离的白细胞或培养的成纤维细胞中证实有酸性β葡萄糖苷酶缺乏者方可确诊。绒毛膜绒毛或羊水细胞培养酶活力测定可用作产前诊断。测定特异性的酸性β葡萄糖酶的突变型，可检出无症状携带者。

【治疗对策】

1. 酶替代治疗 纯化的胎盘或重组的酸性β葡萄糖苷酶静脉输注，安全而且有效，能减少内脏肿大，改善血液和生化指标，减少骨痛。美国 GENZYME 公司生产，名称为 Ceredase 注射剂，剂量 400 U/瓶（5 ml/瓶），按 30～60 U/kg，将药液加入生理盐水在 1～2 小时静脉滴完，最初 1 个月每周 1 次，继后每 2 周 1 次，剂量逐渐减少，半年后每 4 周 1 次。重组的β葡萄糖苷酶（Imiglucerase），400 U/瓶，临床应用效果与 Ceredase 相同，它主要用于Ⅰ型戈谢患者，对Ⅲ型患者神经系统表现的疗效尚不明确。对Ⅱ型患者进行酶替代治疗对内脏、血液病变有一定效果，但 Ceredase 不能透过血脑屏障，故不是酶替代疗法的适应证。

2. 骨髓移植 如成功将使本病得到治愈，但骨髓移植过程中并发症的发生率和死亡率均较高。

3. 对症治疗 贫血者给予输血，脾功能亢进年龄 4～5 岁以上者可考虑做部分脾切除，骨痛者使用止痛药物。

4. 基因治疗 如能将编码酶的 RNA 通过逆转录酶插入细胞 DNA，使细胞能产生足够的葡萄糖苷酶，有望成为治疗戈谢病的更好方法。

（任 明）

第十一节 尼曼-匹克病

尼曼-匹克(Niemann-Pick)病是一种遗传性神经磷脂代谢缺陷性疾病,因先天性神经鞘髓磷脂酶缺乏,致全身单核巨噬细胞系统含有大量神经鞘髓磷脂的泡沫细胞浸润,临床出现肝脾肿大,发育障碍及神经系统症状。本病属常染色体隐性遗传,两性发病率大致相等,绝大多数患者为1岁以内的婴儿。

正常人的神经鞘髓磷脂经神经鞘髓磷脂酶水解成为神经酰胺与磷酰胆碱。如溶酶体缺乏此酶时,全身各器官均有大量神经鞘髓磷酯沉积。且常伴有胆固醇增加,但血中神经鞘髓磷脂含量正常。部分患者遗传性缺陷为胆固醇自溶酶体向胞浆的转运障碍。

【病理】

肝、脾、淋巴结、骨髓、肺上皮细胞与神经节细胞,因含神经鞘髓磷脂而呈空泡状。尼曼-匹克细胞直径约 20～60μm,含一个或几个核,胞浆充满蜂窝状空泡,脂肪染色阳性,称为泡沫细胞,但并非尼曼匹克病所特有。

【临床表现】

根据主要临床表现分为四型:

1. A型 病儿出生时外观正常,出生后6个月内逐渐出现明显的肝脾肿大、淋巴结肿大和精神运动发育迟缓,继而迅速出现神经性变性。运动功能丧失和智力减退呈进行性加重。疾病晚期,患者出现明显的痉挛和强直,并发展成白痴。

2. B型 患者无神经症状,体格、智力发育正常。大多数患者在婴儿或儿童期常规体检发现肝脾肿大而确诊,多数患者在儿童期由于肺泡浸润可出现明显的肺弥散功能减退并随着年龄增加而进展。病情严重患者可有肝脏受累,导致肝硬化、门脉高压和腹水形成。

3. C型 患者的新生儿黄疸期常有延长,最初1～2年内外观正常,然后出现缓慢的进行性加重的各种各样的神经性变性过程。肝脾肿大较A、B型轻,并可存活至成年期。

4. D型 在儿童后期出现神经病变症状,其神经变性过程较为缓慢。

【诊断对策】

A 型病变在患者出生后的第 1 年由于肝脾肿大和严重的精神运动发育迟缓而被诊断。肝脾、骨髓存在尼曼匹克细胞有助于诊断,血白细胞、培养的成纤维细胞和(或)淋巴细胞中的鞘磷脂酶活性来证实诊断。A 型和 B 型患者的鞘磷脂酶活性仅为正常的 1‰~10‰,而 C 型和 D 型患者,该酶活性为正常的 50%~75%。通过在培养的羊水细胞或绒膜绒毛中检测鞘磷脂酶活性,可对 A 型和 B 型病变进行产前诊断。

【治疗对策】

目前,对尼曼匹克病的任何亚型均无特殊治疗,主要是对症治疗。对 B 型病变,有希望的治疗方法为酶替代治疗和基因疗法。

(任　明)

第12章 消化内镜检查术

第一节 胃　镜

人类在医学上开发应用内镜系统已有200年历史了，但因受科学技术水平限制，发展缓慢。直到20世纪50年代，将具有导光导像功能的玻璃纤维应用在内镜系统开发出光学纤维胃镜以后，才取得质的突破。70年代在临床上广泛推广应用，并相继开发推广了纤维大肠镜、纤维十二指肠镜、纤维胆道镜、纤维小肠镜及超声胃镜。80年代又开发出电子内镜系统，使得内镜操作功能更好、更耐用、更易于开展镜下治疗，并为其后不断涌现的新技术提供了一个承载平台。目前，电子内镜系统已全面取代了纤维内镜系统。

【胃镜检查】

电子胃镜系统由光源、主机、显示器及电子胃镜组成，为保存管理相关资料，常与电脑图文报告系统相连。患者术前需禁食6小时以上，术前15分钟含服咽部麻醉剂，左侧卧位于检查床上。对于有条件的患者及检查单位应开展无痛苦胃镜检查，给予镇静药物（如咪唑安定）或麻醉药物（如异丙酚，但须麻醉专科医师施行）。检查时，操作者持镜循腔进镜，依次通过口咽部、食管、贲门、胃、幽门、十二指肠球部及降段，适当充气或抽气，转动镜头或旋转镜身以清楚地观察管壁结构并注意减少患者的不适。一个熟练的检查医师应能达到近百分之百的无盲点观察上述部位。

（一）适应证

(1)有上消化道症状，怀疑有各种上消化道疾病者。

(2)上消化道出血者,病因不明或需要内镜治疗者。

(3)怀疑有上消化道肿瘤者,对十二指肠乳头肿瘤者可用十二指肠镜诊断活检。

(4)需要内镜随诊或观察疗效的病变。

(5)需要内镜下治疗者。

(二)禁忌证

(1)严重心脏病。

(2)严重肺部疾病。

(3)严重脑血管病变。

(4)休克或上消化道大出血生命体征不稳定者。

(5)咽喉部急性炎症较重者。

(6)腐蚀性食管炎急性期。

(7)疑有胃肠穿孔者。

(8)精神不正常不能配合检查者。

(9)明显的主动脉瘤者。

(三)并发症

经过近30年的不断改善,胃镜检查的并发症其实已很少了。较多见到的有:咽喉部擦伤或感染,食管贲门部黏膜撕裂,下颌关节脱臼,喉头痉挛,腮腺肿大等,较严重的并发症有食管、胃、十二指肠穿孔,继发全身感染,心肺意外等。如行麻醉检查,还可有与麻醉相关的并发症。

【常见上消化道疾病的内镜表现】

1. **食管炎** 正常食管黏膜呈粉红色,表面光滑,可见黏膜下毛细血管网。在食管炎时,黏膜充血水肿,渗出甚至糜烂,血管纹理消失,反流性食管炎则指食管下段出现黏膜破损(糜烂或溃疡),按国际标准分为四级:A级:病灶长度<0.5 cm;B级:病灶长度>0.5 cm;C级:病灶融合,但不环绕管壁;D级:病灶融合>75%管壁。严重者还可伴有食管狭窄、Barrett食管等改变。

2. **食管静脉曲张** 内镜下表现为黏膜下条状、蚯蚓样或结节样隆起,表面呈浅灰色或蓝色,可见红色征(即表面点状、条状红斑),病灶以食管下段明显,可伴胃底静脉曲张。

3. **食管癌** 早期食管癌病灶浅表局限,多呈浅表隆起病灶,表面粗糙,伴糜烂或浅溃疡形成;少数仅为色泽改变。因此,对可疑病灶者,可行碘染色试验,如为早期癌灶呈不染色区,以助活检定位。进展期食管癌多表现为肿块样或深溃疡样,也可表现为环状狭窄型,致内镜难以通过不易活检明确诊断。另要注意:多灶性起源在食管癌较多见,应注意在已发现病灶之近端寻找可疑的病变,并可用碘染色法以助发现微小病灶。

4. **慢性胃炎**　传统上慢性胃炎分为浅表性、萎缩性及肥厚性三种,其内镜下表现亦为国内大多数医师所熟悉及使用。1990年国际上推出了"悉尼分类法",将慢性胃炎内镜下表现分为七种类型:充血渗出性、平坦糜烂性、隆起糜烂性、萎缩性、出血性、反流性及皱襞增生性。但这一分类在国内未得到广泛采用。2000年国内提出新的分类方法,只分为非萎缩性与萎缩性。

慢性胃炎内镜下表现这里仍按传统分类来进行介绍:

(1) 慢浅表性胃炎　黏膜表面可见充血斑点,散布出血点及小糜烂、水肿,可有黏液附着;

(2) 慢性萎缩性胃炎　胃黏膜变薄、色泽变浅、黏膜下血管纹理透见,可伴有颗粒样或扁平样增生隆起改变;

(3) 肥厚性胃炎:胃黏膜皱襞粗大且伴有炎症改变。

前二者改变多发生在胃窦,后者改变多在胃底体。对于萎缩性胃炎,诊断主要依靠活检病理检查来定。此外还应检查胃幽门螺杆菌感染情况,以指导临床治疗。

5. **胃溃疡**　内镜下表现为胃壁组织局限缺损,形成一个较明显凹陷,多呈圆形或类圆形,表面披覆黄色或白色苔,当愈合时可出现周围黏膜皱襞向溃疡集中之征象。依据溃疡形态可分为活动期、愈合期及瘢痕期三期,三期又各再分为二个阶段,如 A_1、A_2、H_1、H_2、S_1 及 S_2。还可见到胃溃疡并发症的征象,并发出血、癌变、胃腔变形等。因少部分胃溃疡与溃疡型胃癌从肉眼上难于区别,所以强调对所有胃溃疡病灶均需取活检病理检查,并嘱治疗后复查胃镜再次活检病理检查,以确切排除胃癌之可能。

6. **胃癌**　早期胃癌内镜下所见与其分型相似:Ⅰ型(隆起型)病变呈息肉状向胃腔内突出;Ⅱ型(平坦型)病变隆起或凹陷均不明显,细分为三个亚型,Ⅱa型病灶轻度隆起、Ⅱb型病灶凹陷或隆起均不明显、Ⅱc型病灶轻微凹陷,类似于糜烂;Ⅲ型(凹陷型)病灶凹陷明显,类似于浅溃疡。其他有关恶性病灶的征象还有色泽变浅,表面粗糙或脆性增加,溃疡面之岛状黏膜及周围皱襞形态改变等。早期胃癌诊断不易,特别是Ⅱb型者,故对有可疑征象者要细致观察,可行黏膜染色及放大内镜观察,准确定位后活检以确诊。

进展期胃癌内镜下所见也与其分型相似:Borrmann Ⅰ型(息肉型)肿瘤呈息肉

样明显隆起，表面可伴糜烂或溃疡，与周围正常黏膜分界清楚。Borrmann Ⅱ型（溃疡型）病灶呈溃疡样，溃疡边缘明显隆起，可呈围堤样，但与四周正常黏膜分界清楚，周围黏膜无明显癌浸润表现；Borrmann Ⅲ型（溃疡浸润型）与溃疡型相似，但周围黏膜出现癌浸润的表现，如围堤样边缘部分或全部消失，周围黏膜呈结节样隆起凹凸不平，周围黏膜皱襞呈异常样集中；Borrmann Ⅳ型（弥漫浸润型）病灶多较广泛，胃黏膜增厚呈结节样或皱襞肥大，可有多发性糜烂或溃疡，与正常黏膜分界不清，胃壁僵硬，蠕动消失，充气胃腔不能扩张（也称皮革胃）。总的说来，进展期胃癌病灶多＞2 cm，溃疡底部凹凸不平，披污浊苔，边缘及周围黏膜肿胀隆起凹凸不平，质硬脆，黏膜不能钳起，局部蠕动消失。这些特点也是与良性溃疡的鉴别依据。当然最后确诊仍要依赖病理，活检时应多部位取材，表面黏膜如尚平整应"打洞式"深活检，特别是对 Borrmann Ⅳ型者常需如此。

7. 十二指肠炎　胃镜是该病诊断的主要手段，内镜下表现十二指肠黏膜充血、水肿、糜烂、出血点、肠绒毛模糊不清及颗粒样或小结节样突起，病变以十二指肠球部多见，并常伴随十二指肠溃疡。病理可伴有胃上皮化生及布氏腺增生。

8. 十二指肠溃疡　内镜下分型及表现与胃溃疡相似，多位于球部，球后溃疡较少。如位于球部与降段交界处，常不易观察到或观察不清楚，需引起注意。球部溃疡与胃溃疡相比，更多出现线状溃疡及白点样的"霜斑样溃疡"，后者被认为可能是溃疡变化过程中的一种表现。球部溃疡常引起球腔变形，假憩室形成及球腔狭窄；并发出血者溃疡底部可见活动性渗血、喷血、血块或血管残端。

（崔　毅）

第二节　结肠镜

通常结肠镜也称为大肠镜，习惯上也常称为肠镜。其能对全大肠及回肠末段进行检查。提倡常规进入回肠末段观察，以免漏诊并不罕见的回肠末段病变。细致的退镜观察也是减少遗漏的重要保证。相对而言，结肠镜的插入要比上消化道内镜的插入困难得多。

【适应证】

一般而言,凡怀疑大肠或回肠末段病变而未能明确诊断者,如无检查的禁忌证,均可行结肠镜检查。随着内镜性能的不断改善及内镜操作技术的提高,结肠镜检查的适应证已变得越来越宽了,也越来越为患者甚至要求体检者所接受。主要的适应证为:

1. 便血未能确定为痔疮或肛裂出血,或未能除外大肠引起的便血者。
2. 反复黑便或大便潜血阳性而上消化道检查未能发现病变者。
3. 钡剂灌肠 X 线检查发现大肠异常需要进一步确诊者。
4. 发现大肠息肉等需要进行内镜治疗者。
5. 炎症性肠病等药物治疗后的随访复查。
6. 癌肿或息肉等的手术后或内镜治疗后随访复查。
7. 特定人群或高危人群,需要进行大肠癌筛查或普查者。

【禁忌证】

1. 严重心肺功能不全、极度衰弱者。
2. 大肠严重的急性炎症性病变。
3. 腹腔、盆腔手术后早期。
4. 疑肠穿孔、肠瘘者。
5. 广泛腹腔粘连者。
6. 肠道准备不好,包括下消化道急性大出血无法清除积血而影响观察者。
7. 躁动、不能合作者。

严格来讲,结肠检查并无绝对的禁忌证,只有相对禁忌证,具体应据患者的情况、术者的技术水平、内镜室的设备条件及临床的实际需要而定。

【诊断价值】

尽管有许多检查的手段,但结肠镜检查目前仍是检查结肠病变,尤其是早期病变最直观、最直接的检查方法,配合染色与放大内镜技术,能达到对早期病变进行诊断的目的,还可对可疑病变作活检进行组织学检查,必要时还可即时进行内镜治疗,其优越性显而易见,是其他检查手段所无法替代的。熟练掌握结肠镜的插入方法与观察方法,是达到对大肠早期病变进行诊断与治疗的前提。结肠镜检查毕竟是一种侵入性检查手段,检查过程中患者会有不同程度的不适。如何将患者的不适感减至最小,并能在较快的时间内完成准确的检查及确实而安全的内镜治疗,是消化内镜医生所应追求的一种技术境界。

在结肠镜的插入技术上,有双人操作法与单人操作法之分。单人操作法时术者能更好地感知内镜的阻力等情况,更协调地进行操作,更利于细致地进行观察,已成为国际上结肠镜插入法的主流趋势。

(李初俊)

第三节 全小肠镜

小肠是指幽门以下直到回盲瓣,即胃以下、结肠以上的肠段。长度变异较大,可达 500~700 cm,平均约 600 cm。由上至下分为十二指肠、空肠及回肠。十二指肠和空肠以 Treitz 韧带为界。Treitz 韧带至回盲瓣间的上 2/5 为空肠,下 3/5 为回肠,两者在外观上无明显界限,均有系膜附着,活动度较大。

十二指肠为一管状腔道,长约 25~30 cm,呈 C 字形弯曲包绕胰头。自上而下分为球部、降部、水平部及上升部四段。球部黏膜光滑,降段起有新月形横行皱襞,且越来越明显。相当于幽门下 8~10 cm 的降部内侧为壶腹部,可见胰胆管开口的乳头。

空肠肠袢主要在左上腹部,位于十二指肠、胰腺及左肾的腹面,有与十二指肠远段相似的黏膜新月形横向皱襞,至空肠远端皱襞渐少而低平。空肠系膜脂肪较少,内镜下显得较透明。

回肠肠袢主要位于右下腹,黏膜皱襞更逐渐减少,至中段以远时甚为稀少,渐趋平坦。回肠系膜脂肪相对较多。

【适应证】

凡怀疑小肠病变,且病变部位利用上消化道内镜或结肠镜无法达到者,均适应行小肠镜检查。主要有:

1. 原因不明的腹痛、腹泻、消瘦等可疑为小肠病变者。
2. 原因不明的反复消化道出血。
3. 可疑的小肠肿瘤。

4. 需要抽吸小肠液或进行小肠黏膜活检者。

【禁忌证】

1. 有内镜检查禁忌者。
2. 小肠广泛粘连者。
3. 有急性胆胰疾患者。

【诊断价值】

小肠镜检查时能象大肠镜观察大肠黏膜一样对小肠黏膜进行反复、细致的观察，并能对可疑病变进行活检以提高诊断水平，其对小肠病变的确认程度是目前其他诊断手段所无法比拟的。尽管双气囊小肠镜的出现提高了插入的深度与速度，但操作过程仍较费时、费神，被检者苦痛较大，故需在麻醉下进行操作。

胶囊内镜由于其基本无创、无痛苦的优点，对于有条件且无禁忌的病变，在进行小肠镜检查前先考虑实施胶囊内镜检查不失为一个较好的选择，其或能提供一些线索，必要时再有针对性地对小肠的某段实施小肠镜检查，以减少被检者的不适及使小肠镜检查变得更有目的性。

（李初俊）

第四节 十二指肠镜

【检查方法及适应证、禁忌证及并发症】

内镜逆行胰胆管造影（endoscopic retrograde cholangiopancreatography，ERCP）是通过十二指肠镜经口插入进入十二指肠，寻找十二指肠乳头，再经活检通道置入造影导管插入乳头在X线透视下注入造影剂显示胆管、胰管的形态及异常变化。

（一）术前准备

禁食6个小时，咽喉部表麻。因操作较复杂费时较长，需常规给予解痉药，镇痛药及镇静药，像解痉灵20～40 mg，度冷丁25～50 mg，安定5 mg静脉注射。也有单位使用肌肉注射。

（二）检查方法

十二指肠镜为侧视镜插入方法与胃镜（前视镜）不同。患者取俯卧位，头偏向右侧，镜端进入胃底后注气，操作部向左侧摆动，以观察胃底大弯侧皱襞，顺此方向调高镜头进入胃体、胃窦、见到幽门，镜头向上调高以"落日征"幽门在视野中向下移动进入十二指肠球部，操作部摆向右侧，镜头完全右旋锁住，再入镜少许，镜头向上调高向外拉镜，镜子反而滑入十二指肠降段，乳头便会暴露出来。乳头的外形有乳头形、半球型及扁平型。乳头近侧隆起部分称口侧隆起，表面有数条皱襞横过，称为缠头皱襞。乳头远侧有 1～3 条呈纵形走向的皱襞，称小带，此为辨认乳头的重要标志。在乳头近端偏右 2 cm 处可见副乳头，较主乳头小，且无小带。乳头开口也分为五种类型：绒毛型、颗粒型、裂口型、纵口型及单孔型。

寻找到乳头后，调整镜端位置使乳头位于视野中央处。经活检通道插入造影导管至乳头开口处（现在多主张用乳头切开刀造影，因可调节导管前端角度方便插管），选择不同的角度及方向可分别显影胆管、胰管。导管插入角度向上，朝乳头 11 点钟方向插管，常能进入或显影胆道；导管插入角度水平，朝乳头 1 点钟方向插管，常能进入或显影胰管。大部分胰胆管共同开口于乳头，但也有少数病例（约 5％）为胆胰管分别开口于乳头。

（三）EREP 适应证

1. 阻塞性黄疸原因未明者。
2. 原因不明的上腹痛或胆管扩张，疑有胰胆疾病者。
3. 临床疑有胰腺肿瘤、慢性胰腺炎者，或复发性胰腺炎（缓解期）原因不明者。
4. 胆囊切除术后或胆道手术后症状复发者。
5. 疑有 Oddi 氏括约肌功能紊乱需行压力测定诊断者。
6. 胰胆疾病需接受内镜治疗者，包括：急性化脓性胆管炎、急性胆源性胰腺炎、胆总管结石、梗阻性黄疸术前引流、胆瘘、胰瘘、慢性胰腺炎等。

（四）ERCP 禁忌证

1. 上消化道梗阻性病变，如食管癌、幽门梗阻等。
2. 非胆源性急性胰腺炎或慢性胰腺炎急性发作期。
3. 食管静脉曲张为相对禁忌证，但为放置鼻胆引流管的绝对禁忌证。
4. 其他内镜检查禁忌者。

（五）并发症

1. 急性胰腺炎　常于术后短时间内出现上腹疼痛、呕吐、发热、血清淀粉酶升高等表现。原因与胰管内反复多次注射造影剂、复杂操作致乳头部水肿、乳头部球囊扩张等因素有关。还有一部分患者术后出现血淀粉酶升高,但无腹痛等临床表现,称高淀粉酶血症。

2. 胆道感染　常见于胆道自身病变致引流不畅,如胆道狭窄、胆管结石、先天性胆总管囊肿等。

3. 乳头部出血　见于乳头括约肌切开术,由于切开速度较快,切开方向偏移或使用针状刀预切开或有出血倾向等原因造成。一般出血可经镜下处理内科治疗控制,如大出血或小动脉出血应及时转外科手术。

4. 肠道穿孔　见于乳头括约肌切开术,由于切开过大(超过乳头隆起范围)或取石撕裂切口所致,在十二指肠憩室内或憩室旁乳头更易造成穿孔,这类穿孔穿向腹膜后,急腹症表现可不明显,X线透视可发现腹膜后积气,造影剂滞留,一旦怀疑穿孔应停止进一步操作,放置鼻胆引流管负压引流,禁食,胃肠减压,抗感染,多数病例可经此非手术疗法治愈,如密切观察短期内病情恶化,应尽快行手术治疗。另一种类型穿孔见于毕Ⅱ式术后残胃吻合口处破裂穿孔,此应即行手术修补。

5. 其他并发症　有关药物的副反应(如呼吸抑制等)及内镜检查的其他并发症。

【胰胆道疾病的显影】

1. 胆道结石　包括肝内外胆管结石,胆囊结石。其中,胆总管结石在 ERCP 应用中最为重要,因为肝内胆管结石、胆囊结石均能被体外超声检查清楚地显示出来,而胆总管下段结石,体外超声常不能清楚显示。胆总管结石时,胆总管及或肝内胆管多增粗,内见单个或多个充盈缺损影,呈圆形或四边形。如呈圆形者需与气泡影鉴别,后者形态可变化,随体位可上下移动。如胆总管结石位于下段且阻塞胆管可呈怀口状充盈缺损。胆囊颈部结石嵌顿如压迫胆总管或形成瘘道,称 Mirizzi 综合征,造影可见胆总管不增宽,但肝总管增宽,胆囊管相接处呈外压性改变。

2. 胆管癌　可发生于肝内外胆管,位于三管汇合处(左、右肝管,肝总管相接处)的肿瘤亦称为肝门部胆管癌,占胆管癌多数。胆管癌在病理上的改变有乳头型、结节型、硬化型及浸润型,相应造成胆管造影上的改变:胆管充盈缺损、不规则狭窄、闭塞中断。病变远端胆管扩张,肝内扩张胆管可呈软藤征像,此点亦是胆管肿瘤的一个影像学特征。肝门部胆管癌预后很差,手术前造影能较明确地判断其受累范围,以决定能否手术切除,根据其受累范围分型(Bismuth 分型)为:Ⅰ型癌肿位于肝总管;Ⅱ型位于左右肝管分支部;Ⅲa型位于右肝管及汇合部,Ⅲb型指肿瘤位于左肝管及汇合部；Ⅳ型肿瘤已侵犯左右肝管，汇合部及肝总管。

3. 胆囊癌　多不需行ERCP检查，如侵犯胆道可出现类似胆管癌的改变，像胆总管或肝总管的不规则狭窄或中断，或受压弯向对侧。

4. 壶腹周围癌　包括接近乳头部的胆管癌、胰腺癌，以及乳头癌。内镜下常可见乳头肿大隆起，表面呈结节样或形成溃疡。造影显示胰胆管扩张，肝内胆管呈软藤征，胆总管下端中断或呈不规则狭窄。

5. 原发性硬化性胆管炎　本病虽少见，但胆管造影在其与原发性胆汁性肝硬化鉴别时有重要意义。肝外胆管受累时表现为局限性或多灶性胆管变窄、僵硬、可伴有远端的胆管扩张呈囊状突出或串珠样改变。肝内胆管受累时表现为肝内细小胆管减少僵硬充盈困难，呈枯树枝状改变，也可见狭窄与扩张交替呈串珠样改变者。本病常为肝内、外胆管同时受累，故常同时具有上述影像学表现。

6. 胆道寄生虫　胆道蛔虫造影表现为特征性的条索状充盈缺损，可位于胆管或胆囊内。华支睾吸虫感染在广东珠江三角洲地区最为多见，影像学表现为肝外胆管或胆囊棉絮状充盈缺损，肝内小胆管呈多发性小囊状扩张，如行乳头切开术可见有虫体排出。

7. 慢性胰腺炎及胰腺囊肿　ERCP是慢性胰腺炎，特别是轻症者，一种主要的诊断方法。影像上主要变化为胰管的狭窄与扩张，部分呈串珠样改变；可见到胰管结石或胰实质钙化。可分为：①轻度：主胰管正常，表现为分支、微细胰管的狭窄扩张；②中度：主胰管轻度至中度的狭窄扩张；③重度：主胰管高度狭窄扩张或有结石，常伴有胆总管胰内段狭窄。

胰腺囊肿与主胰管相通者可显影；如不相通则不显影，但可有胰管受压移位或中断，病灶处胰管分枝消失或受压。胰腺囊肿可出现在急、慢性胰腺炎中，也有出现在胰腺癌中，要注意鉴别。

8. 胰腺癌　影像学上改变有胰管、胰实质及胆管三种变化。主胰管可出现不规则狭窄或变细伴其后胰管扩张，突然中断闭塞。在病灶周围的胰管分支可消失或模糊不清，胰实质区可出现斑点状或小片状造影剂充盈区。如肿瘤不起源于主胰管，后者可显影正常，如肿瘤较大可引起主胰管受压移位。胰头癌常引起胆总管胰段狭窄或完全闭塞，加上胰头段胰管狭窄，此征象称为"双管征"，为胰头癌的特征性改变。

【治疗性ERCP】

近年来因影像学技术的进步（如超声内镜，磁共振胰胆管成像等）以诊断为目的的 ERCP 已日趋减少。ERCP 的优势在于其治疗作用,亦是其主要内容。主要的治疗技术有:十二指肠乳头括约肌切开术、胆总管结石碎石术及取石术、胰胆管狭窄扩张术、胰胆管阻塞内、外引流术等,可相应地治疗一大组胆胰疾病,具有微创、痛苦少、费用低及恢复快等优点。

(崔 毅)

第五节 超声内镜

超声内镜(endoscopic ultrasonography,EUS)是在普通光学或电子内镜的基础上,将一个微型的 B 型超声探头装入其头端,随内镜进入人体胃肠道腔内,在内镜下确定病变部位或扫描位置后,开始超声扫描,以获取胃肠道管壁结构或其周围相邻器官的超声图像。由于超声探头能近距离地接触被测目标,并能排除气体干扰(通过腔内或气囊注入无气水),可以使用高频率探头(如 7.5~20 MHz)来获取更高分辨力,更高清晰度的超声图像。由于频率的不同,扫描的深度也不同,像频率为 7.5、12、20 MHz 的超声探头,其扫描深度相应地为 10、5、1 cm。所以应根据病变的深度来选择不同频率来进行检查。

一套完整的超声内镜装置除了普通内镜系统之外,还有超声仪(超声主机),超声内镜或微型超声探头和附属的器械。超声内镜前端为斜视镜,配有活检通道,超声探头装在最前端,表面装有一可折卸之水囊。超声内镜操作部因装有驱动超声探头的马达而较普通内镜为重变大。其他附属装置还有自动水泵、超声图片打印机、超声内镜专用穿刺针、活检钳、微型超声探头等。

超声内镜的分类有许多种,按用途不同,分为超声食管镜、超声胃镜、超声结肠镜、超声腹腔镜及超声阴道镜等。常用者按扫描方式分为线阵式超声内镜和扇形扫描超声内镜。线阵式超声内镜扫描方向与镜头纵轴方向相同,扫描范围约 100°~250°,图像类似于体外 B 超图像。该类 EUS 寻找病灶不易,操作技术要求较高,优点是适用于 EUS 引导下的穿刺诊断及治疗。常配有彩色多普勒功能,可同时鉴别血管与其他囊性病变,使穿刺操作更为安全。扇形扫描超声内镜扫描方向与镜头横轴方向相同(即垂直方向),扫描范围为 360°环扫,适宜消化道管腔病灶超声扫描,易于操作,缺点是不能进行 EUS 引导下的穿刺操作。

(一) 检查方法

超声内镜检查患者术前准备与胃镜检查基本相同,术前禁食 6 小时,咽喉部麻醉,取左侧卧位。因超声内镜前端较普通胃镜粗大,且不可曲部较长,且非前视镜,故通过患者咽喉部时较普通胃镜难度增加,患者不适感也增加,所以提倡于检查前 2~3 分钟时静脉注射咪唑安定(剂量 0.05~0.07 mg/kg),以提高患者的耐受能力。随着技术的不断进步,现在新产品的前端已变得细小接近于普通胃镜,患者耐受性提高,可不用镇静剂。但在部分紧张型或接受穿刺等复杂操作患者中仍应予以镇静药物。

超声扫描时需将水囊注水、向消化道腔内注入无气水或两者结合一起使用,以排除超声探头与管壁间气体,保证超声图像清晰。如腔内黏液较多可反复冲洗,或注入祛泡剂消除黏膜表面之气泡。超声内镜检查操作方法与一般胃肠镜相似,首先通过内镜观察找到管壁病变处,对准病变进行超声扫描,如病变较浅应选用 12 MHz 频率扫描,对管壁外病变应选用 7.5 MHz 频率来扫描。应注意超声图像与内镜图像的位置关系,即上下颠倒,左右不变。

(二) 适应证

1. 消化道黏膜下病变的诊断。
2. 消化道癌肿(特别是食管、胃、直肠)的浸润深度及周围淋巴结转移的判断(即肿瘤的 TN 分期)。
3. 胰腺疾病的诊断(包括内分泌肿瘤)。
4. 壶腹周围病变的诊断(包括胆总管下段、胰头病变)。
5. 原因未明的胃黏膜皱襞肥大。
6. 肺癌的分期。
7. 需要进行 EUS 引导下的穿刺活检或治疗的疾病,如纵隔肿物、胰腺囊肿、胰腺良恶性病变的鉴别、晚期胰腺癌引起的顽固性腹痛等。

这里需要强调说明,EUS 对判断肿瘤浸润深度是目前最准确的影像学方法(优于 CT);对胰腺小肿瘤检测优于 CT;是胰腺内分泌肿瘤首选的影像学检查方法;对壶腹周围病变的诊断很有特色,因该部位特殊的解剖特点,体外超声、CT 不易发现病变或难于辨别病变起源,EUS 可发现微小的病变(如胆总管末端 0.3 cm 大小的结石)并可以清楚地分辨出病变起源于胆管、胰头或乳头部,为临床治疗提供准确的依据。

(三) 禁忌证

与胃肠道内镜检查禁忌证相同,可参照有关章节。因超声内镜较粗,且为前斜视镜,对疑有胃肠道梗阻、重度食管静脉曲张者也列为相对禁忌,必要时可行超声微探头检查。

(四)并发症

EUS 检查是一项很成熟安全的检查手段,并发症很少或多较轻,与一般胃肠镜并发症相似。可能的并发症有咽喉部损伤、黏膜出血、消化道穿孔、吸入性肺炎、窒息及心肺意外等。如行 EUS 引导下的穿刺术,则并发症有增多的可能。

【消化道病变的超声内镜表现】

正常的消化道管壁在探头频率 7.5 MHz 条件下,超声图像呈现五层结构:第一层浅表上皮层(界面),第二层黏膜深层(也有称黏膜肌层,这二层均为黏膜层),第三层黏膜下层,第四层固有肌层,第五层浆膜层或外膜层。五层的超声回声分别为:高—低—高—低—高。除了黏膜层分二层外,其他与组织学分层是相同的。这五层结构是 EUS 诊断病变的基础,很重要。此外,还需要注意随着频率的增加,管壁的分层也会随着变化,此点以食管变化最为明显,当探头频率增加至 12 MHz 时,管壁可变为 7 层结构。

(一)食管病变

1. 食管黏膜下病变　常见的有平滑肌瘤、平滑肌肉瘤、血管瘤、间质细胞瘤及管壁外病变压迫隆起,像纵隔肿瘤、淋巴结、大血管、脊柱。平滑肌瘤起源于管壁第二层或第四层,低回声,回声均匀,多呈现类圆形,边界光滑清楚。平滑肌肉瘤与上相似,但回声多不均匀,散布高回声斑点或无回声区,直径常≥3 cm,表面可见溃疡。间质细胞瘤与平滑肌瘤相似,但位于第三层,低回声或其内见均匀分布之稍高回声点。血管瘤位于第三层,也可位于外膜下或外膜外,呈无回声圆形结构或高低回声混杂的不规则网状结构。管壁外病变在超声图像中很容易与管壁本身病变区分开来,管壁本身五层结构正常,管壁外见其他结构向内压迫。

2. 食管癌　EUS 主要解决两个问题:判断肿瘤的浸润深度及周围淋巴结有无转移,即肿瘤的 TN 分期,这对早期癌或中晚期的诊断治疗都很重要,如早期癌仅侵犯黏膜层而无周围淋巴结肿大,可采用微创的内镜黏膜切除术进行治疗;而对中晚期肿瘤如显示已侵犯周围器官(主动脉、心包、支气管等),则不适宜根治手术,可采用非手术治疗,至于远处转移(M 分期),EUS 难以检测,应结合其他方法检查。

食管、胃、大肠肿瘤浸润深度的分期标准:T_1 为黏膜层和/或黏膜下层,T_2 固有肌层,T_3 累及或穿透浆膜或外膜层,T_4 累及邻近器官。食管早期癌超声图像显示为第1、第2层和/或第3层局限性增厚,低回声病变,受累部位各层分界消失,也可呈突入管腔的低回声类息肉样病变,伴或不伴周围淋巴结肿大。转移性淋巴结多为圆形、边界清楚、低回声和/或非均质性回声。中晚期癌表现为增厚的低回声病变已累及第4和/或第5层,甚至周围器官主动脉、心脏、支气管(T_4 肿瘤),受累部位各层分界消失。各层受累表现为病变侵犯处中断或明显变薄,虫蚀状边缘。常伴有周围淋巴结肿大,行周围淋巴结检查时应全食道扫描,特别要注意贲门周围有无淋巴结肿大。食管癌常伴有狭窄,超声内镜检查时有一定困难,可在扩张后进行,或选用微探头或食管超声内镜来进行检查。

EUS 对食管癌的 TN 分期准确性均优于 CT,分别约 80%、50%,是 TN 分期首选的检查方法,作为一种影像技术,EUS 对区分良恶性组织仍有一定困难,像黏膜内癌之低回声病变与炎症改变难以鉴别(这种情况下 EUS 意义仅在于 TN 分期),肿瘤组织与炎症纤维化组织也难于鉴别(故 EUS 不能用于判断食道癌化疗或放疗后的疗效)。良恶性淋巴结肿大方面也不易鉴别。因此,在分析 EUS 结果时要注意其局限性,尽量减少主观性的误差。

3. **食管曲张静脉** 近年来,有学者主张对门脉高压症所致食管胃底曲张静脉并出血的患者进行 EUS 检查,目的有两个:第一预测患者是否适宜内镜下治疗或哪一种方法治疗,及其治疗后是否易于复发;第二有助于判断曲张静脉治疗后效果。EUS 显示食管曲张静脉位于黏膜下层呈圆形无回声,外膜下也可有,此外还可显示食管周围的侧支循环静脉及其与食管内静脉相连之交通支,胃底的情况也与上相同,另可检测出的门脉高压性胃病之黏膜下层小的血管。一般认为交通支与静脉套扎治疗后容易复发有关,相反硬化剂治疗则不受其影响;食管周围侧支静脉越多、越粗大,也就越容易复发,可考虑手术治疗。曲张静脉注射硬化剂或组织粘胶后,也可行 EUS 观察是否已完全闭塞,否则的话应再次镜下治疗。

(二)胃病变

1. **胃黏膜下病变** 较食管多见,像间质瘤、异位胰腺、脂肪瘤、血管瘤、囊肿等。异位胰腺多位于胃窦大弯侧,超声图像中位于第三层,呈低回声改变或回声高低不均影像,边界清楚,常伴有第四层对应部位局限性增厚。脂肪瘤位于胃壁第三层,呈类圆形高回声病变,边界清楚,囊肿位于胃壁第三层,呈类圆形无回声结构,边界清楚。余病变与前述食管黏膜下病变相同,请予参照。此外,胃黏膜下病变有时需与胃息肉鉴别,后者超声图像表现为胃壁第一层局限性增厚隆起,回声偏低,余各层结构正常,胃壁外器官或病变压迫及胃壁向内隆起则比食道多见,像胃底脾压迫、胰囊肿、肾囊肿、肝左叶、胆囊等,在 EUS 下均较易鉴别。

2. **胃黏膜皱襞肥大** 约有 50% 的胃皱襞肥大者活检阴性而不能确诊,这类患者需行 EUS 检查,可以发现胃壁异常的部位,进一步提供诊断线索(缩小诊断范围)。胃壁第二层增厚见于慢性胃炎、卓一艾综合征、Ménétrier 病、浅表胃腺癌及淋巴瘤等。胃壁第三层增厚见于 Anisakiasis 病。第四层增厚(单独或同时合并其他层增厚)均见于恶性病变,应采取积极措施包括剖腹探查明确诊断。但须注意:如伴有溃疡存在或异位胰腺,第四层增厚也见于良性疾病。

3. 胃癌 EUS 检查的目的及意义基本同食管癌,但对中晚期胃癌来讲,TN 分期的意义不及食管癌重要,因前者不论是否 T_4,均可行根治手术或姑息手术治疗。

胃癌的 EUS 改变同食管癌。但在胃癌中有一特殊点,即部分进展期胃癌,特别是 Borrmann IV 型(皮革胃),癌细胞向下、向旁侧生长,造成胃镜活检阴性,诊断困难,这时使用 EUS 具有很高的诊断价值。EUS 显示胃壁增厚(>0.5 厘米),低回声改变,各层结构消失,据此可作出胃癌诊断。胃周淋巴结也要注意扫查,像幽门、胃小弯、贲门周围的淋巴结有否肿大,此外脾门淋巴结,腹腔动脉旁淋巴结等远处淋巴结也须注意,特别后者如有转移则肿瘤已失去根治的机会。

4. 胃淋巴瘤 胃淋巴瘤的 EUS 改变与胃癌相同,主要表现在胃壁第二和/或第三层增厚,低回声改变。对黏膜组织相关性淋巴瘤(MALT)抗 Hp 治疗后疗效分析也很有价值。

5. 胃溃疡 EUS 在胃溃疡的诊断上并没有价值。在判溃疡愈合质量及预测复发倾向上有一定作用,如 S1 期者仍显示溃疡处低回声改变者提示易于复发。在良恶性溃疡鉴别方面意义也尚未肯定,但溃疡周围较大范围出现胃壁增厚,低回声、层次不清等则支持胃癌诊断,最后仍要强调多次取活检病理诊断的重要作用。

(三)十二指肠、乳头及胰胆病变

1. 十二指肠病变 适应 EUS 检查的主要为黏膜下肿瘤,常见的有间质瘤、囊肿、脂肪瘤、胃泌素瘤等,多位于十二指肠球部及降段,超声特征与前述的胃、食管者相同,此处不予赘述。

2. 十二指肠乳头癌 亦称壶腹周围癌,包括起源于乳头部上皮及相邻近的胆管、胰管上皮的癌肿。大部分乳头癌表现为乳头肿大呈结节样或菜花样,多伴溃疡形成,内镜下活检可确诊;少部分乳头癌位置较深,表面不隆起或黏膜正常,内镜下常不能诊断,而 EUS 则较容易显示此类深层次的病变。此外,EUS 还可显示病变是否侵犯胰腺等周围结构及淋巴结转移。超声图像示十二指肠壁内低回声病变,边界清楚,伴肠壁一层或多层结构消失,甚可侵犯胰腺、胆总管及致胰管、胆管扩张,周围淋巴结肿大。十二指肠乳头腺瘤需与乳头癌鉴别,因为后者活检病理也时有阴性结果,故 EUS 可资鉴别。

3. 胆囊病变　这一组病变病种很多,并且亦以体表 B 超为首选诊断方法,像胆囊结石,胆囊息肉、急慢性胆囊炎、胆囊腺肌病、胆囊腺瘤及胆囊癌。但对于小病变(<10 mm),体表 B 超也时有误诊或漏诊,这种情况下 EUS 就有其优越性,像胆囊腺肌病。相关内容可参考腹部 B 超检查。

4. 胆总管癌　其他胆管癌还有肝门部胆管癌,多采用其他影像学方法来进行诊断。胆总管邻近十二指肠用 EUS 可清晰地显示出来。胆总管癌的 EUS 表现为胆管起源的低回声肿物,多伴管壁增厚,管壁正常三层结构(回声高—低—高)消失,胆管扩张,可侵犯周围门静脉及胰头,周围淋巴结肿大。

5. 胰腺癌　目前临床上诊断仍有不少困难,主要诊断方法仍是影像学检查,像体表 B 超、CT。但对于肿瘤≤2 cm 的小胰癌,CT、体表 B 超检出率不高,而在这方面 EUS 有优势,甚至可检出 0.5 cm 大小的病灶。EUS 表现为胰腺低回声占位性病变,边界清楚但不规则或呈结节样,蟹足样突出。病灶也可呈高回声或混合回声,可伴有其他的改变:胰腺局限性肿大,胰管扩张,胆管扩张,胰周围结构受浸润及淋巴结转移等。此外,EUS 在判断胰腺癌的 TN 分期上有较大优势,特别是在判断有无周围大血管浸润(如门静脉),后者对预测肿瘤能否完整切除有重大价值。

6. 慢性胰腺炎　多数慢性胰腺炎患者临床表现不典型,诊断主要靠胰腺钙化征象及胰腺外分泌功能显著降低。早期诊断尤为困难,这方面 EUS 可提供敏感,清晰的图像资料。慢性胰腺炎可有如下 EUS 改变:①胰实质回声增强、粗乱、呈小叶状、边界不规则、可伴胰腺萎缩;②胰管管壁回声增强,主胰管不规则扩张,分支胰管扩张;③胰腺结石可位于胰实质或胰管内,呈强回声伴声影;④胰腺假性囊肿,呈无回声圆形结构,边界清;⑤其他,可呈局限性肿块影,可伴胆总管胰腺段受累变窄及其远段扩张表现,此点也是慢性胰腺炎需要与胰腺癌或胆管肿瘤鉴别之处。

7. 其他胰腺疾病　急性胰腺炎不是 EUS 检查的适应证,但可用于寻找其病因,如胆管或胆囊内微小结石、胰管病变等。胰腺内分泌肿瘤可呈低回声、等回声或强回声占位,回声多均匀、病灶多较小,故 EUS 是首选的影像学诊断方法。胰腺的囊性肿瘤主要指胰腺浆液性囊腺瘤和黏液性囊性肿瘤,EUS 表现为多发性无回声圆形病灶。

【超声肠镜】

超声肠镜在我国的应用才刚起步,远未如超声胃镜应用的广泛。近年来,经过不断的技术改进,已生产出操作性能良好的超声结肠镜,配有前视镜头,扇型超声扫描,可进行全大肠的检查。亦可通过微型超声探头置入普通结肠镜内进行结肠超声扫查。扫查方法基本同超声胃镜。

超声肠镜适应证有:①结直肠癌术前 TN 分期;②结直肠黏膜下病变诊断;③盆腔及直肠周围疾病的判断;④淋巴结活检。禁忌证同一般结肠镜检查。结直肠癌 EUS 影像与胃、食道癌相似,低回声病变,破坏肠壁5层结构(与上消化道管壁结构相同)。可伴周围淋巴结转移肿大及直肠周围膀胱、阴道、骨盆等器官浸润征像。对黏膜层肿癌可行内镜下切除,直肠癌位于临界可切除范围者可先行放疗或化疗后再行手术切除。

结直肠黏膜下病变与上消化道相同,但可见类癌、直肠子宫内膜异位症及纤维瘤为之特点。

【多普勒超声内镜】

在超声内镜的基础上同时具有彩色多普勒功能的一种超声内镜,可以在显示二维 EUS 图像同时显示血流速度、血流量,结合频谱仪可鉴别动脉和静脉。超声扫描方式分为线阵式与扇形扫描,操作方法与普通的超声内镜相同。目前主要用于血管性病变的诊断及鉴别诊断,EUS 引导下的穿刺术。

普通 EUS 在门脉高压症的检查中可以检测食管、胃底壁内外的曲张静脉,但血流动力学指标(像血流速度、血流量)不能检测,而多普勒超声内镜则可检测这些指标,可以反映曲张静脉门脉压力、血流量的检测能更敏感地反映曲张静脉硬化剂治疗后消失及复发的情况,更准确地指导临床治疗。此外,多普勒超声内镜还能显示胃左静脉、胃短静脉,对判断患者的预后有一定的价值。

另一个重要应用是鉴别液性结构是否为血管病变,如排除血管病变则可行EUS 引导下的穿刺活检或囊肿引流,这一功能在治疗性 EUS 中更为必需。其他的一些应用在有关病变的血管分布特点有助于相关病变的鉴别诊断及治疗。

【微型超声探头在消化系的应用】

超声内镜装置除了以上介绍的标准设备以外,还有简单的类型,即微型超声探头,像一条导管一样,直径 2.0~3.4 mm,通过普通胃镜的活检通道插入至管腔病变处进行超声扫描。特点有投资小,在胃镜发现病变的同时进行超声扫描,对管壁小病变可在直视下扫描易于定位,可插入狭窄部位或细管腔内进行扫描。微型探头一般为 360°扇形扫描,频率 7.5~30 MHz。

微型探头在消化系的应用主要有以下方面:①用高频率探头(如 20~30 MHz)

来准确、清晰地显示食管、胃早期癌的浸润深度,决定能否行内镜下切除;②消化道狭窄病变的诊断,像食管癌、胃癌、大肠癌所致狭窄,超声内镜不能进入其内检查,而微型探头则可进入其中进行扫描如发现典型病变则有利于诊断;③消化道隆起性病变的诊断;④胰胆管腔内扫描:主要用于胰胆管腔内小的肿瘤性病变,能早期发现其他方法检测不出或不能明确诊断的病变。

虽然微型探头的应用有以上的优点,但同样有其缺陷,限制了它的应用:操作易受气体影响,观察胆胰病变不易及探头易损耗造成成本增加。

(崔 毅)

第六节 染色内镜

染色内镜检查是指应用不同的染料对被检查的消化道黏膜进行染色后进行内镜观察的内镜检查方法。其能显示普通内镜检查不易发现的病灶、能更清晰地显示癌瘤浸润的范围,并有助于判断病变的性质。

凡可疑的消化道黏膜病变,或病变范围难于确定,或消化道息肉需要进行腺管开口类型观察等,都可进行染色内镜检查。对染色剂过敏者除外。

所有染色剂应为无毒、无害、对消化道黏膜有良好的亲和力、易于形成鲜明且真实的着色对比。染色剂可通过内镜治疗通道直接注入或应用可通过内镜治疗通道的喷洒管注入的方法对被检部位进行染色,必要时也可于内镜检查前通过口服染色剂的方法对上消化道黏膜进行染色,而对于大肠黏膜的检查则可以通过灌肠的途径以达染色的目的。常用的染色剂有:(1)对比染色剂,如靛胭脂,常用$0.2\%\sim0.4\%$溶液于内镜下对将要观察的部位进行喷洒,或用$1.2\%\sim1.5\%$溶液口服,于正常消化道小凹或其他异常凹陷面处沉积而并不使黏膜着色,从而使消化道表面黏膜的微细凹凸性改变表现得更为突出的着色对比,以提高内镜的诊断能力。(2)吸收染色剂,如亚甲蓝,常用$0.2\%\sim0.5\%$溶液于内镜下被检部位进行喷洒,或用$0.5\%\sim0.7\%$口服,黏膜对染色剂逐渐吸收而着色,根据染色与否和染色后的形成特征,提高内镜的诊断能力。(3)功能染色剂,如刚果红,常用0.3%溶液于内镜下进行对可疑胃黏膜喷洒,染色剂刚果红在不同的酸性环境下会呈现出不同的颜色变化,因而胃黏膜染色后表面不同的颜色变化则提示胃黏膜面泌酸量的不同,当 pH<3 时呈蓝黑色,当 pH>5.2 保持红色不变。根据染色后胃黏膜面的颜色改变,利于对病变部位及病变范围的判断。(4)碘溶液。常用 1.5%～3.0% 的复方碘溶液或 10%碘化钾溶液。正常食管鳞状上皮内含有糖原,遇碘后呈现棕褐色;而食管癌细胞内糖原含量减少甚至消失,遇碘后不变色;柱状上皮黏膜不染色;炎症或溃疡时食管鳞状上皮细胞不同程度受损,糖原含量减少,遇碘呈浅染色。根据以上染色特征,可以通过碘染色的方法以协助确定食管黏膜病变的性质及病变的范围,指导进行有目的的靶向活检或进行内镜下介入治疗,并能作为治疗后内镜下追踪复查的辅助方法。

对于可疑的食管癌病变,利用癌灶能被亚甲蓝着色而不被碘染色的特性,必要时可先用亚甲蓝溶液染色 1min 后用清水冲洗,再进行碘染色,便能更加清晰地显示蓝色的食管癌灶病变与棕褐色的正常食管黏膜,利于判断。

有条件的医疗单位配合应用放大内镜进行观察将能进一步提高病变的检出率及对病变性质判断的准确性。

(李初俊)

第七节　放大内镜

普通消化内镜已有相当程度的放大功能。随着电子技术的不断改进与发展,消化内镜的放大倍数正在不断地增加,甚至已经达到了细胞显微镜的放大水平,并可于内镜检查过程中随时变更放大的倍数。

通过放大内镜,可以对胃黏膜表面微细结构——胃小凹进行观察,根据胃小凹形态结构的变化,有利于对胃黏膜病变进行辨识,及作出初步的定性诊断。

通过放大内镜,对结肠黏膜隐窝,即腺管开口进行观察,根据隐窝形成的变化以区分结肠正常黏膜、炎症、增生性息肉、腺瘤性息肉和癌等。

食管黏膜为扁平上皮,没有胃或大肠等柱状上皮的特征性表面构造,但通过高质量的放大内镜仍可观察到其细微的结构,配合碘染色后进行放大内镜观察,可初步鉴别病灶的良恶性及预测病理组织学的诊断。

染色辅助下的放大内镜检查能更好地显示病变的表面变化,两者常结合进行以提高观察的效果及提高诊断能力。内镜医生需要越来越多的病理知识以适应放大内镜放大程度的不断增加。但在进行放大内镜观察前,应强调全面、细致的普通内镜观察,然后才对可疑部位进行必要的放大内镜观察,甚至放大染色内镜观察,以保证全面及突出重点。

(李初俊)

第八节 胶囊内镜

【原理】

目前胶囊内镜检查均应用以色列生产的 Given 图像诊断系统完成。该系统由 M2A® PLUS 胶囊(最新版为 PillCam SB 胶囊)、Given 数据记录仪套件和 RAPID® 应用软件和工作站组成。M2A® PLUS 胶囊大小约 11 mm×26 mm,内含一个带闪光灯的小型彩色照相机、两个微型电池(平均寿命约 8 小时)、一个射频发送器和一根天线,胶囊用于彩色摄影,并通过天线发送图像信号。Given 数据记录仪套件由一个数据记录仪(为一个小型的 305G 的硬驱)、8 个粘贴于腹壁的阵列传感器、连接记录仪与传感器的电缆和 5 个 D 型镍金属电池(为记录仪电源)组成,数据记录仪和电池置于悬挂在肩的腰带中,该部分主要接收胶囊发送的信号,并将信息储存于记录仪中。RAPID® 应用软件和工作站用于下载和放映数据记录仪的影像,以便阅图。

吞服后,胶囊借助消化道蠕动推进,能对直径小到 0.1 mm 目标进行彩色摄影,每秒两帧,视场角为 125°±15°,图像信息储存于数据记录仪中。胶囊一般于 24~48 小时后自然排出。将数据记录仪中的信息下载到 RAPID® 工作站后,即可通过工作站图像处理软件阅图、发报告。

【适应证】

胶囊内镜检查的适应证有:①不明原因消化道出血;②检查小肠肿瘤;③评估克罗恩病的病变范围;④评价非甾体抗炎药的副作用;⑤遗传性息肉病综合征;⑥麦胶性肠病;⑦儿科胶囊内镜检查:其可行性和临床应用价值在评估中,一般认为 9 岁以上小儿进行胶囊内镜检查是安全的。换言之,对各种不明原因消化道出

第12章 消化内镜检查术

血、腹痛、腹泻、消瘦、发热、贫血,怀疑病变在小肠,或为了解疾病的小肠受累情况,均可进行胶囊内镜检查。

【禁忌证】

胶囊内镜检查的禁忌证有:
1. 已知或怀疑小肠狭窄、梗阻或瘘管(能接受外科手术者除外)。
2. 严重消化道动力障碍,如贲门失弛缓症、胃轻瘫等。
3. 吞咽障碍。
4. 已安装心脏起搏器或其他电子医学仪器。
5. 痴呆。

因胶囊有长时间不能自然排出(non-natural excretion)而需外科介入的可能,虽然发生率仅1‰~2‰,但难以预料,故不宜用于检查不适合外科手术的患者。

【主要仪器设备】

主要设备为Given图像诊断系统(Given Imaging Ltd,Yoqneam,Israel),各组成部分及其功能见[原理]。

还有OMOM胶囊内镜(重庆金山科技集团有限公司)。

【术前准备】

胶囊内镜检查的主要术前准备工作有:
1. 让患者了解检查过程及检查相关注意事项,并签知情同意书;
2. 检查前一天患者只能进食少渣易消化食物;
3. 患者术前服用甘露醇或聚乙二醇4 000等泻剂进行肠道准备;
4. 患者腹壁备皮;
5. 术前镍金属电池充电;
6. 患者相关资料录入数据记录仪;
7. 患者于术前半小时服用消泡剂,如二甲基硅油等。

【方法】

胶囊内镜检查的主要步骤为:
1. 将8个传感器贴于患者腹壁指定位点;
2. 佩戴数据记录仪及与之相连的镍金属电池;

3. 将传感器电缆与数据记录仪相连；

4. 用适量温开水吞服胶囊；

5. 吞服后，嘱患者注意数据记录仪指示灯闪烁情况，以确认数据记录仪已接收发自胶囊的信号；

6. 吞服2小时后可饮清水，4小时后可进稀饭；

7. 摄影完毕后，从腹壁去除阵列传感器，卸下数据记录仪；

8. 将数据记录仪中资料下载到工作站；

9. 图像放映、阅图、选图发报告；

10. 嘱患者记录胶囊排出的时间。

新版的软件系统增加了如下两个功能，使阅图更加方便，提高了阅图效率：

1. 可疑出血提示功能（suspected blood indicator，SBI）可优先阅读可疑出血部位的图像，对不明原因消化道出血病例的阅图有较大帮助。

2. 多图显示功能（multiview）激活该功能后，在荧屏上同时出现两个或四个视窗，同时显示相邻图像，可加快阅图速度。

病变的定位的依据：胶囊轨迹在腹平面上的投影，由三个距胶囊最近的传感器完成定位；病变周围小肠情况（如绒毛长度、集合淋巴小结存在情况、黏膜胆染情况等）；病变处在小肠通过时间段上的时间点估计。到目前为止病变定位都是粗略的，须剖腹探查时，常要进行术中内镜检查。

阅图时，可调整图像放映速度，对可疑病变图像可反复阅读，选出可疑病变图像或有代表性病变图像，结合临床综合分析，选择适当图像发诊断报告。

最近研制的探路胶囊（M2A Patency Capsule）（Given Imaging Ltd, Yoqneam, Israel）大小和形状与真正胶囊内镜相同，在胃肠道滞留一定时间后即溶解，对于可疑小肠狭窄的病例，可先吞服探路胶囊，探路胶囊通过后再进行正式胶囊内镜检查，若探路胶囊无法通过则不能进行胶囊内镜检查，这样可避免胶囊内镜（不溶性）滞留于小肠内不能自然排出。但该探路系统尚未推广应用。

【结果判断】

1. 不明原因消化道出血　其病因主要有：小肠血管病变、小肠炎症性病变、小肠肿瘤，这三大类病变约占不明原因消化道出血病因的80%。其他病因有梅克尔憩室、缺血性小肠病、放射性肠炎等。其结果判断因病而异。

2. 克罗恩病　一般认为，早期克罗恩病小肠病变表现为局部黏膜充血水肿、糜烂、局灶性绒毛脱落、阿弗他溃疡，典型病变可见裂隙样溃疡、较大而形状不规则的溃疡、小肠狭窄,狭窄明显时胶囊通过延迟,甚至滞留于狭窄近侧无法通过,病变为节段性。有典型病变结合临床较易诊断克罗恩病。病变少,且病变不典型时,较难下诊断,有人提出多发性小肠溃疡(>10个)可诊断为克罗恩病,小于或等于三个溃疡疑诊为克罗恩病,但无定论,应结合临床综合判断,诊断性治疗对明确早期克罗恩病能起到什么作用尚不得而知,这时值得强调随访对明确诊断的意义。

3. 小肠肿瘤　表现为大小不等的肿物,突出于肠腔内,肿物颜色可有别于正常的小肠黏膜,肿物表面可光滑,也可红肿、糜烂、溃疡或出血,有的肿瘤术后证实向腔外生长,胶囊内镜下表现在对应肠腔内黏膜面出血,而腔内未见肿物,这种情况值得注意。

4. 血管病变　胶囊内镜下表现为静脉扩张、毛细血管发育不良、动静脉畸形、血管瘤等,常为多发性,分布范围大,带来治疗上困难。

【并发症及其预防】

胶囊内镜检查耐受性好,患者无任何痛苦,通常无并发症。可能发生的并发症是胶囊不能通过狭窄肠段而滞留于狭窄近端,有的需进行外科手术治疗。另一问题是胶囊有时在食管或胃内停留时间过长,甚至无法完成全小肠摄影,有的胶囊内镜可观察实时摄影,可克服该缺点。探路胶囊的推广应用可能有助减少这些问题的发生。

(朱森林)

第13章 治疗内镜在消化系疾病的临床应用

第一节 内镜下黏膜下注射术

【材料】

1. 可以通过内镜治疗通道的注射套管针。
2. 注射器。
3. 药物:0.1‰肾上腺素液、生理盐水。使用时配制成0.01‰的肾上腺素生理盐水溶液。

【适应证】

1. 溃疡或其他创面出血的止血。
2. 消化道黏膜下剥离术或黏膜切除术前作黏膜下注射。

【方法】

1. 进行溃疡或创面止血时,于溃疡或创面周边作黏膜下注射0.01‰的肾上腺素溶液,达到对出血部位的压迫止血作用,另外肾上腺素对局部血管的收缩作用增加了止血的效果。
2. 进行消化道黏膜下剥离术或黏膜切除术时,于要剥离的病变周边黏膜下注射0.01‰的肾上腺素溶液,或根据情况选择于将要切除的黏膜中央进针进行黏膜下注射,直至该处黏膜能完全隆起为止。

【注意事项】

1. 黏膜下注射对于黏膜渗血性出血的止血较理想,但对于血管性出血的长期止血效果可能不理想,应考虑配合或应用止血夹止血,效果更为可靠。高渗盐水能延长肾上腺素局部作用的时间,使黏膜下组织肿胀,使血管发生纤维化变性及血管内血栓形成,从而加强止血的效果。

2. 注意病变及其周边情况、进针深度等,以防穿孔等并发症的发生。

3. 对于没能完全隆起的黏膜病变,不宜于进行黏膜切除术或黏膜下剥离术,以免发生消化道穿孔。

(李初俊)

第二节 内镜下金属止血夹应用术

【材料】

选择能与内镜通道相适应的止血夹持放器,并根据治疗需要选择不同类型、不同大小的的止血夹,目前市面上有OLYMPUS公司生产的大小不等的,角度分别为135°及90°的止血夹。

【适应证】

1. 血管性出血时的止血;
2. 十二指肠乳头括约肌切开术后预防性应用以防止出血;
3. 内镜下息肉等切除术后较大创面或细小穿孔性病变的的夹闭处理;
4. 病变组织部位的定位标记。

【方法】

1. 器械准备　选择所需止血夹,并于体外与止血夹持放器相连接,然后缩入外套管内备用。在急诊情况下,如有条件应准备多套止血夹,以保证治疗时机。

2. 操作步骤　常规内镜检查,寻找确定并保证治疗部位视野清晰。在确认连接好的止血夹完全退入外套管内的情况下,由术者将止血夹经治疗通道送入消化道内。然后指导助手将止血夹送出套管外,随后缓慢将手柄内芯后滑以将止血夹张至最大张开度,必要时手柄继续后滑,张开度将逐渐缩小,并可通过旋转而调节止血夹的开口方向。对准、推压病变部位,助手用力将手柄内芯后滑直至听到"咔哒"声时表示止血夹已合拢。在确定止血夹与持放器完全脱离后,将止血夹持放器退出内镜治疗通道而完成操作。必要时重复以上步骤而可同时放置多枚止血夹。

【注意事项】

1. 对于血管性喷血性出血的止血,宜将止血夹沿与可能的血管行径成一定角度的方向夹闭其周边的黏膜而非直接对出血的部位直接进行夹闭,以保证止血的效果。

2. 必要时尚可配合黏膜下注射以提高止血的效果。

3. 对于止血,多选用135°的止血夹,以便能更容易地夹住黏膜,尤其易于夹住更深部位的黏膜;而90°的止血夹可牢固地夹住黏膜,更常用于组织部位的标记。

(李初俊)

第三节 内镜下硬化治疗术

【材料】

1. 10 ml注射器、一次性内镜注射套管针(以短斜坡针头,针头直径0.5 mm、长度5 mm为宜)。

2. 硬化剂:1% 乙氧硬化醇(aethoxysklerol)、5%鱼肝油酸钠或95%无水乙醇。

【适应证】

1. 活动性食管曲张静脉出血。目的在于达到立即止血的效果。

2. 出血间歇期的食管曲张静脉。目的在于在消除食管曲张的静脉并纤维化食管壁黏膜下层组织,防止食管静脉再曲张。

【方法】

术前应检查套管针的伸缩情况是否正常,用蒸馏水注射套管针以检查其通畅程度,并估算套管针的容量,再接上抽吸有硬化剂的注射器,将硬化剂推注入注射针至接近针头后备用。对于病情严重的病例,宜备有多根注射套管针以策治疗的及时性及安全性。

1. 硬化治疗方法有静脉旁注射及静脉内注射两种硬化治疗方法。对静脉旁的黏膜下层注射可达到对曲张静脉的压迫作用并可使食管壁纤维化,因而在协助消除曲张静脉的同时,也可预防新的曲张静脉的形成。而静脉内注入硬化剂可损伤曲张静脉的内皮,诱发血栓的形成,从而达到闭塞曲张静脉的目的。对于曲张明显的食管曲张静脉,以食管静脉旁注射联合静脉内注射的硬化治疗方法为佳,以免因静脉内注射过多的硬化剂而引起系统的副作用,并可提高局部硬化的治疗目的。

2. 针对曲张的食管静脉的直径的大小以及是否为活动性出血,注射方法有所不同。

(1)对于曲张的静脉直径>5 mm者,宜采用先两侧静脉旁黏膜下注射后再行静脉内注射的方法,具体为:①先常规检查以了解食管静脉曲张的情况,并注意有否活动性出血或新近出血病灶如血栓或红色征等,以确定首先应进行的治疗点。了解胃底有否曲张静脉、静脉曲张的程度及有否出血征,对于胃底静脉曲张明显尤其伴有出血征如活动性出血、曲张静脉溃烂伴血栓形成、红色征者,宜先处理胃底曲张静脉而暂缓食管曲张静脉的硬化治疗术。②于食管-胃接合部以上 3~5 mm的部位,寻找、确定要进行注射的曲张静脉旁注射点,在注射针头处于套管针外套管内的状态下,将注射套管针从内镜治疗通道送入并略伸出于镜端外,充分充气使食管壁充分舒张,将套管针直视下顶压于拟注射的静脉旁,由助手迅速将针头伸出而穿刺入静脉旁黏膜下,然后由助手注射硬化剂,在此同时术者一边继续进针,直至注射局部表现为灰白色黏膜隆起为止;根据术者的技术水平和操作习惯以及助手的配合因素等,也可采用确认注射部位后于镜端伸出套管针并先伸出针头,术者直接对准目标部位直接进针穿刺入黏膜后边进针边由助手推注硬化剂的方法,注射硬化剂的量仍以注射局部黏膜呈灰白色隆起为度。③以类似的方法对曲张静脉的另一侧静脉旁黏膜下进行注射硬化治疗。④在两个静脉旁硬化注射治疗点之间,穿刺曲张静脉,于静脉内注入 1~4 ml 的 1%乙氧硬化醇。注射过程中术者注意将注射针作小幅度的来回抽动调节以保证硬化剂注入于静脉内,并于退针过程中边注入1%乙氧硬化醇直至注射针完全退出食管黏膜为止,以减少退针后穿刺针眼出血的可能。如退针后仍有针眼出血者,可将内镜推入胃腔内,抽吸胃腔内积气与液体,利用镜身的作用压迫出血部位片刻,多能达到止血的目的。⑤再以类似的方式对同一平面上的其他食管曲张静脉进行硬化治疗。

(2)对于曲张的静脉直径<5 mm者,可直接采用静脉内注射硬化的方法。基本操作方法同上法,将注射针穿刺入曲张静脉后酌情注入1%乙氧硬化醇2 ml~3 ml,注射过程中同样将注射针作来回抽动,一方面确保硬化剂注入于静脉内,另一方面针头刺伤曲张静脉的对侧壁后也利于硬化剂渗入曲张静脉周围而加强硬化的效果。对曲张静脉进行硬化治疗后,再酌情对食管下段曲张的静脉间的静脉旁黏膜下注射少量的硬化剂以硬化食管壁,提高硬化治疗的长远效果,并可预防静脉曲张的再形成。

(3)对于活动性的食管曲张静脉出血,首先应于出血点的远侧对出血的曲张静脉进行硬化剂注射处理,同样提倡联合应用静脉内及静脉旁黏膜下注射的办法。活动性出血时治疗视野往往并不理想,以及患者往往病情危急,甚至较为躁动及有呕吐等因素,注射治疗难度较大,因而有时根据具体的情况而选择先静脉旁或先静脉内的注射方法。作为紧急止血的治疗,硬化剂的用量相对较大,尤其是部分病例在静脉内注射过程中部分硬化剂可随血液从出血部位流出者,具体用量因人而异。对于注射治疗后出血部位仍有渗血者,可采用以上办法,将内镜推入胃腔内,抽吸胃腔内积气与液体,利用内镜镜身压迫协助止血,而非盲目地追加注射。完成对出血部位的止血及硬化处理后,再依患者当时的状况及对患者的整个治疗方案评估后决定是否同时于食管下段对食管曲张静脉及食管壁进行硬化处理。

患者应于第一次硬化治疗后的第7天再复查内镜,以了解硬化治疗后的食管情况,及时发现及处理可能引起早期再出血的情况,酌情作第二次硬化注射治疗。以后每周进行一次复查及治疗,直至曲张静脉完全消失为止,具体的治疗次数将因人而异。

患者确认曲张静脉消失后4周进行第一次随访复查,必要时再行相应内镜下硬化治疗。如复查时没有发现曲张静脉,随后的2年内间隔3个月、2年后间隔6~12个月、3年后间隔1年进行终生随访,以及时发现新形成的曲张静脉并进行硬化处理,防止再出血。

【注意事项】

1. 作静脉内注射前,可将针头退入套管内,用套管前端触探以确定曲张静脉的最佳穿刺部位，然后再出针进行穿刺注射治疗，以提高静脉内注射的准确性及治疗效果。

2. 注意把握注射的深度及硬化剂的注射量，以减少术后出血、穿孔及食管狭窄的并发症的发生。

3. 对于病情较严重的活动性出血病例，止血应为治疗的终点，其他的治疗留待病情稳定后再进行。

4. 就单纯消除曲张的食管静脉而言，随着多连发套扎器的出现，内镜下硬化治疗术已逐渐为内镜下套扎治疗术所替代。若能在套扎治疗消除曲张的食管静脉后，再联合应用硬化剂治疗以硬化下段食管，将可起到预防曲张静脉再形成的作用，弥补单纯套扎治疗方面的不足，提高长期疗效。

（李初俊）

第四节 内镜下栓塞治疗术

【材料】

1. 注射针 由于栓塞剂的快速凝固性，推荐使用针头直径为 0.7 mm(21 G)的注射套管针，针头长度 4～6 mm 为宜，尤其是进行胃底曲张静脉栓塞治疗时以针头 6 mm 长度为宜。套管针的长度不宜过长以免增加推注栓塞剂的难度。

2. 栓塞剂 组织粘合剂，常用的有组织丙烯酸蓝（N-butyl-2-cyanoacrulate histoacryl blau, histoacryl）及国产的 α-氰基丙烯酸正辛酯（D-TH 液）。为水溶性液体，与血液接触后能迅速发生凝固而达到固化栓塞的作用。

3. 脂溶性碘剂（lipiodol）。

【适应证】

1. 栓塞破裂的胃底或食管曲张静脉的紧急止血治疗。
2. 栓塞破裂出血刚停止的胃底或食管曲张静脉以防短期内的再出血。
3. 栓塞出血间歇期的胃底曲张静脉。
4. 栓塞重度食管曲张静脉，尤其是伴有明显红色征者。

其中以栓塞胃底曲张静脉及紧急止血为主要的适应证。

【方法】

1. 栓塞剂的配制与准备　为了防止 Histoacryl 于注射治疗前在注射套管针内芯导管内凝固而堵塞针芯,可采用稀释法或三明治夹心法,其中以混合脂溶性碘剂的稀释法较为常用,其既能延缓 Histoacryl 的凝固速度,脂溶性碘剂的不透 X 线功能尚有利于术后透视或拍片以监测治疗的结局。具体稀释的方法为:用 2 ml 空注射器吸入 lipiodol 0.8 ml 和 histoacryl 0.5 ml,充分混匀后的混合制剂共 1.3 ml 备用,必要时配备多份栓塞剂。混合剂注射后的凝固时间可延长至 20 秒。国产的 D-TH 液则采用不稀释的原液直接进行注射栓塞治疗。

2. 注射套管针的准备　先用蒸馏水检查针芯的通畅性,并估算其容量(通常长度为 180 cm,外径为 4Fr 的套管针芯的容量为 0.7 ml)。再向针芯注入少许的 lipiodol,最后向针芯注入空气以使 lipiodol 在针芯内壁形成一层保护膜以防止 histoacryl 过快地在管内凝固。

3. 内镜的准备　治疗前于内镜前端镜面及前端弯曲部部分涂以硅油,内镜治疗通道可抽吸硅油以形成通道壁的保护膜,防止治疗操作中内镜的损伤。也可应用余下的 lipiodol 作以上处理以保护内镜免受损伤。

4. 另外准备 5 支吸满蒸馏水的 2 ml 注射器,作为注入栓塞剂后将针芯内的栓塞剂完全推入曲张静脉及冲洗注射针之用。

5. 栓塞治疗操作步骤(以栓塞胃底曲张静脉为例):

(1)先行常规上消化道内镜检查以确定将要进行栓塞治疗的胃底曲张静脉,寻找可能适合于注射的部位,并排除其他引起上消化道出血的原因,以及禁忌作胃底曲张静脉栓塞治疗的其他情况。

(2)退出内镜,改用已作防护处理的内镜再次入镜(仅有一条内镜的医疗单位,可将内镜退出清洁后做防护性处理后再入镜进行栓塞治疗用),并插入备好的注射套管针。送入套管针前应将针头退入套管内。

(3)术者以套管针的外套前端触探以确认曲张静脉并确定最佳穿刺部位。

(4)助手将吸有配制好的组织粘合剂混合液的注射器连接于注射针尾部,伸出注射针头,向针芯内注入约一半针芯容量的组织粘合剂混合液。

(5)术者将注射针准确穿刺入曲张静脉腔内,并据个体情况,让助手将 0.5～1 ml 的组织粘合剂混合液快速注入,然后快速更换含 2 ml 蒸馏水的注射器,向注射套管针内快速注入相当于套管针芯容量的蒸馏水,以使套管针内的粘合剂混合液能全部注入曲张的静脉内。

(6) 当估量组织粘合剂混合液将近完全被推入曲张静脉时,术者在助手推注蒸馏水的同时边将注射针头回抽。当针头脱离曲张静脉时,助手立即将注射针头退入套管内并继续向套管针内快速注入蒸馏水以确保注射针的通畅。术者则在针头脱离曲张静脉后,尽量让其远离内镜镜面,并于退出针头后 20 s 内禁止内镜吸引,以防止内镜被漏出于胃腔内的粘合剂粘合而引起内镜损伤。

(7) 间隔 20 s 后再对曲张静脉的其他部位,或对其他曲张静脉进行栓塞治疗,直至满意为止。

(8) 注射完毕后将注射套管针连同内镜一起退出,结束治疗。

【注意事项】

1. 确保将栓塞剂注入静脉内是治疗成功的关键所在,应绝对避免静脉旁及过深注射以减少严重并发症的发生。

2. 组织粘合剂混合液的应用量根据曲张静脉的大小及部位情况而有所不同,且每一点的量以不超过 1 ml 为度,过量的注射将可导致局部深大溃疡形成、大出血、穿孔及异位栓塞等近期的并发症及可能引起食管狭窄等远期的并发症。对于重度曲张的食管静脉及轻度曲张的胃底静脉,每点的组织粘合剂混合液注射量常为 0.5 ml。而对于中、重度的胃底曲张静脉,每一点的组织粘合剂混合液注射常需要 1.0 ml。每条胃底曲张静脉视情况同时注射 2~3 点。

3. 所有准备好的物品应用整齐、按操作顺序摆放于治疗车上,并放置于助手方便取及的位置。

4. 术者及助手都应熟练于整个紧凑的治疗过程的各个步骤并配合默契。每次治疗操作前术者与助手先对操作步骤交流一遍是整个操作顺利进行的保证,尤其是与未合作过的助手配合,或较长一段时间未进行此项操作时更应如此。

5. 对于食管曲张静脉出血时栓塞止血后,可酌情考虑同时对其他曲张静脉进行硬化治疗或套扎治疗。

6. 对出血性胃底曲张静脉紧急栓塞治疗后,可对其他的曲张静脉同时进行栓塞治疗,术后第 7 天内镜复查了解曲张静脉是否被完全栓塞,必要时再次进行栓塞治疗,以后每周进行一次复查并治疗,直至确认所有曲张的胃底静脉完全被栓塞为止。

7. 应当特别注意的是,对于急性胃底静脉曲张破裂大出血的病例,其在短时间内血液便可充满整个胃腔而使内镜失去可视的操作空间,此时进行内镜下栓塞治疗往往是极为困难的。术者应正确评估栓塞止血治疗的可能性,不要因判断不当而延误了止血的机会,乃至于危及患者的性命。当估量内镜下栓塞止血不可能时,应果断放弃而改用其他的止血措施。

(李初俊)

第五节　内镜下套扎治疗术

【材料】

1. 多连发套扎器　由已安装了多枚橡皮圈的塑料帽及与之连结的扳机绳、扳机绳牵引钩和冲洗接头等部分组成。根据曲张静脉的大小及多少等情况可酌情选择目前市面上所具有的 4 连发、5 连发、6 连发及 10 连发等类型。

2. 尼龙绳圈套套扎器　其由连接于内镜前端带有前沿沟槽的透明帽、不同型号的尼龙绳圈套、安装尼龙绳圈套的内套圈、与内套圈相连接的控制套拉尼龙绳用的操作手柄、保护尼龙绳圈套用的保护套以及能与内镜治疗通道相连接的尖端套管等组成。

【适应证】

1. 未行内镜下硬化治疗术的食管曲张静脉的快速消除治疗。

2. 食管曲张静脉首次破裂出血,未能进行栓塞或硬化治疗时的紧急止血治疗。

3. 尼龙绳套扎尚可用于消化道大息肉及黏膜下肿瘤的套扎治疗,或用于息肉高频电切除术前的蒂部套扎,达到预防及治疗术中及术后的出血。

当前常用的是多连发套扎对于曲张的食管静脉的快速消除治疗。本文以此为例进行阐述,除非有特别的说明。

【方法】

1. 按上消化道内镜检查进行术前准备,并注意患者的一般情况及肝肾功能状态及出凝血状态,做好可能出现的治疗后出血的相应的抢救治疗措施如备血、药物、三腔二囊管、吸痰设备等。

2. 先常规用内镜检查上消化道情况,确定需要进行的套扎静脉及其套扎点分布情况,留意有否活动性出血或新近出血病灶如血栓或红色征等,以确定第一点套扎的位置,同时注意了解胃底有否曲张静脉等情况。然后吸净胃内积气,退出内镜。

3. 改用装载好多连发套扎器的内镜进镜进行套扎治疗操作,或将内镜清洁后装载上多连发套扎器进行治疗操作。

4. 先从贲门附近开始套扎,不同条曲张静脉间的套扎点呈螺旋状向上的排列,同一条曲张静脉尽量以密集的方式进行套扎,但第二套扎圈以不影响第一套扎圈为度。如有高危出血位点如上面提到的红色征等,应酌情考虑首先套扎该部位或从该点的下方(曲张静脉的贲门侧),然后再按以上顺序进行其他位点的套扎。

5. 每一次套扎时应保持良好的视野,保证套扎器的透明帽正对曲张静脉后才进行负压吸引。吸引时以曲张静脉所在的食管黏膜能被完全吸引入透明帽至紧贴内镜镜面而致满视野为红色(也称"一片红")时为最佳,此时才转动控制手柄,释放套扎橡皮圈,然后再保持负压吸引数秒钟,让套扎橡皮圈能完全回缩后才慢慢释放负压,必要时辅以充气以使套扎成球状的曲张静脉脱离透明帽。某些部位当吸引欠理想时,可在继续负压吸引的同时稍转动内镜镜身或将内镜稍为上下移动,将能达到更好地将目标吸引入透明帽的目的。如确无法将曲张静脉吸入时,应放弃对该点的套扎治疗,而非盲目地释放套扎圈而致曲张静脉的不完全套扎,从而引发可能的术后该处脱落后的大出血。

6. 全部橡皮圈套扎完,确认没有引发出血后退镜结束套扎治疗。必要时装载另一套套扎器对其他部位进行套扎,直至满意为止。

【注意事项】

1. 强调第一点套扎应解决高危的出血点以免术中因该处的出血而影响整个套扎治疗操作过程。如术中该点已出现活动性出血,可直接对准该点进行吸引套扎。如因出血量大的视野无法保证时应果断退镜,然后直接用内镜进行观察,并探讨内镜下硬化剂注射或组织粘合剂注射止血的可能。如果整个内镜止血无法进行时,退镜后立即用三腔二囊管进行紧急临时压迫止血,然后积极寻找其他治疗方法如介入治疗、手术治疗或经颈静脉肝内门体静脉分流术等。

2. 有胃底曲张静脉出血或出血征的患者应先进行处理,然后再考虑进行食管曲张静脉套扎治疗。

3. 术后应严密监测患者的生命体征,及早发现和处理可能出现的出血并发症。

4. 术后禁食1~2天,进行静脉内营养。然后酌情予流质饮食,一周后可进食低渣半流,以后逐渐过渡到软食。目的是防止因进食而导致被套扎的静脉过早脱落而引起大出血的危险。

5. 套扎部位一般3~5天开始坏死脱落,部分可能较长,具体因人而异。脱落后基底部遗留形成浅溃疡,2~3周后覆盖上皮组织。因而,在套扎治疗后套扎结节将要脱落的时段,是患者出现术后大出血并发症的高危时期,应避免粗糙食物引起套扎结节的过早脱落,同时应保持患者大便通畅,避免大便过度用力,以及避免其他引起腹内压增加的动作如弯腰抬重物、从床上用力仰卧起坐等而加快套扎结节的脱落。

6. 术后6周左右复查内镜,进行第二次套扎治疗,直至曲张静脉完全消失为止。然后每3个月复查一次,2年后6~12个月复查一次,3年后终生每年复查一次。一旦发现曲张静脉复发,即再次进行根治性套扎治疗,必要时配合硬化治疗以加强治疗的效果及减少复发的机会。

(李初俊)

第六节　内镜下高频电切除术

【材料】

1. 高频电发生器　根据条件可选择不同类型的高频电发生器,均可产生电凝电流及电切电流,并根据需要可调整成不同比例的混合电流(电切电流+电凝电流)。高频电发生器有可粘贴于患者大腿或臀部皮肤的电极、可与治疗器械相连接的电极及与内镜相连接的电极。电流经相应电极通过治疗器械,达电切治疗部位,再经患者皮肤电极至高频电发生器而形成一个电回路。

2. 圈套器　由张开时可成不同形状如六角形、椭圆形或半圆形等的圈套钢丝、外套管及手柄组成。手柄有连接高频电发生器电极的对应插头,不同品牌的高频电发生器的电极与手柄插头接口可能有所不同,选择相应器械时应注意配套,并于治疗操作前先检查设备的兼容性及有效性。

3. 电热活检钳　类似于普通活检钳,手柄同样有与高频电发生器电极配套的插头。钳住组织后可行电凝而达到治疗息肉的目的,适应于较小息肉的治疗,电热活检钳杯内组织尚可送病理检查而获相应的病理学诊断资料。当手头没有电凝器时,没有张开的电热活检钳尚可作电凝器使用。

4. 切除物回收器　根据需要可选择三叉形、五叉形、鼠齿形或网篮形等抓持钳将切除的肿物抓住后从内镜治疗通道拉出或随内镜一起退出,有时直接用圈套器套住切除物后一起退镜。

【适应证】

1. 消化道息肉的摘除。
2. 消化道黏膜下肿瘤的摘除。
3. 消化道病变的黏膜切除术。
4. 消化道可疑病变的大块切除活检。

【方法】

1. 大多数的电切治疗可在门诊进行,肿物较大或有其他需要时可安排住院进行治疗。

2. 术前了解患者的全身状态及出凝血状态,必要时先行相应处理后方实施高频电切除术以减少出血等并发症的发生。

3. 胃肠道准备基本同普通内镜检查。手术时注意消化道的清洁,大肠息肉行高频电切除时应尽量避免使用甘露醇作为肠道清洁剂,以免因其在肠内分解而产生的甲烷及氢气等易燃性气体遇电火花而发生爆炸的危险。当患者服用甘露醇作为肠清洁剂而确需要行高频电切术时,应充分更换肠腔内的气体以策安全。

4. 电切除术前向患者解释手术的必要性及简单的过程,以取得患者的配合,可适当使用镇静剂,以减少患者的不适。对无法配合的少儿应在麻醉下进行电切除术。

5. 术时先检查整套治疗设备的功能是否正常,各种电极是否接合妥当,并将电切、电凝的脚踏开关置放于便于术者操控的位置。

6. 将治疗目标暴露于方便进行内镜下电切除治疗操作的位置,必要时变换患者的体位。根据治疗需要,将治疗器械经由内镜治疗通道进入消化道内,助手将圈套器(或其他治疗器械,下同)张开至合适的大小,套到肿物的合适位置,慢慢收紧圈套器,轻轻抬离于消化道壁,在肿物完全离开消化道壁的情况下进行电切除术。

一般可先进行适当的电凝,然后用混合电流进行电切,必要时轮流交换进行,以确保在肿物被切除时基底能得到充分的电凝而减少出血的可能。具体的电凝及电切电流量据高频电发生器种类及按术者的习惯进行选择,并于术中根据情况随时进行更改,包括调整电切、电凝的电流量及应用混合电流时两者的比例等,以取得最佳的治疗效果及最大限度地避免并发症的发生。

7. 肿物被切除后检查切面情况,注意有否出血或穿孔等并发症的发生,以便得到及时的处理。

8. 如创面有出血,可用圈套器圈住残蒂进行电凝止血,或将圈套钢丝伸出少许后轻轻接触创面进行电凝止血,也可试用氩等离子体凝固术止血。对于搏动性的动脉出血,可用止血钛夹进行止血。对于蒂部较粗的大息肉,切除前可先用尼龙绳套扎蒂部,然后于套扎部位以外将息肉电切除。对于较大息肉圈套器无法完全套入者,在蒂部已用尼龙绳套扎的情况下,可分块将息肉进行切除。

9. 当术中发现有消化道小穿孔时,如病情许可,可试用止血夹对创面进行缝合处理。对于创面较深较大,有高度穿孔危险性发生可能者,也可用止血夹对创面进行缝合处理以减少穿孔并发症的发生。

10. 切除术后将肿物全部取出,分别送病理检查。大的切除物用抓持钳或圈套器抓住后随内镜取出,较小的息肉可用抓持钳抓住直接从治疗通道拉出,更小者可用纱布隔于负压软管及内镜间,然后进行负压吸引将切除物吸出至纱布时再取出。后两者方法避免了内镜拉出后再次入镜的不便,尤适合应用于在消化道较深部位进行治疗后尚需进行其他治疗操作者。

【注意事项】

1. 因高频电需通过患者身体形成回路而发挥其治疗的作用,故不宜用于安装了心脏起搏器的患者,以免电流对起搏器的干扰而发生意外。

2. 电切时注意将被切除的肿物勿与消化道壁呈小面积的接触,以免出现被接触局部灼伤或穿孔的并发症。对于巨大的有蒂息肉,当息肉无法完全抬离消化道壁时,应使息肉与消化道壁充分接触,而使息肉蒂部被圈套器套住的部分抬离消化道壁,使该处与消化道壁的接触面减至最小再进行电凝与电切处理,以使高频电流的最大效应发生于被圈套的那小部分,从而达到电切除的目的及保证安全。

3. 当作黏膜剥离术时常单纯采用电切电流,以减少因电凝而致基底损伤,从而减少迟发性消化道穿孔的危险。

4. 可被高频电切除的肿物大小并没有严格的限制,具体应据患者自身的状态、肿物及根部的暴露情况，以及术者的技术水平而定。对于怀疑有恶变者，如有可能，建议还是采取整块切除作大块活检以提高病理检查的可靠性并达治疗的目的，不主张仅作单纯的活检。

5. 对于多发性息肉者，如无法将所有息肉一次性切除，应选择较大的、有恶变可能的及可能引起出血的息肉先进行切除。一次可切除息肉的多少应据息肉情况、术者技术水平及治疗过程中的情况而定。

6. 对消化道黏膜下肿物，如食管黏膜肌层平滑肌瘤，可直接用圈套器将肿物套取，并注意在瘤体能被完整套取的情况下，尽量减少被套取的组织，然后以电切电流为主的混合电流进行电切除术，多能将瘤体完整切除而不致明显伤及肌层。术前黏膜下注射高渗盐水或肾上腺素高渗盐水固然可能增加电切术的安全性，但对于较小的黏膜下肿瘤会因注射后而无法辨认而影响切除术的准确性。必要时可借助透明帽法进行切除，具体操作方法可参考本章内的内镜下消化道黏膜切除术。

7. 术后创面将会出现深浅、大小不一的溃烂，然后修复，整个过程可能需要2周左右的时间。在这期间，患者宜适当休息，根据病变部位及病变大小、性质，考虑禁食或先进食流质，再逐渐过渡到正常饮食，勿进食多纤维食物，保持大便通畅。注意观察有否消化道出血及穿孔等并发症，指导患者当出现异常情况时如何处理。

（李初俊）

第七节　内镜下消化道黏膜切除术

内镜下黏膜切除术（endoscopic mucosal resection，EMR）是针对黏膜病变，如早期胃癌、伴有重度不典型增生的黏膜病变、大肠侧向发育型腺瘤、黏膜的可疑病变等，利用高频电切技术而进行的，将病变所在黏膜剥离而达到治疗目的或作大块组织活检而协助诊断目的的内镜下操作技术。

基本的治疗器材类似于高频电切除术，主要为高频电发生器及电切圈套器等手控系统。可酌情选用钢丝带齿的圈套、针状切开刀、前端带有绝缘体的切开刀等特殊器械。备内镜下注射套管针及肾上腺素、高渗盐水或生理盐水，应用配制成1∶10 000的溶液。部分病例可能会使用到专用的、可套合于内镜前端的透明帽，其前端内边带有小沟槽，用时圈套钢丝可屈曲于沟槽内，当病变组织被吸入透明帽后再收紧钢丝,套住病变组织,然后退离透明帽,确认圈套合适后进行电切。

术前准备同高频电切除术,由于需要实施该项手术时的创面往往较大,因而术前更应清楚患者的出凝血状态,如有异常,应先行纠正。

为确保病变部位的完整切除,术前可于病变周边黏膜下注射美蓝或对周边黏膜应用高频电凝作为标志,然后于病变黏膜下注射 1∶10 000 的肾上腺素生理盐水或高渗盐水溶液,将病变部位完全隆起后用圈套器对病灶进行一次性或分次切除,或借助透明帽将病变组织吸引后圈套、电切。

黏膜下注射,一方面可将黏膜层抬起而利于安全地将病变所在的黏膜完整剥离,另一方面也有利于减少术后出血的危险。注射位点以利于圈套电切为选择,多选择近镜头端或其左右方,靶组织的周边正常黏膜处注射而使靶组织完全隆起,必要时可选择在远离镜端的靶组织的远侧进行黏膜下注射。尽量于一处注射而将靶组织完全隆起,以减少注射液流失的速度,必要时方进行多点注射。注射时注意靶组织能否完全隆起,如无法完全隆起,提示黏膜病变组织已有恶变,且已侵及黏膜下层,甚至固有肌层。如此时强行进行黏膜切除术,一方面可能无法将病变组织完全清除,另一方面易于出现消化道穿孔。故当黏膜下注射后靶组织无法完全隆起(抬举征阴性)时,禁忌作黏膜切除术,只单纯作活检并建议患者接受手术治疗。

切出的标本应全部取出。分多次切除者,将标本取出后应尽量将其按原貌排列复原,固定后再送检,以便病理检查时能了解标本边缘的情况,尤其当切出来的组织有恶变情况时,复原后的标本对于判断恶变组织是否完全切除,以及制订进一步的治疗措施极为重要。

(李初俊)

第八节　内镜下高频电凝固术

【材料】

1. 高频电发生器　同高频电切术所用的高频电发生器。
2. 电凝器　有单极电凝器与双极/多极电凝器之分。单极电凝器是电凝探头与组织接触,电流由电极头经由接触面积较小的组织而产热较多,致使局部组织凝固，达到消灭息肉或凝固止血的作用。另有一种单极电凝器在电凝的同时可以喷洒清水或生理盐水，使电极头与被电凝组织间形成一层水膜，从而克服了单极电凝器在电凝后易于粘连损伤局部组织的缺点。双极电凝器是在电凝探头的顶端分隔开的一对电极，电流直接在电极之间形成回路，因而所通过的电流少，仅限于黏膜内，故对组织的损伤相对于单极电凝较小、更安全。多极电凝器则于探头有成对的6个纵向排列的电凝电极，任何一对电极与组织接触均会产生电凝作用，通过其顶端圆孔尚可喷入清水或生理盐水以冲洗、清洁病灶如出血病灶等，使治疗视野更为清晰。应用双极/多极电凝器时不需要在患者身上贴上负极板。

【适应证】

1. 消化性溃疡出血的电凝止血。
2. 息肉或黏膜下肿物电切除术后创面渗血的电凝止血。
3. 息肉电切除术后边缘残留病变的电凝灭活。
4. 细小息肉的电凝灼除。

【方法】

1. 先内镜检查，冲洗、清洁病变部位，并充分吸除病变部位及其附近的液体，使将要接受治疗的部位充分暴露。

2. 从内镜治疗通道插入已与高频电发生器相连接的电凝器，电凝器探头接触靶组织的瞬间通电，通电时间及电凝次数因人而异，以电凝部位组织发白为度。对于出血者以最终能止血为治疗的终点，如经多方电凝止血效果不佳时应考虑配合其他的止血治疗措施。应用双极电凝者于术中及术后可通过其孔道冲洗创面及协助电极与粘连的组织分离，也可通过喷入生理盐水肾上腺素液而加强止血的效果及利于发挥电凝止血的作用。

【注意事项】

1. 与高频电切除术相类似，电凝术不宜应用于安装了心脏起搏器的患者，尤其是单极电凝者。

2. 操作时注意控制电凝时的电流强度及电凝时间，避免过分电凝而使组织损伤面过大、过深，从而发生术后再发出血甚至穿孔的危险。

(李初俊)

第九节　内镜下氩等离子体凝固术

【材料】

1. 氩等离子体发生器　由一个氩气源和一个高频功率源组成。
2. 手控系统　连接氩等离子体发生器,氩气经由中空的管道达到管道的末端,末端有与高频功率源相连接的高频电极。

【适应证】

1. 消化道黏膜糜烂出血或消化性溃疡出血的凝固止血。
2. 电切除术后创面渗血的凝固止血。
3. 电切除术后创面周边残余病变组织的凝固灭活。
4. 消化道细小或扁平生长的肿物的组织灭活。
5. 肿物高频电圈套切除术后残余组织的灭活。
6. 向腔内生长的肿瘤组织的灭活。
7. 支架置放术后支架内增生组织的灭活。

【方法】

氩等离子体凝固技术(argon plasma coagulation,APC)实际上是高频电凝固技术的改良,原理与单极电凝相似,只不过与组织直接接触的不是电极头本身,而是经过高频电电离后的氩等离子束而已。

负极板粘贴于患者身上,内镜下清洁、充分暴露治疗部位,将电极由内镜治疗通道送至治疗部位附近,慢慢接近治疗部位时通电。当高频电压达到一定程度、高频电极与肌体组织之间的距离适当时,通过电离氩气流而产生导电的氩等离子束,使高频电流能够在电极与组织之间流动,将高频电流的热效应传到相应的组织上而产生凝固效应,凝固效果均匀。

在凝固过程中,电极与组织没有直接接触。氩等离子束不仅可沿电极轴向直线扩散,还可以侧向,甚至"拐弯"扩散。根据物理原理,等离子束在应用范围内自动避开已凝固区(高阻抗)而流向尚在出血或未充分凝固的部位(低阻抗)。从而自动限制过量凝固,并能在大面积范围内达到均匀的凝固效果。其对被治疗组织由浅及深分别达到干燥、凝固及组织失活作用。

氩等离子体凝固技术与常规的高频电凝方法相比,在治疗消化道肿物方面具有多方面的优势:不直接接触肿物或创面;有效地制止大面积出血;连续性凝固,高频电流自动流向尚未凝固或未完全凝固的创面;组织损伤深度限制在 3 mm 以内,不易导致薄壁脏器穿孔;氩气为保护性惰性气体,对机体无毒无害;无碳化现象,利于伤口的愈合;无汽化现象,减低了消化道穿孔的危险性;无冒烟现象,不致影响视线。

【注意事项】

1. 因为应用的还是高频电原理,且为单极电凝固原理,故不宜用于安装了心脏起搏器者。

2. 操作过程尽量避免电极头与组织的接触,以免堵塞氩气管及因与凝固组织粘连而损伤创面。

3. 操作过程始终保持靶部位与电极头为最近距离,而其他部位尽量远离电极头,以达到最大的治疗效果及避免伤及其他正常组织。

4. 作为肿瘤组织及支架内增生组织的灭活治疗,可在短时间内反复多次进行操作,以达到最佳的治疗效果。

(李初俊)

第十节 内镜下微波凝固术

内镜微波凝固治疗(endoscopic microwave coagulation therapy,EMCT)是一种以人体组织作为热源的内部加热方法,将电磁波频率介于高频电与激光之间的微波作用于局部生物体组织,以其很小范围的高温达到凝固治疗的目的。凝固过程缓慢,安全。其通过凝固,既可直接破坏肿瘤,又可产生 Thy-1 依赖的抗肿瘤免疫,有助于肿瘤的治疗。

采用波长为 12 cm、频率为 2 450 MHz 的电磁波,功率一般为 20~60 W,所需时间据采用功率及治疗目的而定。有别于外部加热的高频电凝与激光光凝。

微波电极有穿刺型与接触型之分：穿刺型——较适用于小的隆起性病变尤其是黏膜下肿瘤（其可产生楔形组织凝固）；接触型——能在短时间内产生较大范围的组织凝固作用，适用于低的隆起性病变（如病变较浅的Ⅱb型、Ⅱc型和Ⅲ型胃癌），由于组织凝固浅，也适用于治疗狭窄性病变及术后狭窄的预防。

（李初俊）

第十一节　内镜下激光治疗术

内镜激光治疗（edoscopic laser therapy）是利用激光照射机体组织表面时，能使组织原子或分子产生振动而将光能转化为热能，使组织及细胞温度升高。为外部加热治疗方式，依据温度升高程度不同而使被照射组织水分蒸发、组织蛋白凝固或组织汽化而达到治疗作用的治疗方法。

内镜激光治疗所用的激光有多种，临床上多用 Nd:YAG（掺钕钇铝石榴石）激光。Nd:YAG 激光的波长为 $1.06\ \mu m$，为近红外光的不可见光，穿透性强，能在单根石英光导纤维中传导。为使照射治疗准确，激光器配备有同轴的氦-氖激光（红色光）作为瞄准光。

内镜下激光治疗主要用于消化道宽蒂息肉、炎性增生性息肉的治疗、用于未被完全切除的消化道息肉或息肉切除术后复发者的治疗，也用于解除由隆起型肿瘤所致消化道腔狭窄或梗阻。对于息肉的治疗一般以 50～70 W 的功率进行脉冲式照射，每次持续 0.5～1 秒，距离 1 cm 左右。小息肉经一次照射治疗可消失，大息肉者需反复多次均匀照射方能达到治疗目的。较大者可分次进行激光治疗，合适的间隔时间为 3～7 天。

部分患者治疗期间有腹胀及腹部烧灼感。主要的治疗并发症为穿孔及剧痛。

（李初俊）

第十二节 内镜下气囊扩张术

针对消化道不同部位，不同性质的狭窄，常采用不同型号、不同大小的气囊对狭窄部位进行扩张治疗。

气囊为高分子聚合物材料制品，常制作成长形，类似于香肠状，中间有可通过导丝的导管，另有导管与气囊相连可供注射空气、水或造影剂之用。气囊内注射造影剂后有利于在X线透视下了解扩张的过程及扩张效果。向气囊内注射时根据不同气囊特性，可选择注射器注射或用配套的压力器进行加压注射以达到更好的扩张效果。根据气囊的大小及性能，有可通过内镜治疗通道的气囊及只能通过导丝引导进入的气囊。当向气囊内注射空气、水或造影剂时，气囊可以膨胀至所标明的直径，当再增加压力时，气囊直径相对恒定而不会再明显扩大。故治疗时应根据病变部位、性质，以及希望达到的扩张大小而选择不同大小的扩张气囊，以便在达到最佳治疗效果的同时，尽量避免穿孔等并发症的发生。

气囊扩张术主要用于：①贲门失弛缓症；②食管-胃吻合口狭窄；③胃大部分切除术后胃-肠吻合口狭窄；④幽门管狭窄；⑤大肠切除术后吻合口狭窄；⑥胆总管结石取石前的十二指肠乳头括约肌的扩张等。

下面以贲门失弛缓症的气囊扩张术为例，阐述气囊扩张术的操作过程。

先经内镜检查及钡餐检查等确立诊断，并检查患者的出凝血功能状态。

术前患者应禁食8小时以上，部分食管潴留明显的病例可能需要禁食更长的时间，并于提前1～2天只进食流质，以保证术时食管内没有食物潴留。

术前先体外连接扩张气囊，加压后检查气囊有否漏气现象。

患者含服局部麻醉霜或咽喉部喷洒局部麻醉药，根据需要术前可注射适量的镇静剂及止痛剂以使患者能更好地耐受整个治疗操作，但止痛药用量不宜过大，以免掩盖可能出现的穿孔并发症。

扩张时可选择单纯在内镜监视下进行，也可借助X线透视监测下进行扩张。

术时先再次内镜检查以进一步证实贲门失弛缓症的诊断，并注意排除贲门及胃底的占位性病变引起的贲门狭窄，顺便检查整个上消化道的情况，注意除外食管胃底静脉曲张等。如食管内仍有食物潴留，应尽量予以清除，使其进入胃腔内。

通过内镜治疗通道将前端有弹性可曲部分的金属导丝置入胃腔内，退出内镜，经由导丝将扩张气囊送到口腔附近时,于气囊上涂以润滑剂后送至贲门,经透视确认气囊中部位于贲门部位,然后用压力器对气囊充气,进行扩张。一般先试用较低的压力并注意观察气囊扩张过程有否明显的压迹,及观察患者的疼痛反映。可分别用 3 Psi、4 Psi、5 Psi 压力分次进行扩张,每次持续 1 分钟,然后放气休息 1 分钟,并根据气囊膨胀情况及患者的反应调整压力的变更及最大扩张压力,直至充气后气囊压迹能完全消失为止。最后将导丝拉至扩张气囊导管的末端,再连同扩张气囊一起拉出体外。最后再次内镜复查,了解贲门扩张后情况,注意是否有活动性出血及扩张后黏膜撕裂或穿孔的情况,必要时于内镜下作出相应的处理。

如选择单纯内镜监视下进行扩张,则当扩张气囊送到贲门后,再送入内镜,达气囊的上端,在内镜的监视下进行扩张。内镜监视可以协助确定气囊所在位置是否合适,扩张过程中贲门及其附近的变化情况,以及气囊扩张的大致情况。

如扩张间歇期(气囊放气后)患者仍疼痛明显,应注意是否已发生了穿孔并发症。此时应立即停止扩张,可透视了解有否膈下游离气体或吞服碘水造影剂看有无食管外漏等穿孔征,拔除扩张气囊后用内镜检查进一步了解扩张后情况,指导进一步处理。

术后如有活动性出血,可酌情对出血部位喷洒药物或注射 1:10 000 的肾上腺素溶液协助止血,必要时可用氩等离子体凝固术进行止血处理。当发现黏膜撕裂较深,有穿孔危险时,或发现细小穿孔时,可试用止血夹进行夹闭处理,或能达到治疗的目的而避免外科手术干预。如内镜处理失败,应尽快考虑外科处理。

对贲门失弛缓症患者进行贲门气囊扩张操作时,注意以下几点将有利于手术的成功及减少并发症的发生:①置入导丝后退出内镜的过程,应保证退镜与导丝的进入同步,以确保导丝末端达到胃腔内;②扩张过程保持气囊中部位于贲门位置,如加压过程气囊有下滑或上移现象,应予放气,调整气囊位置后再加压扩张,不要在气囊充气的状态下强行上拉或下推气囊导管试图调整气囊位置;③如继续加压后患者疼痛剧烈,但贲门仍无法扩张时,应考虑放弃而改用其他的处理办法,切勿盲目加大压力强行扩张。

对贲门失弛缓症有应用硅胶探条进行扩张者,但效果往往不理想,临床上仍以气囊扩张的效果较为肯定。

对于其他病变的气囊扩张操作,基本程序与贲门扩张相似,并根据病变情况选择不同的扩张气囊。经由内镜治疗通道的扩张气囊,则于内镜检查后先从治疗通道置入导丝至狭窄口以远消化道,再将扩张气囊沿导丝通过内镜治疗通道送达狭窄部位进行扩张。这部分患者由于狭窄口较小,内镜往往无法通过,因而无法清楚狭窄口以远的消化道情况，此时应极为小心地保证导丝位于消化道内，避免导丝误入异常通道，以确保扩张目标的准确性。针对于十二指肠乳头括约肌进行扩张时，需利用十二指肠镜将导丝置入胆总管后再将扩张气囊送达目标部位进行扩张。

作为食管术后的食管吻合口狭窄的扩张，临床上多选择硅胶探条进行扩张治疗。

（李初俊）

第十三节　内镜下硅胶探条扩张术

临床上所用的硅胶探条扩张器为一组体部直径 5～19 mm 不等的、前端部分呈锥形的中空可曲性硅胶制品，中空的通道可通过导丝。早期的硅胶探条没有刻度，改良后的探条上标有刻度，便于判断探条需要插入的深度。

探条扩张术临床上主要用于食管及贲门狭窄的扩张，主要包括：①食管术后吻合口狭窄；②食管癌、贲门癌放置支架前的扩张；③食管炎性狭窄；④瘢痕性食管狭窄；⑤放疗后食管狭窄；⑥直肠吻合口狭窄等。

按上消化道内镜检查要求作术前准备，并了解患者的凝血功能状态，如有异常应先行纠正处理。禁忌于病变部位炎症急性期或化学性烧伤 2 周内进行扩张。

以食管狭窄扩张为例，操作时：①先内镜检查了解狭窄部位具体情况及狭窄口距门齿的距离，尽量将内镜送入通过狭窄部位；②然后通过内镜通道置入导丝至狭窄部以远消化道，边送入导丝边退出内镜；③据狭窄口的大小选择第一条扩张探条，沿导丝插至所需深度对狭窄口进行渐进性扩张；④按大小顺序逐步更换扩张探条，直至认为合适的最大扩张探条，然后将导丝退至探条头端后连同探条一起退出患者体处；⑤最后内镜检查扩张效果及了解有否活动性出血及穿孔等并发症，必要时作相应的处理。

导丝应始终保证位于合适的位置。更换扩张探条时注意勿将导丝外拉移位，退出探条时应与导丝的推入同步，送入探条时注意固定导丝并推进探条，不要外拉导丝以免引起导丝向外移位。对于内镜无法通过的狭窄部位进行扩张时，更应小心确认导丝的准确植入，尤其是对于食管癌伴有溃烂而可能有异常通道时。对于此类患者，于 X 线透视下吞服泛影葡胺以了解正常通道的走向，然后在透视下，借助造影剂的指引将导丝置入胃腔内,再进行扩张。植入导丝的过程动作注意轻柔,过分的用力可能会使导丝误入异常通道或人为地造成异常的通道,从而可能会产生致命性的并发症。

(李初俊)

第十四节　内镜下食管内支架治疗

内镜下食管内支架治疗术是在内镜下将金属食管内支架植入食管病变部位,从而解决患者的进食问题,提高患者的生存质量,或配合治疗食管-气管瘘者。

临床上食管内支架治疗主要应用于:①晚期食管癌伴食管狭窄者;②难于耐受手术的食管癌患者;③拟接受放射治疗的食管癌患者;④食管癌术后吻合口瘢痕;⑤食管癌术后复发伴狭窄者;⑥良性食管狭窄多次扩张后效果不佳者;⑦配合食管-气管瘘的治疗,尤其时癌性食管-气管瘘者。

术前注意了解患者对手术的耐受情况及凝血状态,对于体质较弱者应加强支持疗法,改善患者体质以提高其对手术的耐受性。充分禁食以使胃内充分排空。术前钡餐或吞服泛影葡胺透视了解病变范围、长度及狭窄的程度,有利于治疗措施的选择。

根据患者情况,可适当使用清醒镇静,如按 0.05 mg/kg 的剂量静脉推注咪唑安定,可以使患者能更好地耐受治疗。术时先以硅胶探条对狭窄部位进行扩张,至狭窄部位能放置支架然后保留导丝,估算应植入的支架的长度及下端应达到的深度,沿导丝将装载有食管支架的支架推送器插至预期的位置,植入内镜,在内镜监视下缓慢回拉支架外套管使支架逐渐释放而张开,完全释放支架后退出支架推送器,内镜观察满意后退镜,完成治疗。如在 X 线透视下释放支架,则于退出支架推送器后宜再用内镜观察支架放置情况,必要时尚可稍作调整。

术时依具体病例而选择不同类型及大小的支架。一般对于癌性狭窄,支架置入后应超过病变上下端各 2 cm,即支架的长度应比病变的长度长 4 cm 以上。目前可供选择的支架种类很多,术前应详细了解所要置放的支架的特点、性能及可能有所不同的操作方法,以确保操作顺利、安全地完成。对于癌性狭窄或食管-气管瘘的患者,宜选择带膜的食管支架。对于病变已累及贲门的患者,宜选用支架下端装有抗反流瓣膜的支架，以减少胃内容物术后向食管反流的机会。过长或过大的支架可能会增加术后患者的不适感觉。

尽管目前市面上有所谓植入后仍可取出的支架，但当病变为食管癌并经扩张后植入支架时，要想将其取出一般还是有相当难度的。因而术前在支架的类型、大小、长度方面，以及置入支架的准确性方面都应充分考虑。

术后宜暂禁食，建议禁食 12~24 小时，待支架完全膨胀开再予流质饮食，以后再逐步过渡到正常饮食。切勿过早进食，也不宜进食高纤维食物，以防堵塞支架及在支架植入的早期引起支架下滑移位。对于记忆合金支架，其遇冷时会回缩而易于移位或滑脱，患者应避免进食冰冷饮食，以防支架移位，甚至滑脱。

对于良性狭窄，应尽量采用扩张等手段而使狭窄问题得到处理，确实无法达到治疗目的时方慎重考虑食管支架的植入。

对于晚期食管癌患者，勉强的手术并不能延长患者的生存时间，手术可能反而增加患者的痛苦及经济负担，降低患者临终阶段的生存质量。对于这些患者伴有梗阻者，及时地施以食管支架植入将使患者能更好地享受相对正常的生活，避免了进食的痛苦及依靠静脉营养所带来的不良反应及经济、心理负担。部分患者植入食管支架后辅以适当的放射治疗或能部分缓解病变的进展程度。对于失去手术时机、未有明显梗阻而将要接受放射治疗的患者，适时、积极地植入食管内支架将有助于防止放射治疗后因病变部位的肿胀、食管腔进一步变窄而出现进食困难的情况。

(李初俊)

第十五节　经皮内镜下胃造瘘术、空肠造瘘术

经皮内镜下胃造瘘术(percutaneous endoscopic gastrostomy, PEG)及经皮内镜下空肠造瘘术(percutaneous endoscopic jejunostomy, PEJ)是在内镜引导及介入下，经皮穿刺放置胃造瘘管和(或)空肠营养管，以进行胃肠内营养和(或)进行胃肠减压的目的。相对于传统的通过外科手术的胃造瘘及空肠造瘘术，PEG 及 PEJ 具有操作简便、快捷、创伤小的优点，且只需要局部麻醉，从而减少了全身麻醉可能的

危险及副作用。

凡短期内经口进食有障碍，患者胃肠功能无异常，需要长期的管饲营养支持者，均有作胃造瘘，进行胃肠内营养的必要。对于有胃潴留而需较长时间的胃肠减压者，也可进行胃造瘘。主要的适应证包括：①中枢神经系统损伤引起的吞咽困难；②脑卒中、脑外伤、植物人；③头颈部肿瘤放疗或手术前后；④呼吸功能障碍作气管切开者；⑤食管穿孔、食道吻合口漏；⑥腹部手术后胃瘫、胃肠郁积者；⑦重症胰腺炎、胰腺囊肿、胃排空障碍者（胃肠减压的同时经空肠营养管供给营养）。

禁忌应用于门脉高压、腹水、腹膜炎、上消化道梗阻及内镜下透照无亮点者。胃大部分切除后，如残胃位于肋弓下，则无法从上腹部经皮穿刺到胃而进行胃造瘘。

目前有配套的胃造瘘和空肠造瘘管可供选择，如 Freka 经皮胃造瘘管有标准型（30 cm，CH9，外径 2.9 mm，内径 1.9 mm）及通用型（35 cm，CH15，外径 4.8 mm，内径 3.6 mm）两种规格。单纯作胃造瘘时可酌情选择其中一种，如需要进行 PEJ 时需要选择通用型胃造瘘管，以便配套的空肠喂养管（100 cm，CH9，外径 2.9 mm，内径 1.9 mm）能够通过。胃造瘘管包装内除胃造瘘管和配套的固定夹、快速释放夹、固定螺丝及连接接头外，尚有一次性手术刀、穿刺针、双股导线。手术时尚需另外准备无菌手术包、皮肤消毒用品、注射器、局部麻醉药、圈套器等物品。附加的空肠喂养管尚有配套的导丝，以供推送喂养管之用。

整个造瘘的大致过程为：术前准备、选择腹壁穿刺点、消毒铺巾、穿刺点及其附近皮肤局部麻醉、穿刺胃并导入双股导线、用圈套器将导线接出体处、造瘘管与导线连接、放置胃造瘘管、固定造瘘管、放置快速释放夹、固定连接头，必要时经由胃造瘘管植入空肠喂养管至空肠上端。

具体的操作过程如下：①术前准备：包括空腹、口腔清洁、必要的预防性应用抗生素，并注意患者的凝血功能状态。②选择腹壁穿刺点并作皮肤消毒：一般选择左上腹肋缘下、中线外 3~5 cm 处，常相对应于胃体前壁中下部，按常规充分消毒穿刺点及其周围皮肤并铺无菌巾。③穿刺胃前的准备：患者常取平卧位，床头略抬高。内镜进入胃后充分注气使胃壁充分向外膨胀。指压腹壁寻找最佳穿刺点。于穿刺点对腹壁各层注射局麻药进行局部麻醉，然后用手术刀对穿刺点作小切口并钝性分离至肌膜下。④穿刺胃并送入双股导线：内镜监控下将穿刺套管针穿入胃内，退出针芯，沿套管送入导线至胃腔，于内镜下用圈套器（或活检钳）夹住导线，连同内镜经食管退出患者口腔外。⑤将从患者口腔端拉出的双股导线与造瘘管头端的线圈牢固连接。⑥放置造瘘管：牵拉腹壁外的导线，将造瘘管经患者口腔拉入胃腔内，当造瘘管的圆锥形头端被拉至套管针内时会有轻微阻力，此时连同套管针一同拉出腹壁,直至胃内固定盘片紧贴胃壁,最好再次进入内镜协助确定位置的正确性。⑦固定造瘘管及连接头:用配套的固定夹固定造瘘管,使胃与前腹壁紧贴,并保持合适的松紧度。⑧装入快速释放夹,剪断造瘘管尾端,外接连接头而完成整个胃造瘘的过程。⑨如需进行 PEJ,则需置入通用型的胃造瘘管,然后通过胃造瘘管通道置入内腔装入导丝的空肠喂养管至胃腔内,于内镜下利用异物钳或圈套器抓持空肠喂养管的头端,协助将空肠喂养管送至空肠上端,再拔除喂养管内导丝,确认喂养管没有滑脱和在胃内打袢,以及确认喂养管通畅后,用内镜抽吸胃内积气后退出内镜,将喂养管与胃造瘘管按要求进行固定。

进行胃造瘘时,如采用 Russell 胃造瘘盘等,则参照以上办法,在内镜监视下,从腹壁穿刺入胃后,植入导丝,沿导丝切开皮肤至肌膜,用配套的、中间可穿过导丝并有外套管的特制扩张器(14 Fr 或 16 Fr),沿导丝旋转扩张进入,拔出扩张器,保留外套管,沿外套管插入气囊导管(12 Fr 或 14 Fr)至胃腔内,退出外套管,向气囊导管注气或注水,使其前端气囊膨胀后外拉使气囊紧贴胃壁,最后于腹壁外固定造瘘管。此法的优点在于造瘘管直接从穿刺部位插入,避免了从口腔进入的繁琐步骤,也减少了内镜进出的次数。另外,拔管时将气囊抽空后即可直接拔除,极为便利。

对于因术后因解剖位置改变,无法或不适应实施胃造瘘管而植入空肠喂养管的患者,实施 PEJ 时只能采用直接置管的办法,即将内镜深插至空肠部位(对于 B-Ⅱ式胃大部分切除的患者,注意勿误入输入袢),选择距离腹壁最近的空肠,在内镜监视下,按 PEG 方法进行消毒、铺巾及局部麻醉后,从腹壁穿刺点穿刺入空肠内,拔出穿刺针芯,沿穿刺针外套管插入小肠营养管或鼻胆管至合适的位置,腹壁外固定。此法主要适应于肠功能正常、不能经口摄食的以下情况:①胃大部分切除术后,残胃位于肋弓下,无法经腹壁穿刺行胃造瘘者;②全胃切除,行食管-空肠吻合术后;③食管切除术后胸腔胃,严重的反流致反复呼吸道吸入者;④严重的反流性食道炎等。

术后可过空肠喂养管向空肠内滴注肠内营养液,并能通过胃造瘘管的侧向接头对胃内容物进行引流减压或向胃腔内注入液体进行冲洗等。必要时可于 X 线透视下向空肠喂养管注入泛影葡胺以了解其通畅度及管端置入的位置是否合适。勿使空肠喂养管在肠腔内打袢,如确无法继续将管端下送至更深的位置,应将空肠喂养管稍为回拉,使解除在肠腔内打袢的喂养管。如有必要,可选择每天将空肠喂养管从与胃造瘘管外端接合处向内推送数厘米的办法,借助肠蠕动的作用而使喂养管管端逐渐进入更深的位置。

如果患者仅有进食障碍而胃的蠕动功能正常,则选择单纯进行胃造瘘,直接将营养物灌注入胃腔内的办法进行胃肠内营养。如患者合并有胃动力障碍，或幽门、吻合口等部位食物通过有障碍但内镜仍能通过者，则同时植入空肠喂养管，以使营养液能直接达到肠内，并能同时对胃潴留液进行引流减压。

术后必须记录胃造瘘管于皮肤缘的长度刻度，及空肠喂养管与胃造瘘管接合的部位，便于日后的护理和及时发现造瘘管移位、滑脱的可能。造瘘管过紧将影响局部皮肤或胃壁的血液循环，有造成局部组织坏死的危险；过松则有发生胃内容物沿造瘘管边外渗而引发穿刺部位感染的机会。因而应保持造瘘管于合适的松紧度，以避免可能出现的并发症。

PEG 术后 24 小时方可行胃内管饲，而 PEJ 术后即可进行肠内管饲。管饲时略抬高床头，管饲制剂、速度及管饲量应个体化。

造瘘管的日常护理：每日清洁造瘘管周围皮肤，经常用清水冲洗造瘘管以保持清洁与通畅。一般可每 8～12 小时常规冲洗一次，每次管饲后冲洗一次，使用不同管饲制剂交替输注时先冲洗一次。

胃造瘘管停留至少应达 2 周，可达半年以上，必要时可拔除原造瘘管后从原部位更换造瘘管。如发现造瘘管向胃腔内滑脱，应按所记录的刻度并以牵拉以稍有阻力为度复位胃造瘘管，必要时于内镜监测于进行复位处理。

尽管可以通过直接外拉胃造瘘管而将造瘘管拔除，但此法可能使造瘘管部位创口增大，导致胃内容物外漏及有引起穿孔的危险。建议借助内镜的办法，于体外对腹壁及腹壁皮肤附近的造瘘管进行消毒，然后向胃内轻推胃造瘘管，于胃内用圈套器夹持胃造瘘管胃内磨菇头部分，再将胃造瘘管外端外拉后用消毒剪刀贴紧腹壁剪断胃造瘘管，最后于内镜下将已圈套住的造瘘管内端连同内镜一起退出患者体外。对实施了 PEJ 的患者，则先将空肠喂养管从胃造瘘管内拔除后将依上述方法将胃造瘘管拔除。拔除胃造瘘管后，伤口可用凡士林纱布压迫，外盖纱布，胶布固定即可，大多不需特别的处理。拔除胃造瘘管后第一天最好不进食，第二天才从少量清流质饮食开始，逐渐过度到正常饮食及逐渐增加进食的量，防止过早的过量进食而影响了造瘘口的愈合。

较之传统的鼻胃管或鼻空肠管营养，PEG 及 PEJ 有减少胃食管反流机会、减少患者鼻咽不适、维持患者仪表与自尊以及容易于患者在家庭中进行管饲的优点。因而，对于需要较长时间管饲患者，应积极地实施 PEG 或 PEJ，减少鼻胃管或鼻空肠管置入所引起的并发症，以提高患者的生活质量。

（李初俊）

第十六节　内镜下鼻胃管、鼻空肠管置管术

对于需要植入鼻胃管而按常规的直接插管方法无法完成者,如患者无上消化道内镜检查的禁忌证,可考虑于内镜下将鼻胃管植入。对于需要将喂养管送达空肠的鼻空肠管植入者,也需借助内镜辅助而完成。

根据患者情况及医疗单位内镜设备情况,可选择内镜旁抓持置管法、导丝置管法及经内镜通道置管法三种。不管采用那种置管方法,均按上消化道内镜检查常规进行术前准备。

1. 经内镜通道置管法　需用 2 倍于内镜通道长度的空肠营养管或采用鼻胆管作为替用品。先内镜检查上消化道情况。于内镜下将能通过内镜通道的空肠营养管或鼻胆管送至预定位置,然后边退镜边将空肠营养管或鼻胆管内送。当内镜退出口腔后助手抓持镜端之空肠营养管或鼻胆管,将其完全拉出内镜通道,并固定于患者口角,以防移位。通过患者一侧鼻腔插入一内腔能通过营养管或鼻胆管的硅胶引导管,当管端达到咽部时术者用手指感觉并将其带出患者口腔外,或在照明下用外科持物钳将引导管钳住后拉出患者口腔外,然后将空肠营养管或鼻胆管插入引导管内 10 cm 左右后将两者一同拉出鼻腔,直至空肠营养管或鼻胆管在咽部呈直线状态。确认空肠营养管或鼻胆管的通畅性后将其固定于同侧鼻腔面颊部并夹闭管端备用。

术时注意内镜的退出要与送管同步,以防营养管在胃内打袢或退离预定的位置。从口腔拉出引导管时应从鼻腔外同时向鼻腔内推送引导管以减少患者的不适。营养管插入引导管的深度要足够,并注意将引导管从鼻腔外拉的同时向口咽部推送营养管,以防营养管滑脱。将营养管插入引导管前应确认营养管没有打结现象,于营养管将近完全缩进口腔时,术者用左手中示指夹住营养管的靠近食管部位,在保持营养管没有扭结的情况下,于右手将营养管从患者鼻腔外拉的同时,左手辅助营养管回缩至咽喉部。这样做,一方面能保证营养管回缩至咽喉部时能成直线状态而不会出现打结现象,另一方面,也可防止营养管向外移位。

应用此法植入的鼻胃管/鼻空肠管,由于其需能通过内镜通道,因而管腔内径受到限制,为其缺点。但操作过程相对简便,成功率高,为其优点。

2. 内镜旁抓持置管法　先行上消化道内镜检查以了解上消化道情况,排除可

能的插管禁忌。按鼻胃管插入的方法,将鼻胃管/鼻空肠管由一侧鼻腔插入咽喉部或进入消化道后,于内镜明视下从内镜通道插入抓持钳或圈套器,抓持或套住管端,然后于内镜向消化道推进的同时,将鼻胃管/鼻空肠管同步向内推送,直至胃内或空肠内预定位置,然后在保证鼻胃管/鼻空肠管不随内镜滑出的情况下,将内镜退出而完成置管过程,再将鼻胃管/鼻空肠管外固定。

为保证鼻空肠管能送达较深的位置,当内镜将管端送至十二指肠降段后,可将内镜退至胃窦后,用抓持钳将空肠管再一段段地向十二指肠推送。为防止退镜的同时将营养管带出,可用抓持钳抓住营养管后,将抓持钳推入的同时后退内镜。从鼻腔送入营养管的速度不要过快,以免营养在胃内打袢而容易从空肠内滑脱至胃腔内。

通过此法可以置入较粗的鼻胃管或鼻空肠管,但退镜时容易将鼻胃管/鼻空肠管同时带出,因而在退镜时应特别注意。

3. 导丝置管法 实质上是在内镜下将导丝植入预定位置,退出内镜,再沿导丝将营养管导入,最后退出导丝而完成置管的方法。

根据情况可选择从口腔进入的途径,于内镜下植入导丝后置管,再用鼻引导管将鼻胃管/鼻空肠管从鼻腔引出的办法。或选择能从鼻腔进入的细直径内镜,将导丝植入预定位置后直接导入鼻胃管/鼻空肠管。

植入导丝时应保持不要在胃内成袢而影响鼻胃管/鼻空肠管的送入。当鼻胃管/鼻空肠管进入口腔或鼻腔后,应于尾端固定导丝的同时推送鼻胃管/鼻空肠管,切勿外拉导丝而使导丝外移,影响置管的成功。

(李初俊)

第十七节 内镜下乳头括约肌切开术

内镜下乳头括约肌切开术(endoscopic sphincteropapillotomy,EST)是在内镜下逆行性胆胰管造影术(endoscopic retrograde cholangiopancreatography,ERCP)的诊断性技术基础上进一步发展起来的、于内镜下利用高频电切开刀将十二指肠乳头括约肌及胆总管末端部分切开的一种治疗技术。

临床上 EST 广泛应用于胆总管结石、胆源性胰腺炎、急性梗阻性化脓性胆管炎、壶腹部周围肿瘤、胆道蛔虫、胆总管末端良性狭窄、Oddi 括约肌功能障碍等疾病的治疗。于实施内镜下乳头括约肌切开术后配合碎石、取石、蛔虫取出、鼻胆管引流、内支架引流等，可使疾病得到部分或彻底的治疗。

切开的目的是能够使治疗器械进入胆管进行相应的治疗，或将引流设备植入胆管内，或将狭窄段切开。如考虑切开后仍没能完成上述操作时，应慎重评估 EST 的必要性。

只要患者能耐受上消化道内镜检查及 ERCP，基本上均可耐受 EST，但术前尚需了解患者的凝血状态，必要时先予以纠正，以减少切开后出血并发症的发生。由于操作过程患者需取俯卧位，严重心肺功能障碍者可能难于耐受。

除按常规 ERCP 要求需用十二指肠镜、ERCP 造影管等外，尚需准备高频电发生器，根据用途需要选用不同类型的切开刀，如拉式切开刀、推式切开刀、针状切开刀等，带有绝缘防护的导丝等。另应准备相应的止血等物品如内镜下止血注射针及药物、止血夹等，以备需要时及时使用。

术前需作碘剂过敏试验，患者需空腹，咽喉部按上消化道内镜检查要求作局部麻醉，术前 10 min 可静脉注射地西泮 5 mg，哌替啶 50 mg，丁溴东莨菪碱 20 mg，并据患者的个体差异将用药种类及用药量作个体化调整。术中需监测患者的血氧饱和度情况及生命体征，必要时辅以吸氧以防低氧血症。

EST 操作的基本过程及要点为：①进行切开前，先行 ERCP：于十二指肠镜下可直接用拉式切开刀进行插管对胆总管进行造影，以确立准确的诊断，并作出是否进行 EST 的最后评估。对于梗阻严重的病例，勿注入过多的造影剂，以免增加胆管内压而加重感染甚至引起败血症的发生。对此类患者，导管插入后先抽出部分胆汁以减轻胆管内压力后再注入造影剂进行造影是值得提倡。抽出的胆汁尚可进行细菌培养或作细胞检查以协助诊断。②从切开刀的导管通道插入绝缘导丝至胆总管内，以防止切开过程切开刀滑出后难于再进入胆管，及保证切开路线的准确性。对于先应用造影导管进入插管胆管造影者，当决定进行 EST 时，需更换切开刀。更换的方法是，于造影管内插入绝缘导丝至胆总管内，然后退出造影管，保留导丝于胆总管内，再沿导丝插入切开刀。③将高频电发生器的负极板粘贴于患者臀部皮肤上，并将切开刀控制把手的连接接头与高频电发生器的对应电极接头相连接，根据术者操作习惯调整电切、电凝功率及其混合比例，如调整为电切功率 40 W、电凝功率 20 W，或电切功率 30 W、电凝功率 10 W，并调整为混合模式 I 而进行切开术。也可使用单纯的电切电流进行 EST，其可减少切开过程中对附近组织的凝固作用，从而有利于保持减少乳头水肿及内镜视野清楚，尤其是进行乳头括约肌预切开时。当高频电发生器上有 ENDOCUT 模式时,可酌情选择应用,其于每一次电切前先有短暂的电凝过程,循环交替进行,有一定的优越性,尤其对于初学 EST 者。④连接好各种设备后,将切开刀退出胆总管外,根据具体情况指导助手将将切开刀钢丝拉紧成弓状,将钢丝的前 1/3 推入乳头内,通过调节钢丝的松紧度、利用内镜的器械抬举器及左旋内镜镜身等综合调节,使切开刀钢丝沿乳头开口 11 点钟方向,以脉冲方式缓慢切乳头顶部,并切开乳头括约肌至所需要的及可能达到的切口大小,常为 1.0～1.5 cm。切开时可完全切开乳头括约肌,部分可能稍微切开胆总管下段括约肌,但其必然增加穿孔的危险性。切口大小据病变性质及治疗目的而定,并取决于胆总管远端和乳头的构形,最大不能超过乳头部之口侧十二指肠壁隆起,否则会有肠穿孔的危险。可通过拉紧在胆总管远端内的切开刀而估量切开后的开口的大小。调节钢丝松紧度的操作应于进行电切前完成,在通电进行切开的过程,助手应保持钢丝弓状于一定位置,以防止快速的拉链式切开。每次进行切开时,钢丝加压于乳头的压力不宜过大,应通过缓慢推进切开刀钢丝而进行渐进性的缓慢切开。切开过程中,推进及旋转内镜、抬举内镜的器械抬举器等操作动作应协调,以确保切开过程的安全性。每切开一部分后,如切开刀方向改变,应调整后再继续电切。在视野不明朗的情况下,勿勉强通电进行电切。术前将切开刀预先定型于左偏位置将使在切开时容易达到预想的方向,方法是:术者用左手拇指及示指捏住切开刀头端,钢丝朝向虎口方向,右手距离左手指 3～5 cm 处抓持切开刀导管,沿顺时针方向将导管扭转 90°后将导管沿术者左手示指缠绕一周。⑤存在着十二指肠乳头旁憩室,尤其是当乳头位于巨大憩室的边缘或憩室底部时,切开口大小的程度难于把握,切开后穿孔的危险性大,应慎重评估。⑥对于实施了毕Ⅱ式胃大部分切除的患者,由于从输入袢进镜后,对胆总管的插管方向及切开的方向与常规方向相反,实施 EST 变得困难。常于插管成功后植入塑料胆总管支架,然后使用针状切开刀沿支架表面进行 EST。⑦对于结石嵌顿于胆总管末端或因其他原因导致导管无法插入胆总管深部者,可用针状刀实施乳头开窗术(或称乳头剖开术,Pre-cut),以使嵌顿的结石排出或使导管深插入胆总管成为可能。方法为:将针状切开刀与高频电发生器的对应电极接头相连接,将其插入并伸出内镜前端后,将裸露的针状钢丝伸出导管外 3～5 mm,将针状切开刀刺入乳头内,沿胆总管轴的方向向上电切,或抬举内镜的器械抬举器,将针状切开刀上抬后刺入十二指肠壁的十二指肠乳头隆起部处,下放内镜器械抬举器,向乳头方向进行电切。并根据需要反复多次,直至导管能插入胆总管或嵌顿的结石能排出为止。必要时改用拉式切开刀继续电切以扩大切开口,方法同上。需要注意的是,利用针状切开刀进行乳头开窗术的操控较为困难,如不熟练,不一定能达到所期望的目的,并且可能导致乳头肿胀而加重了梗阻的程度及增加了术后胰腺炎的可能,同时穿孔与出血的发生率也较高,选择时应特别慎重。

实施EST有引起术后胰腺炎、出血、穿孔等并发症的危险,这一方面与患者自身的病情状况相关,另一方面也与术者的操作熟练程度密切相关。熟练、细致的操作将能大大降低其发生的可能性。①胰腺炎:为术后数小时出现的,无其他原因可解释的上腹痛伴淀粉酶明显升高。通常表现为轻型,经积极的内科治疗多能很快恢复,但仍有发展为重症,甚至导致死亡者,须高度重视。首先注重预防,一旦出现胰腺炎,应积极处理,密切观察。乳头切开时电凝过度导致胰管开口周围肿胀,以及切开或损伤胰管等是EST后容易引起胰腺炎的因素,另外胰管造影剂注射过多或多次注射、对插管困难的病例多次插管后乳头水肿等,也可诱发胰腺炎的发生。②出血:切开过程中常见的出血为少量的渗血,多能自行停止而不需要特殊的处理。必要时可对出血部位用切开刀进行电凝止血,或用气囊对出血部位进行压迫止血,或对被切开的乳头括约肌顶部及其周围注射1:10 000的肾上腺素液。进行注射止血处理的患者,于治疗结束后应植入鼻胆管引流以防局部注射肿胀后引起术后梗阻及引起胰腺炎的可能。对于搏动性出血可采用止血夹进行夹闭止血处理,效果较肯定。应用止血夹时于止血夹张开后,将张开的止血夹一端伸入乳头开口内,止血夹跨越被切开的乳头组织,对准出血部位后收紧止血夹,并注意避开胰管开口。常需将止血夹固定于乳头切开的最顶部偏左或偏右方向,有时两个方向同时植入止血夹。对于估计有术后出血危险的病例,可通过术后预防性应用止血夹以防止术后出血。如切开了畸形的十二指肠后动脉分支,将可能出现致命性的大量出血而掩盖手术视野,内镜止血可能无法实施,遇此情况应果断地实施急诊外科手术止血或行血管介入栓塞止血,当然,此种情况较为罕见。过大的切口及右偏的切开方向均易于导致大量的出血,应尽量避免。③穿孔:为十二指肠降段后壁穿孔(多数为腹膜后穿孔),为严重的并发症。常由于切开方向错误、切口过大等而引起,尤其是细小乳头或乳头旁存在憩室时。可表现为造影剂外漏至腹膜后呈局限性显影,X线下可见腹膜后积气,甚至于内镜下可见切开后的"黑洞"样穿孔征等。未被影像学发现的穿孔将可能逐渐出现腹痛、发热及血白细胞升高等,微小穿孔可能没有明显的临床表现。一旦出现或怀疑有穿孔并发症的发生,应停止其他治疗操作,于内镜下植入鼻胆引流管或胆总管内支架引流,试用止血夹钳夹闭合穿孔部位,禁食禁饮,持续胃肠减压,予静脉营养及使用抗生素等,并注意病情转归。如病情恶化、或较大的穿孔,甚至合并大出血,估计保守治疗无效者,应及时进行外科手术修补处理。④胆管炎:为严重的并发症,多因胆道原有感染患者术后仍胆汁引流不畅者,向梗阻性胆管内注射过多的造影剂可增加出现术后胆管炎的机会。术前先治疗性及预防性地应用抗生素,术时适当扩大乳头切开口将利于胆汁的引流,减少术后胆管引流不畅的情况,必要时术后植入鼻胆引流管或胆道支架内引流,术加强胆汁引流,配合胆道冲洗,以及局部使用抗生素等,将能更大程度地预防胆管炎的发生及治疗已经存在的胆管炎。对于胆道梗阻,尤其时合并有胆道感染者,造影导管进入胆道后不应直接注射造影剂进行造影,应该先抽出胆管内胆汁,以减轻胆管内压力,再注入少量造影剂显影胆管,以能清楚诊断为度,勿过度显影,以减少胆管炎的发生。另外,应注意整个治疗过程中严格的无菌操作技术。

(李初俊)

第十八节　内镜下胆总管取石术

内镜下胆总管取石术是在十二指肠镜下,借助于取石网篮、气囊等器械,将胆总管内结石取出至十二指肠肠腔内的胆管结石治疗方法。对于需要进行取石、碎石治疗的病例,应选用大通道的治疗用十二指肠镜,以便于各种治疗器械的通过,避免因通道的限制而带来操作的困难。

首先行 ERCP 以明确诊断,然后针对不同类型、结石的大小及乳头和胆总管情况决定取石的方式。对于微小的胆管结石,可直接应用取石网篮将其取出;对于较大的胆管结石,多采用乳头括约肌切开后进行取石,必要时配合碎石器碎石后再取石的方法。对于直径小于 8 mm 的结石,尤其是对于年轻患者,可考虑行乳头括约肌气囊扩张术后直接用网篮将其取出,但行乳头括约肌气囊扩张术及取石后,可能导致乳头水肿而出现术后胆道梗阻及胰腺炎的危险,手术时应予以考虑。

在 ERCP 及 EST 的基础上,于内镜治疗通道送入专用的胆道取石网篮,其由钢丝网篮及外套塑料管组成,通过外端手柄,用前可将网篮缩回至套管内。进入胆总管后,缓慢越过至结石的上方,然后缓慢推送、释放取石网篮,再将取石网篮稍回拉,必要时来回轻轻抽动,以使结石被网进网篮内,然后收紧网篮以抓持住结石,将其拉至乳头开口处,内镜镜头向下弯曲,推进内镜并右旋镜身,使内镜外的网篮与胆总管同轴并外拉,而将胆管结石从胆总管拉出至十二指肠内,张开网篮,释放结石,必要时重复以上操作以取出另外的胆管结石。如胆总管扩张不明显,结石大小与胆总管内径相近,于网篮网住结石后,可不收紧网篮,调节内镜,使内镜外的网篮与胆总管同轴后,将结石直接拉出胆管外。对于较大的结石(一般指最大直径大于1.5 cm者,具体因结石形态、性质、胆总管扩张情况、乳头切开后切口大小等而定),需用碎石器将结石进行碎石处理后再分次取出。

对于估计直接用取石网篮取出可能有困难的结石,建议使用碎石网篮进行取石,未能取出者即行碎石术,以免发生使用普通取石网篮勉强取石后发生结石无法取出,甚至在网篮内嵌顿的被动局面。源于胆总管的结石多为棕色结石,质地较软,通过收紧网篮或于被拖拉通过乳头开口时易于出现碎石现象。而源于胆囊的结石因胆固醇含量较高,质地较硬,收紧网篮不易于出现碎石现象,因而易于出现结石嵌顿。

被网进网篮的结石无法排出时,应首先想法使网篮脱离结石而将结石游离,然后回缩网篮并退出胆管,扩大乳头开口或改用碎石器进行碎石等进一步的处理。收紧网篮时勿过分用力以免网篮钢丝过深地嵌入结石内。网住的结石无法排出时,注意勿强行外拉,以免造成乳头开口处的损伤,甚至导致穿孔,也可避免结石嵌顿乳头开口的危险。被网进网篮的结石无法排出时,可将其推回胆总管内较宽广的部位,松开网篮以游离结石,或将张开的网篮末端顶住胆总管壁或左右肝管分叉处,继续推进网篮使网篮钢丝弯曲而利于结石的游离。

游离结石操作失败时,可用 Soehendra 机械碎石器进行机械碎石。首先剪断取石网篮的手柄部,并拔除网篮的外套塑料管,退出内镜,机械碎石器的金属护管沿裸露的网篮钢丝插入,于X线透视下插至胆总管并靠近结石,钢丝游离端与机械碎石器的手柄相连,在X线透视监视下旋转手柄,使网篮钢丝缓慢嵌入结石而将结石碎裂。结石碎裂后将钢丝与碎石器的金属护管一同退出,再进入内镜,进行相应的碎石及取石治疗。

对于十二指肠乳头开口尚可以再扩大的病例,可将网篮手柄剪断后,退出内镜,保留网篮于胆总管内。再次进入内镜,如结石可以被推入胆总管内,则可用常规的拉式切开刀并连接绝缘导丝扩大乳头切口,然后将结石拉出;当结石嵌顿于乳头开口时,可用针状切开刀直接切割,扩大乳头开口后拉出结石。由于此时网篮脱离了内镜,当外拉网篮时,网篮与胆总管不能同轴向,结石排出的顺畅度可能受到一定的影响,牵拉时勿过度用力,以免损伤乳头部。利用内镜镜身或借助于内镜下的器械辅助或能有利于此种状况下结石的排出。

当结石较细小,或存留于胆总管末段,无法用取石网篮将其取出时,可用不同型号的带气囊导管,插入胆总管后将气囊充气后通过拖拉气囊而将细小结石从胆总管内拉出。充气后的气囊以略大于胆总管直径为度,拖拉过程应缓慢,以免气囊下拉后胆总管上段形成负压而使部分结石碎块逆流至气囊上部,必要时尚可配合向气囊导管内注入造影剂的方法以解除可能形成的负压状态。当气囊达到乳头开口处时,应当按取石时的操作方法,通过推入内镜、镜端下弯及右旋镜身等,使内镜处的气囊导管与胆总管同轴而拉出气囊,以使气囊及结石容易被取出。当气囊较大,拉出有困难时,应于调节好方向后,于牵拉的过程中缓慢放出气囊内的少量气体,至气囊刚好能滑出乳头开口并将结石带出。过快的放气将可能导致气囊取石失败。由于气囊导管较硬及因前端有气囊的存在,使得部分病例在气囊导管插入胆总管时较为困难。术前将气囊导管作弯曲处理可能使其容易于被插入。确难于插入者可改用切开刀插管后留置导丝,再沿导丝插入气囊导管,并于拖拉过程保持导丝于胆总管内,以便于其再次进入。

对于左右肝管或肝内胆管内的结石,如无法通过网篮取石时,可借助导丝通过结石部位后,将气囊导管送入,当气囊通过结石后充气,将结石直接取出,或拉至胆总管合适部位后再改用其他器械进行相应的处理。

(李初俊)

第十九节　内镜下胆管结石碎石术

内镜下胆管结石碎石术是当胆管结石较大,尤其时当乳头切开口因乳头细小、或乳头旁存在憩室而无法达到要求,或存在胆总管末段狭窄时,估计结石无法直接取出时,应于取石前进行碎石处理,以保证结石能被顺利地取出。进行碎石治疗时,需选用大通道的治疗用十二指肠镜,以 4.2 mm 治疗通道的十二指肠镜为佳,以便能通过大的碎石网篮。

通过内镜应用的机械碎石器基本结构同取石网篮,但其外尚有金属外套管,且有用于机械牵拉网篮钢丝的操作把手,利用把手牵拉后钢丝回缩入金属外套管的力量,网篮钢丝将结石进行切割而使结石碎裂。根据机械把手的不同,有绞盘式碎石器、枪式碎石器及摇柄式碎石器之分。有的取石网篮在结石无法取出时,可退出网篮的塑料外套管,更换碎石用的金属外套管,再接上配套的碎石把手进行碎石操作,较为便利,但取石网篮的造价相对较高。

碎石前将碎石器按要求安装好,并于体外试验其操控性能,通过其造影通道充盈造影剂,将网篮退入塑料外套管,将金属外套管后退并固定备用(绞盘式碎石器)。

在 ERCP 及充分的 EST 后,将准备好的碎石器经内镜通道插入胆总管内,于透视下缓慢送入,越过结石后缓慢张开网篮,网住结石后收紧塑料外套管以抓持住结石,并将结石调节至胆总管中部,透视下将金属外套管推送使其前端达结石部位,固定金属外套管螺丝,转动绞盘,使网篮钢丝缓慢牵拉入金属套管而使结石碎裂。必要时再对仍较大的结石碎块或其他较大结石进行类似的碎石处理。碎石后可用碎石网篮将部分结石碎块取出,当确认没必要再行碎石处理时,改用普通取石网篮及气囊等器械进行取石。

由于碎石器的金属外套管较粗、较硬,向胆总管送入金属外套管时,宜通过内镜调节而使内镜外的碎石网篮与胆总管同轴,以利于金属外套管的进入及避免对乳头及胆总管的损伤,于进行碎石的过程更应如此,以保证碎石过程的安全。碎石过程应在透视监测下进行,以便随时调整碎石网篮的位置及碎石器的轴向。

(李初俊)

第二十节　内镜下鼻胆管引流术

内镜下鼻胆管引流术(endoscopic nasobiliary drainage,ENBD)是通过十二指肠镜,将鼻胆管置入胆管合适部位,最后从患者一侧鼻腔引出,达到对胆管阻塞部位或病变部位以上胆汁引流至体外的内镜下治疗方法。通过鼻胆管,尚可进行反复胆管冲洗以协助治疗,并可经鼻胆管注入造影剂直接进行胆管造影,已成为胆管短期引流的常用方法而广为内镜医师所接受。

ENBD 主要应用于:①急性梗阻性化脓性胆管炎;②急性胆源性胰腺炎;③胆管结石合并感染的外科术前或内镜取石术前引流,或乳头括约肌切开及取石术后为防止结石残留或乳头水肿梗阻时,或行胆管结石震波碎石前;④胆囊切除术或肝移植等胆道术后出现的胆漏或吻合口狭窄,或创伤性胆漏或胆管局部狭窄;⑤原发性或转移性肿瘤所致的胆道梗阻;⑥胆管的良性狭窄。

凡有ERCP禁忌的患者，不宜实施ENBD。另外，由于引流管需经由胃腔及食管，故不适宜于有食管胃底静脉曲张的患者。后者确需进行胆汁引流时，可考虑在谨慎操作的情况下，置入胆管支架进行内引流处理。

根据病变情况及治疗需要，可选择不同类型及大小的鼻胆管。临床上常用的鼻胆管前端有直形、弯曲及猪尾形之分，直径常为 6 Fr～10 Fr，以 8 Fr～10 Fr 最为常用。

在实施 ERCP 及必要的 EST 基础上，根据病变性质、部位以及治疗需要，选择所需的鼻胆管，检查其通畅性：①于内镜下借助切开刀或造影导管等，将引导导丝植入预定的鼻胆管引流部位以上。②在保持内镜器械抬举器抬起的状态下，将鼻胆管沿导丝送入，至有阻力时，放下抬举器，将鼻胆管送入肠腔，再抬起抬举器，将鼻胆管送入胆管，如此反复，直至鼻胆管达到理想位置后，退出导丝。将鼻胆管送入胆管的操作应依靠抬举内镜的器械抬举器而完成，操作的方法是：在放低器械抬举器的同时，术者将鼻胆管向内镜通道推送，然后抬举器械抬举器将已送入肠腔内的鼻胆管推入胆管内。③继续送入鼻胆管的同时，同步退出内镜。此时应在透视监测下进行，以防鼻胆管滑脱移位。内镜退出后，助手应固定好引流管防止其移位。④将鼻引导管经一侧鼻腔进入咽喉部后，术者用手指感觉并将其带出患者口腔外，或在照明下用外科持物钳将鼻引导管钳住后随其向鼻腔内送入的同时拉出患者口腔外，保持鼻胆管没有扭结，及鼻胆管与鼻引导管没有交叉的情况下，将鼻胆管插入鼻引导管约 10 cm 后，两者一同从患者鼻腔拉出。于鼻胆管将近完全缩进口腔时，术者用左手中示指夹住鼻胆管的靠近胆管部，在保持鼻胆管没有扭结的情况下，于右手将鼻胆管从患者鼻腔外拉的同时，左手辅助鼻胆管回缩至咽喉部并维持其成直线状态。于透视下调整鼻胆管，使其勿在胃内打弯，并在胃内及十二指肠内形成理想的盘绕圈。胃内的鼻胆引流管应位于胃小弯位置。⑤将鼻胆管固定于引流管通过的鼻孔的同侧面部。先用胶布将鼻胆管固定鼻翼，并使其不要压迫鼻腔，再将鼻胆管扭转使打弯成圈后套于患者耳朵上，再用胶布固定面部。这样可保证鼻胆管不易于被牵拉而移位、滑脱，也能减少患者的不适感。⑥鼻胆管外接引流袋或引流瓶，必要时可采用负压引流，以减轻胆管内压力。

对于肿瘤或炎性狭窄，鼻胆管通过有困难者，需于进行鼻胆管引流前先对狭窄部位进行扩张。根据狭窄程度及将要植入的鼻胆管的大小，采用不同规格的胆道扩张探条对狭窄部位进行扩张。一般以与鼻胆管相同或相近大小型号的扩张探条扩张后即可植入鼻胆管。对狭窄严重者，可从小型号的扩张探条开始进行扩张，逐渐过度到理想的规格，然后再植入鼻胆管。扩张前先植入导丝作为引导，沿导丝将扩张探条扩张标志跨越狭窄部以上,停留片刻,必要时来回数次以增加扩张效果。退出扩张探条,保留导丝,再沿导丝植入鼻胆管。

对于左肝管或右肝管进行引流时,可选用专门针对左肝管或右肝管引流的直头形鼻胆管,插至左肝管或右肝管病变部位以上进行引流。

(李初俊)

第二十一节　内镜下胆管塑料支架引流术

相对于内镜下鼻胆管引流术,内镜下胆管塑料支架的植入将免除了患者口咽及鼻腔的不适,也不至于影响患者的进食及仪表。但其植入后无法观察到胆汁的引流情况,无法进行冲洗等,在进行治疗选择时应进行综合的、充分的评估。

适应证基本同鼻胆管引流术,尤其适用于:①胆管结石而患者无法耐受手术,及不宜进行 EST 及内镜下取石术者;②作为胆管结石手术前的准备;③恶性肿瘤所致的胆道梗阻,未确定能否进行手术,或未决定植入金属支架者;④胆漏患者的较长时间的引流;⑤良性胆管狭窄扩张后的内支撑及引流,必要时可于适时植入多个支架以增加对狭窄部位的扩张效果及引流质量。对于有胆管引流需要,伴有食管胃底静脉曲张而不宜进行鼻胆管引流的患者,可考虑于谨慎操作下,植入塑料支架进行胆管引流。

临床上使用的胆管塑料支架有不同的形状、大小及长度,术时根据情况选择合适的支架。操作时尚需使用与胆管支架相匹配的支架推送器,其包括内支撑导管及其外的推送管,两者在操控端可相互固定。其他器械基本同鼻胆管引流术。

于进行 ERCP 确立诊断:①明确胆管塑料支架引流术的必要性及可行性,并将导丝植入至预定位置,必要时先用胆管扩张探条对狭窄部位进行扩张。②选择所需胆管塑料支架,安装于与相匹配的支架推送器及保护支架倒刺进入内镜治疗通道的保护管。③抬起内镜的器械抬举器,将安装好的支架及推送器沿导丝由内镜治疗通道送入,并注意利用保护管保护支架倒刺进入内镜治疗通道。当感觉有阻力时,放下抬举器,继续送入推送器,至其置管导管送出内镜外,再抬起抬举器,利用抬举器将内支撑导管推入胆管内,然后再放下抬举器,送入推送器,再抬起抬举器将内支撑导管进一步送入胆管内,如此反复,直至达到理想深度。④释放推送器的内支撑导管与推送管间的固定钮,保持内支撑导管位置不变,利用推送管将胆管支架依上述方法送至胆管预定位置,保留支架末端倒刺及其以下部分于乳头外的十二指肠内。⑤于推送器顶住支架末端的同时,将内支撑导管及其内的导丝退出,直至内支撑导管完全脱离支架后可见胆汁涌出,再将整个推送器连同导丝一起拉出内镜外,最后将内镜退出而完成胆管支架置入引流术。⑥对于肝门部肿瘤累及左右肝管者,须同时植入两个支架,分别至左右肝管病变部位以上,方能达到满意的引流目的。如无法同时进行左右肝管置管,应争取将支架植入右肝管内,以引流更多的胆汁。但由于右肝管分支前的肝管相对较短,肝门部肿瘤易于累及右肝管的多个分支,从而影响右侧肝管支架的引流效果,此种情况下将单个支架植入左肝管对于胆汁引流及改善肝脏功能可能更为有利。植入双支架前须先将两根导丝分别植入左右肝管内,并据需要对胆管狭窄部进行适当的扩张。建议将第一个支架植入操作相对较为困难的肝管,常为左肝管,然后再沿另一导丝植入另一支架。操作过程中注意保持导丝的位置,防止因导丝移位脱出而影响操作。为防在植入第二个支架时引起第一个支架的移位,可于植入第一个支架后退出支架推送器而保留导丝,以利于支架移位时的调整。

  当引流不再需要,或支架出现阻塞时,应于内镜下利用圈套器、网篮或鼠齿钳抓持支架后从内镜治疗通道拉出,或随内镜一同退出。

  必要时于拔除被阻塞支架后,在内镜下,按上述方法,植入新的支架。但部分病变部位高度狭窄的病例,拔除支架后诊疗器械通过狭窄部位可能很困难。如能利用 Soehendra 引流器转换器,将能在拔除支架的同时,保持原胆管通道,便于沿原通道植入新的支架。其基本步骤为:①将万用导管+标准导丝送入内镜通道,调整内镜使万用导管前端插入支架开口内,或将标准导丝稍推出于万用导管外,在导丝的协助下将万用导管插入支架开口内。②捻进标准导丝使其进入支架内,在透视监测下将导丝送入肝内胆管,保留导丝并退出万用导管。③沿导丝插入与支架内径一致的 Soehendra 引流管置换器。④当置换器前端达到支架开口时,使镜端远离支架开口并调整内镜位置,以使置换器与支架保持同一轴向,将置换器轻推至支架开口并稍加压力,用手按顺时针方向旋转置换器,直至置换器前端嵌入支架内。⑤透视下保持导丝位置不变,将支架随置换器一同退出内镜治疗通道。⑥沿导丝植入新的支架。

(李初俊)

第二十二节 内镜下胆管金属支架引流术

对于无法实施根治性手术的恶性胆管梗阻者,应争取植入胆管金属支架以达到更持久的引流效果,并避免多次更换胆管塑料支架的麻烦,及因塑料支架的引流不畅及容易堵塞性而可能导管感染,进一步加重患者病情及经济负担。部分顽固胆管良性狭窄的病例,可慎重考虑金属支架的植入引流。

金属胆管支架的类型多种多样,并不断得到改进以更适应于临床的需要,支架张开后直径可达 0.8~1.0 cm,有的可达 1.2 cm,长度规格多种,并有带膜与不带膜的支架,可根据情况选用。

不论何种将金属支架,出厂前均被压缩在支架推送管上,套以限制其张开的外套管。推送管中间可通过导丝,前端有不透 X 线的数个标志,利于操作时的定位。外套管上有可连接注射器的接头。使用前轻揉并稍弯曲支架部分,并经外套管上的注射器接头注入生理盐水达支架部位,以利于支架的释放。

先常规进行 ERCP,确认病变部位,并利用造影导管或切开刀导管内的导丝测量病变段的长度,以及病变上缘至乳头开口处的距离,作为选择支架长度的依据。如将支架完全植入于胆管内,则选择的支架以越过病变的上下两端各 2 cm 为度。如果要将支架末端露于乳头开口外,则以支架植入后超过病变上缘 2 cm,露出于乳头开口 1 cm 为度进行选择。

多数肿瘤性狭窄者植入金属支架前需用扩张探条进行扩张。而对于要将支架末端露出于乳头开口外的病例,支架植入前实施 EST 可减少支架压迫胰管开口而影响胰液的排泄。

将装有金属支架的推送管沿导丝从内镜通道送入,至内镜抬举器时放下抬举器,推出推送管,再将抬举器上抬,借助抬举器将推送管逐步推入胆管内。于 X 线透视下将支架推至预定位置后,助手释放支架推送管与外套管的连接,在保持推送管位置不变的同时,后退支架外套管,缓慢将胆管金属支架释放,直至支架完全张开后小心地将支架推送管、外套管及导丝退出内镜通道,吸引胃肠内积气后退出内镜。

支架部分张开后如位置过高,可将整套系统下拉而调整了支架头端的位置。但部分张开的支架没法再向上方推进,此点应予注意。释放支架前应将支架头端处于宁高莫低的位置,以留有调节的余地。一些支架在张开达一定的限度前,通过回拉支架推送管可前推外套管可将部分张开的金属支架缩回至套管内,调整时较为方便。

带膜的金属支架可限制肿瘤向支架网眼的生长而延缓支架被堵塞的速度。支架被堵塞后,可于支架内植入另一个枚金属支架,或植入单个或多个塑料支架以解除梗阻。

肝门部肿瘤者,宜于左右肝管内各植入一个金属支架。植入的方法类似于塑料双支架的植入,先于左右肝管内各植入一根导丝,再分别植入金属胆管支架。仍选择难于操作的肝管植入第一个支架,然后再植入另一个支架。有厂家已开发出支架中部有较大的网眼,先将支架植入一侧肝管(如左肝管)后,通过位于另一侧肝管(右肝管)开口的支架网眼将另一个普通金属支架植入右肝管,而使植入的两个金属支架呈 Y 形结构。其优点是,不会出现两个支架于肝总管狭窄部相互挤压而影响引流,但左肝管的胆汁只能通过右肝管支架的网眼引流,另外支架没能带膜,以及大的网眼可能利于肿瘤的向内生长,容易导致支架的堵塞。

(李初俊)

第14章 门脉高压症的介入治疗

第一节 经颈静脉肝内门体静脉分流术

经颈静脉肝内门体静脉分流术（transjugular intrahepatic portal-systemic stenting shunt，TIPSS）是近十余年来逐步成熟的用于治疗肝硬化门脉高压症的一项介入治疗技术。它集穿刺、血管成形、支架植入等多项介入技术为一体。是最具代表性的综合介入放射学技术。TIPSS的发明源于一个偶然的机会，美国学者Rosch在经颈门静脉行胆管造影时，误刺入门静脉而想到这是一种治疗门静脉高压的方法。而球囊导管和金属支架的出现为这项技术的临床应用和推广，提供了方便条件。

TIPSS的基本原理：采用特殊介入治疗器材，在X线透视导引下，经颈静脉入路，在肝内建立一个肝静脉与门静脉之间的人工分流通道，使部分门静脉血流直接分流入下腔静脉，从而使门静脉压力降低，控制和预防食管胃底静脉曲张破裂出血，促进腹水吸收。TIPSS技术在20世纪80年代初应用于临床，至90年代技术日臻完善，疗效肯定，但至今尚未根本性地解决分流道再狭窄的问题。

【适应证与禁忌证】

(一)适应证
1. 难以控制的食管、胃底静脉曲张破裂出血。
2. 食管、胃底静脉曲张破裂出血经内镜治疗后复发。
3. 门脉高压性胃病。
4. 顽固性腹水。

5. 肝性胸水。

6. 布-加氏综合征(Budd-Chiari's Syndrome)。

(二)禁忌证

TIPSS 技术无绝对禁忌证,但下述情况因易引起并发症而作为相对禁忌证。

1. 右心或左心压力升高。

2. 心功能衰竭或心脏瓣膜功能衰竭。

3. 肝功能进行性衰竭。

4. 重度或难以纠正的肝性脑病。

5. 难以控制的全身感染或败血症。

6. 难以解除的胆道梗阻。

7. 肝脏多囊性病变。

8. 肝原发或转移性恶性肿瘤范围巨大。

9. 重度或难以纠正的凝血功能障碍。

【治疗方法】

(一)择期患者术前准备

1. 心肺肝肾功能检查,功能不全者予以纠正。

2. 凝血时间检查,不良者予以纠正。

3. 血常规检查,失血性贫血者予以纠正。

4. 肝脏彩色超声检查,增强 CT 及三维重建,或 MR 检查,必要时可先行间接门脉造影。重点了解肝静脉与门静脉是否闭塞,两者空间关系以及拟建分流道路径情况。门脉分支的拟穿刺部位如无肝实质包裹则不能行该手术。

5. 术前3天预防性应用抗生素及做肠道清洁准备。

6. 术前2天低蛋白饮食,避免应用含氨浓度高的血制品。

7. 穿刺部位备皮。

8. 术前1天做好碘过敏试验。

9. 术前6小时禁食水。

10. 向患者本人及家属说明手术目的、方法和可能出现的各种并发症并签署患者知情同意书。同时强调术后长期保肝、抗凝治疗的必要性,以及随访和分流道再次介入手术修正的重要性。

11. 术前给予镇静,必要时可给予止痛处理。

(二)急诊患者术前准备

急诊患者应尽可能完成择期患者的术前准备,尤应行急诊 CT 以明确肝脏及门脉血管情况可否行 TIPSS,并于术中行间接门脉造影,以确定穿刺角度、方位。

(三)器材及药品准备

1. 门脉穿刺系统　如 RUPS 100(Cook 公司)和 RTPS 100(Cook 公司)肝穿装置。

2. 球囊导管　如直径 8~12 mm。

3. 管腔内支架　如目前主张选择直径 8~10 mm 的激光切割或编织式钛合金自膨式支架。

4. 造影导管等　0.035 英寸(1 英寸=2.54 cm)的超滑导丝,超硬导丝,穿刺针,导管鞘等常规器材。

5. 术中用药　局麻药,常用 1% 普鲁卡因或 2% 利多卡因。抗凝剂,常用肝素钠。对比剂,离子型或非离子型对比剂。止痛镇静剂。

(四)主要操作步骤与方法

1. 颈内静脉穿刺术　患者仰卧,头偏向左侧或右侧。以右或左侧胸锁乳突肌中点的外缘即胸锁乳突肌三角区的头侧角为中心,行常规皮肤的消毒和局部麻醉。在拟穿刺点皮肤横切口 3 mm 后,充分扩张皮下通道,采用静脉穿刺针呈负压状态进针,行颈内静脉穿刺术。穿刺针成 45°角进针,针尖指向同侧乳头方向,进针深度约 3~5 cm。穿刺成功后,将导丝送入下腔静脉,并用 10~12 F 扩张鞘扩张局部穿刺通道;引入静脉长鞘,通过导丝及肝静脉管选择性插入肝静脉,一般选择右肝静脉进行测压、造影,在少数情况下,选择左或中肝静脉具有优势。

2. 经肝静脉门静脉穿刺术　当静脉长鞘送入靶肝静脉后,根据造影确定门脉穿刺点,一般选择距肝静脉开口 2 cm 左右的静脉点,此点向前距门脉右干约 1.5 cm,向下距门脉右干 2~3 cm;少数肝硬化后严重肝萎缩或大量腹水的患者,应适时选择更高或更低的位置。根据门静脉穿刺针柄部方向调节器的指引穿刺针方向和深浅度进行门脉穿刺。当穿入肝内门脉 1 级或 2 级分支后,将导丝引入门脉主干,将 5 F 穿刺针外套管沿导丝送入门脉,置换超硬导丝,沿导丝将肝穿刺装置插入门脉主干后,保留带标记长鞘导管,经此导管插入带侧孔造影导管行门脉造影及压力测定。

3. 肝内分流道开通术　门脉造影后,将超硬导丝送入肠系膜上静脉或脾静脉,沿该导丝置换球囊导管行分流道开通术,分别充分扩张门静脉入口、肝实质段、肝静脉出口。

4. 管腔内支架植入术　分流道开通后,沿导丝将装有管腔内支架的输送器送入分流道,精确定位后释放,一般推荐选用直径 8～10 mm,长度 60～80 mm 的自扩式金属内支架。

5. 食管下段胃底静脉硬化栓塞术　肝内分流道建立后,对胃冠状静脉、胃短静脉及所属食管、胃底静脉血流仍然较明显或有活动性出血患者,可同时行此项治疗。其步骤为:经 TIPSS 入路送入单弯导管,根据门脉造影情况,将导管插入胃冠状静脉等侧支血管,经导管注入硬化栓塞剂。常用硬化剂推荐 5% 鱼肝油酸钠和(或)无水乙醇;栓塞剂推荐钢圈、明胶海绵或聚乙烯醇颗粒。

【并发症的预防与处理】

1. 心包填塞　为 TIPSS 操作时器械损伤右心房所致。术中应谨慎操作,避免动作粗暴。如发生应紧急做心包引流或心包修补术。

2. 腹腔内出血　术前充分研究肝静脉、门脉立体关系,减少盲穿次数。有条件者在超声指引下穿刺,推荐术中经肝静脉 CO_2 造影显示门脉系统的方法。若术中患者出现急性失血性休克表现,应及时行肝动脉造影,明确有无肝动脉损伤,必要时应行肝动脉栓塞术止血。若为门脉损伤导致的腹腔内出血,往往比较凶险,患者可很快出现失血性休克表现,在抗休克的同时行外科门脉修补术。

3. 胆系损伤　穿刺损伤肝内胆管或分流道阻塞了肝内胆管,术后可出现胆系出血或梗阻性黄疸,发生率较低,对症处理多可缓解。

4. 术后感染　以胆系及肺部感染多,强调围手术期抗生素的应用。

5. 肝性脑病　术前肝功能储备的评估是预防肝性脑病的关键,分流量的控制和充分的肠道准备是围手术期的重要环节,辅以保肝降氨治疗。

【疗效判定】

1. TIPSS 技术成功的标准　一般认为 TIPSS 建立以后门脉压力与肝静脉压力梯度低于 2.66 kPa,静脉曲张消失,是 TIPSS 成功的客观标准。

2. 临床成功的标准　包括:出血立即停止和随访未发生出血。技术成功标准肝内分流道成功建立,管腔内支架释放准确,展开程度达到目的要求,分流道通畅。

【随访与预后】

TIPSS 近期止血效果虽确切,但中远期效果并不理想。TIPSS 主要存在以下两个方面的问题:①肝性脑病;②分流道狭窄;术后半年狭窄率为 20%～30%,1 年为 40.5%～55%,再狭窄的发生率随时间延长呈增加趋势,但主要发生在术后 1 年内。其分流道狭窄或闭塞的机理不完全清楚,一般认为,早期(3个月内)与内支架留置不当和术后抗凝不足有关,中、远期主要与支架内的假性内膜过度增生有关。尽管早、中期分流道再狭窄发生率较高,但本项技术可重复性操作较强,90%左右的患者可通过溶栓、球囊扩张或内支架置入获得再通,能保持中长期的有效分流,从一定程度上解决了TIPSS中远期疗效不佳的问题。因此,TIPSS仍是食管胃底静脉脉曲张破裂大出血的有效止血方法,随着技术的不断进步和研究的深入,相信TIPSS有着更加光明的前景。

【注意事项】

(一)术中注意事项

1. 颈内静脉穿刺　应选择三角区的顶角或颈动脉搏动外侧2～5 mm处作为穿刺点,并负压进针。注意回血颜色以区别于动脉;穿刺不宜过低,以免引起气胸;有条件者可在超声指引下穿刺,必要时也可术中经股静脉植入导丝于颈内静脉内作为穿刺指引。

2. 肝内穿刺　入门脉后,试推对比剂"冒烟",观察有无门脉显示及显示哪些结构,以判断入门脉的部位。一般选择门静脉分叉部偏右侧主干1～2 cm处,若门脉左右干均显影,可疑穿刺入分叉部或分叉下门脉,应特别小心肝外分流所致的出血;注意与肝静脉和肝动脉的鉴别,密切注意有无对比剂外溢。

3. 球囊　其有效长度以4～6 cm为宜,推荐选用长度在4 cm以下的超薄高压球囊;球囊的直径可根据门脉的自然分流量(侧支循环的多少)确定,一般选择8～12 mm,必要时选用6 mm直径的小球囊作预扩张。球囊扩张完成后,抽空球囊但勿急于撤出,密切观察患者血压和脉搏变化;如发生肝外门脉撕裂引起大出血,则可充盈球囊止血以争取手术时间。

4. 管腔内支架　所选管腔内支架的管径应与扩张分流道所用的球囊导管直径一致或略大1～2 mm;支架应伸入门脉内1～2 mm;伸入肝静脉内可略长或覆盖肝静脉。

5. 硬化栓塞剂　导管插入胃冠状静脉后,应先行造影观察,并充分了解血流状态和方向再注入硬化栓塞剂。注入硬化剂的量一般为10～15 ml,若发现有反流或血管"铸型"应立即停止注射,以防止硬化剂反流入门脉导致门脉系统栓塞。

(二)术后注意事项

1. 注意患者生命体征,发现异常及时对症处理。
2. 常规应用广谱抗生素以预防感染。

3. 注意肝肾功能变化，加强保肝及水化保肾治疗。
4. 抗凝治疗。
5. 降氨、促代谢治疗。
6. 分流道通畅性的监测，推荐术后分流道留置管早期干预策略。

（李家平　杨建勇）

第二节　经球囊闭塞法逆行性静脉栓塞术

近年来，Kanagawa 采用经球囊闭塞法逆行性静脉栓塞术（balloon-occluded retrograde transvenous obliteration，B-RTO）治疗存在较大门体通道的胃静脉曲张。此法与以往其他方法比较，创伤小，疗效肯定，几乎无并发症，重复性好。B-RTO 技术采用经股静脉进入下腔静脉，通过门体侧支或交通进入门脉，其解剖基础是胃静脉曲张主要由胃短静脉和胃后静脉出血，部分有胃冠状静脉参与。在门脉高压症时，食管胃静脉形成广泛的门体侧支循环，其中主要有脾-胃、胃-肾分流和经左膈下静脉的胃-下腔分流。Watanabe 对一组 230 例食管胃静脉曲张的分析，发现 39% 的胃静脉曲张伴有胃-肾分流。曲张的胃静脉多通过左肾静脉与下腔静脉相通，并可同时经胃-肾和胃-下腔途径分流。

【适应证与禁忌证】

在影像学资料显示存在经自发性脾-肾或胃-肾分流道的前提下，下列各项为此法的适应证：

1. 确诊为食管胃底静脉曲张破裂出血、而以胃底静脉曲张为主者。
2. 有出血既往史，经血管造影或内镜检查有再出血的危险者。
3. 门脉高压症食管胃底静脉曲张破裂出血，经血管加压素或垂体后叶素治疗、三腔气囊压迫等常规内科治疗失败者。
4. 手术后或内镜硬化剂注射止血治疗后再出血者。
5. 不能耐受紧急手术治疗的出血者。
6. TIPSS 术中同时以球囊闭塞分流道远端后对胃冠状静脉、胃短静脉进行栓塞，避免了栓塞物质经自发分流道进入肾静脉造成误栓，可使栓塞更为彻底。

禁忌证
1. 肝功能严重损害。
2. 大量腹水。
3. 有出血倾向。
4. 败血症或肝脓肿。

【治疗方法】

1. B-RTO 术前，患者需进行内镜检查，腹部增强 CT 扫描或动脉性门脉造影（经脾动脉、肠系膜上动脉或胃左动脉），以确定曲张静脉和门体侧支的存在及形态。

采用 Seldinger 技术穿刺股静脉，选用 5 F 或 6 F 导管，确定流出道，若流出道为左肾静脉，则导管经下腔静脉、左肾静脉及胃-肾通道进入曲张静脉流出道远端，若流出道为胃-下腔静脉通道，导管则经下腔静脉左侧壁进入其流出道。经球囊导管注入对比剂扩张球囊，使之阻断流出道远端血流后造影。显示流入道、流出道及曲张静脉的形态，以估计栓塞硬化剂的用量。球囊充分阻断远端血流，向靶血管注入栓塞硬化剂，并留置 30 分钟，注射结束后开始逐渐抽出部分药物，直至治疗结束，将剩余药物全部回抽。栓塞硬化过程中，其量要用足，以保证栓塞效果。当门-体侧支显示为胃-肾通道和胃-下腔静脉通道共存时，可经双侧股静脉穿刺，球囊闭塞导管分别进入两条门-体侧支，同时栓塞硬化。最近，有报道通过采用经颈静脉途径，行球囊导管闭塞法逆行栓塞静脉曲张，认为更易操作且有效。

2. 栓塞材料 选用 5% 乙醇胺碘乐混合物（ethanolamine oleate iopamidol, EOI），其用量需通过曲张胃静脉的造影表现而定，通常一般为 20～60 ml（平均 30 ml）。也有报道可同时加入无水乙醇。EOI 能有效地凝集血小板，破坏血管内皮细胞，激活凝血因子，从而形成血栓，逐渐使曲张静脉消失。通常产生的血小板凝集活动作用迅速，因此，即便是流向靶血管外，也不会产生血栓。

【并发症】

B-RTO 最常见的并发症是血红蛋白尿和发热。EOI 能引起血管内溶血，导致血浆游离血红蛋白，促成肾小管功能失调和肾功能不全。其处理通常可在经球囊导管注射 EOI 的同时给予输注结合珠蛋白，以阻止血管内溶血的发生。Koito 通过对 30 例胃静脉曲张行 B-RTO 术，同时输注结合珠蛋白后，追踪观察肝、肾功能有无进一步损害，并认为血红蛋白尿和发热呈短暂发生，一般多在 5 日内消失。最严重的并发症是使食管静脉曲张恶化,对于同时合并食管静脉曲张的患者在 B-RTO 后可能有恶化倾向,通过内镜硬化可有效阻止破裂出血。Koito 认为 B-RTO 后食管静脉曲张是否恶化取决于门脉血流方向,假如术前通过胃静脉曲张的血流流入食管静脉,其食管静脉曲张加重、恶化;若 B-RTO 后经胃-肾的血流仍存在,就不会出现进一步加重。

【疗效分析】

B-RTO 治疗胃静脉曲张疗效满意,技术操作容易,且可重复进行治疗。Koito 对一组 30 例胃静脉曲张的 B-RTO 治疗,平均追踪 17 个月(10~30 个月),全部显示胃静脉曲张消失。3 例先前伴有的食管静脉曲张显示加重,通过内镜硬化治疗后消失,并未见新的食管静脉曲张出现。30 例中仅有 3 例分别在 12、15、16 个月后复发,通过再次 B-RTO 后消失。此法不仅适合于治疗代偿期肝硬化门脉高压症胃静脉曲张患者,对于失代偿期亦可施行,同时伴有食管静脉曲张的患者,辅经内镜硬化治疗,可进一步有效提高食管胃静脉曲张的治疗效果。

【结论】

B-RTO 对门脉高压症胃静脉曲张的治疗,创伤小,技术操作简单,安全可靠,且可重复治疗,故可作为孤立性胃静脉曲张的治疗方法之一。对伴有食管静脉曲张,同时辅以内镜硬化治疗,可望提高治疗效果。进一步的研究是 B-RTO 后离肝血流的血流动力学改变及长期疗效。

(李家平　杨建勇)

第三节　经皮经肝食管胃底静脉曲张栓塞术

经皮经肝食管胃底静脉曲张栓塞术(percutaneous transhepatic obliteration,PTO)是一种经皮经肝穿刺途径将导管植入门静脉并超选择地插入胃冠状静脉和胃短静脉,然后经导管注入造影剂及栓塞剂,从而阻断门脉血流达到止血目的的一种介入治疗方法。1972 年 Rosch 等报道用栓塞出血部位供血动脉的方法治疗消化道出血获得成功。1974 年 Lunderquist 等首创经皮经肝穿刺门静脉插管至食管静脉的侧支胃冠状静脉内,然后注入各种不同的栓塞剂,栓塞胃冠状静脉以达到治疗食管胃底静脉曲张破裂出血的目的,其近期止血率为50%。1982年由Yune等系统报道了本疗法的主要操作步骤,并建议其主要适用于常用治疗方法无效而又不能紧急作外科分流手术的患者。Viamonte报告32例急性出血和35例非急性出血患者栓塞后全部止血。Keller(1985)报告的32例中,30例(93.7%)成功。

胃冠状静脉和(或)胃短静脉栓塞后,门静脉压力进一步增高,联合部分脾动脉栓塞术可以降低门脉压力,同是缓解脾功能亢进。胃冠状静脉和(或)胃短静脉栓塞后,增加了门静脉血的向肝灌注,解决了单纯部分脾动脉栓塞后,门脉压力下降,门静脉血向肝的灌注减少,肝功能损害的问题,有利于肝细胞的再生和其功能的改善。

【适应证和禁忌证】

1. 适应证　食管胃冠状静脉栓塞术主要用于临床保守治疗或内镜下治疗无效的食管胃底静脉曲张破裂出血,治疗主要在出血期进行。
2. 禁忌证　有明显出血倾向者或终末期患者。

【治疗方法】

在DSA电视监视下,取右腋中线肋膈角下方2 cm或剑突下偏右侧穿刺,采用22 G千叶针对准肝门方向进针,进针深度5~7 cm。边退针边用注射器回抽,见血后注入对比剂观察是否进入门静脉分支。如进入门静脉分支则经穿刺针插入0.018英寸(1英寸=2.54 cm)导丝,导丝头端进入门静脉主干,经导丝插入4 F导管鞘,建立表皮到门静脉系统的通道。经导管鞘插入4 F单弯导管或Cobra导管,导管头端分别置于脾静脉近脾门处,肠系膜上静脉主干,以5 ml/s,总量15~20 ml注入对比剂,观察门静脉血流方向和胃冠状静脉、胃短静脉、食管静脉及门静脉体静脉交通等。将导管尾端连接测压玻璃管,导管头端置于门静脉主干、脾静脉测压。用导丝配合将导管分别插入胃冠状静脉、胃短静脉逐一造影,判断血流速度和方向,然后分别给予栓塞。对于血流速度快,曲张静脉增粗明显的分支,先用5~10 mm直径的钢圈栓塞以减慢血流,部分患者加用明胶海绵颗粒,然后缓慢注射无水乙醇。每注入3~5 ml,等待3 min后即手推对比剂观察栓塞程度,直至曲张的血管团不再显示。栓塞完毕后再次行门静脉测压、造影。栓塞完毕撤出导管,将导管鞘退出门静脉,保留在肝实质内,经此鞘送入1~3枚弹簧钢圈栓塞穿刺通道。介入治疗术后给予护肝、营养支持治疗,用抗生素3天,继续给予抑酸药物及消化道黏膜保护剂3～5天。

【并发症】

1. 腹腔内出血 其主要原因为患者凝血功能差及操作损伤所致，一般采用内科保守治疗，若大量出血则急症手术。

2. 血胸及气胸 主要因穿刺点过于偏高或偏向头侧进入胸腔所致。少量可自行吸收，大量则需胸腔引流、排气。

3. 门静脉血栓形成 较少见。

4. 其他 肺动脉栓塞、脑动脉栓塞、不锈钢圈移位等，多与栓塞剂应用不当及操作不熟练有关。

【疗效评价】

胃冠状静脉栓塞术既能使曲张血管广泛形成血栓，又能使其主干血流完全阻断，急性出血止血率可达100%，联合部分脾动脉栓塞术或TIPSS，可明显降低远期再出血率；部分脾动脉栓塞面积应在60%～70%，既保留了部分脾脏功能，又缓解了脾功能亢进，降低了门静脉压力，手术成功率80%～90%。不成功的原因有：肝内门静脉相对较细，门静脉与食管胃底静脉丛间侧支较多，胃冠状静脉和（或）胃短静脉起始段与门静脉角度、方向、扭曲程度使导管导丝不易进入，胃短静脉距穿刺点较远，导管导丝不易调节等。与分流手术比较，栓塞术后肝性脑病的发生率较低；与断流手术比较，不会使胃黏膜病变加重；适应证相对较广，创伤小；与内镜下治疗比较，不仅对食管曲张静脉破裂出血有效，对贲门胃底曲张静脉破裂出血也有效。

【注意事项】

由于肝硬化患者肝脏缩小，且伴有腹水，应在透视下选择穿刺点，避免穿入胸膜腔形成血气胸。腹水较多的患者可于术前先放腹水2 000～3 000 ml，以提高门静脉穿刺成功率。导管进入胃冠状静脉或胃短静脉后，注入无水乙醇前应先造影，证实造影剂无反流方可进行栓塞。注入无水乙醇时要分次缓慢，注入10分钟左右才能观察是否有血流停滞。切忌急于复查和追加栓塞剂，注入过量的栓塞剂可造成门静脉系统血栓形成。也可与造影剂混合在透视下注入。如数次注入无水乙醇仍未完全闭塞时，可与明胶海绵颗粒混合使用；或用不锈钢圈栓塞粗大的静脉后，再将导管头越过钢圈，追加少量无水乙醇。注入无水乙醇时患者可出现疼痛，可于栓塞前先注入利多卡因。不锈钢圈的直径应与要栓塞的血管直径一致。为防止穿刺道出血,可于穿刺道内放置明胶海绵或不锈钢圈。

(李家平　杨建勇)

第四节　部分性脾栓塞术

门静脉高压伴脾功能亢进者,采用脾切除术改善脾功能亢进所致的血液学改变是多年来传统治疗方法。但由于对脾生理和病理生理的进一步认识,脾切除不再被认为是无关紧要的了。因为脾脏是产生抗体和非特异性免疫球蛋白的器官,它在全身防卫体制中起重要作用,脾切除后发生严重感染的机会明显增多。1973年Maddison首次报道门脉高压伴脾功能亢进患者用自体血凝块进行脾动脉栓塞获得成功,1980年Spigos对脾动脉栓塞术进行改进,采用部分性脾栓塞术(portional splenic embolization,PSE)获得成功,并认为部分性脾栓塞能够保留部分脾脏以完成其免疫功能,同时有效地改善患者的外周血象,以此来替代脾切除术。这就是后来被称作的"内科脾切除"。

【适应证与禁忌证】

(一)适应证

1. 各种原因所致的脾肿大并有脾功能亢进,具有外科手术指征者。
2. 脾功能亢进导致全血细胞显著减少者。
3. 门静脉高压,充血性脾肿大并有脾功能亢进,具有上消化道出血史及出血倾向者。
4. 门静脉高压,经颈静脉肝内分流术失败者。

(二)禁忌证

1. 继发性脾功能亢进,其原发疾病已达终末期者,有恶液质及脏器功能衰竭者。
2. 严重感染及脓毒血症,脾栓塞有发生脾脓肿的高危患者。
3. 凝血酶原时间低于正常70%者,需纠正凝血功能后再行介入治疗。
4. 巨脾症,严重黄疸,大量腹水者为相对的禁忌证。

5. 其他常规介入操作的不适应者。

【治疗方法】

(一)术前准备

1. 常规检查血象、凝血三项、肝功能等。

2. 穿刺部位备皮。

3. 术前抗生素应用以预防感染。一般方案为青霉素 80 万单位,庆大霉素 16 万单位,静脉滴注,必要时可加用甲硝唑 0.2 g,术前两天开始。也有报道应用喹诺酮类抗生素。

(二)栓塞步骤和方法

1. 步骤　常规消毒铺巾,局麻下以 Seldinger 技术穿刺股动脉。小儿可由麻醉医师施以静脉麻醉和镇静,以保证不影响操作。小儿可应用 18 G 穿刺针和 4 F 动脉鞘,较大的穿刺针成功率会减低,现有新型的多重交换的小穿刺套件较适合小儿股动脉的穿刺。穿刺成功及保留血管鞘后,引入 4～5 F 的导管做腹腔动脉甚至脾动脉的插管造影,并将导管借助导丝超选择插管至脾动脉干的末段或者不同的脾支内,要求导管前端越过胰尾动脉,然后经导管注入栓塞剂进行栓塞。

2. 栓塞方法　采用适当大小的明胶海绵条使一定大小的脾内分支栓塞,由于脾的解剖决定了脾小梁之间没有血管互相吻合,因此引起栓塞动脉远端的脾梗死,栓塞过程通过造影证实形成脾梗死范围在 40%～60%,可达到"部分性脾切除"的效果,既改善了临床症状,又保留脾的免疫功能。该方法较安全,并发症较少。但由于末梢脾窦未能栓塞,仍有充血空间,当动脉压力减低后,带细菌的肠系膜静脉血和门静脉血倒流入脾,易引起梗死区的感染形成脓肿,而且脾功能亢进较易复发。

3. 栓塞部位的控制　其一是超选择脾下极的动脉分支,认为优点是脾下极有大网膜相邻包裹,即使产生坏死,很快能被周围的大网膜包裹,不易弥散引起全腹膜炎,同时左下胸膜腔和肺的反应较轻,另外栓塞范围也易控制。其二是在脾动脉远端以低压流控法注入栓塞剂,利用血液的流动分布栓塞末端脾组织,通过反复造影与栓塞前比较,控制栓塞范围大小。或根据血流的速度的改变来估计,如脾内造影药剂流速减慢约 50%～60%,造影药剂停滞时超过 80%。

4. 栓塞程度的控制　采用全脾周围性栓塞,将导管置于脾动脉主干远端(避开胰背动脉和胃短动脉)利用低压流控技术注入栓塞剂,栓子顺血流随机均匀阻塞相应口径脾动脉分支。过去常根据脾动脉主干血流速度来估计栓塞程度。但因目测者的经验以及血管痉挛等因素影响,栓塞不足或过度栓塞难以避免。有研究表明在欲栓塞脾脏体积一定的条件下,脾脏内 1 mm 的动脉分支数与 2 mm×2 mm×2 mm 大小新鲜明胶海绵颗粒数呈正相关,与脾脏大小无关,并总结出经验公式:$G=(E-11.5)A/50.5$。E 表示新鲜的大小约 2 mm×2 mm×2 mm 或经高压消毒后 1 mm×1 mm×1 mm 的明胶海绵颗粒数,式中 G 为预期栓塞程度×100%,A 表示直径约 1 mm 左右的脾内动脉分支数。

【并发症及处理原则】

1. 脾脓肿　可由导管导丝及栓塞剂污染引起,体内其他感染灶的带菌血逆流进脾静脉也是一个原因。较小的脓肿可经保守治疗而愈。较大的脓肿可经皮穿刺引流辅助治疗。如果脓肿破裂并引起腹膜炎,应及早行外科手术治疗。

2. 误栓　导管前端位置过近或注入栓塞剂的压力过大,栓塞剂反流误栓塞胃、胰的动脉,严重者可导致急性胰腺炎。因此,栓塞剂应伴造影剂在透视下进行缓慢推注,压力应小,确保无反流,可减少意外栓塞非靶器官的机会,轻度胰腺炎用抗生素对症处理,一般可痊愈。

3. 左下胸腔积液及左下肺炎发生率约 18%。脾上部栓塞后局部反应可刺激左膈及左下胸膜而引起炎症及疼痛,左下肺呼吸受限易诱发肺炎及胸腔积液。对此,可应用抗生素、镇痛及局部理疗等方法,多能恢复正常。

4. 栓塞后综合征　发生率几乎 100%,但程度不同,可有一过性发热、左上腹不适、食欲不振、腹痛等,经用抗生素消炎、止痛、退热的治疗可逐渐缓解,多在 1 周左右消失。

【疗效评价】

1. 脾动脉栓塞术后的影像学改变　脾动脉属终末动脉,栓塞后可引起局部梗塞性坏死,其典型的超声声像图表现为尖端朝向脾门的楔形或不规则形回声区,边界清楚,未液化坏死或局部钙化后形成强回声区或有声影的强回声斑。栓塞后 1 周内在 CT 上难以显示,2 周时在 CT 上呈低密度区。2 周后,在 CT 上表现为明显的低密度区,有的类似于囊性病灶,边缘多较清楚。1 个月以后,在 CT 上因瘢痕收缩,脾包膜向内凹陷,表现为脾内的低密度区。术后远期复发常意味着脾功能亢进复发。

2. 脾动脉栓塞术后外周血像的变化　脾动脉栓塞术后 1 天即可见白细胞升高,并在 1 周内达峰值,血小板可在 1 周内明显升高,甚至超过正常值。红细胞的增长速度较缓慢,一般在1个月左右可以达峰值。对于特发性血小板减少性紫癜,一次性栓塞治愈率约80%,但有一定的复发率。对脾功能亢进引起的白细胞、血小板和红细胞减少,近期疗效达90%以上,半年复发率约20%~30%,可以再次栓塞治疗。

【注意事项】

1. 栓塞范围的控制 文献报道脾栓塞范围应控制在40%~70%,绝对不能过度栓塞,但是栓塞范围过小临床症状改善效果不明显,应视患者的全身情况及耐受程度而定。代谢旺盛的小儿患者、全身情况好或血液病所致的脾功能亢进者栓塞范围略放宽,较差的患者采用分期多次栓塞的方法达到治疗目的又减少并发症的出现。

2. 术后处理 股动脉穿刺部位要彻底压迫止血加压包扎,由于脾功能亢进者血小板明显减少,凝血功能较差,注意有无穿刺点再出血是必要的。术后卧床,为保持穿刺点的加压包扎,禁屈穿刺侧髋关节24小时。严密观察生命体征、神智、腹部的症状、体征等。使用有效的抗生素和皮质激素3天以上,预防感染和减轻术后并发症。连续观察血象变化,必要时做B超或CT检查以了解脾内的变化或腹腔的情况。

(李家平 杨建勇)

第15章 全胃肠外营养在消化系统疾病的应用

营养是人体生存的首要条件,是新陈代谢的物质基础,众所周知其最好的摄取途径是经口。许多严重的消化系统疾病不能口服或不能从消化道正常吸收营养物质,而此时对营养要求又很高,患者常因营养严重缺乏而死亡。通过胃肠外补充机体所需要的各种营养物质,一方面可以维持不能进食患者的营养构成,另一方面可以使胃肠道、胰腺充分休息,有利于疾病的恢复。

全胃肠外营养(total parenteral nutrition,TPN),即不经口也不经胃管或胃肠造口,而是经静脉输注高渗葡萄糖和营养物质(脂肪乳剂、复方氨基酸、多种维生素和微量元素等)来提供患者所需要的全部营养物质。TPN 具有许多的优点,但同时应注意 TPN 只能作为短期的禁食患者的营养支持,对并发症要监测,要严格掌握适应证。

【营养状况的评估】

实施 TPN 前首先当充分了解患者在禁食及疾病应激状态下的机体代谢变化,正确评估营养状况,以利制订适合个体的营养治疗方案。在禁食的情况下,机体的糖原分解供能,24 小时内即被耗尽;大量蛋白质经糖原异生转变成糖后供能,蛋白质的分解提示机体某些器官、组织功能受损;脂肪是禁食状态下的能量主要来源,同时也要消耗一定量的蛋白质。在严重疾病的应激时分解代谢显著增加,机体呈负氮平衡。因此,长期的禁食和应激下必然影响器官的功能。营养的评估主要基于病史、体格检查、人体测量和实验室指标等综合评估。

【TPN 的配制】

TPN 营养的配制需考虑以下几个方面:机体需要的总热卡、总氮量和液体总量。

(一)确定当日所需总热卡、总氮量、液体总量根据病情确定当天的总热卡、总氮量,见表15-1。液体总量的确定可按40~50 ml/kg(正常人群30 ml/kg)来计算,或每补充418 J热能约100 ml水(1 ml水/4.18 kJ)来计算标准当日补液量。

表15-1 机体需要的热卡和氮

	热卡[kcal/(kg·d)]	氮量[g/(kg·d)]
正常需要	25	0.15
中度应激	30~35	0.2~0.3
重度应激	40~50	>0.3

(二)合理选择葡萄糖、脂肪乳和氨基酸的浓度和量

葡萄糖制造方便、价格便宜,能被所有组织的细胞直接利用,葡萄糖在TPN中是最常用的供能物质。但每克葡萄糖产能低(1 g葡萄糖产能4 kcal),TPN需用高浓度的葡萄糖(25%~50%)。这些溶液渗透压高,外周静脉无法承受,必须经中心静脉输入,同时容易产生溶质性利尿和高渗透压综合征,甚至昏迷,葡萄糖溶液浓度愈高,与渗透压有关的并发症发生机会就愈多。因此,需加至3升袋中以6 mg/kg的速度从中心静脉输入。

脂肪乳中的脂肪微粒与机体乳糜相同,性质稳定,含有必需脂肪酸,具有重要的生理功能,它是细胞膜上含磷脂的双层结构合成时的物质,又是合成前列腺素的前体物质,几乎无渗透压并发症。脂肪乳供能多(1 g脂肪乳产能9.3 kcal),为葡萄糖的2.3倍,是仅次于葡萄糖的重要供能物质,成人每人用量为1~2 g/kg,常选用10%~20%脂肪乳,葡萄糖/脂肪=1~2:1。目前临床使用的脂肪乳有含有长链甘油三酯(LCT)和LCT兼中链甘油三酯(MCT)两种,MCT比LCT代谢快,但大量输入易引起毒性反应。因此,对于一般的TPN患者可选择LCT,对于中、重度应激患者可选择LCT+MCT制剂。但输注快时可能出现发热、寒战、呼吸困难、呕吐等不良反应;单纯脂肪乳剂为非蛋白能源时,可发生酮症;肝脏对脂肪乳剂中间代谢和转运具有重要作用,脂肪乳使肝脏负担加重,在一定程度对肝功能有影响。

成年人的机体处于氮平衡状态,吸收的氨基酸主要用于组织更新,多余的氮素并不贮存于体内,故摄入和排出的氮是一致的。成人在基础需要量的情况下,每日最低供应量为氮0.1~0.2 g/kg(即复方氨基酸0.7 g/kg);处于高代谢的患者应适当增加至1.5 g/kg。人体必需氨基酸有8种,它们是异亮氨酸、亮氨酸、赖氨酸、蛋氨酸、苯丙氨酸、苏氨酸、色氨酸、缬氨酸,其总量应占氨基酸混合液中氨基酸总量

的 45%~50%，才能使其具有高的生物学价值；对组氨酸和精氨酸适当限量，每日用量应小于 20 g。各种氨基酸的比例是平衡的，不应偏离适当的膳食蛋白质的氨基酸模式。热量与氮之比为 150~200 kcal/g，此时氨基酸利用最佳。

在确定上述成分后，适当加入电解质和维生素。

【消化系统疾病 TPN 的适应证】

TPN 的适应证较广，存在营养不良不能进食者，或估计 2 周内无法进食者都可进行 TPN。就消化系统疾病而言，主要有：①炎症性肠病的急性期；②重症急性胰腺炎；③短肠综合征；④胃肠道瘘；⑤肝硬化；⑥胃肠道恶性肿瘤等疾病。

【TPN 在消化系统疾病的应用】

1. 炎症性肠病(inflammatory bowel disease,IBD)　TPN 可使肠道充分休息，减轻腹痛、腹泻的症状，减轻食物对肠黏膜的刺激，有利于糜烂、溃疡的愈合。急性期的 IBD，特别是克罗恩病(Crohn disease,CD)，内科治疗无效又不宜手术者都应给予 TPN。有资料表明，对于无瘘管的 CD，TPN 不仅改善了患者的营养状况，而且部分患者的临床症状得到缓解；对于合并瘘管的患者，TPN 可促进瘘管的愈合。

2. 重症急性胰腺炎　TPN 是重症急性胰腺炎的基本治疗措施之一，它并非针对胰腺炎症的本身，而是有以下几个方面的作用：①使患者在高代谢状态下维持较好的营养状况；②纠正水、电解质和酸碱平衡紊乱；③使消化道及其腺体处于几乎完全休息的状态，胰腺外分泌几乎停止，分泌液中酶含量也降低，使胰酶导致的自身消化过程得以平静下来；④重症胰腺炎并发肠麻痹以及胰腺周围炎性粘连导致十二指肠和高位空肠梗阻时维持患者营养。

3. 短肠综合征　小肠广泛切除后，由于消化吸收面积明显减少，营养不能维持，病者很难长期生存，TPN 可使全小肠切除的患者存活许多年，一般来说，小肠切除 75% 以上，将会导致吸收营养不良。TPN 不仅可维持水电解质和微量元素的平衡，而且可改良营养状态，改善预后。显然，对于短肠综合症患者长期持续的 TPN 不现实，可取的方法是逐步过度至静脉营养和肠内营养相结合，最后过度至肠内营养和饮食；部分小肠切除过多的患者需长期依靠或部分依靠静脉营养。

4. 胃肠道瘘　尤其是上消化道瘘(包括食管、胃、十二指肠、空肠上段和胆道，瘘流量大于 2 000 ml/24 h)，由于大量消化液丢失，常造成严重水电解质和酸碱平衡紊乱、低营养状态和继发感染，处理十分困难。TPN 维持营养、纠正负氮平衡和低营养状态，纠正水、电解质和酸碱平衡紊乱；减少消化液的分泌和抑制肠蠕动，使消化道及其腺体处于休息状态。由于消化液瘘量大大减少，加上营养支持，患者全身情况好转，瘘液对瘘口周围组织的腐蚀作用减轻，炎症逐渐减退，瘘得以修复。

【TPN的并发症】

长期TPN可发生与插管有关的和代谢有关的并发症，如中心静脉导管相关性感染、导管插入口蜂窝组织炎、高渗性非酮症性昏迷、低血糖性昏迷等。对于消化系统，长时间的TPN将使小肠绒毛萎缩，消化、吸收功能下降，也可引起胆汁郁积、肝功能异常及脂肪肝。因此，无论是消化系统疾病，还是其他系统疾病需要TPN，其给予的时间应慎重考虑，能改为肠内营养者应尽早改，以免影响其后的消化、吸收功能。

（曾志荣）

第16章 胃肠运动功能检测方法

第一节 静态食管测压

【测压原理及设备】

食管连接咽部和胃,由于特殊的解剖位置及神经支配,使主动性的吞咽运动在食管的运动中起重要作用。在中枢神经系统和肠神经系统的精密调控下,咽和食管包括食管高压带互相协调,共同完成吞咽及传送食团的功能,并有防止反流及保护气道的作用。静态食管测压,就是在食管腔内放置测压导管并通过压力感受装置,监测食管在静息及运动状态下的压力变化,并把信号传送至体外记录仪,进行分析及显示,以了解食管的运动功能。静态食管测压在床边进行,由于监测时间的限制,其所取得的信息有一定的局限性。

根据感受器或传感器工作原理和压力信号传递方式的不同,可用于临床床边食管静态测压的方法主要有毛细管水流灌注测压法、微囊气导法测压法及微型腔内传感器法(使用固态测压导管)压力监测法。其中毛细管水流灌注测压法是目前国内外应用最为广泛的一种方法,该法具有顺应性低,测压过程数据稳定等优点,缺点是受患者体位影响,也不能用于动态监测。下面简述毛细管水流灌注测压法的主要设备。

1. 水流灌注系统　用恒压水泵或氮气作为压力源,以恒定压力推动水流向低顺应性的毛细导管灌注,并使其保持 0.5 ml/min 的恒定速度,液流在导管开口处溢出产生"降服压力",后者通过液流传递到传感器。以氮气为压力源者又称气液压毛细管灌注系统。

2. 传感器　为压力换能器,把压力信号转换为电信号后传输给记录仪。

3. 水流灌注测压导管　由多条聚乙烯毛细管集合而成,具有顺应性低压力传递精确的特点。各毛细管独自于导管的侧面开口,各通道的开口方向成一定角度(根据通道数分配角度)。根据检查的部位和目的不同,毛细管的内径及开口的间隔、导管的外径及长度等的设计也不同。通常通道可设计 3～8 个不等,通道间常相距 5 cm。特殊用途的导管,还设计有气囊,如检测内脏感知功能的带气囊导管及检测括约肌功能的袖套式感受器(Dent sleeve)。

4. 生理监测仪　根据需要可设置 4～16 个通道不等,其作用是接受和处理传感器的信号并把数据输送到计算机。

5. 计算机　带有数据分析软件,可进行数据储存、分析及波形同步显示。

【食管测压的步骤】

由于使用的设备、导管有不同,检查的方法方式也不同,因而检查步骤存在一定的差异。现以毛细管液流灌注测压系统进行床边食管测压为例陈述食管测压的步骤,其他相关的功能试验方法附后予以说明。由于使用固态测压导管进性床边食管测压时无需液流灌注,操作过程更简单,检查时可参照此方法进行。

(一)受检者术前准备

1. 停用影响食管运动功能的药物　如:抑酸剂、硝酸酯类、钙通道阻滞剂、促动力剂、β 受体阻滞剂、抗胆碱能药物、抗抑郁药、镇静剂、止痛剂等 48 小时以上,质子泵抑制剂应停药 72 小时以上。

2. 术前禁食 6 小时以上。

3. 向受检者说明检查过程,以取得其配合。

(二)仪器准备

1. 起动测压系统和压力源,排空传感器及导管内的气泡,把水流灌注速度调至约 0.5 ml/min。

2. 进行水平及高位压力(0.50 mmHg)校准。

(三)插管

受检者一般先取直立位,导管自鼻腔插入经鼻咽部进入食管直达胃中,务必使导管的各导联侧孔开口均进入胃内,以四通道(各通道侧孔开口相距 5 cm)导管为例,此时进管约 60 cm(距鼻翼)。然后让受检者平卧,把传感器水平位调整至受检者腋中线高度。观察压力曲线,当吸气时四导联压力均上升,证实各导联侧孔开口均进入胃内,可开始测压。

(四)检测程序

先记录胃内压力,然后逐步牵拉拔管,结合吞水试验,顺序测量食管下括约肌(lower esophageal sphincter,LES)、食管体部(esophageal body,EB)及食管上括约肌(upper esophageal sphincter,UES)功能。

牵拉拔管的方法有两种:一是快速牵拉法(rapid pull through,RPT),主要用于测定 LES 功能,受检者于呼气末屏气,用自动牵拉设备按 0.5~1.0 cm/s 的速度向外牵拉导管,并反复进行 3 次,取平均值;二是定点牵拉法(stationary pull through,SPT),每次拉出 0.5~1.0 cm,停留 15 s,当注水出口(或传感器)每到达一个目的测量部位时,记录 1 min 的压力曲线,并做吞咽试验,方法是吞 37 ℃ 温开水 5 ml,间隔 30 s 后干吞一次,如此反复进行三次,取平均值。应注意每次拉管或吞咽,都应在屏幕上做出标记,以便术后测算。

由于食管腔内各方位压力不同,因而对于不是使用环行袖套式固态括约肌测压导管或微囊测压导管者,均应取前、后、左、右四个方位的平均值。

【食管测压的观察指标及检测方法】

1. LES 长度(LESL)　即测压通道从进入高压带到退出高压带的导管牵拉距离,通常为 2~4 cm。牵拉导管时,从吸气时压力由上升变为下降之处即为呼吸反转点(RIP),测压通道注水出口(或传感器)位于此处时,压力出现双相波,此即为压力反转点(PIP)。以 PIP 为界,LES 可分为上部的胸段和下部的腹段。

2. LES 静息压力　静息状态下(非吞咽状态),测压通道位于 LES 内所测到的相对于胃内压的压力(呼气末或呼吸中点)称为 LES 静息压(LESP)。屏障压=LESP - 胃内压(用微气囊导管测压时,可发现胃内压为正压)。常用的计算 LESP 的方法有四种:①呼气末最大压力;②RIP 处呼吸中点压力;③LES 高压区平均压力。以后者最易于测量及计算且较为稳定而常被采用。由于所用仪器及导管不同,计算方法也各异,因而得出的正常值差别较大,临床研究及应用时须设计对照组或制定正常值。表 16-1 是国外学者用不同方法测得的 LESP 参考值。

表 16-1　LES 压力正常值(Schuster,1993)

灌注测压	压力(mmHg;$\overline{X}\pm S$)
快速牵拉	29.0±12.1
定点牵拉	
吸气末	39.7±13.2

续表

灌注测压	压力(mmHg;$\bar{X}\pm S$)
呼吸中点	24.2±10.1
呼气末	15.2±10.7
固态括约肌测压导管	26.0±9.4

3. LES 松弛压及松弛率　正常吞咽时,LES 松弛而压力降低,以胃内压为基线,吞咽后 LES 松弛的压力最低段即为松弛压(LESRP)。LES 松弛率(LESRR)＝(LESP－LESRP)/LESP。正常 LESRR 大于 80%(LESRP 常低于 5 mmHg)。

4. LES 松弛时间(relaxation duration,RD)　LES 开始松弛压力降低至关闭压力开始回升之间的时间。RD 过长不利于防止胃内容物反流,自发性松弛的松弛时间常在 10 s 以上。

5. 食管蠕动波幅(peristaltic amplitude,PA)　即蠕动波最高峰至基线的压力差。压力超过 10 mmHg 即可计算为一次收缩。研究已证明正常食管自上而下其 PA 是逐渐递增,由于导管设计不同和传感器放置的位置不同,以致所测得的数值不一致。鉴于食管全长约 25 cm,又食管上段 UES 下方存在横纹肌和混合肌移行部位的低压区,建议把食管上段和下段的 PA 测压点分别定在 UES 下缘的下方 5 cm 和 LES 上缘上方 5 cm 之处。

6. 蠕动收缩持续时间[peristaltic(contraction)duration,PD]　即收缩波的起止时程。

7. 蠕动传导速度[peristaltic (contraction)velocity,PV]　为蠕动波传导一已知距离与所需时间之比(cm/s)。食管上中段 PV 为 UES 下缘的下方 5 cm 到 10 cm 之间的蠕动波传导速度,食管中下段 PV 为 LES 上缘上方 10 cm 到 5 cm 之间的蠕动波传导速度。

8. 食管收缩蠕动方式　可分为传导性、同步性、中断性、脱落性及重复收缩。传导性收缩(PV＜20 cm/s)可为原发性蠕动(primary peristaltic)和继发性蠕动(secondary peristaltic):前者是主动吞咽后发生的蠕动;后者是由局部受刺激或张力作用而引起的自上而下的有推进性的蠕动,不是主动吞咽所发动,受检者本人也无主观感觉,但它是一种正常的运动反射,对于清除反流物具有重要意义。同步性收缩(synchronism contractions,SC)是非传导性的收缩(PV＞20 cm/s),实质上并没有蠕动传送功能。它可以于主动吞咽后出现,此时又称第三收缩(tertiary contractions),也可为自发性的,均为病理性收缩。中断性及脱落性指蠕动波的传导不能普及全食管,在食管的某一节段没有蠕动波出现,是一种病理现象。另一种异常收缩称重复收缩(repetitive contractions),形成多峰波即多于一个波峰的收缩,其特点是:波峰时程＞1 s;波峰至波谷压力降幅＞10 mmHg;波谷至波峰压力升幅＞10 mmHg。

表16-2是本室用气液压毛细管灌注系统对120例健康人食管测压结果,供参考。

表16-2 120例健康人食管测压结果

指　标	单位	$\bar{X}\pm S$	正常值范围
LES静息压(LESP)	kPa	2.9±1.0	1.0～5.0
LES松弛压(LESRP)	kPa	0.2±0.4	－0.6～1.0
LES松弛率(LESRR)	％	93±7	80～107
LES松弛时间(LESRD)	s	6.7±1.1	4.5～9.0
LES长度(LESL)	cm	2.9±0.5	2.0～4.0
食管上段蠕动波幅(UPA)	kPa	8.0±3.0	2.0～14.0
食管下段蠕动波幅(LPA)	kPa	11.9±4.0[a]	4.0～20.0
食管上段蠕动波持续时间(UPD)	s	3.2±1.1	1.0～4.5
食管下段蠕动波持续时间(LPD)	s	4.0±1.3[b]	1.4～6.6
食管上中段蠕动波传导速度(UMPV)	cm/s	2.8±0.8	1.2～4.4
食管中下段蠕动波传导速度(MLPV)	cm/s	4.0±0.9[e]	2.2～6.0
异常收缩发生率(PAC)	％	2±4	±≤10
UES静息压(UESP)	kPa	5.6±2.3	1.0～10.0
UES松弛压(UESRP)	kPa	－1.0±0.5	－2.0～0
UES长度(UESL)	cm	2.5±0.5	1.5～3.5

注:[a]与上段比 $P<0.05$;[b]与上段比 $P<0.05$;[e]与上中段比 $P<0.05$

9. UES静息压(UESP)　为非吞咽状态下上括约肌的基础压。应注意括约肌压力的不对称性,各方位的压力差异很大,记录时可分开描述或取各方位平均值。

10. UES长度(UESL)　从测压通道进入括约肌压力开始升高至退出括约肌压力开始下降时导管拉出的长度。

11. UES松弛　吞咽试验时注意观察UES松弛情况及与咽喉部吞咽蠕动的

协调性。吞咽时UES松弛时的压力最低值，常为负值。

用毛细管液流灌注法行UES测压时，为避免水流对咽部的刺激，可关闭注水阀，但这可使数据失真，准确度不及气导法微囊导管的测量。如怀疑口咽性吞咽困难需做UES功能精确测量者，最好用环行袖套式固态括约肌测压导管。

[附一] 袖套导管静态食管测压

由于括约肌的最高压力区较短且具可移动性，括约肌各方位的压力有不同，且测压通道又具方向性，对准确测定括约肌的压力尤其是测量吞咽时的括约肌反应具有一定的困难。因此现已设计出一种"袖套感受器"（Dent sleeve），以配合液流灌注系统进行括约肌功能测量。

Dent sleeve 长6 cm，内为凹陷性模床，模床外覆硅胶薄膜，检测时，水从薄膜上方流入，下方流出。测压时6 cm长的袖套感受器括约肌处，较好的解决了上述的问题。结合测压导管其他通道的不同设计，可用于LES、UES或幽门括约肌的检测。

用固态导管测压时，导管上同样可设置袖套状环形感受器，以便测量括约肌压力。

[附二] 食管继发蠕动诱发试验

继发蠕动是食管局部受刺激或张力作用而引起的自上而下的有推进性的蠕动，它虽不是由主动吞咽所发动，但它是一种正常的运动反射，是食管抗反流机制的一部分，正常人也存在胃食管反流，但当胃内容物进入食管下段时，刺激食管而反射性的引起继发蠕动，迅速的把反流物清除。检测食管继发蠕动，是了解食管运动功能的又一重要手段。

在静态测压时，通过在食管上中段或中下段快速注水或注气的方法，可观察到食管继发蠕动的情况。多数研究证明，正常人食管继发蠕动的诱出率大部分在50%以上。在一些糖尿病、风湿性疾病、胃食管反流病患者食管继发蠕动的诱出率明显降低；反而在一些高敏感性者(如弥漫性食管痉挛)可诱出高大畸型的同步收缩波。

试验的方法：在常规食管测压过程中，在 1 s 左右的时间内向食管腔内快速注水 10 ml 或注气 20 ml，观察在没有主动吞咽动作的情况下，食管蠕动的有无和收缩波的形式。用于注水或注气的导管可设计集合于测压管中，也可用另外插管的方法。

[附三] 腾喜龙试验

腾喜龙(tensilon test)是一种胆碱酯酶抑制剂，通过抑制乙酰胆碱的分解以致其浓度升高，使食管的收缩幅度及收缩持续时间增加，此时可出现胸痛等症状。

方法是在进行食管测压时，先静脉注射生理盐水 1 ml，并吞水 5 ml(37 ℃)共 10 次，每次间隔 30 s，观察食管蠕动收缩的情况。然后再静脉注射腾喜龙 80 μg/kg，再观察吞水时食管运动情况。如果在静脉注射腾喜龙后 5 分钟内出现胸痛，同时出现蠕动波幅升高和收缩持续时间延长或出现异常收缩者而注射生理盐水无反应者，则为试验阳性，表示胸痛可能与食管动力异常有关。该试验的敏感性及特异性均较差。另外该药引起支气管痉挛、心动过缓及心律失常等反应，支气管哮喘及心脏病者慎用。

[附四] 食管测压的临床应用及评价

食管测压对诊断食管运动功能障碍性疾病具有不可替代的作用，X 线及内镜检查是发现食管器质性病变的必要手段，但对食管运动异常的类型及严重程度却往往无法作出精确的判断。一些食管源性胸痛的患者可出现心绞痛样发作，食管测压在其鉴别诊断中更具有重要价值。另外，食管测压的结果也是制定治疗方案及评价治疗效果的重要依据。现将临床常见的几种原发性食管运动功能障碍性疾病及一些继发性食管运动障碍的测压表现介绍如下。

1. 弥漫性食管痉挛(diffuse esophageal spasm, DES) 患者主要表现为胸痛、

咽下困难及咽下疼痛等,测压主要表现为吞咽后食管中下段出现高大同步收缩波(非蠕动性),或出现自发性同步收缩(非继发于主动吞咽),波幅>150 mmHg,持续时间>6 s,间或出现正常蠕动波,UES 及 LES 功能常正常,偶有 LES 松弛不良。检查过程可有胸痛发作。由于 DES 可间歇性发作,床边测压有时未必能发现特征性异常,此时可行激发试验(如腾喜龙试验)以明确诊断。

2. 胡桃夹食管(nutcracker esophagus,NE) 主要表现为发作性胸痛,伴有或不伴有吞咽困难,用硝酸酯类或钙通道阻滞剂有时可使症状缓解。本病食管动力异常具有多变性的特点,常需追踪观察多次检查或借助酸灌注试验或腾喜龙试验方可发现异常。测压主要表现为食管高幅蠕动收缩,波幅>180 mmHg,持续时间>7 s,可有传导速度减慢及 LESP 增高,但 LES 松弛正常。有认为该病可发展为 DES 或贲门失弛症者。

3. 贲门失弛缓症(achalasia) 主要症状是吞咽困难、胸骨后阻塞感及反食,病史较长者出现营养不良。食管测压在本病具重要价值,尤其在疾病的早期,食管无扩张、贲门狭窄不严重时,X 线和内镜无法诊断,而测压已可发现明显异常。其特征为:吞咽后 LES 松弛不良或完全不松弛;LESP 可明显增高;食管体部失蠕动代而以频发地低幅同步收缩;食管内压升高,尤其在吞水后水分在食管腔内潴留时。

4. 食管裂孔疝(hiatal hernia,HH) 主要症状是反流、反食、烧心及胸痛等,可引起较严重的食管黏膜损伤包括食管溃疡等。测压常见 LESP 降低;可出现"双括约肌"现象,即测到两处高压带;还可出现食管体部收缩蠕动异常。

5. 特发性食管下括约肌高压症(idiopathic hypertensive LES,IHLES) 常表现为胸痛或伴有吞咽困难。测压主要表现为 LESP 增高(>35 mmHg),但松弛正常(松弛率>75%),食管蠕动正常。

6. 食管高幅蠕动收缩(high amplitude peristaltic contraction,HAPC) 临床主要表现为胸痛,测压见食管蠕动收缩幅值增高,平均波幅>120 mmHg,高峰波幅>200 mmHg,但收缩波持续时间及蠕动传导速度正常,LES 功能也正常。

7. 食管长时程蠕动收缩(prolonged peristaltic contraction duration,PPCD) 主要症状是吞咽困难,测压见食管中下段蠕动波持续时间延长,常>7 s,而蠕动波幅、传导正常,LES 功能正常。

8. 食管节段性失蠕动(segmental aperistalsis,SAP) 常有吞咽困难及胸痛等症状,测压主要表现为低动力状态,如吞咽后食管中下段无蠕动波或蠕动波幅<20 mmHg、传导速度减慢,传导中断或脱落,可出现同步收缩(继发性或自发性),可偶有 LESP 低下。

9. 易激食管(irritable esophagus) 指食管对机械刺激、酸刺激及运动失调高度敏感,食管痛阈降低而导致的胸痛,其特点为胸痛发作与食管运动异常或/和酸反流相关,对激发试验呈阳性反应。

10. 胃食管反流病(GERD) GERD 是指食管黏膜过度暴露于胃内容物引起一系列临床症状及组织损伤,主要病理生理机制被认为是 LES 功能障碍、食管蠕动异常使食管清除酸的能力下降及胃和十二指肠排空障碍。临床主要表现为反酸、烧心及胸痛等症状和食管炎。测压可发现 LESL 缩短,LESP 低下(常<1 kPa),动态监测可发现短暂 LES 松弛(transient LES relaxation, TLESRs)的频率增加,食管中下段低幅蠕动或失蠕动(无蠕动波或同步收缩),24 小时食管 pH 监测可见过度酸暴露。因为食管动力障碍常间歇性发作,单凭床边测压往往对诊断 GERD 阳性率不高。不过食管测压有助于探讨胃食管反流的有关发病机制,以指导治疗。同时食管测压也可用于抗反流手术治疗的术前术后食管功能评估。

11. 风湿病所致的食管动力异常 包括系统性红斑狼疮、类风湿、结节性多动脉炎、多发性肌炎、皮肌炎及进行性系统性硬化症等,尤其是后者,其食管受累及的情况很常见,称食管硬皮病(esophageal scleroderma)。此类疾病的食管动力异常常具有多样性及多变性的特点,如在硬皮病,随着病情的发展,食管的病变逐渐加重,从开始的局部轻度功能障碍到最后全食管包括上下括约肌的严重功能障碍甚至功能丧失。食管测压可发现 LESP 降低,食管蠕动波幅降低,蠕动传导速度减慢、中断或脱落,收缩持续时间延长,失蠕动或同步收缩等。

12. 营养及代谢性疾病食管动力异常 糖尿病由于神经病变常致食管动力异常,其表现常是多样性的,如蠕动波幅异常、传导速度异常、重复波、多峰波(如兔耳样双峰波)、继发性或自发性同步收缩等,严重时常累及 LES,并可导致病理性胃食管反流。甲亢性肌病时早期可出现蠕动加快,蠕动波持续时间延长;影响横纹肌时可出现食管上中段蠕动波幅下降;黏液性水肿时可出现 UES 松弛不良。淀粉样变性可累及全食管致 UES 和 LES 功能障碍及食管低幅蠕动收缩甚至失蠕动,临床上出现吞咽及进食困难。慢性酒精中毒主要累及周围神经致食管原发及继发蠕动减少而非蠕动性收缩增加。

13. 神经肌肉病变所致的食管动力异常 脑血管意外、假性球麻痹、帕金森病、重症肌无力、营养不良性肌强直等,除常累及上括约肌(UES)致功能异常外,也常累及食管体部导致上中段或/和中下段收缩蠕动异常。了解这些疾病的食管功能状态,有助于掌握疾病的进程,并为制订治疗方案提供重要依据。

14. 消化系统其他疾病 IBS 及功能性消化不良均可存在全消化管运动功能

障碍,可出现 LESP 降低,非蠕动性收缩增多。肝硬化者常有食管低幅蠕动及蠕动传导速度减慢、LESP 降低。

15. 老年性食管　指老年人除患有某些疾病致特定的食管动力异常外,由于神经调节功能低下和平滑肌退行性病变所引起的非特异性食管运动功能障碍,常表现为 UES 和 LES 功能降低、低幅蠕动收缩或原发性蠕动减少、非蠕动性收缩增多等。

(林金坤)

第二节　动态食管测压

【动态食管测压的原理及设备】

应用多通道固态测压导管可动态监测食管各种生理状态下的运动功能,并可同时进行 pH 监测,进行食管压力动态监测,应具备下述设备。

1. 动态监测仪　可设计为压力与 pH 联合监测,目前已有轻巧的监测仪,连接导管后随身携带记录 24 小时食管压力变化,如 MMS 的 UPS-2020-Ambulatory Manometry 动态监测仪等。在记录仪上设计若干按钮,可由受检者标记进餐、体位及症状,以便进行分析。新型监测仪不但可设计进行压力和 pH 的联合监测,还可设计与胃电图、阻抗的联合监测。

2. 固态测压导管　固态测压导管每一通道带有微型压力传感器(电磁压力传感器或半导体压力传感器)。常用固态测压导管有 3~4 个通道,传感器间距离各为 5 cm,常在导管上设置有袖套状环行传感器,作为监测 LES 运动功能之用。如需行压力和 pH 联合监测,则可在导管上设计 1 个或多个 pH 电极,或另用一条 pH 电极导管。

3. 计算机及分析软件　用于数据储存及分析。

【动态食管测压的方法及步骤】

1. 术前准备　受检者的术前准备同本章第一节静态食管测压。仪器准备主要是对监测仪及固态测压导管进行定标。

2. 放置测压导管　将导管从鼻腔经咽和食管插入胃内,插入深度约 60 cm,使传感器均进入胃内。为使传感器放置于食管的正确的位置,在启动记录之前,必须先将导管连接到计算机作压力监测。缓慢向外牵拉测压导管,结合吞水试验,寻找 LES 的位置,如同时行括约肌监测,则应使环形固态括约肌测压导管的环形传感器定位于 LES 之处,其余监测点依导管的设计而定。把导管固定后,再将导管接口从计算机转接到监测仪上。

3. 监测过程注意事项　动态测压可监测食管 24 小时运动功能,必须指导受检者在检测过程注意以下事项:尽量保持正常生活作息节律;保持正常三餐进食,进餐应控制在 30 min 内完成,勿食零食或香口胶等;不服用影响消化道运动功能和分泌功能的药物,不进食刺激性大的食物如冷饮、咖啡、酒精等;记录进餐、平卧及症状发生的时间(或用监测仪上的功能键标记)。

【观察指标及临床应用】

由于食管运动异常多为间歇性发作,如用床边静态食管测压,因为时间短,较易漏诊。也难以明确运动异常于症状发作之间的关系。这些都是静态食管测压作为一种临床诊断手段具有局限性的原因。24 小时动态测压能获得大量食管运动的资料,其优越处在于:

1. 可捕捉到间歇发作的食管动力异常,总结正常传导性收缩(包括继发蠕动)与异常收缩(如同步收缩、逆行性收缩、孤立性收缩等)发生的比例。

2. 可分析进餐、餐后、空腹及平卧各时段波型特征及动力异常与临床症状之间的相关性。可用于非心源性胸痛和间歇性吞咽困难的诊断及鉴别诊断。

3. 如行 LES 功能监测,更可了解短暂性食管下括约肌松弛(TLESRs)的发生情况及其与胃食管反流病发病的关系。

4. 如行压力和 pH 同步监测,可评价动力异常-酸反流-临床症状之间的相关性,有助于胃食管反流病发病机制的研究及临床诊断。

(林金坤)

第三节　胃、十二指肠压力监测

【测压原理和设备】

营养物质从胃进入小肠后，小肠负责使食物与消化酶充分混合、转运及分布食糜使其与粘膜最大限度的接触以利于营养物质的吸收、把肠内容物逐渐向远端传送，而正常有规律性的小肠运动是完成这些功能的必要条件。

小肠的运动包括消化期运动和消化间期运动两种运动模式，前者的运动类型是分节运动，后者的主要运动类型是移行性复合运动（migrating motor complex，MMC）。MMC 起源于胃或十二指肠，并空肠往下慢慢移行至回肠。MMC 具有周期性运动的特点，根据 MMC 的运动规律顺序被分为 4 个时相：Ⅰ相为静止期；Ⅱ相为不规则活动期；Ⅲ相为规律活动期（activity front），以强度较大的规律性的传导性收缩为特征，起"清道夫"作用；Ⅳ相为过度相，时限短，很快转入下一个 MMC 周期的Ⅰ相，如此周而复始直至进餐后 MMC 终止而转入消化期运动模式。

胃肠道压力监测时可根据研究的目的把测压导管放置在十二指肠或空肠上段，在胃窦、十二指肠或和空肠设置压力感受点，以监测各部位的运动情况及传导功能。下面是进行胃、十二指肠压力监测必需使用的设备：

1. 记录仪　进行床边静态监测时，常用通过液流灌注系统直接把数据记录到计算机并进行同步显示，但这样一来监测的时间及患者的活动受到限制。使用便携式记录仪则则可进行长时间的记录，可收集到患者不同生理状态的胃肠运动功能及其与症状之间的关系，且可与 pH 或胃电图同步监测。

2. 测压导管　用液流灌注系统需用集合毛细测压导管，导管可设置 3～16 个通道。进行动态监测时需配备固态测压导管（微型腔内传感器）。后者当然可用于床边静态测压。如需同时进行幽门压力监测，则须用配备有环形感受器的固态测压导管。

3. 计算机及专用分析软件。

【检测方法】

1. 术前准备　受检者及仪器的准备与食管测压类同。

2. 插管方法　检查的成功与否关键在于插管,如单纯的胃内测压则插管较为容易,若需同时进行幽门、十二指肠乃至空肠压力监测,则首先是设法使导管通过幽门并把感受器置于理想的位置。常用的置管方式有如下几种:

(1)压力监测置管法　此法适应于带金属头的较柔软的水流灌注导管。导管经鼻腔插入胃后,被检查者取右侧曲膝卧位,必要时床尾抬高 20 cm 或臀部垫高约 10 cm,在同步压力监测下,随吞咽动作将导管缓缓插入(速度约 0.5 cm/min),带金属头的导管可在胃蠕动的作用下被送过幽门进入十二指肠。仔细观察可发现:导管从胃窦部通过幽门进入十二指肠时,压力波出现了改变,从原来频率约 3 cpm(次/分)的胃窦部宽大收缩波转变为频率约 10～12 cpm 的十二指肠尖状成簇出现的收缩波。此时继续插管,可将导管置于预定的位置。此法简便、可靠,必要时行 X 线透视观察可明确导管的位置。

(2)X 线透视下插管法　适合于较硬的固态导管。由于导管为不透 X 线物体,可通过转动导管的方向及配合腹壁手法使导管通过幽门,并定位于理想位置。较柔软的水流灌注导管也可在导丝的配合下用该法插入。

(3)内镜引导插管　上述方法无法成功时,可用内镜及活检钳把导管送过幽门。或通过胃镜放置导丝,再通过导丝引导插入导管。但该法常干扰正常的胃肠运动,插管后应予适当休息后才开始记录。

3. 压力监测　静态监测记录空腹压力应不少于 3 小时,包括一个完整的 MMC 周期,然后进食标准餐,再记录 2 小时。动态监测可记录 24 小时,监测过程记录症状、各种体位、进餐开始和停止的时间。

【观察指标及分析方法】

1. 辨认 MMC 周期各时相,计算整个 MMC 周期的总时长及各时相的比例。正常每一完整 MMC 周期约 90～120 min,包括以下 4 个时相:Ⅰ相为静止期,没有传导性收缩波出现,持续约 40～60 min;Ⅱ相是间断蠕动期,胃肠出现简短的不规则的收缩,收缩的幅度及频率逐渐增加,持续约 40 min;Ⅲ相为运动活跃期,胃肠出现规则、持续、较高幅度的收缩,向远端传导。其频率:胃 3～4 cpm,十二指肠 10～12 cpm,持续约 3～15 min。Ⅳ相由于持续时间短常难以与下一周期的Ⅰ相区分开来。

2. 观察 MMC Ⅲ相是否存在及起源(胃或十二指肠)、是否传导及传导方向(顺向、逆向);计算收缩波的波幅、频率及传导速度。是否存在非传导性暴发群(burst)、不连续的簇状收缩(discrete clustered contractions,DCCS)、巨大的移行性收缩(giant migrating contraction,GMC)等。

3. 观察Ⅱ期是否存在移行性簇状收缩(migrating clustered contractions, MCC)。MCC 即在十二指肠的 MMC Ⅱ期中出现多个收缩簇,收缩簇之间被 1 min 以上的静止期所分隔,每个收缩簇由 3~10 个收缩波所组成,收缩波的频率为 10~12 cpm,收缩簇向小肠远端传导。计算 MCC 下列参数:收缩簇平均持续时间;静息期平均持续时间;收缩簇中的收缩波的平均收缩频率;收缩簇发生频率;MCC 占Ⅱ相的时间比。MCC 在正常人极少见,可见于肝硬化、机械性肠梗阻、假性肠梗阻及肠易激综合征患者。

4. 进餐后消化期运动模式　进餐后 MMC 终止而转入消化期运动模式。在胃窦及幽门为频率约 3 cpm 的蠕动收缩,在十二指肠及空肠为不规则的收缩。分析时注意收缩频率、幅度、运动指数。进餐后运动模式持续 2~5 小时,如过早(90 min 内)出现空腹 MMC 变化属异常表现。

5. 胃窦幽门十二指肠运动的协调性　分析胃肠各部位收缩波之间的关系,可将收缩形式分为以下四种:胃窦幽门十二指肠协调收缩:即胃窦、幽门及十二指肠的收缩波依次出现;幽门十二指肠协调收缩:即收缩波起源于幽门而向十二指肠传导;单纯胃窦收缩;单纯十二指肠收缩。MMC Ⅱ相在正常人以胃窦幽门十二指肠协调收缩为主。

6. 动力指数(MI)反映收缩频率及波幅的变化,临床研究中,MI 可用收缩波下面积来表示,也可用收缩频率与收缩波幅的乘积算出。

【临床应用及评价】

关于 MMC 的生理功能及 MMC 异常的临床意义方面研究的资料不多,MMC 除在胃肠排空起关键性作用外,MMC 在防止酸性内容物潴留保护胃肠黏膜、在控制胆汁排泌及营养物质的消化吸收方面均具有重要意义。由于个体间 MMC 波形有较大的变异,因此目前对 MMC 异常尚无明确的诊断标准。但一般认为出现下列情况属病理状态:MMC 不传导或传导异常;存在非传导性暴发群(burst)、不连续的簇状收缩(DCCS)、巨大的移行性收缩(GMC);MCC 持续 30 min 以上;进餐后 MMC 无法终止或过早(90 min 内)重现空腹 MMC。常见的几种胃肠动力障碍性疾病的测压异常表现介绍如下:

1. 功能性消化不良　可出现 MMC Ⅱ相延长,MMC Ⅲ相缺如或非传导性或逆向传导的 MMC Ⅲ相增多,出现非传导性暴发群(burst),餐后 MI 低下等。

2. 糖尿病胃轻瘫　胃窦部起源的 MMC 减少,MMC Ⅲ相缺如或不传导,餐后

MI 低下。出现神经源性损害时进餐后无法转入餐后运动模式或过早（90 min 内）重现空腹 MMC。

3. 消化性溃疡　胃溃疡胃窦部起源的 MMC 减少，MMC 间期延长，MI 低下。十二指肠球部溃疡则见胃窦部收缩增强（单纯胃窦收缩）而 MMC Ⅲ 相可缺如。

4. 肠易激综合征（IBS）　出现非传导性暴发群（burst）、不连续的簇状收缩（DCCS）、巨大的移行性收缩（GMC），可出现较多的 MCC。

5. 肝硬化肠道细菌过度生长　MMCⅢ相减少而 MMCⅡ相延长或呈 MCC 改变。

6. 慢性特发性假性肠梗阻（chronic idiopathic intestinal pseudo-obstruction，CIIP）MMC Ⅲ 相减少或缺如，幅度降低或不传导，出现非传导性暴发群（burst）、不规则收缩，进餐后无法转入餐后运动模式（神经源性损害），消化期 MI 低下等。

7. 小肠机械性梗阻　出现非传导性暴发群（burst）、长时间同步性收缩，不连续的簇状收缩（DCCS）。

8. 累及平滑肌和胶原纤维的疾病　如进行性系统性硬化、强直性肌营养不良、皮肌炎及系统性红斑狼疮等，可出现不同程度的胃肠动力异常，如 MMC Ⅲ 相减少或缺如、MMC Ⅲ 幅度降低、传导异常或不传导，餐后 MI 低下，或出现 CIIP 样动力异常。

胃肠测压检查无疑对了解胃肠动力紊乱的模式中具有重要意义，但由于仪器昂贵、操作技巧要求较高、且属侵入性检查患者不易接受等，临床应用受到较大限制，目前大都用于临床研究，如某些疾病对消化道运动功能影响的研究，严重功能性消化不良的病理生理学研究，药物对消化道运动功能影响的研究等。下列情况行胃肠压力监测有较大临床价值：CIIP 的辅助诊断及术前评价；评价胃肠神经源性损害或肌源性损害；评价系统性疾病时小肠受累的情况；为选择胃肠内营养或胃肠外营养寻找依据、确定胃肠内营养的最佳途径，如存在严重肌源性损害者应避免肠内营养，胃窦动力低下者应采用肠内插管营养等。行胃肠压力监测前应先行临床生化检查、内镜及 X 线检查以排除代谢异常、黏膜损害、器质性病变或机械性梗阻等。疑有消化道解剖结构异常、憩室、瘘管及心肺功能异常者不适宜行此项检查。

（林金坤）

第四节 肛门直肠测压

【测压原理及设备】

肛门直肠测压的一般原理及方法是把带有可扩张性气囊的导管置于直肠肛门中,通过观察静息状态、主动收缩状态的压力及气囊扩张刺激后的主观感觉和压力改变,以了解直肠容量感觉阀值,肛门维持自制功能,直肠肛门抑制性反射功能,肛门节制功能等。压力信号可通过液体传导或气体传导,也可通过腔内微型传感器法测量。由于各家所用的记录设备及导管的设计不同,操作方法也各有所异,所得的各项指标正常值也有差异。各实验室应根据自己的设备类型制定相应的正常值范围。

用于肛门直肠测压的仪器类似于食管测压,可用固态导管法、气导法及液导法,分别配合固态腔内微型压力传感器导管、微气囊感受器导管及标准液流灌注式肛门直肠测压导管。导管的中心设有注气通道,顶端设有球状气囊,可充气扩张刺激直肠。固态导管常在适当的部位设有环形压力传感器。液流灌注式肛门直肠测压导管在其顶端的上方约 7 cm 处设有 4~8 个放射状排列的灌注通道侧孔,每两通道间成 45°~90°角。下面以液导法为例介绍肛门直肠测压的步骤。

近几年来电子气压泵(barostat)测压仪用于肛门直肠运动功能测定使检测过程更为方便、结果更为精确。

【检测项目及步骤】

受检者应该停用影响胃肠运动功能的药物 72 小时以上。术前排空大便,便秘严重者可清洁灌肠。但应注意尽量减少对肛门直肠的刺激,以免影响检测结果。受检者取左侧曲膝卧位,臀部可置尿片或便盆。测压导管用润滑剂润滑后经肛门插入约 6 cm,让患者休息 5 min 左右,以适应导管,然后顺序检测下列指标。

1. 静息状态的压力测定 记录直肠静息压约 5 min,以了解直肠紧张度和自发收缩松弛情况。然后用分段外拉法,每次把导管向外拉出 0.5~1 cm,停留 1~2 min。当感受器进入肛管时,显示器显示压力升高,这时顺次记录内括约肌静息压,外括约肌静息压。导管退出肛门外括约时压力突然下降,从进入内括约肌压力明显上升到退出外括肌压力开始下降过程导管所拉出的距离即为肛管高压带（HPZ）长度，肛门内括约肌静息压减直肠静息压即为肛管直肠屏障压。上述过程应反复进行2~3次，使结果更为准确可靠。此几项指标可用于评估肛门括约肌功能、盆底肌群的功能、肛门自制维持功能。正常人肛门内括约肌静息压为8~10 kPa（水流灌注法），HPZ长度2~4 cm。

2. 主动收缩功能测定　把感受器（或传感器）置于内括约肌处及外括约肌处，嘱患者尽最大力气作提肛动作（屏大便动作）并尽量作维持，观察内、外括约肌的最大缩窄压，及肛门主动缩压（内括约肌最大缩窄压减内括约肌静息压）以评价耻骨直肠肌、肛门外括约肌等肌力。通过对肛管矢状容积分析，还可了解肛门括约肌各方位的完整和缺损情况。正常人内括约肌最大缩窄压约14~24 kPa。

3. 感觉阈值测定　把球状气囊置于直肠处，以3~4 ml/s的速度向气囊内注气（缓慢持续注气法，也可用时相性注气法），观察下列直肠感觉阈值。

(1) 直肠初始感觉阈值　即受检者感知直肠被扩张的最小充气量，此值与直肠壁对扩张的敏感性有关。正常人为10~30 ml。

(2) 直肠初始便意感觉阈值　即注气至受检者开始觉有便意时的注气量，此值与患者排便反射功能有关。

(3) 直肠最大耐受量　即引起患者排便窘迫感或腹痛时的注气量，此值与患者的直肠敏感性及耐受性有关。正常人为100~300 ml。

(4) 把上述注气过程的注气量与直肠内压力（或高顺应气囊的囊内压力，）的关系绘制成曲线即压力-容积曲线，可了解直肠的顺应性（曲线的斜率），正常人为2~6 ml/mmHg 直肠最大顺应性即直肠最大耐受量与当时直肠内压之比。

4. 直肠肛门抑制反射（rectoanal inhibition reflex，RAIR）功能测定　把球状气囊置于直肠内，感受器置于内括肌处，向气囊注气（可用时相性注气法），当直肠受扩张时，可观察到括约肌压力短暂升高后即松弛，持续一段时间后缓慢回升。内括约肌松弛的幅度与注气的容量和注气的速度呈正相关，当直肠扩张达到一定程度时，肛门括约肌的紧张性收缩可被完全抑制，肛管压力可低至基线水平，需排空气囊内气体才能使压力恢复。通常将能引起肛管松弛的最小注气量称直肠肛门反射最小抑制容量，引起肛管张力完全抑制的注气量称为直肠肛门反射完全抑制容量。临床上，通过直肠—肛门括约肌抑制反射试验来评估排便神经反射的完整性。正常人直肠肛门最小抑制反射容量约30~50 ml。肛门内括约肌松弛率大于30%。

[附] 电子气压泵测压仪肛门直肠测压

【原理】

电子气压泵又称电子恒压器,通过微机对气囊扩张刺激实行时间、容量、速度及压力的自动控制,配合水流灌注测压系统及特制的肛门直肠测压导管(带气囊多通道水流灌注测压导管),可用于肛门直肠功能检查。它具备以下优点:

1. 对气囊的注气和抽气自动进行,在容量和时间的控制上十分精确。
2. 可同时实行对气囊内压力的控制,特别适应于检测直肠张力。
3. 气囊充气可采用多种注气方式,如时相性、阶梯状及缓慢持续注气等。进行直肠感觉阈测定时既方便又准确。
4. 自动绘制压力—容积典型线及计算直肠顺应性,方便、精确、可重复性好。
5. 配合适当的导管,可完成直肠-肛门反射功能的精确测量。

【肛门直肠测压的临床应用及评价】

肛门直肠测压主要用于便秘或大便失禁者的肛门直肠功能评价及病因探讨,下列几种情况肛门直肠测压有较大临床价值。

1. 先天性巨结肠(Hirschprung 病) 直肠肛门抑制反射消失,直肠初始感觉阈值、直肠最大耐受量及直肠顺应性均升高;而肛门内括约肌静息压及内括约肌最大缩窄压均正常。

2. 肠易激综合征(IBS) 腹泻型者直肠初始感觉阈值、直肠初始便意感觉阈值及直肠最大耐受量均降低,直肠顺应性可降低;便秘型者直肠感觉阈值升高或正常。

3. 老年性便秘 直肠初始感觉阈值及直肠初始便意感觉阈值均升高,直肠顺应性可升高。

4. 排便困难(dyschezia) 表现为粪便排出困难或排便不畅,为出口梗阻性便秘的常见原因。测压可见直肠肛门抑制反射消失或不完全或/和肛门内括约肌静息压增高,即所谓"矛盾运动"。典型的病理异常如肛门内括约肌功能障碍(internal anal sphincter dysfunction, IASD)和盆底肌协调障碍(pelvic floor dyssyner-

gia,PFD),后者在模拟排便动作或水囊排出试验时,外括约可出现反向收缩。

5. 功能性肛门疼痛　指非炎症、创伤及肿瘤所致的肛门、直肠及会阴区的慢性疼痛,可伴有排便异常。可因盆底肌异常收缩所致,如耻骨直肠肌痉挛等。测压可见直肠敏感性增高、肛门内外括约肌高压和异常收缩,直肠肛门抑制反射减弱。肛门、直肠及肛周有活动性炎症者,不宜接受此项检查。

6. 功能性失禁(functional incontinence,FIC)　指非炎症、创伤及肿瘤所致的持续或反复发作的排便失控。测压见肛门内括约肌静息压及内括约肌最大缩窄压均降低,直肠初始感觉阈值、直肠初始便意感觉阈值、直肠最大耐受量及直肠顺应性均可降低,肛管自发性松弛增多。

7. 直肠、肛门损伤和术前术后功能评价　了解损伤的程度及部位,有利于制定手术方案,评价手术的效果。

(林金坤)

第五节　食管、胃腔内 pH 动态监测

【pH 监测的原理及设备】

胃食管反流病(gastroesophageal reflux disease,GERD)是指过多的胃、十二指肠内容物反流入食管引起烧心、反酸等症状,并可导致食管炎和咽、喉及气道等食管外的组织损害。将对氢离子敏感的 pH 电极放置于食管腔内某些特定位置并与体外便携式 pH 记录仪连接,把离子的变化转变为电流的变化并记录储存下来,得到动态 24 小时食管腔内 pH 变化,以推测胃内酸性内容物反流至食管的严重度,从而辅助 GERD 的诊断。pH 动态监测所需的仪器设备如下:

1. 便携式 pH 监测仪　接受、处理和记录传感器送来的信号,单通道或多通道,常设置为每 6 s 采样一次,可记录 24～96 小时 pH 数据。多数监测仪的面板上设有记事键,可由患者用来标记体位变化、进餐及症状发作等事件。

2. pH 监测导管　包括 pH 电极、导管及参比电极。pH 电极常用的有金属单晶锑电极、玻璃电极及氢离子敏场效应半导体电极(H^+-ISFET)。单晶锑电极线性范围较窄(pH3～8),玻璃电极线性范围宽(pH1～12)但价格昂贵且易损坏。用

H^+-ISFET 制成的传感器具有小型、高精度、高灵敏性等优点,且价格适中、不易折断。监测导管可设计为多通道,记录多部位 pH 值,也可整合在固态测压导管中,作为压力和 pH 同步监测之用。

参比电极可复合在导管中同时置于食管腔内,称内参比电极,也可互相分离而置于胸前皮肤,称外参比电极,一般是 Ag/AgCl 电极。后者精确度稍差但较前者耐用,因而目前较常用。

3. 计算机及专用分析软件。

【检查方法】

(一)术前准备

1. 术前应停用影响胃肠运动功能及分泌功能的药物 72 小时(质子泵抑制必须停用 7 天)以上,这些药物如:抑酸剂,钙通道阻滞剂,硝酸酯类,β 受体阻滞剂和激动剂,抗胆碱能药物,茶碱类,抗抑郁药,镇静安眠药,胃肠促动力药等,有条件时应停用所有的药物直至检查完毕,但为监测药物作用时例外。

2. 医生向受检者说明检查步骤、消除患者的恐惧感、取得其合作。

3. 先后用 pH 7.01 和 pH 1.01 的缓冲液对监测器及 pH 电极进行校准,正常漂移度应在 0.2 pH 以内。

(二)插管及电极定位

1. 先于胸前皮肤固定好皮肤参比电极并把导管连接到监测仪,起动显示屏。

2. 患者取坐位,pH 导管从鼻腔插入,当导管到达咽部时,请患者把头前倾以关闭气道,此时结合吞咽动作,把导管送进食管,以免导管误入气道引起呛咳。进行食管 pH 时,电极一般置于 LES 上缘上方 5 cm 处(多通道监测时根据需要来确定电极的位置)。进行胃内 pH 监测时,电极一般置于 LES 下缘下方 5~8 cm 处。确定 LES 位置的方法有:测压法,即先行食管测压,这是确定 LES 位置的最佳方法;X 线透视法,即在 X 线透视下观察感受器的位置;pH 梯度法,即先把 pH 电极插至胃内,此时监测仪显示 pH 为 3 以下,再把电极从胃内缓慢往外牵拉,并观察监测仪显示屏上 pH 值的变化,当电极从胃进入食管时 pH 突然明显升高,该点即为 LES 下缘。继续外拉导管约 8 cm(LES 长度约 3 cm),使传感器位于 LES 上缘上方 5 cm 处,此法定位也不够精确。只在无法实行测压时采用;内镜法,常只用于无法直接插管时。

3. 把导管固定于上唇及颊部再绕过耳后沿颈部侧面下行,并在颈部固定。

【24小时动态监测过程的注意事项】

1. 保持正常生活节律,按时就餐和休息,尤其请患者注意不能因接受检查而整日卧床;不做重体力劳动和剧烈运动;勿沐浴。为特殊研究需要时,可规定作息和进餐时间。

2. 记录平卧、进食、及症状发作时间(按监测仪显示的时间),也可教会患者使用记事键标记上述事件。

3. 监测过程不进食pH<5的酸性食物或饮料如酸性饮品、果汁、泡菜、西红柿等。含酒精及咖啡等刺激性饮品也应禁止。

【观察指标及正常值】

(一) 24小时食管pH监测

正常人也存在胃食管反流,即生理性反流。为确定生理性反流和病理性反流的界限,设计出若干指标,以评价胃食管反流的严重度。一般以pH<4持续时间(6秒或6秒以上)≥6 s为一次反流。目前较通用的观察指标如下:

1. pH<4的总时间百分比(%) 即pH<4的时间占总监测时间的百分率。又分为立位pH<4时间百分比(%)和卧位pH<4时间百分比(%)。

2. 反流总次数 即pH<4的反流次数。

3. 反流≥5 min次数 即pH<4持续时间≥5分钟的反流次数。

4. 最长反流时间 即pH<4持续时间最长那一次的时间。

5. 反流总计分 由于上述6项指标在某一患者并不是同时都异常或正常,为了确定患者是否病理性反流,必须对上述指标进行综合评定。Jamieson等人设计用综合评分系统来计算反流总计分,计算每项指标分数值的简化公式如下:酸反流计分=(Pt值－均数＋1)/标准差:Pt值即患者某项指标的实测值;均数为正常人组该项指标的均值;标准差是正常人组该项指标的标准差。

把上述5项指标计得的酸反流计分相加得酸反流总计分。

关于24小时食管pH监测正常值范围研究颇多,目前多采用Jamieson及Demeester的计分方法及正常值(表16-3),国内上海的高萍等研究的结果(中华消化杂志,1996年)与其近似,笔者的研究结果也相差不大。

表 16-3 24 小时食管 pH 监测正常值

	Jamieson 等 n=50		高萍等 n=50	
	$\bar{X}\pm S$	正常值	$\bar{X}\pm SD$	正常值
pH<4 总时间百分比	1.5±1.4	<4.5	1.25±1.05	<3.4
pH<4 立位时间百分比	2.2±2.3	<8.4	1.52±1.35	<4.3
pH<4 卧位时间百分比	0.6±1.0	<3.5	0.98±1.58	<4.3
反流总次数	19±12.8	<47	27±16	<60
≥5 分钟的反流次数	0.8±1.2	<3.5	0.5±0.18	≤2
最长反流时间(min)	6.7±7.9	<19.8	5.4±5.96	<16
反流总计分		<14.7		<12.7

6. 症状指数(SI) 计算公式如下：

症状指数=(pH<4 时的症状次数/总症状次数)×100%

症状指数≥50% 即有临床意义。

7. 可偶然性分析 当反流发作次数越多时,则症状和反流同时发生(偶然同发)的机会就越大,这样 SI 的意义就受到限制,其特异性将明显降低。

可偶然性分析是计算胃食管反流发作和症状相关概率的简单方法。在此方法中,24 小时 pH 信号被分成连续的 2 分钟间期(共 720 个间期),这些间期和症状开始前 2 min 被用于评价反流的发生,将结果置于一个 4×4 偶然性图表,如表 16-4。

表 16-4 4×4 可偶然性表

		症状		
		+	−	
反流	+	a	b	a+b
	−	c	d	c+d
		a+c	b+d	

注：a. 为有症状的反流阳性的 2 分钟间期的个数；b. 为无症状的反流阳性的 2 分钟间期的个数；c. 为无反流有症状的 2 分钟间期的个数；d. 为无反流无症状的 2 分钟间期的个数

根据可偶然性表用 Fisher 确切 P 检验计算出反流和症状发作无相关性的概率(P 值),再计算症状伴随率(SAP):SAP=(1.0−P)×100%。

通过这种方法,可避免 SI 带来的假阳性(当症状发作少而反流发生多时)或假阴性(当症状发作多而反流发生相对较少时)。

(二)24 小时胃内 pH 监测

用于观察疾病状态下的胃内 pH 变化评价药物对胃内 pH 的影响,一般包括平均 pH 值、中位 pH 值、pH>3、4、5、6 的总时间百分率;同时可分别计算出日间(7 时~22 时)和夜间(22 时~次日 7 时)胃内 pH 变化。

【pH 监测的临床应用及评价】

由于 24 小时食管 pH 监测接近生理性,指标较为客观,数据较为精确,曾被认为是确定病理性反流的"金标准"。它不但反映 24 小时食管 pH 动态变化,而且通过计算机的有关统计分析,可得出有关反流的发生与体位、进食及症状发作之间关系的各项指标,可取代食管滴试验(Bernstein test),标准酸反流试验,食管酸清除试验等。若把 pH 电极放置于胃中,则可进行胃 pH 监测;pH 监测可联合动态压力监测或胆红素浓度监测同步进行,这对研究胃肠运动功能障碍性疾病的病因及病理生理机制更具重要价值。

但必须认识到:食管腔内长时间 pH 监测毕竟属侵入性检查,成本也较高,患者不易接受。在咽喉部较敏感的患者,由于长时间置管的刺激,可加速唾液的下咽;在极度低酸的患者,反流物酸度本来就不高;这样往往可使监测结果出现假阴性。食管 pH 监测也被证实对评价碱性反流作用不大。因而目前对 24 小时食管 pH 监测检查的指征控制较为严格。目前主要用于:

1. 发作性胸痛的鉴别诊断,尤其是对于一些酷似心绞痛的发作而用抗心绞痛药物治疗无效甚至加重者,需要评价症状与酸反流的关系。

2. 对无食管炎而反流症状明显者,尤其是当治疗效果欠佳时(或质子泵抑制剂抑酸治疗试验阴性者),进行 24 小时食管 pH 监测,可明确症状是否为酸反流所致。如同时行胃内 pH 监测,可了解药物的抑酸效应及分析治疗失败的原因。

3. 对慢性咽喉炎、慢性咳嗽、哮喘及睡眠呼吸暂停综合征怀疑为胃食管酸反流所致者进行 24 小时食管 pH 监测,可明确这些症状与酸反流的关系,为治疗提供必要的参考依据。

4. 对婴幼儿尤其是早产儿有反食、拒奶、哭闹、呼吸暂停及体重不增者行食管 pH 监测,尽早发现病理性酸反流的存在。

5. 围手术期应用,为抗反流手术疗效的评价提供客观依据。

[附一] 食管酸灌注试验

【原理】

食管酸灌注试验(Bernstein test)是给食管腔内灌注酸性溶液以刺激病变部位黏膜,诱发烧心、胸痛等症状,从而辅助胃食管反流病(gastric esophageal reflux disease,GERD)的诊断。

【适应证】

烧心、胸痛等症状疑为胃食管酸反流所致者,冠心病心绞痛疑同时合并有GERD的患者。

【器械和药品】

无菌胃管或PVC导管(D 3.5 mm),生理盐水,0.1 mol/L盐酸,5%碳酸氢钠溶液,输液管,盐水架等。

【方法】

1. 检查前禁食6小时以上,向受检者介绍检查的目的及步骤(不涉及溶液的种类及可能的反应),以取得配合。

2. 取坐位经鼻咽部或口腔插入导管至食管上1/3处于中1/3交界处(约距鼻翼或门齿约30~35 cm)并将导管固定于面部。

3. 先以6 ml/min的滴注生理盐水15~30 min作对照;如患者无特殊不适,则换用0.1 mol/L盐酸以同样的速度滴注15分钟;若患者无不适,则滴速加倍继续滴注15 min;若滴注过程出现胸骨后疼痛或烧灼感时,停止滴酸观察症状是否缓解,若症状不缓解改用5%碳酸氢钠溶液以每分钟10 ml的速度滴注,如胸骨后疼痛或烧灼感消失即为阳性。上述过程应重复两次。

【结果判断及意义】

1. 滴注生理盐水时无反应而滴酸后诱发与平时发作类似的症状,停止滴酸或改滴 5％碳酸氢钠溶液后缓解,并在重复试验得到类似的结果则为试验阳性,有利于 GERD 的诊断。

2. 滴酸后无胸骨后疼痛或烧灼感等症状出现者为试验阴性。

3. 如滴酸后出现症状,但滴入 5％碳酸氢钠溶液后症状无缓解者为试验可疑阳性,若能进一步排除胃内或其他病变者,则应认为食管疾病存在。

【注意事项】

1. 该试验的阳性率约 7％～64％,假阳性率约 10％。

2. 试验前不应预先告知受检者滴入的溶液的种类及其预期的反应,以除外精神因素的影响。

3. 凡有插管禁忌证者、有食管静脉曲张、近期上消化道出血或有严重的高血压、冠心病、心衰未得到有效控制者不应行此检查。

[附二] 质子泵抑制剂治疗试验

【原理】

过多的胃食管酸反流可致食管、咽喉部乃至气管黏膜损伤,临床上可出现烧心、反酸、反食、发作性胸痛及呛咳等症状。这些症状是发现胃食物管反流病的主要线索,消除这些症状被认为是治疗是否有效的主要证据。质子泵抑制剂(PPI)目前被认为是治疗胃食物管反流病的首选药物,这是基于 PPI 可有效地抑制胃酸分泌,使反流症状迅速得到缓解,并使损伤的食管黏膜得到愈合。因而近年来临床上使用足量的 PPI 对疑为胃食管反流病的患者进行试验性治疗,观察相关的反流症状是否得到有效的缓解,以判断患者的症状是否与过度的酸反流有关。

【方法及临床应用】

对疑患胃食管反流病的患者,给予足量的 PPI(奥美拉唑 20 mg,兰索拉唑 30 mg,泮托拉唑 30 mg,雷贝拉唑 10 mg,埃索美拉唑 20 mg,均每日 2 次)治疗 7 天,以每天 3 餐为界分为 3 个时段,根据烧心、反酸、反食、非心源性胸痛、咽下疼痛和平卧时呛咳等 6 项症状发生的频度逐项进行详细记录,即某项症状在某时段出现记1分,每日每项症状最高得分为3分。治疗结果评价是以治疗前3天的总分数与治疗第5~7天的总分数相比较,后者比前者降低>75%者则为治疗试验阳性,支持胃食管反流病的诊断。笔者曾对102例有典型反流症状患者进行PPI治疗试验(中华内科杂志,2001),结果兰索啦唑抑酸治疗试验总阳性率为82%,与国外报道的类似,而24小时食管pH监测检出率为83%,两者的检出率相近。若以24小时食管pH监测结果作为诊断GERD的标准,则本研究兰索啦唑抑酸治疗试验用于诊断GERD的敏感性为96%,特异性为84%,阳性预测值97%,阴性预测值80%,准确性94%,说明治疗试验与pH监测具有类似的可靠性。可见,对具有烧心、反酸、反食等典型反症状的患者,PPI治疗试验不失为一种简便而实用的诊断方法。对疑为胃食管反流病而症状不典型者,PPI治疗试验也可应用,但试验治疗的时间应延长至14天以上。如患者并有消瘦、黑便,明显吞咽困难等症状时,先行内镜检查以排除器质性病变是必要的。

(林金坤)

第六节 24小时食管、胃内胆红素浓度监测

【监测原理及设备】

胆红素对波长为453 nm的光具有特异吸应收峰,不同的吸收值对应于不同的胆红素浓度,而对波长为565 nm的光则吸收率近乎零。用导光纤维把波长470 nm(作为检测光源)和565 nm(作为参照光源)的光信号引入食管或胃内。470 nm波长的光穿过样品后光信号由探头上的反射介质及导光纤维回输到信号处理器(光电转换器)上,根据回收的光信号的强弱计算样品对光信号的吸收率,探头处的胆红素浓度越高,则吸收率越高,返回的光信号越弱。通过对470 nm及565 nm两种波长的光信号吸收率差别的分析,间接了解样品的胆红素浓度。光源常设定为每8秒输出一次信号,24小时可回取信号10 800个,以每两个相邻信号取均值记录,共记录数据5 400个。计算机对数据处理后绘制出24小时胆红素浓度曲线。由于胆红素是胆汁的主要成分,固根据其浓度变化可推测十二指肠反流的严重度。进行胃及食管胆红素浓度监测,目前使用Medtronic公司的Bilitec

2000 监测仪,其部件包括:

1. 动态记录仪　实质上是一个可连续采样的分光光度计,由光源(检测光源光波长 470 nm,参照光源光波长 565 nm)、光信号处理器及信号储存元件组成。体积小,重约 500 克,可随身携带。

2. 光纤导管及光纤探头　光纤导管由若干细小导光纤维组成,近端有插头可与监测仪直接连接,远端的光纤探头长 9 mm,直径 5 mm,主要是光信号输出、入口及固定于导管远端的光反射介质,尤如一面反射镜。

3. 计算机及专用分析软件。

【检测方法及步骤】

1. 受检者准备同 24 小时食管 pH 监测。
2. 监测仪及光纤探头用纯净蒸馏水作 0 位校准,吸收值应≤0.010。
3. 通过鼻腔插管,使探头位于食管下括约肌上缘上方 5 cm 处(食管)或下括约肌下缘下方 5~10 cm 处(胃)。插管及探头定位方法参考食管 pH 监测。导管固定于上唇及面颊部,沿耳后及颈部下行并与监测仪连接,开始记录。
4. 受检者携带记录仪做 24 小时监测,监测过程应注意以下事项:

(1)带机过程可保持正常日常活动,但不做剧烈运动和重体力劳动。若为使检查标准化,也可限定受检者的饮食及作息时间。

(2)要求最好供应流质饮食(尤其是行胃内探测时),餐后饮少许温开水冲洗食管,以免食物阻塞探头。

(3)禁食吸收光谱与胆红素相近的食物如香茄、香蕉、胡萝卜、甜菜、橘子等,以免影响检测结果。

(4)记录进食时间、立位及平卧时间,有何症状及症状发作和持续时间。最好指导患者使用记录仪上的标记键标记症状发作时间。

(5)24 小时后回医院拔管,把记录仪记录的资料输入计算机,用专用软件分析数据。

【观察指标】

确定胆红素存在的吸收阈值尚无定论,目前多数学者以吸收值大于 0.14 为确定反流的标准,也有以吸收值大于 0.25 作为确反流标准的。

目前专用软件分析主要观察以下几项指标:反流总时间百分比(%);立位反流时间百分比(%);卧位反流时间百分比(%);反流总次数;反流持续≥5 min 的次

数;最长反流时间(min)。

目前该检查项目有关的文献多为临床病对照研究,且各家报道的病例也不多,国内外均缺乏统一的正常值,研究中必须设计正常人对照组。

【临床应用及评价】

已有资料证明,胃酸反流并不是胃食管反流病的唯一因素,胃酸以外的因素在食管炎的发病中起重要作用。不论完整胃还是术后胃,病理状态下十二指肠内容物反流入胃内不但可损害胃黏膜,还可与胃液一起反流到食管并导致食管黏膜损害。食管和胃内 pH 监测只是间接反映反流物的成分,即使当 pH<4 时,也无法排除胆汁成份的存在,当 pH>7 时(所谓碱反流),也有可能是食管分泌碳酸氢盐碱性唾液所致。过去研究十二指肠胃反流(DGR)常用的检测方法都存在或多或少的缺点,内镜和 X 线钡餐造影仅能定性地反映短时间内有无反流发生,核素扫描、胃吸出物检测仍不能达到连续监测的目的。Bilitec 2000 能 24 小时连续监测、直接反应胃内胆汁浓度。研究结果表明:Bilitec 测得的胆红素浓度与同时进行的胃内容物吸出检验和 HIDA 扫描两种方法检出结果一致。但使用 Bilitec 2000 仍有几点值得注意,Bilitec 2000 在 pH3.5~7.5 的环境下,稳定而精确地测出胆红素浓度,但当 pH<3.5 时,胆红素单体变为异构二聚体,其吸收光谱也由 453 nm 变为 400 nm,此时记录仪会低估实际胆汁反流量。有些食物其吸收光波长在 453 nm 左右,如患者未能依从医嘱而进食这些食物,必然造成结果的假阳性,食物的颗粒残渣可堵塞光纤探头及阻挡光反射,也影响检查的结果,这些都必须在检测过程中予以高度重视。先天性黄疸由于胆红素分泌异常而影响检查结果,不应做此检查。另外,此项检查是通过检测反流的胆红素量,间接反映十二指肠胃反流的程度,而不能检测其他十二指肠内容物的反流。目前动态胆红素浓度监测主要用于如下几方面:

1. Barrett 食管,或胃食管反流病有食管溃疡,食管狭窄等并发症者,进行食管 pH 和胆红素同步监测,了解发病机制,以指导更有效的治疗。国外有学者研究发现:有并发症的 Barrett 食管患者,酸及胆汁混合反流可达 100%(Vaezi,1996)。

2. 非糜烂性胃食管反流病(NERD)经抑酸治疗症状缓解不满意者,或反流性食管炎经正规抑酸治疗后黏膜损害愈合效果差者。

3. 胃大部切除术后或肝胆道手术后有反流症状者。

4. 反流性胃炎的病理生理研究。

(林金坤)

第七节 多通道腔内阻抗技术

【原理及设备】

不同的反流物具有不同的导电率,对恒压电流所产生的阻抗值就不同。在食管腔内置入带有多对电极的导管,当不同反流物通过带有恒压电流的电极对时,两个电极之间的阻抗值就发生相应的变化,如液体成分通过时阻抗降低15倍,气体通过时阻抗增加5倍左右,气体和液体混合成分通过时阻抗介于两者之间。多通道腔内阻抗技术(MII)就是通过记录和分析阻抗变化的信息来监测气、液体在食管腔内运动的情况。由于导管中设置有pH监测通道,因而区分酸反流和非酸反流。MII监测所用的设备是:

1. 动态监测仪 为便携式装置,可连续记录24h数据。内设多个电阻抗传感器,并负责提供恒压电源。监测仪的面板上设有记事键,可由患者用来标记体位变化、进餐及症状发作等事件。目前的监测仪多包括有pH监测或压力监测的装置。

2. 多通道腔内阻抗监测导管 导管一般设置有6~8对电极,每对电极组成2个长度为2cm的测量段,对应一个记录通道。目前的监测导管上常设置有pH监测通道或压力监测通道,可同时进行pH监测或压力监测。

3. 计算机及专用分析软件 动态记录仪上的数据输入到计算机进行储存及分析,根据设定的指标自动计算出各项参数及绘制出阻抗变化图形。

【检测方法】

1. 受检者的术前准备参照前面的pH监测节,不同的是,MII技术可用于抑酸治疗过程中气、液反流的监测。

2. 带有pH值监测时监测前必须先行导管校正:先把外参考电极固定于胸前皮肤上,导管与监测仪连接并启动校正程序,把导管探测端和受检者的中指一并放进pH值为4和7的校正液中(先后)进行校正,注意必须所有电极均应浸入校正液中。

3. 进行24小时监测,监测过程注意事项参照前面的pH监测一节,指导受检者应用监测仪面板上的记事键标记进餐开始及结束时间、平卧及立位时间、胸痛、烧心及反酸时间。24小时后停止监测并把数据输入计算机进行储存及分析。

【观察指标及临床应用】

目前分析软件可对MII及pH同步监测进行自动分析,其内容包括液体反流、气液混合反流、气体反流及总反流;又根据pH同步监测监测结果区分为酸反流和非酸反流,后者又可单独根据Demeester和Jamieson等人设计的评分方法进行评分(见前面的pH监测节)。同时,软件可自动测算出酸清除(化学清除)及容量清除(物理清除)时间;又可根据烧心、胸痛及反酸等症状计算出症状指数;精细的分析还可了解食管传递时间和食团通过食管的特点,更重要的是可以监测初次反流和再次反流的发生。据研究,MII测定可识别出95%的食管反流,尤其是非酸性反流的情况。特别适用于经充分酸抑制治疗后仍有症状的患者,可评价其是否仍持续存在反流和非酸反流,从而为进一步确诊或调整治疗方案提供依据。临床上约40%～60%非糜烂性胃食管反流(NERD)病患者为酸碱反流监测阴性,而MII技术可监测各种非酸反流,为NERD的诊断提供新的客观依据。

(林金坤)

第八节　胃电图

细胞的一个基本特征是存在跨膜电位,它使生物离子产生细胞内外流动。在生物膜的表面放置电极,将这种离子电流转换为电路的电子流,即生物电。胃肠道平滑肌的电活动为细胞综合性电现象,分为慢波基本电节律、快波、快慢波、早发慢波及复合波。慢波不产生胃肠运动但为快波发生创造条件,慢波后的快波产生运动。一旦胃、肠慢波消失,快波即不能产生,胃、肠运动不能发生。

用于采集生物膜表面电信号的电极,通常由金属-电解质半电池组成,每个电极在离子导电系统与电子导电系统之间形成一个界面,在电极界面发生从离子导电向电子导电的转换,测量生物系统两点间的电位差则是我们得到的胃肠电图。根据电极导联连接方式的不同,电信号的记录可分为单极测量和双极测量。前者是把探测电极置于被探测的部位(可一个或多个)并连接到放大器,另设一个参考电极置于身体的某一适当的位置并连接到放大器的另一端。这样记录到的信号较稳定,结论较可靠,但存在抗干扰能力差等缺点。后者是设两个探测电极分别放置在被测部位的两个点并连接到一个差分放大器的两个输入端,记录两点之间的电位差。这种检测方法回路短,干扰小,但属相对性测量,如果放置电极的两个部位均有病变,则对结果的评价就有困难,结论就不明确。

根据电极放置的组织部位的不同,胃肠电信号的记录分为粘膜吸附法、体表电极法和浆膜电极法三种,后者由于需打开腹腔,故只用于动物试验或手术中的记录。下面将重点叙述体表电极法。

与其他生物电信号一样,胃肠电信号也是随机信号,无法通过一个确切的数学公式来描述,简单的用求平均值的方法来计算其参数和评价检查结果是不准确的。因而目前多采用富里叶(Fourier)转换原理对胃肠电信号进行频谱分析,典型的频谱分析输出图是显示频率与功率强度的关系,反映胃肠运动节律。快速富里叶转换还可描绘出运行图谱,它是各连续时段频谱图的组合,形成假性三维图像,显示功率-频率-时间的关系,更方便于对胃肠电节律变化的分析。

【仪器设备】

1. 记录仪　由前置放大器、滤波装置及模拟数字转换器等部件组成。有用于床边记录的生理记录仪和动态记录的便携式记录仪。用于人体检测的记录仪应达到一定的技术性能指标。输入阻抗$\geqslant 5$ MΩ;抗干扰能力$\geqslant 100$ dB;通频带:胃电记录时可调至 $0.01\sim 0.1$ Hz;肠电记录时可调至 $0.1\sim 0.3$ Hz。用交流电作电源时,应有可靠的接地装置。便携式记录仪带有数据储存器,可储存 24 小时胃电信号资料。

2. 电极　体表胃肠电记录常用盘状银-氯化银电极,使用时应放在电极与皮肤之间放生理盐水湿棉球或电极糊。用于腔内黏膜表面或腔外浆膜表面胃肠电记录的可用带吸盘的铂金电极或银-氯化银电极,胃内酸度高,用于腔内胃电记录时应考虑电极的抗腐蚀性。用于肌层胃肠电记录的电极应为针线状,以便穿过浆膜进入肌层。

3. 计算机及专用分析软件　用于数据分析和储存。

【体表胃电图(electrogastrogram,EGG)检测方法】

1. 检查前停用影响消化道运动功能和分泌功能的药物 72 小时以上,禁食 12 小时。

2. 受试者平静仰卧于检查床上,放松,避免任何外界或自身干扰,如说话、深呼吸、吞咽、翻身等。

3. 电极放置方法　检测电极最好放置于B超确定的胃体、胃窦的体表投影部位。通常经验的放置部位是：胃窦点在胸骨柄与脐连线中点下或右1 cm，胃体点在胸骨柄与脐连线中点上1 cm，左侧旁开3～4 cm，参考可电极置于右耳垂处或右前臂距腕关节2 cm处。电极安放前应严格准备皮肤，体毛浓厚者应剃去放置电极处的体毛，然后用摩擦剂清洁皮肤，或用95％的酒精脱去皮脂，再用生理盐水清洗。盘状银-氯化银电极（先用理盐水浸泡30分钟）与皮肤之间应放电极糊或生理盐水湿棉球，并用胶布固定。

4. 监视信号稳定后，记录空腹胃电信号15～60 min，给予试验餐（450 kcal），要求5分钟内完成，然后记录餐后胃电信号15～60 min以上。记录过程必须用保证环境安静、温度适宜，避免强磁场干扰，旁人勿接近受检者身边。

【结果分析】

目前胃电尚无统一的观察指标。在完成胃电信号记录后，应先对时间信号曲线进行目测，删除人为干扰的部分，观察波形特征，再行傅里叶频谱分析处理，下列指标可用于胃电图的评判。

1. 波形特征　正常胃电图为频率约3 cpm的正弦波，波形较为规则整齐电压幅值变异不大，慢波上较少见负载小波。胃电节律紊乱时波形很不规则，频率快慢不一，幅值高低变化无常，可出现宽大的高幅波，或出现微小颤动波，或慢波上负载有各种形状的小波，甚至出现调幅波。

2. 平均频率及平均波幅　正常人胃电图平均频率2.4～3.7 cpm，平均波幅50～300 μV。目前认为此两项指标的结果在健康人与患者之间有较大的重复。

3. 餐后电压增幅　即餐后电压幅值增加百分比，餐后电压增幅＝（餐后平均波幅－餐前平均波幅）/餐前平均波幅，正常人多为正值，反映胃对进餐的反应。

4. 谱分布　一般的频谱分析所输出的图形是坐标图，以频率为横坐标、功率值为纵坐标，显示不同频段的功率值。正常人频谱图主峰突出（约位于3.0 cpm处），旁频份量很少或有符合正态分布的旁频份量。胃电节律异常时可出现主峰左移或右移、多个主峰或无主峰。

5. 主频和主功率　主频也称峰值频率，即功率谱中功率最大处的频率，反映胃的主导频率。正常范围为0.04～0.06 Hz（2.4～3.7 cpm）。主频＜0.04 Hz（＜2.4 cpm）为胃电过缓，＞0.06 Hz（＞3.7 cpm）为胃电过速；主功率即主频处的功率值，其绝对值受诸多因素的影响，除与胃电震幅有关外，还与分析时所截取的频率范围有关。

6. 餐后/餐前功率比　是一个相对值，其意义类似于餐后电压增幅，代表胃对进餐的反应强度。

7. 正常频率百分比　即频率范围为 0.04~0.06 Hz(2.4~3.7 cpm)的慢波占总慢波的百分率。主要反映胃的电节律,正常人应大于 70%。据此,频率范围<0.04 Hz(<2.4 cpm)者为过缓频率百分比,频率范围>0.06 Hz(>3.7 cpm)者为过速频率百分比。

8. 慢波频率不稳定系数　即慢波频率的标准差与平均数之比,反映慢波频率的变化,与胃电节律性有关。

【临床应用及评价】

目前胃电图异常与临床病理形态学诊断之间缺乏一致性,而探讨胃电图与胃运动功能之间的关系成为是目前国内外关注的一个热门课题。探讨胃电图与胃运动功能之间的关系的常用研究方法是观察胃电的节律性和胃电信号对外加刺激(如进餐后给予药物等)的反应性。

正常的胃运动及排空功能必需以下几个要素:正常的胃慢波活动、胃电活动和机械收缩的偶联、正常的胃窦-幽门-十二指肠协调运动等。虽然胃电记录的结果与胃的运动之间缺乏一对一的关系,但正常的胃电节律是正常胃功能的基础,餐后电压幅值增加是胃电图的正常反应。一般认为:胃动过缓是原位病态起搏点节律异常或传导障碍,而胃动过速则常是异位起搏点低幅电活动所致。不管胃动过缓抑或胃动过速,均可导致胃动力低下及胃排空障碍。但胃电节律正常并不一定胃动力正常,因为胃的功能还与电-机械偶联和胃窦-幽门-十二指肠协调运动有关。临床上功能性消化不良及全身器质性疾病所致的消化不良者,常存在胃电节律紊乱或对试餐的反应低下(餐后胃电幅值不升反而降低),用促动力药治疗可使功能性消化不良患者的临床症状改善的同时伴有胃电图的改善。

关于胃电节律异常类型,从频率上可分为胃电节律过缓、胃电节律过速、混合性胃电节律紊乱及无胃电节律等;从发生的时间上可分为餐前紊乱餐后正常、餐前正常餐后紊乱及餐前餐后均紊乱等。

EGG 因其非侵入性已成为临床研究胃电活动的主要方法,其操作简单,准确性和重复性得到认可,与胃运动关系也在不断研究中逐步得到认可。但由于体表胃电信号十分微弱,频率低,易受心电、肌电及呼吸运动的干扰,给记录和分析带来不少困难。目前主要存在设备的技术性能指标不统一、质量不稳定性、检查操作欠规范及观察指标的不一致等问题,更谈不上统一的正常值。北京协和医院对 50 例健康志愿者进行胃电图检测,其结果如下(表 16-5)可供参考:

表 16-5 50 例健康志愿者的胃电参数

	餐前	餐后
2.4~3.7 cpm(%)	85.2±1.7	86.0±2.1
2.4~3.7 cpm≥65%#	94%	96%
2.4 cpm(%)	7.7±1.5	8.2±1.3
3.7 cpm(%)	5.7±1.2	7.9±1.8
主频率(cpm)	2.9±0.02	3.1±0.02[a]
主功率	59.8±20.4	107.0±37.2
主频率不稳定系数	16.8±3.1	13.1±2.4[a]
餐后/餐前功率比		2.7±0.2

注：[a] 与餐前比，$P<0.05$。# 正常节律百分比达到65%或以上者

（林金坤）

第九节 B超胃排空检查

超声脉冲通过不同密度的介质时产生不同程度的反射，当液体充满胃腔使其与周围组织的回声形成差异时，即可通过实时超声观察到胃腔。于进餐后动态监测不同切面的径线变化，可计算胃腔某一部分体积或面积，从而获得不同时间点上述指标的变化以了解胃排空功能。胃的体积或面积减少至进餐完毕时的一半所需的时间即为胃半排空时间。由于全胃体积的计算较为复杂及受影响的因素多，目前较多采用胃窦面积或胃窦体积法。又因面积或体积均是由径线计算获得，故只测胃单径变化也可反映胃体积和面积变化，但应注意体位对胃窦形态的影响。

【方法】

常用胃窦中点单切面积法。

1. 检查前一周内禁服影响胃肠运动药物。

2. 测定空腹状态胃窦中点单切面面积 患者取端坐位，避免腹部受压，探头置于上腹部与胃体长轴垂直，自上而下连续扫查，当显示胃窦、胃体、幽门在同一切

面时,于胃窦中点处探头垂直转为纵切,即见椭圆形胃窦,在吸气末测量胃窦的上下径(A)和前后径(B),按椭圆面积公式计算胃窦切面积(πA·B/4)。

3. 5 min 内摄入温水 500 ml 或脂肪液体 500 ml 或固-液体混合食物(液体 300 ml,热量 1 046 kJ),试剂温度 37 ℃。

4. 于试餐后即刻及每间隔 10 min 测定同一切面胃窦面积变化,至恢复空腹状态为止。

5. 根据不同时间胃窦切面积变化拟合胃排空曲线并计算胃半排空率。

【注意事项】

1. 检查者应为有经验的超声医师,每位受试者均由同一医师完成检查。
2. 固定部位探测,是获得准确数据的关键,首次确定探头部位后作好标记,以后每次测定均以此部位为准。
3. 测定时注意胃收缩和舒张时相,以舒张相较准确。
4. 为避免胃肠内气体影响,嘱受试者检查前 3 天内禁服产气食物。

【临床应用及评价】

实时超声测定胃液体排空,因与核素显像法有良好相关性,且经济、安全、可靠、易重复、不接受放射性物质、符合胃生理状态况,可用于儿童和孕妇,故已较广泛被医师和受试者接受。该检查还可观察到胃收缩、舒张、胃壁蠕动、液体流通过幽门等情况,这些参数的定量及评价值得进一步探讨。但该法的缺点是:如胃腔内或邻近肠腔气体较多可影响检查结果;测定胃固体排空时影响因素更多,准确性差;每次扫描的部位稍有变化,即可影响结果的准确性。

由于试餐成分和容量,所采用的计算方法等也会影响胃半排空的数值,各单位应建立自己的操作规范及制定正常值范围,国内几位学者的研究结果如表 16-6。

表 16-6 超声测定胃排空参考值($\bar{X}\pm S$)

作者	试餐	方法	胃半排空时间(min)
段丽萍	固液混合液体 250 ml	胃窦体积	138.46±23.61
金震东	液体 500 ml(蛋白、脂肪)	胃窦体积	48.89±34.77
侯晓华	温水 500 ml	单径	23.54±5.94
王锦萍	固液混合液体 250 ml	胃窦中点单切面积	102.07±7.42

(林金坤)

第十节 口服不透 X 线标志物胃肠通过时间测定

不透 X 线标志物(radiopaque marker,ROM)是应用较为广泛的胃肠功能检查方法,用于胃肠通过时间的评估。服用含有不透 X 射线标志物试餐后,间隔一定时间拍片,计数一定部位内标志物数目,从而推算出一定部位通过时间,可反映从口腔至肛门移行的全过程。主要用于胃排空及结肠通过时间的测定,也可用于食管通过时间的测定。以往采用钡囊直径在 3～5 mm,近年来随着对胃肠生理认识加深,采用直径小于 2 mm 钡囊,基本上可接近生理排空运动状况,准确性大为提高。

应注意的是:胃肠道的转运功能受进餐的成分、个体的运动量、药物及疾病的影响,必须根据检查的目的控制无关因素,以便得到正确的结果。

用于测定 ROM 胃肠通过时间的指标有:①半排空时间($t_{1/2}$),指 50% 标志物通过所需的时间;②一定时间内标志物排出的百分率;③(局部或分段)排空时间。

【硫酸钡凝胶球食管 X 线检查】

1. 检查步骤 让患者含服一粒硫酸钡凝胶球(由硫酸钡制成的直径为 1.4～1.5 cm 饱满而有弹性的球状制剂)在荧光屏监视下嘱者咽下凝胶球,从不同方位观察球的通过情况,及食管的蠕动功能,食管壁的柔软性等。

2. 评价 本检查能了解术后胃肠功能状态,对肠吻合口狭窄、食管狭窄扩张治疗以及贲门失弛缓症患者食管下括约肌切开术的疗效作出客观的评估。对不明原因的固体物咽下障碍、贲门失弛缓症(未能经食管吞钡检查证实)、弥漫性食管痉挛、咽食管移行部黏膜下病变、食管或贲门黏膜下病变(X 线和内镜检查均为阴性)、膜性狭窄(蹼)、颈椎病所致吞咽困难等,具有一定的诊断价值。但对硫酸钡凝胶球的制作有较高的要求:要求有足够的对比度;味道合适;可在口腔内与唾液接触使之能满意的滑动;当凝胶球发生嵌塞或在狭窄入口被卡住时能迅速溶解。

【X 线胃排空测定】

(一)检查步骤

1. 检查前一周停用任何影响胃肠功能药物,禁食 8～12 小时。

2. 摄入 1 046 kJ(250 kcal)热量的标准试餐和 10～20 颗钡囊(条)。

3. 立即腹部 X 线透视,确定钡囊(条)完全达到胃腔后拍片。

4. 此后 6 小时内每隔 1 小时摄腹部站立正位片 1 张,必要时可延长时间。

5. 计算不同时间标志物在胃内存留数目或标志物排空一半的时间(半排空时间)。检查时可同时口服 40% 稀钡溶液 10～50 ml,不但可以显示胃的轮廓,也有利于胃内钡条的计数。

(二)评价

本方法简单、易行,是检测固体胃排空的重要方法。还可以同时观察小肠、结肠运行时间,了解下消化道运动功能。然而该方法不能完全反映生理性消化营养物地排空。不同大小标志物代表不同生理状态下的胃排空情况,直径小于 1 mm,可随食糜通过幽门,而直径大于 2.5 mm,常不随食糜排出,直到强有力的胃窦收缩(MMC Ⅲ相)时才从胃内排出。由此可见,所测得结果与标志物的大小关系很大。另外,该方法操作时间长达 5～6 小时,多次暴露于 X 线,使检查受到一定限制。

目前临床上常采用直径 1 mm、长 10 mm 的不透 X 线钡条,受检者摄入标准试餐及 20 个钡条后在某一时点(3～5 小时)进行透视或摄片 1 次,以观察胃排出钡条的数量,从而评价胃的排空情况,正常人 6 小时常达到完全排空。检查时可同时口服 40% 稀钡溶液 10～50 ml,以便于观察胃的轮廓。

【X 线结肠通过时间测定】

(一)检查步骤

1. 患者于检测前一周停用一切对胃肠运动和中枢神经系统有影响的药物,并停止抽烟和饮酒。

2. 检测前 24 小时按每公斤体重给予 0.2 g 的粗纤维饮食。

3. 检测前拍摄腹部 X 线平片 1 张,了解腹部有无钙化灶、泌尿系结石及胆系结石,以便与标记物鉴别。

4. 检测当天早上 9 时左右让患者一次准确摄 30 枚不透 X 线的标记物(钡囊、大小 3 mm×8 mm,重 0.2 g)。

5. 摄入标记物后每 24 小时(也可以每 12 小时)拍摄腹部 X 线平片 1 张,共观察 5 张。

6. 记下所观察的不同部位存留标记物的数量,然后计算平均通过时间。还可根据不同结肠段标记物数量的变化计算出不同肠段的通过时间。

(二)评价

该法简单,结果比较可靠而常被应用。但检测时间长达5天,多次摄片法需要多次拍摄腹部X线平片,给患者带来一些麻烦。为避免多次摄片的缺点,特介绍以下两种一次摄片法:①患者一次摄入30枚标记物,5天后做一次腹部X线平片,如果仍有4枚以上的标记物存留于结肠,则认为结肠通过时间延长。②Kuijpers等采用的多次摄入标记物一次摄片的方法:每2.4小时摄入一个不透X线的标记物,持续10d共100个,第11天摄腹部平片,对平片进行分区:以第5腰椎脊突为中点,向上至剑突的联线、向左至骨盆上出口的联线及向右至骨盆下出口的联线把结肠分为右半结肠、左半结肠及乙状结肠3个部分,对每一部分的标记物进行记数,每一部位的标记物数乘2.4(每2.4小时摄入一个)即为该部位结肠的通过时间。用该法得正常人平均节段和总的结肠通过时间分别少于23小时和70小时。该方法也可区别正常通过型、通过缓慢型及出口梗阻型的便秘。

【胃肠道通过时间测定】

(一)检查方法与步骤(双标志物法)

1. 检查前停用影响消化道运动功能和分泌功能的药物72小时以上,特殊研究目的者除外。患者于检查前3日开始每日进标准餐(2 024.3 kcal,含脂肪67.6 g,蛋白62.4 g,纤10~20 g)直至检查结束为止。

2. 第1日晚9时服第一种钡条(简称M_1,长10 mm,直径1 mm)20条,第二日上午9时服第二种钡条(简称M_2,大小同M_1,但中间1/3不含钡,只由胶剂制成,以便在X光片上与M_1相区别)20条。

3. 摄片方法 于第2日上午9时服M_2后即刻(即服M_1后12小时)摄第1张片,服M_2后6小时(即服M_1后18小时)摄第2张片,第3日上午9时(服M_2后24小时或服M_1后36小时)摄第3张片,第4日上午9时(服M_2后48小时或服M_1后60小时)摄第4张片,第5日上午9时(服M_2后72小时或服M_1后84小时)摄第5张片,这样每日上午9时摄片1张直至大部分标志物从腹部平片上消失为止。

4. 腹部分区及标记物计数 以第5腰椎脊突下缘为中点,向右至骨盆下出口的联线为A线(作为标志物是否通过回盲部的标志);向上至剑突的联线为M线(区分左右半结肠);向左至左髂前上嵴的联线为B线(为降结肠和乙状结肠的交界);记录每1张X线片上标记物通过每一部位的数量。

5. 计算50%标志物(10条)排出所需的时间($t_{1/2}$) $t_{1/2}=t_1+(t_2-t_1)(10-n_1)/(n_2-n_1)$,其中$t_1$表示排出标志物少于10个($n_1$)时的一个时间点,$t_2$表示排出

标志物大于 10 个(n_2)时的另一个时间点。试举例计算如下：服 M_1 后 12h 摄第1张片见 18 个 M_1 通过回盲部，服 M_2 后 6 小时（即服 M_1 后 18 小时）摄第 2 张片见 2 个 M_2 通过回盲部，则口-盲 $t_{1/2}=6+(12-6)(10-2)/(18-2)=6+3=9(h)$，即 50% 标志物（10 条）通过回盲部所需的时间（$t_{1/2}$）为 9h。肠段的 $t_{1/2}$ 可由该肠段的远段 $t_{1/2}$ 减去近端的 $t_{1/2}$ 而得。

（二）评价

此方法安全简便，可同时测出全胃肠通过时间、口-盲通过时间、结肠通过时间及节段结肠通过时间，缺点是须多次摄片。北京协和医院用该法对 60 名健康志愿者进行（gastrointestinal transit time，GITT）测定，其结果是全胃肠 $t_{1/2}$、口-盲 $t_{1/2}$ 及结肠 $t_{1/2}$ 分别为 25.0 ± 7.3、9.0 ± 3.3 和 15.9 ± 7.5 h。

（林金坤）

参 考 文 献

1 邝贺龄,胡品津. 内科疾病鉴别诊断学. 第5版. 北京:人民卫生出版社,2006.

2 陈灏珠. 实用内科学. 第12版. 北京:人民卫生出版社,2005.

3 汤绍辉,杨冬华. 贲门失弛缓症. 见:杨冬华,陈旻湖. 消化系疾病治疗学. 北京:人民卫生出版社,2005.

4 Zepeda-Gomez S, Valdovinos-Diaz MA. Usefulness of botulinum toxin in gastrointestinal disorders. Rev Gastroenterol Mex, 2002, 67(2):126-133.

5 Neubrand M, Scheurlen C, Schepke M, et al. Long-term results and prognostic:Factors in the treatment of achalasia with botulinum toxin. Endoscopy, 2002, 34:519-523.

6 Sabharwal T, Cowling M, Dussek J, et al. Balloon dilation for achalasia of the cardia:Experience in 76 patients. Radiology, 2002, 224:719-724.

7 West, RL. Hirsch, DP. Bartelsman, JF. et al. Long term results of pneumatic dilation in achalasia followed for more than 5 years. Am J Gastroenterol, 2002, 97:1346-1351.

8 Pohl D, Tutuian R. Achalasia:An overview of diagnosis and treatment. J Gastrointestin Liver Dis, 2007, 16(3):297-303.

9 Vakil N, Van Zanten SV, Kahrilas P, et al. The montreal defintion and classification of gastroesophageal reflux disease:A Global Evidence-Based Consensus. Am J Gastroenterol, 2006, 101(8):1900-1920.

10 DeVault KR, Castell DO. Updated guidelines for the diagnosis and treatment of gastroesophageal reflux disease. Am J Gastroenterol, 2005, 100:190-200.

11 Fock KM, Talley N, Hunt R, et al. Report of the Asia-Pacific consensus on the management of gastroesophageal reflux disease. J Gastroenterol Hepatol, 2004, 19:357-367.

12 Chen MH, Xiong LS, Chen HX, et al. Prevalence, risk factors and impact of gastroesophageal reflux desease symptoms:A population based study in South China. Scand J Gastroenterol, 2005, 40:750-767.

13 熊理守,陈旻湖,林金坤,等. 胃酸和十二指肠胃食管反流在非糜烂性反流病中的作用. 胃肠病学, 2006, 11(8):468-472.

14 Higuchi N, Akahoshi K, Sumida Y, et al. Endoscopic band ligation therapy for upper gastrointestinal bleeding related to Mallory-Weiss syndrome. Surg Endosc, 2006, 20(9):1431-1434.

15 Gawrieh S, Shaker R. Treatment of actively bleeding Mallory-Weiss syndrome:Epinephrine injection or band ligation? Curr Gastroenterol Rep, 2005, 7(3):175.

16 Park CH, Min SW, Sohn YH, et al. A prospective, randomized trial of endoscopic band liga-

tion vs epinephrine injection for actively bleeding Mallory-Weiss syndrome. Gastrointest Endosc,2004,60(1):22-27.

17 Skok P. Fatal hemorrhage from a giant Mallory-Weiss tear. Endoscopy,2003,35(7):635.

18 庞春梅. 食管贲门黏膜撕裂症. 见:杨冬华,陈旻湖 主编. 消化系疾病治疗学. 北京:人民卫生出版社,2005.

19 Tanabe T,Kanda T,Kosugi S,et al. Extranodal spreading of esophageal squamous cell carcinoma:Clinicopathological characteristics and prognostic impact. World J Surg,2007,31(11):2192-2198.

20 Lamber R. Treatment of esophageogastric tumors. Endoscopy,2000,32:322-330.

21 Mayoral W,Fleischer DE. The esophacoil stent for malignant esophageal obstruction. Gastrointest Endosc Clin Nor Am,1999,9:423-430.

22 季斌,蔡晶,马煌如,等. 化疗加放射治疗食管癌的前瞻性研究. 中华放射肿瘤学杂志,2002,11:12-14.

23 范子荣,杨冬华. 食管恶性肿瘤. 见:杨冬华,陈旻湖 主编. 消化系疾病治疗学. 北京:人民卫生出版社,2005.

24 Martinez SD,Malagon IB,Garewal HS,et al. Non-erosive reflux disease (NERD):Acid reflux and symptom patterns. Aliment Pharmacol Ther,2003,17(4):537-545.

25 Vakil NB,Traxler B,Levine D. Dysphagia in patients with erosive esophagitis:Prevalence,severity,and response to proton pump inhibitor treatment. Clin Gastroenterol Hepatol,2004,2:665-668.

26 Miller LS,Pullela SV,Parkman HP,et al. Treatment of chest pain in patients with noncardiac,noreflux,nonachalasia spastic esophageal motor disorders using botulinum toxin injection into the gastroesophageal junction. Am J Gastroenterol,2002,97:1640-1646.

27 Eslick GD,Fass R. Noncardiac chest pain:Evaluation and treatment. Gastroenterol Clin North Am,2003,32(2):531-552.

28 郑芝田. 胃肠病学. 第2版. 北京:人民卫生出版社,1995,252.

29 中华医学会消化病学分会. 全国慢性胃炎研讨会共识意见. 中华消化杂志,2000,20:199.

30 John DV,James MS. Zollinger-Ellison syndrome. In:Tadataka Yamada,et al. Textbook of gastroenterology. Lippincott Williams & Wilkins,1999.

31 Gardner JD,Jensen RT. Diagnosis and management of Zollinger-Ellison syndrome. Endocrinol Metab Clin North Am,1989,18:519.

32 Lewin KJ,Riddell RH,Weinstein WM. Mesenchymal tumors. In:Lewin KJ,Riddell RH,Weinstein WM,eds. Gastrointestinal pathology and its clinical implications. New York:Igaku-Shoin,1992:284.

33 Yamada Y,Kato Y,Yanagisawa A,et al. Microleiomyomas of human stomach. Hum

Pathol,1988,19:569.

34 Boland CR,Savides TJ. Tumors of the stomach. In:Tadataka Yamada,et al. Textbook of gastroenterology. Lippincott Williams & Wilkins,1999.

35 Hundahl S,Menck H,Mansour E,et al. The National Cancer Data Base Report on Gastric Carcinoma. Cancer,1997,80:2333.

36 Montalban C,Catrillo JM,Abraira V,et al. Gastric B-cell mucosa-associated lymphoid tissue (MALT) lymphoma:clinicopathological study and evaluation of the prognostic factors in 143 patients. Ann Oncol,1995,6355.

37 郑芝田. 胃肠病学. 第2版. 北京:人民卫生出版社,1995,514.

38 黄铭新. 内科理论与实践. 第4卷. 上海:上海科学出版社,1988,139.

39 Tack J,Talley NJ,Camilleri M,Holtmann G,Hu P,Malagelada JR,Stanghellini V. Functional gastroduodenal disorders. Gastroenterology,2006,130(5):1466-1479.

40 吴同法,孙剑勇. 急性出血性坏死性肠炎. 见:陈灏珠. 实用内科学. 第12版. 北京:人民卫生出版社,2006,1903-1905.

41 南清振,张振书,王宏伟. 急性出血性坏死性小肠炎. 见:黄文柱,张亚历,张振书,等编. 现代小肠病学. 北京:军事医学科学出版社,2003:263-268.

42 Feldman M,Scharschmidt BF and Sleisenger MH. Sleisenger & Fordtran's gastrointestinal and liver diseases. 8th ed. Singapore:Harcourt Publishers Limited,2006.

43 刘懿. 嗜酸粒细胞性胃肠炎. 见:陈灏珠. 实用内科学. 第12版. 北京:人民卫生出版社,2006,1912-1914.

44 但汉雷,孙凤蓬,张亚历. 嗜酸粒细胞性胃肠炎. 见:黄文柱,张亚历,张振书,等编. 现代小肠病学. 北京:军事医学科学出版社,2003:510-512.

45 陈世耀,罗忠芬. 伪膜性肠炎. 见:陈灏珠主编. 实用内科学. 第12版. 北京:人民卫生出版社,2006,1918-1920.

46 但汉雷,张亚历. 抗生素相关性小肠病. 见:黄文柱,张亚历,张振书,等编. 现代小肠病学. 北京:军事医学科学出版社,2003:493-503.

47 陆玮. 肠道血管疾病. 见:陈灏珠. 实用内科学. 第12版. 北京:人民卫生出版社,2006,1936-1941.

48 钟东,黄文柱. 抗生素相关性小肠病. 见:黄文柱,张亚历,张振书,等编. 现代小肠病学. 北京:军事医学科学出版社,2003:385-398.

49 沈锡中,杨蕊敏. 原发性小肠肿瘤. 见:陈灏珠. 实用内科学. 第12版. 北京:人民卫生出版社,2006,1910-1912.

50 Corless CL,Fletcher JA,Heinrich MC. Biology of gastrointestinal stromal tumors. J Clin Oncol,2004,22(18):3813-3825.

51 黄文柱,但汉雷,王宏伟. 小肠肿瘤. 见:黄文柱,张亚历,张振书,等编. 现代小肠病学. 北京:军事医学科学出版社,2003:399-440.

52 Stange EF, Travis SPL, Vermeire S, et al. European evidence based consensus on the diagnosis and management of Crohn's disease:Definitions and diagnosis. Gut,2006,55(Suppl):i1-i15.

53 Carter MJ, Lobo AJ, Travis SP. Guidelines for the management of inflammatory bowel disease in adults. Gut,2004,53(Suppl[v]):v1-16.

54 中华医学会消化病学分会. 对炎症性肠病诊断治疗规范的建议. 胃肠病学,2001,6:56-59.

55 Silverberg MS, Satsangi D Phil J, Ahmad T, et al. Toward an integrated clinical, molecular and serological classification of inflammatory bowel diseae:Report of a Working Party of the 2005 Montrealworld Congress of Gatroenterology. Can J Gastroenteral,2005,19(Suppl A):5A-36A.

56 中华医学会消化病学分会. 对炎症性肠病诊断治疗规范的建议. 胃肠病学,2001,6:56-59.

57 欧阳钦,Rakesh Tandom,Kl Coh,et al. 亚太地区炎症性肠病处理共识意见. 2004.

58 李益农,陆星华主编. 消化内镜学. 第2版. 北京:科学出版社,2006.

59 National Comprehensive Cancer Network Clinical Practice Guidelines in Oncology-V. 1. 2007.

60 Wai K Leung, Khek Yu Ho, Won-ho Kim, et al. Colorectal neoplasia in Asia:A multicenter colonoscopy survey in symptomatic patients. Gastrointestinal Endoscopy,2006,64(5):751-759.

61 Jeong-Sik Byeon, Suk-kyun Yang, Tae II Kim, et al. Colorectal neoplasm in asymptomatic asians:A prospective multinational multicenter colonoscopy survey. Gastrointestinal Endoscopy,2007,65(7):1015-1022.

62 张亚历. 图解消化病学. 北京:军事医学科学出版社,2003.

63 Montoro Huguet MA, Santolaria Piedrafita S. Diagnostic approach to ischemic colitis. Gastroenterol Hepatol,2006,29:636-46.

64 Green BT, Tendler DA. Ischemic colitis:A clinical review. South Med J,2005,98:217-22.

65 傅传刚,王汉涛,等. 急性缺血性结肠炎的诊治. 中国实用外科杂志,2006,(6):418-419.

66 杨龙,吕有灵,吕鸣,等. 缺血性结肠炎的临床及内镜特点研究. 中国内镜杂志,2004,(1):13-15.

67 Xiong LS, Chen MH, Chen HX, et al. A population-based epidemiologic study of irritable bowel syndrome in South China:stratified randomized study by cluster sampling. Aliment Pharmacol Ther,2004,19:1217-1224.

68 Drossman DA, Morris CB, Hu Y, et al. A prospective assessment of bowel habit in irritable bowel syndrome:Defining an alternator. Gastroenterol,2005,128:580-589.

69 Saito YA, Prather CM, Van Dyke CT, et al. Effects of multidisciplinary education on outcomes in irritable bowel syndrome. Clin Gastroenterol Hepatol,2004,2:576-584.

70 Spiller, R. Treatment of oirritable bowel syndrome. Curr Treat Options Gastroenterol, 2003, (6): 329-337.

71 Suarez FL, Furne J, Springfield J, et al. Failure of activated charcoal to reduce the release of gases produced by the colonic flora. Am J Gastroenterol, 1999, 94: 208-212.

72 Lembo A, Camilleri M. Chronic constipation. N Engl J Med, 2003; 349: 1360-1368.

73 Rao SS. Constipation: evaluation and treatment. Gastroenterol Clin North Am, 2003, 32: 659-683.

74 Drossman DA, Li Z, Andruzzi E, Temple RD, Talley NJ, Thompson WG, Whitehead WE, et al. U. S. householder survey of functional gastrointestinal disorders: Prevalence, sociodemography and health impact. Dig Dis Sci, 1993, 38: 1569-1580.

75 Mayer EA, Collins SM. Evolving pathophysiologic models of functional gastrointestinal disorders. Gastroenterology, 2002, 122: 2032-2048.

76 El Rufaie OE, Al Sabosy MA, Bener A, Abuzeid MS. Somatized mental disorder among primary care Arab patients: I. Prevalence and clinical and sociodemographic characteristics. J Psychosom Res, 1999, 46: 549-555.

77 Duncan S, Emmott S, Proffitt V, et al. Cognitive-behavioral therapy versus education and desipramine versus placebo for moderate to severe functional bowel disorders. Gastroenterology, 2003, 125: 19-31.

78 Briley M. Clinical experience with dual action antidepressants in different chronic pain syndromes. Hum Psychopharmacol, 2004, 19(S1): S21.

79 Nelson RL. Epidemiology of fecal incontinence. Gastroenterology, 2004, 126: S3-S7.

80 Drossman DA. Guest Editor The Functional Gastrointestinal Disorders and the Rome Ⅲ Process. Gastroenterology, 2006, 130: 1492-1497.

81 Runyon BA. Aasld Practice Guideline Management of Adult Patients With Ascites Due to Cirrhosis. Hepatology. 2004, 39(3): 1-16.

82 Lok ASF and McMahon BJ. Aasld Practice Guidelines Chronic Hepatitis B Hepatology. 2007, 45(2): 507-539.

83 Yu AS and Keeffe EB. Management of Hepatocellular Carcinoma. Rev Gastroenterol Disord. 2003, 3(1): 8-24.

84 中华医学会消化内镜学分会食管胃静脉曲张内镜下诊断和治疗规范试行方案(2003 年). 中华消化内镜杂志, 2004, 21(3): 149-151.

85 Bruix J and Sherman M. Aasld Practice Guideline Management of Hepatocellular Carcinoma. Hepatology, 2005; 42(5): 1208-1236.

86 Garcia-Tsao G, Sanyal AJ, Grace ND, Carey W and the Practice Guidelines Committee of the American Association for the Study of Liver Diseases, the Practice Parameters Commit-

tee of the American College of Gastroenterology Aasld Practice Guidelines Prevention and Management of Gastroesophageal Varices and Variceal Hemorrhage in Cirrhosis. Hepatology,2007,46(3):922-938.

87 Sleisenger and Fordtran. Gastroinsteinal and liver disease. 6th edition. Harcourt Asia W. B. Saunderrs,2006.

88 Heathcote. EJ. Management of Primary Biliary Cirrhosis. Hepatology,2000,31(4):1005-1013.

89 Bogdanos DP, Baum H, Vergani D. Antimitochondrial and other autoantibodies. Clin Liver Dis. 2003,7(4):759-77.

90 Lindor K. Ursodeoxycholic acid for the treatment of primary biliary cirrhosis. N Engl J Med, 2007,357(15):1524-1529.

91 Jones DE. Pathogenesis of primary biliary cirrhosis. Gut,2007,56(11):1615-1624.

92 Lazaridis KN, Talwalkar JA. Clinical epidemiology of primary biliary cirrhosis: incidence, prevalence and impact of therapy. J Clin Gastroenterol,2007,41(5):494-500.

93 Kaplan MM, Gershwin ME. Primary biliary cirrhosis. N Engl J Med, 2005, 353(12): 1261-1273.

94 Czajal AJ and. Freese DK. Aasld Practice Guidelines Diagnosis and Treatment of Autoimmune Hepatitis. Hepatology;2002; 36(2): 479-497.

95 Heathcote J. Treatment strategies for autoimmune hepatitis. Am J Gastroenterol,2006,101 (12 Suppl):S630-632.

96 MannsMP, Vogel A. Autoimmune hepatitis from mechanisms to therapy. Hepatology,2006, 43(2 Suppl 1):S132-144.

97 Krawitt EL. Autoimmune hepatitis. N Engl J Med,2006,5;354(1):54-66.

98 Thiele DL. Autoimmune hepatitis. Clin Liver Dis,2005;9(4):635-46.

99 Yu AS and Keeffe EB. Management of Hepatocellular Carcinoma. Rev Gastroenterol Disord, 2003,3(1):8-24.

100 Sherman M. Surveillance for hepatocellular carcinoma and early diagnosis. Clin Liver Dis. 2007;11(4):817-837.

101 De Giorgio M, Fagiuoli S. Management of hepatocellular carcinoma. Dig Dis,2007,25(3): 279-281.

102 Aqel BA, Ho SB. Surveillance for hepatocellular carcinoma. Postgrad Med,2006,119(3): 19-24.

103 Cormier JN, Thomas KT, Chari RS, Pinson CW. Management of hepatocellular carcinoma. J Gastrointest Surg,2006,10(5):761-780.

104 张顺财. 消化系统疾病诊断与鉴别诊断. 北京:科学出版社,2004.

105 陆伦根,曾民德. 胆汁淤积性肝病. 北京:人民卫生出版社,2007.

106　巫协宁．临床肝胆系病学．上海：上海科学技术文献出版社，2002．

107　姚光弼．临床肝脏病学．上海：上海科学技术出版社，2004．

108　杨冬华，陈旻湖．消化系疾病治疗学．北京：人民卫生出版社，2005．

109　陈其奎，何兴祥，朱兆华．消化疾病诊断学．北京：人民卫生出版社，2006．

110　巫协宁．临床肝胆系病学．上海：上海科学技术文献出版社，2002．

111　Holt MP, Ju C. Mechanisms of drug-induced liver injury. AAPS J, 2006, 8: E48-54.

112　Nathwani RA, Kaplowitz N. Drug hepatotoxicity. Clin Liver Dis, 2006, 10: 207-217.

113　李岩，Li Yan．药物性肝病．中国实用内科杂志，2006，(21)：1669-1672．

114　王吉耀，郭津生．药物性肝病的诊断和治疗．中华肝脏病杂志，2004，(4)：242-242．

115　Salgado Junior W, Santos JS, Sankarankutty AK, et al. Nonalcoholic fatty liver disease and obesity. Acta Cir Bras, 2006, 21 (suppl 1): 72-78.

116　Tomita K, Hibi T. Drug therapy for non-alcoholic steatohepatitis. Nippon Rinsho, 2006, 64: 1146-1151.

117　黄志强主译．希夫肝脏病学．第9版．北京：化学工业出版社，2006．

118　中华医学会肝脏病学分会脂肪肝和酒精性肝病学组．非酒精性脂肪性肝病诊疗指南．中华肝脏病杂志，2006，(3)：161-163．

119　中华医学会肝病学分会脂肪肝和酒精性肝病学组，酒精性肝病诊疗指南．中华肝脏病杂志，2006，(3)：164-166．

120　Cardenas A. Hepatorenal syndrome: A dreaded complication of end-stage liver disease. Am J Gastroenterol, 2005, 100: 460-467.

121　Moller S, Bendtsen F, Henriksen JH. Pathophysiological basis of pharmacotherapy in the hepatorenal syndrome. Scand J Gastroenterol, 2005, 40: 491-500.

122　Arroyo V, Terra C, Gines P. New treatments of hepatorenal syndrome. Semin Liver Dis, 2006, 26: 254-264.

123　Arroyo V. Hepatorenal syndrome—How to assess response to treatment and nonpharmacological therapy. Aliment Pharmacol Ther, 2004, 20 (Suppl 3): 49-54, 55-56.

124　Angeli P. Prognosis of hepatorenal syndrome—Has it changed with current practice? Aliment Pharmacol Ther, 2004, 20 (Suppl 3): 44-46, 47-48.

125　Wong F, Pantea L, Sniderman K. Midodrine, octreotide, albumin, and TIPS in selected patients with cirrhosis and type 1 hepatorenal syndrome. Hepatology, 2004, 40: 55-64.

126　章友康．肝肾综合征的诊断、分型和治疗进展．中国实用内科杂志（临床版），2006，(5)：337-340．

127　柳飞，李峻，等．肝肾综合征治疗措施的临床证据．中国循证医学杂志，2007，(8)：618-622．

128　张文武．急诊内科学．北京：人民卫生出版社，2000，1082．

129 Wells CD, Arguedas M. Amebic liver abscess. South Med J, 2004, 97: 673-682.

130 Kurland JE, Brann OS. Pyogenic and amebic liver abscesses. Curr Gastroenterol Rep, 2004, 6: 273-279.

131 牛秀峰, 倪家连, 等. 肝脓肿的外科治疗进展. 临床外科杂志, 2006, (1): 30-31.

132 van Erpecum KJ. Biliary lipids, water and cholesterol gallstones. Biol Cell, 2005, 97: 815-822.

133 王智峰, 祝学光, 刘玉兰. 胆石症的诊断与治疗进展. 临床消化病杂志, 2006, (6): 325-327.

134 Freitas ML, Bell RL, Duffy AJ. Choledocholithiasis: Evolving standards for diagnosis and management. World J Gastroenterol. 2006, 12(20): 3162-3167.

135 Martin DJ, Vernon DR, Surgical versus endoscopic treatment of bile duct stones. Toouli J Cochrane Database Syst Rev. 2006, 19; (2): CD003327.

136 Owen CC, Bilhartz LE. Gallbladder polyps, cholesterolosis, adenomyomatosis, and acute acalculous cholecystitis. Semin Gastrointest Dis, 2003, 14(4): 178-88.

137 Barie PS, Eachempati SR. Acute acalculous cholecystitis. Curr Gastroenterol, 2003, 5(4): 302-9.

138 Papi C, Catarci M, D'Ambrosio L, et al. Timing of cholecystectomy for acute calculous cholecystitis: A meta-analysis. Am J Gastroenterol, 2004 Jan; 99(1): 147-55.

139 周宁新. 急性胆囊炎的类型与合理治疗. 中国实用外科杂志, 2003, (6): 322-323.

140 焦兴元, 吕明德, 黄洁夫. 胆囊炎、胆囊结石及其他相关危险因素与胆囊癌关系的研究进展. 中华普通外科杂志, 2002, (2): 117-121.

141 Vacca M, Krawczyk M, Petruzzelli M, et al. Current treatments of primary sclerosing cholangitis. Curr Med Chem, 2007, 14(19): 2081-2094.

142 Gordon F. Recurrent primary sclerosing cholangitis: Clinical diagnosis and long-term management issues. Liver Transpl. 2006, 12(11 Suppl 2): S73-75.

143 LaRusso NF, Shneider BL, Black D, et al. Primary sclerosing cholangitis: Summary of a workshop. Hepatology, 2006, 44(3): 746-764.

144 Cullen SN, Chapman RW. The medical management of primary sclerosing cholangitis. Semin Liver Dis. 2006, 26(1): 52-61.

145 Levy C, Lindor KD. Primary sclerosing cholangitis: Epidemiology, natural history, and prognosis. Semin Liver Dis. 2006, 26(1): 22-30.

146 Toouli J. Motility disorders of the biliary. In: Bockus Gastroenterology. 5th ed. W. B. Philadelphia: Saunders Company. 1995, 2792-2801.

147 Bar-Meir S, Halpern Z, Bardam E, et al: Frequenc of papillary dysfunction among cholecystectomized patients. Hepatology, 1984, 4: 328-330.

148 Corazziari E, Shaffer EA, Hogan WJ, et al. Functional disorders of the biliary tract and pan-

creas. Gut,1999,45(Suppl Ⅱ):Ⅱ48-Ⅱ54.

149 邹多武,许国铭.Oddi括约肌运动功能障碍.见:许国铭,李石主编.现代消化病学.北京:人民军医出版社,2000:1156-1163.

150 中华医学会消化病分会胰腺疾病学组.急性胰腺炎诊治指南,2006.

151 陆星华,钱家鸣.消化系疾病诊断与诊断评析.上海:上海科学技术出版社.2006.

152 郭俊渊.现代腹部影像诊断学.北京:科学出版社,2001.

153 于皆平,沈志详,罗和生.实用消化病学.北京:科学出版社,2000.

154 Stewart JH,Shen P,Levine EA. Intraperitoneal hyperthermic chemotherapy for peritoneal surface malignancy: Current status and future directions. Ann Surg Oncol,2005,12:765-777.

155 Robinson BW,Lake RA. Advances in malignant mesothelioma. N Engl J Med,2005,353:1591-1603.

156 Bradley RF,Stewart JH,Russell GB,et al. Pseudomyxoma peritonel of appendiceal origin: A clinicopathologic analysis of 101 patients uniformly treated at a single institution, with literature review. Am J Surg Pathol,2006,30:551-559.

157 Pai RK,Longacre TA. Appendiceal mucinous tumors and pseudomyxoma peritonel: Histologic features, diagnostic problems, and proposed classification. Adv Anat Pathol,2005,12:291-311.

158 张超,崔恒,赵彦,等.原发性腹膜恶性肿瘤的治疗及预后分析.中华妇产科杂志,2005,(7):464-468.

159 胡伏莲,周殿元.幽门螺杆菌感染的基础与临床.第2版.北京:中国科学技术出版社,2002.

160 Malfertheiner P,Megraud F,O'Morain C,et al. European Helicobacter Pylori Study Group (EHPSG). Current concepts in the management of Helicobacter pylori infection—The Maastricht 2-2000 Consensus Report. Aliment Pharmacol Ther,2002,16:167-180.

161 中华医学会消化病学分会.对幽门螺杆菌若干问题的共识意见(2003·中国·安徽桐城).中华医学杂志,2004,84:522-523.

162 钟岚,刘菲.HIV感染的消化道表现及治疗进展.国外医学.消化系疾病分册,2001,21(2):100-104.

163 涂银萍.艾滋病的消化系统表现.国外医学.消化系疾病分册,2005,25(4):247-250.

164 消化系症状突出的获得性免疫缺陷综合征病例分析及文献复习.中华消化杂志,2005,25(12):751-752.

165 洪坤学,邵一鸣.艾滋病疫苗研究进展.公共卫生与预防医学,2007,18(2):1-4.

166 许国铭,李兆申.消化内镜培训教程.上海:上海科技教育出版社,2000.

167 朱建新,钟尚志.消化内镜护士手册.北京:科学出版社,1998.

168 于中麟. 内镜室的现代管理及预防并发症. 北京：人民军医出版社，2006.

169 Adler DG, Baron TH, Davila RE, et al. ASGE guideline：The role of ERCP in diseases of the biliary tract and the pancrease. Gastrointest Endosc, 2005, 62：1.

170 Mallery JS, Baron TH, Dominitz JA, et al. Complications of ERCP. Gastrointest Endosc, 2003, 57：633.

171 金震东，李兆申. 消化超声内镜学. 北京：科学出版社，2006.

172 Vandam J, Sivak MV. Gastrointestinal endosonography. Philadelphia：W. B Saunders Company, 1999.

173 Iddan G, Gluckhovsky A, Swain P. Wireless capsule endoscopy. Nature, 2000, 405：417-418.

174 Fireman Z, Mahajna E, Broide E, et al. Diagnosing small bowel Crohn's disease with wireless capsule endoscopy. Gut, 2003, 52：390-392.

175 Mow WS, Lo SK, Targan SR, et al. Initial experience with wireless capsule enteroscopy in the diagnosis and management of inflammatory bowel disease. Clin Gastroenterol Hepatol, 2004, 2：31-40.

176 Rey J-F, Gay G, Kruse A, et al. European society of gastrointestinal endoscopy guideline for video capsule endoscopy. Endoscopy, 2004, 36：656-658.

177 杨建勇. 介入放射学临床实践. 第2版. 北京：科学技术出版社，2004，152-194.

178 Yang JY. Retrograde transvenous obliteration of gastric varices associated with large collateral veins or a large gastrorenal shunt. CVIR, 2005, 16(1)：113-118.

179 Tripathi D, Liu HF, Helmy A, et al. Randomised controlled trial of long term portographic follow up versus variceal bandligation following transjugular intrahepatic portosystemic stentshunt for preventing oesophageal variceal rebleeding. Gut, 2004, 53：431-437.

180 Schepke M, Roth F, Fimmers R, et al. Comparison of MELD, Child-pugh and emory model for the prediction of survival in patients undergoing transjugular intrahepatic portosystemic shunting. Am J Gastroenter, 2003, 98：1167-1174.

181 Sanyal AJ, Genning C, Reddy KR, et al. The north American study for treatment of refractory ascites：A randomized controlled study of TIPSS verse large volume paracentiesis in the treatment of refractory ascites. Gastroenterology, 2003, 124(1)：634.

182 Rossele M, Ochs A. Gulberg V, et al. A comparison of paracentesis and transjugular intrahepatic portosystemic shunting in patients with ascites. Neng L J Med, 2000, 342：1701-1707.

183 Chutaputti A. Management of refractory ascites and hepatorenal syndrome. J Gastroenterol Hepatol, 2002, 17：456-461.

184 杨建勇等. 经颈静脉肝内门体静脉分流的回顾与展望. 中华放射学杂志，2000，34(12)：799-801.

185 ANG Jianyang et al. Reestablishment of second hepatic hilum: A new technique for the treatment of Budd-Chiari syndrome. Chinese Medical Journal, 2003, 116(1): 121-124.

186 Tetsuya Fukuda Shozo Hinota Kazuro Sugimura Long-term results of balloon-occluded retrograde transvenous obliteration for the treatment of gastric varices and hepatic encephalopathy. JVIR, 2001, 12(3): 327-336.

187 Hirota S, Matsumoto S, Tomita M, et al. Retrograde transvenous obliteration of gastic varice. Radiology, 1999, 211: 349.

188 Fukud T, Hirota S, Sugimura K, et al. Balloon occluded retrograde transvenous obliteration for the treatment of gastric varices and hepatic encephalopathy. J Vadc Interv Radiol, 2001, 12: 327.

189 Sangro B, Bilbao I, Herrero I, et al. Partial splenic embolization for treatment of hypersplenism in cirrhosis. Hepatology, 1993, 18: 309-314.

190 李征然, 单鸿, 朱康顺, 等. 部分性脾栓塞术改变门脉血流动力学的定量研究. 中华放射学杂志, 2002, 36: 913-917.

191 申麒, 蒋忠仆, 邢坚强, 等. 门静脉高压症介入断流术前后血液动力学的改变及临床意义. 临床放射学杂志, 2002, 21: 972-975.

192 David H A, Samuel K. Chapter 51: Approach to the patient requiring nutritional supplementation. In: Tadataka Yamada, et al. Textbook of Gastroenterology. Lippincott Williams & Wilkins. 1999.

193 徐克成, 江石湖. 消化病现代治疗. 上海: 上海科技教育出版社, 2001, 667.

194 Stendal C. Practical guide to gastrointestinal function testing. London: Blackwell Science Ltd, 1997.

195 舒斯特主编. 许斌, 袁耀宗, 等译. 舒斯特胃肠动力学. 上海: 上海科学技术文献出版社, 2003.

196 Kahrilas PJ, Clouse RE, Hogan WJ. American gastroenterological association: Technical review on the clinical use of esophageal manometry. Gastroenterology, 1994, 107(6): 1865-1884.

197 Jamieson JR, Stein HJ, DeMeester TR, et al. Ambulatory 24h esophageal pH monitoring: normal values, optimal thresholds, specificity, sensitivity and reproducibility. Am J Gastroenterol, 1992, 87(9): 1102-1111.

198 Bredenoord AJ, Tutuian, R, Smout AJ, et al. Technology Review: Esophageal impedance monitoring. Am J Gastroenterol, 2007, 102: 187-194.

向您推荐我社部分优秀畅销书

临床诊断与鉴别诊断

心脏血管外科疾病诊治技术与思路	88.00
皮肤性病诊断与鉴别诊断	428.00
儿科症状鉴别诊断学	89.00
肿瘤并发症鉴别诊断与治疗	34.00
口腔科疾病并发症鉴别诊断与治疗	29.00
眼科疾病并发症鉴别诊断与治疗	52.00
精神疾病与共病鉴别诊断与治疗	45.00
消化系疾病并发症鉴别诊断与治疗	28.00
儿科疾病并发症鉴别诊断与治疗	29.00
泌尿外科疾病并发症鉴别诊断与治疗	23.00
内分泌病并发症鉴别诊断与治疗	38.00

注:邮费按书款总价另加 20%

图书在版编目(CIP)数据

消化病临床诊断与治疗方案/陈旻湖主编.-北京:科学技术文献出版社,2010.2
(临床诊断与治疗方案系列)
ISBN 978-7-5023-6482-3

Ⅰ.消… Ⅱ.陈… Ⅲ.消化系统疾病-诊疗 Ⅳ.R57

中国版本图书馆 CIP 数据核字(2009)第 191286 号

出　版　者	科学技术文献出版社
地　　　址	北京市复兴路 15 号(中央电视台西侧)/100038
图书编务部电话	(010)58882938,58882087(传真)
图书发行部电话	(010)58882866(传真)
邮购部电话	(010)58882873
网　　　址	http://www.stdph.com
E-mail:stdph@istic.ac.cn	
策　划　编　辑	薛士滨
责　任　编　辑	薛士滨
责　任　校　对	唐　炜
责　任　出　版	王杰馨
发　行　者	科学技术文献出版社发行　全国各地新华书店经销
印　刷　者	富华印刷包装有限公司
版（印）次	2010 年 2 月第 1 版第 1 次印刷
开　　　本	787×960　16 开
字　　　数	632 千
印　　　张	36.5
印　　　数	1～4000 册
定　　　价	75.00 元

© 版权所有　　违法必究

购买本社图书,凡字迹不清、缺页、倒页、脱页者,本社发行部负责调换。